シリーズ編集
吉村長久 京都大学大学院医学研究科眼科学 教授
後藤　浩 東京医科大学眼科学 教授
谷原秀信 熊本大学大学院生命科学研究部眼科学 教授
天野史郎 東京大学大学院医学系研究科眼科学 教授

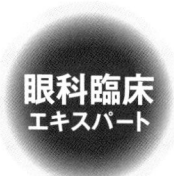
眼科臨床エキスパート

All About 原発閉塞隅角緑内障

編集

澤口昭一
琉球大学医学部眼科学 教授

谷原秀信
熊本大学大学院生命科学研究部眼科学 教授

医学書院

〈眼科臨床エキスパート〉
All About 原発閉塞隅角緑内障

発　行　2014年4月1日　第1版第1刷 ⓒ

シリーズ編集　吉村長久・後藤　浩・谷原秀信・天野史郎

編　集　澤口昭一・谷原秀信

発行者　株式会社　医学書院
　　　　代表取締役　金原　優
　　　　〒113-8719　東京都文京区本郷 1-28-23
　　　　電話　03-3817-5600（社内案内）

印刷・製本　三美印刷

本書の複製権・翻訳権・上映権・譲渡権・公衆送信権（送信可能化権を含む）は㈱医学書院が保有します．

ISBN978-4-260-01959-0

本書を無断で複製する行為（複写，スキャン，デジタルデータ化など）は，「私的使用のための複製」など著作権法上の限られた例外を除き禁じられています．大学，病院，診療所，企業などにおいて，業務上使用する目的（診療，研究活動を含む）で上記の行為を行うことは，その使用範囲が内部的であっても，私的使用には該当せず，違法です．また私的使用に該当する場合であっても，代行業者等の第三者に依頼して上記の行為を行うことは違法となります．

|JCOPY| 〈㈳出版者著作権管理機構　委託出版物〉

本書の無断複写は著作権法上での例外を除き禁じられています．複写される場合は，そのつど事前に，㈳出版者著作権管理機構（電話 03-3513-6969, FAX 03-3513-6979, info@jcopy.or.jp）の許諾を得てください．

執筆者一覧 (執筆順)

澤口昭一	琉球大学医学部眼科学　教授
東出朋巳	金沢大学附属病院眼科　病院臨床教授
国松志保	東北大学医学部眼科学教室　講師
栗本康夫	神戸市立医療センター中央市民病院眼科　部長
広瀬文隆	神戸市立医療センター中央市民病院眼科　医長
亀田隆範	神戸市立医療センター中央市民病院眼科　副医長
酒井　寛	琉球大学医学部附属病院眼科　講師
松下賢治	大阪大学大学院眼科学　講師
間山千尋	東京大学医学部附属病院眼科　講師
尾﨑峯生	尾崎眼科　院長
濱中輝彦	日本赤十字社医療センター眼科
中村　誠	神戸大学大学院医学研究科外科系講座眼科学分野　教授
内藤知子	岡山大学病院眼科学教室
溝上志朗	愛媛大学大学院医学系研究科医学専攻視機能再生学　准教授
大鳥安正	国立病院機構大阪医療センター眼科　科長
溝口尚則	溝口眼科　院長
柏木賢治	山梨大学医学系大学院医学工学総合研究部臨床医学系講座眼科学　准教授
馬場哲也	明世社白井病院　副院長
中野　匡	東京慈恵会医科大学眼科　准教授
吉冨健志	秋田大学大学院医学系研究科病態制御医学系眼科学講座　教授
井上賢治	井上眼科病院　院長
富田剛司	東邦大学医療センター大橋病院眼科　教授
大久保真司	金沢大学附属病院眼科　病院臨床准教授
張　佑子	バプテスト眼科クリニック
森　和彦	京都府立医科大学大学院医学研究科視覚機能再生外科学　講師
本庄　恵	東京都健康長寿医療センター眼科　医長
鈴木康之	東海大学医学部付属八王子病院眼科　教授
稲谷　大	福井大学医学部眼科学　教授
谷戸正樹	松江赤十字病院眼科　部長
黒田真一郎	永田眼科　院長
柴　琢也	東京慈恵会医科大学眼科学　講師
家木良彰	川崎医科大学眼科学1教室　准教授
林　研	林眼科病院　院長

眼科臨床エキスパートシリーズ
刊行にあたって

　近年，眼科学の進歩には瞠目すべきものがあり，医用工学や基礎研究の発展に伴って，新しい検査機器や手術器具，薬剤が日進月歩の勢いで開発されている．眼科医は元来それぞれの専門領域を深く究める傾向にあるが，昨今の専門分化・多様化傾向は著しく，専門外の最新知識をアップデートするのは容易なことではない．一方で，quality of vision（QOV）の観点から眼科医療に寄せられる市民の期待や要望はかつてないほどの高まりをみせており，眼科医の総合的な臨床技能には高い水準が求められている．最善の診療を行うためには常に知識や技能をブラッシュアップし続けることが必要であり，巷間に溢れる情報の中から信頼に足る知識を効率的に得るツールが常に求められている．

　このような現状を踏まえ，我々は《眼科臨床エキスパート》という新シリーズを企画・刊行することになった．このシリーズの編集方針は，現在眼科診療の現場で知識・情報の更新が必要とされているテーマについて，その道のエキスパートが自らの経験・哲学とエビデンスに基づいた「新しいスタンダード」をわかりやすく解説し，明日からすぐに臨床の役に立つ書籍を目指すというものである．もちろんエビデンスは重要であるが，本シリーズで目指すのは，エビデンスを踏まえたエキスパートならではの臨床の知恵である．臨床家の多くが感じる日常診療の悩み・疑問へのヒントや，教科書やガイドラインには書ききれない現場でのノウハウがわかりやすく解説され，明日からすぐに臨床の役に立つ書籍シリーズを目指したい．

　各巻では，その道で超一流の診療・研究をされている先生をゲストエディターとしてお招きし，我々シリーズ編集者とともに企画編集にあたっていただいた．各巻冒頭に掲載するゲストエディターの総説は，当該テーマの「骨太な診療概論」として，エビデンスを踏まえた診療哲学を惜しみなく披露していただいている．また，企画趣旨からすると当然のことではあるが，本シリーズの執筆を担うのは第一線で活躍する"エキスパート"の先生方である．日々ご多忙ななか，快くご編集，ご執筆を引き受けていただいた先生方に御礼申し上げる次第である．

　本シリーズがエキスパートを目指す眼科医，眼科医療従事者にとって何らかの指針となり，目の前の患者さんのために役立てていただければ，シリーズ編者一同，これに勝る喜びはない．

2013年2月

シリーズ編集　吉村長久，後藤　浩，谷原秀信，天野史郎

序

『All About 原発閉塞隅角緑内障』をお届けいたします．ご存じのように緑内障には2大病型として開放隅角緑内障と閉塞隅角緑内障があります．原発開放隅角緑内障（狭義）と正常眼圧緑内障などを含めて，開放隅角緑内障に関してはすでに『All About 開放隅角緑内障』が山本哲也教授と谷原秀信の編集の下に発刊され，緑内障専門医のみならず眼科専門医の新たなスタンダードとしての地位を確立しつつあります．本書を編集した澤口と谷原は，眼科医になり，とくに緑内障を専門にして以来，開放隅角緑内障のみならず多くの（原発，続発を問わず）閉塞隅角緑内障の患者の診療に時期を同じくして従事してきました．本書では，とくに病態の理解が一新された原発閉塞隅角緑内障にフォーカスを合わせて，我々の恩師である岩田和雄先生と永田誠先生とともに経験してきた原発閉塞隅角緑内障の検査，診断，治療のこれまでの変遷と最新の情報について，それぞれの分野を代表するエキスパートを執筆者として選りすぐりました．

開放隅角緑内障についても隅角検査の必要性，重要性がしばしば記載されていますが，原発閉塞隅角緑内障では，一層その重要性が強調されることは改めて述べるまでもありません．さらにその病態解明には超音波生体顕微鏡の開発とその臨床応用が大きく寄与しました．細隙灯顕微鏡検査によるスクリーニングと習熟した隅角鏡検査の実施とともに超音波生体顕微鏡を始めとする前眼部，隅角検査機器で得られた客観的なデータとそれに基づくより精度の高い病態の解明が適切な治療法の選択に重要です．治療としてはかつて緑内障といえば急性閉塞隅角緑内障と同義語と考えられた時代の周辺虹彩切除術が臨床の場に登場してから百数十年の年月が経過しました．その後，我々が眼科医となってから登場したレーザー周辺虹彩切開術は現在に至るまで安全確実な治療法あるいは予防的治療法として臨床応用されています．また超音波白内障手術，隅角癒着解離術などの手術治療は，今日では原発閉塞隅角緑内障の標準的な治療法として評価されています．

かつて原発閉塞隅角緑内障が血管新生緑内障と同様に難治性緑内障として位置づけられた時代がありました．しかし現在では原発閉塞隅角緑内障は適切な時期に適切な治療を行えばその多くは治癒し，失明しない緑内障として認識されています．執筆者の実臨床で得られた豊富なデータ，知識を読者とともに共有し，原発閉塞隅角緑内障患者の未来がさらに明るくなることを願ってやみません．

最後に，医学書院の関係者には本書の刊行に大変なご尽力をいただいたことにこの場を借りて厚く御礼申し上げます．

2014年2月

編集　澤口昭一，谷原秀信

目次

第1章 総説

原発閉塞隅角緑内障の診療概論と疫学 ……（澤口昭一） 2

- A 原発閉塞隅角緑内障の診療概論 …… 2
  - I. 原発閉塞隅角緑内障の管理と目標 …… 4
  - II. 原発閉塞隅角緑内障（＋原発閉塞隅角緑内障疑い）の治療 …… 5
  - III. 原発閉塞隅角緑内障予備群への対応 …… 5
  - IV. 緑内障診療ガイドラインと原発閉塞隅角緑内障の治療 …… 9
  - V. 原発閉塞隅角症・原発閉塞隅角緑内障の検査と診断 …… 12
  - VI. 実際の臨床現場での原発閉塞隅角緑内障（原発閉塞隅角症疑い，原発閉塞隅角症）患者への対応 …… 16
- B 原発閉塞隅角緑内障の疫学 …… 21
  - I. 原発閉塞隅角緑内障 …… 22
  - II. 疫学調査における原発閉塞隅角緑内障の診断 …… 23
  - III. 原発閉塞隅角緑内障の有病率，発症年齢，性差，国際比較 …… 25
  - IV. 原発閉塞隅角緑内障の予備群と有病率 …… 26
  - V. 久米島スタディで明らかとなった原発閉塞隅角緑内障疑いの存在 …… 27
  - VI. 急性原発閉塞隅角緑内障，急性原発閉塞隅角症 …… 28
  - VII. 原発閉塞隅角緑内障の参加者の治療歴・通院歴 …… 28
  - VIII. 原発閉塞隅角緑内障と失明，失明リスク …… 28
  - IX. 原発閉塞隅角眼（緑内障）の患者背景と危険因子 …… 29

第2章 疫学と基礎

I 原発閉塞隅角緑内障の分類と考え方 …… 32

- A 緑内障診療ガイドラインの分類 ……（東出朋巳） 32
  - I. 緑内障の分類における原発閉塞隅角緑内障とその定義 …… 33
  - II. 原発閉塞隅角緑内障の分類—初版からの変遷 …… 34
  - III. 原発閉塞隅角緑内障の分類—ガイドライン第3版での3種類の分類 …… 35

B 原発閉塞隅角症と原発閉塞隅角緑内障　　　　　　　　　　　　　　（国松志保）39
- I. 原発閉塞隅角緑内障の診断基準
—ISGEO分類（Foster分類）とAIGS分類 　39
- II. 発症速度による考え方—意外に多いundiagnosed PACG　41
- III. 隅角検査による隅角閉塞の考え方
—器質的隅角閉塞と非器質的（機能的）隅角閉塞　42
- IV. 画像検査による隅角閉塞の考え方—iridotrabecular contact（ITC）　43
- V. 周辺虹彩前癒着（PAS）の考え方
—原発閉塞隅角症定義のグレーゾーン　45
- VI. 原発閉塞隅角緑内障の発症機序の考え方
—少ない自然経過の報告から　45
- VII. 原発閉塞隅角症・原発閉塞隅角緑内障の考え方—今後の展望　46

II 原発閉塞隅角の病態　48

A 瞳孔ブロック　　　　　　　　　　　　　　　　　　　　　　　　（栗本康夫）48
- I. 瞳孔ブロックとは　48
- II. 瞳孔ブロックの診断　49
- III. 隅角閉塞における瞳孔ブロック機序の意義　50
- IV. 瞳孔ブロックへの対応　53

B プラトー虹彩　　　　　　　　　　　　　　　　　　　　　　　　（広瀬文隆）55
- I. プラトー虹彩の特徴　55
- II. プラトー虹彩の検出法　56
- III. プラトー虹彩の診断　57
- IV. プラトー虹彩の対策　59

C 水晶体の関与　　　　　　　　　　　　　　　　　　　　　　　　（亀田隆範）61
- I. 原発閉塞隅角発症機序における水晶体因子　61
- II. 水晶体因子の検出　61
- III. 前眼部OCTによる水晶体因子解析　62
- IV. 閉塞隅角に対する治療における水晶体因子　62

D 毛様体・脈絡膜の関与　　　　　　　　　　　　　　　　　　　　（酒井　寛）64
- I. 原発閉塞隅角の発症機序としての毛様体　64
- II. 原発・続発に共通する隅角閉塞機序　65
- III. 悪性緑内障と毛様体脈絡膜剝離　67
- IV. 悪性緑内障と原発閉塞隅角緑内障　68
- V. 毛様体脈絡膜剝離の病態　68
- VI. 原発閉塞隅角眼における毛様体脈絡膜剝離　68
- VII. 原発閉塞隅角眼における毛様体脈絡膜剝離の特徴　69
- VIII. 毛様体脈絡膜剝離と原発閉塞隅角の発症機序　69
- IX. 毛様体脈絡膜剝離と原発閉塞隅角の治療　69
- X. 脈絡膜膨張と原発閉塞隅角　70

Topics
UBMと前眼部OCT画像で知る原発閉塞隅角の機序　　　　　　　　　　（酒井　寛）72

脈絡膜と隅角閉塞—次世代OCTによる観察〈松下賢治〉74
　　E **混合型緑内障と残余緑内障**〈間山千尋〉78
　　　　I. 混合型緑内障とは 78
　　　　II. 混合型緑内障の定義とその問題点 79
　　　　III. 混合型緑内障と残余緑内障の診断 80
　　　　IV. 実際の診療での注意点 83
　　　Topics
　　　原発閉塞隅角緑内障の分子遺伝学〈尾﨑峯生〉87

III 原発閉塞隅角緑内障の基礎研究 〈濱中輝彦〉89

　　　　I. 隅角が円周方向にどの程度閉塞すると
　　　　　 眼圧上昇が起こり始めるか？ 89
　　　　II. 隅角閉塞が前方向にどの程度までだと
　　　　　 房水流出障害が起こらないか？ 90
　　　　III. 隅角閉塞が前方向にどの程度に進展すると
　　　　　 房水流出障害が起こるのか？ 91
　　　　IV. なぜ白内障手術などで隅角が開放されても
　　　　　 眼圧が正常化しない症例があるのか？ 91
　　　　V. 線維柱帯・虹彩間の接触またはPASが同程度なのに
　　　　　 なぜ眼圧上昇には個体差があるのか？ 94
　　　　VI. 基礎的疑問：隅角における不可逆的変化とは
　　　　　 具体的にはどのような変化なのか？ 94
　　　　VII. 難治緑内障を予防するためにはどうしたらよいか 96

第3章 原発閉塞隅角緑内障の診断

I 眼圧測定の注意点 〈中村　誠〉100

　　　　I. 眼圧測定の確度と精度 100
　　　　II. 圧平眼圧測定とImbert-Fickの法則 101
　　　　III. Goldmann圧平眼圧計測定のジレンマ 103
　　　　IV. ディスポーザブルチップ 104
　　　　V. 閉塞隅角緑内障患者の眼圧変動 106

II 急性原発閉塞隅角緑内障の症状と所見 〈内藤知子〉108

　　　　I. 症状 108
　　　　II. 前眼部所見 109
　　　　III. 瞳孔ブロック 109
　　　　IV. 経過 110
　　　Topics
　　　UBMで観察する毛様体の影響〈広瀬文隆〉113

III 正しい van Herick 法とその臨床応用，注意点
〔溝上志朗〕 115

    I. 正しい van Herick 法 ················ 115
    II. van Herick 法の注意点 ··············· 115
    III. van Herick 法の臨床応用 ············· 117

IV 隅角鏡検査の基本と応用，その変法
〔大鳥安正〕 119

    I. 隅角の構造 ··························· 119
    II. 開放隅角眼での隅角鏡検査のポイント ·· 119
    III. 閉塞隅角眼での隅角鏡検査のポイント ·· 123

Topics
Scheimpflug カメラ 〔大鳥安正〕 128
前眼部光干渉断層計 〔溝口尚則〕 130
走査式周辺前房深度計 〔柏木賢治〕 132
前眼部写真撮影 〔馬場哲也〕 135

V 負荷試験の有用性と限界
〔広瀬文隆〕 137

    I. 負荷試験とは？ ······················· 137
    II. 負荷試験の原理 ······················· 137
    III. 負荷試験の方法と注意点 ·············· 139
    IV. 負荷試験の比較と問題点 ·············· 141
    V. 負荷試験の有用性 ···················· 142
    VI. 急性原発閉塞隅角症の発症予測と負荷試験 ··· 143
    VII. 暗室うつむき試験の結果 ·············· 144
    VIII. 負荷試験の結果の考え方 ············· 145

VI 視野検査における特徴
〔中野 匡〕 147

    I. 原発閉塞隅角緑内障における視野障害の多彩さ ··· 147
    II. 原発閉塞隅角緑内障における視野障害パターン ··· 148
    III. 原発閉塞隅角緑内障における視野進行の危険因子 ··· 149

第4章 原発閉塞隅角緑内障に対する治療

I 原発閉塞隅角緑内障の治療概論
〔吉冨健志〕 154

    I. 原発閉塞隅角緑内障治療の考え方 ······ 154
    II. 薬物療法 ····························· 155
    III. レーザー療法 ························ 157
    IV. 手術療法 ····························· 158
    V. 治療概論 ····························· 159

II 薬物療法―急性期と急性期脱出後の治療指針
　　　　　　　　　　　　　　　　　　　　　　　　　　　　（井上賢治）161
- I. 急性原発閉塞隅角症，急性原発閉塞隅角緑内障 … 161
- II. 慢性原発閉塞隅角症，慢性原発閉塞隅角緑内障 … 166

III レーザー療法 … 170
A レーザー虹彩切開術の適応と手技，成績　（富田剛司）170
- I. 適応 … 170
- II. 手術手技 … 171
- III. 成績 … 174
- IV. 合併症と対策 … 175

B レーザー隅角形成術　（大久保真司）179
- I. 適応 … 179
- II. 禁忌 … 181
- III. 手術手技 … 182
- IV. 合併症 … 183
- V. 術後の経過観察 … 183

IV 隅角癒着解離術 … 185
A 手術テクニックと手術用隅角鏡，粘弾性物質　（張　佑子，森　和彦）185
- I. 手術器具 … 185
- II. 粘弾性物質 … 188
- III. 手術手技 … 189
- IV. 白内障手術の併施について … 192
- V. 術中合併症と対策 … 193
- VI. 術後管理 … 193

B 手術適応と成績，予後要因　（亀田隆範）195
- I. 隅角癒着解離術の手術適応 … 195
- II. 水晶体再建術併用隅角癒着解離術の適応 … 196
- III. 隅角癒着解離術の成績 … 196
- IV. 隅角癒着解離術の予後要因 … 197

V 流出路再建手術―トラベクロトミーと類縁手術
　　　　　　　　　　　　　　　　　　　　　　　　　　　　（本庄　恵）199
- I. 閉塞隅角の機序と流出路再建手術の位置づけ … 199
- II. 原発閉塞隅角症，原発閉塞隅角緑内障の病態 … 200
- III. 原発閉塞隅角緑内障での房水流出路の機能変化 … 201
- IV. トラベクロトミー … 204
- V. 新しい流出路再建手術 … 207

Ⅵ トラベクレクトミー … 210

A 手術テクニックのコツと落とし穴 （鈴木康之） 210
- Ⅰ. 原発閉塞隅角症・原発閉塞隅角緑内障に対するトラベクレクトミー … 210
- Ⅱ. 人工水晶体眼に対する手術 … 211
- Ⅲ. 無水晶体眼に対する手術 … 211
- Ⅵ. 有水晶体眼での水晶体再建術との同時手術 … 213
- Ⅴ. 術後管理・注意事項 … 216

B 手術適応と成績，予後要因 （稲谷 大） 218
- Ⅰ. 原発閉塞隅角緑内障にトラベクレクトミーがなぜ必要か？ … 218
- Ⅱ. トラベクレクトミーは有効か？ … 218
- Ⅲ. トラベクレクトミーの予後 … 224
- Ⅳ. トラベクレクトミー単独，水晶体再建術単独，同時手術の使い分け … 225

Topics
原発閉塞隅角緑内障に対するチューブシャント手術 （濱中輝彦） 227

第5章 緑内障眼における白内障手術

Ⅰ 原発閉塞隅角症・原発閉塞隅角緑内障に対する白内障手術
（栗本康夫） 230
- Ⅰ. 原発閉塞隅角症・原発閉塞隅角緑内障に対する白内障手術の意義 … 230
- Ⅱ. 適応 … 231
- Ⅲ. 術前管理 … 234
- Ⅳ. 手術手技 … 235
- Ⅴ. 術後管理 … 237
- Ⅵ. 合併症と対策 … 238
- Ⅶ. 術後成績 … 239

Topics
水疱性角膜症―レーザー虹彩切開術と水晶体摘出の功罪 （谷戸正樹） 242

Ⅱ 浅前房眼の白内障手術における注意点

A 毛様小帯の脆弱性，高硝子体圧，眼窩 （黒田真一郎） 245
- Ⅰ. 毛様小帯の脆弱性 … 245
- Ⅱ. 高硝子体圧 … 251
- Ⅲ. 眼窩：小瞼裂 … 253

B 毛様小帯断裂と硝子体脱出のトラブルシューティング （柴 琢也） 255
- Ⅰ. 白内障手術における毛様小帯の役割 … 255
- Ⅱ. 毛様小帯脆弱の術前診断 … 255
- Ⅲ. 毛様小帯脆弱の術中早期発見 … 257

Topics
毛様小帯脆弱の術前評価 ……………………………………………………（酒井　寛）265

III 白内障手術の緑内障手術との併用 ……………………（家木良彰）268

- I. 同時手術の考え方 …………………………………………………………268
- II. 閉塞隅角における白内障手術のポイント ………………………………270
- III. 白内障手術と隅角癒着解離術の同時手術 ………………………………271
- IV. 白内障手術とトラベクロトミーの同時手術 ……………………………275
- V. 白内障手術とトラベクレクトミーの同時手術 …………………………278
- VI. 術後の悪性緑内障 …………………………………………………………280
- VII. 術後成績 ……………………………………………………………………280

IV 眼内レンズ縫着―テクニックと予後 …………………（林　　研）283

- I. 原発閉塞隅角症・原発閉塞隅角緑内障における
  IOL縫着手術の注意点 ……………………………………………………283
- II. IOL縫着の適応―縫着が必要かどうかの判断 …………………………284
- III. IOL縫着のテクニック ……………………………………………………286
- IV. IOL縫着の成績 ……………………………………………………………290

和文索引 ……………………………………………………………………………………293
欧文・数字索引 ……………………………………………………………………………299

第 1 章

総説

原発閉塞隅角緑内障の診療概論と疫学

A 原発閉塞隅角緑内障の診療概論

　紀元前にHippocratesが「瞳孔が海の青(エーゲ海は緑)になって失明すれば，ほどなくもう一方の眼も同様に失明する」と記載したのが急性閉塞隅角緑内障の最初の記載と思われる．また，閉塞隅角緑内障の治療は1856年，von Graefe博士による急性原発閉塞隅角緑内障(primary angle closure glaucoma：PACG)患者に対する周辺虹彩切除術(peripheral iridectomy：PI)により幕を開けた(図1)．

　その後，筆者が眼科医になり，緑内障医として研鑽を積んできた1979年から今日に至るまでのPACGの治療法は，この疾患の病態解明の進歩とそれに基づく治療法の発展が相互に重なりあいながら変遷してきた．筆者が新潟大学医学部眼科学教室に入局した1979年当時の主任教授は岩田和雄先生で，当時も現在も緑内障医の第一人者である．眼科の卒業試験には毎年必ず「閉塞隅角緑内障と開放隅角緑内障の病態，症状，治療法の違いについて記述せよ」が出題され，これを間違えると追試が決まりであった．

　当時のPACGの手術治療は，急性発作眼のPIと僚眼の予防的PIであった．また当時の緑内障の薬物治療は縮瞳薬のピロカルピンと散瞳薬のエピネフリンの2種類しかなく，前房の深い症例は両方の薬物を使えたが，前房の浅い症例にはエピネフリンは使えなかった(入局当時，隅角鏡を見てから点眼薬を選択していたという記憶はない)．炭酸脱水酵素阻害薬(carbonic anhydrase inhibitor：CAI)は内服しかなく，急性発作を起こしたPACGの治療は高浸透圧利尿薬の点滴静脈注射，縮瞳薬の頻回点眼，ステロイドの点眼とCAIの内服を行って発作を解除し(現在と変わらない)，解除できた症例は教授回診まで引っ張って岩田教授に手術(PI)をお願いし，解除できない症例は講師の先生に連絡して緊急でPIをしていただいた(図1)．

　ただ，当時の新潟大学でこの急性発作で入院手術を行った患者数は年間10人そこそこで，急性発作は月に1～2例程度であった．また印象としては高齢者に多く(当然，白内障眼)，PIをしても視力の改善は限られており，疼痛と失明を免れれば大成功であった．1980年頃より普及したレーザー虹彩切開術(laser iridotomy：LI)はその合併症の少なさ，患

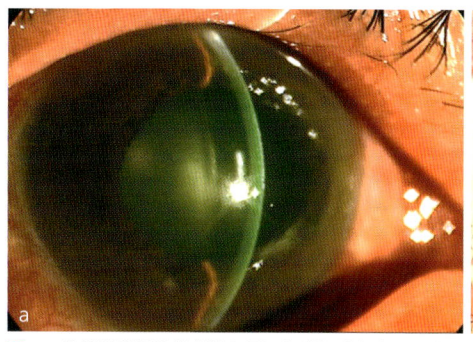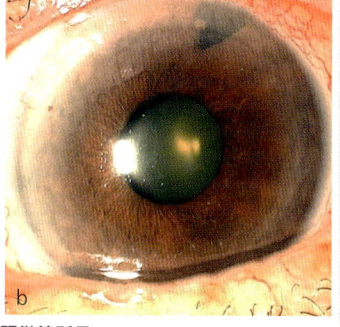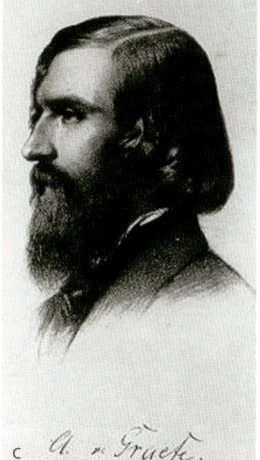

図1　急性閉塞隅角緑内障と周辺虹彩切除(PI)の細隙灯顕微鏡所見
a：閉塞隅角緑内障の急性発作．角膜浮腫，中等度散瞳，充血をみとめる．
b：1時方向の周辺虹彩切除術術後
c：von Graefe 博士

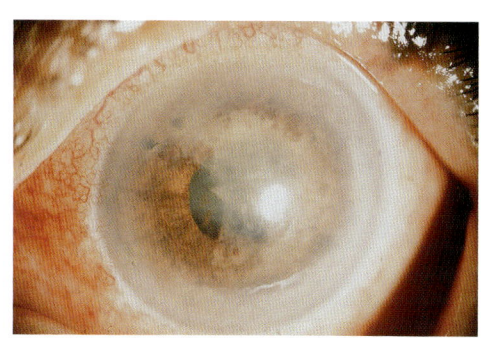

図2　急性発作眼へのレーザー虹彩切開術(LI)
とにもかくにも虹彩に穴があくまでレーザー照射を行った．炎症が強くなり，再度行うことも稀ではなかった．

者負担の少なさ，効果，安全性など非常に優れていた．当時，岩田教授が「澤口君，これで閉塞隅角緑内障は終わった」と言われたのを記憶している．急性発作の患者は入院し，発作解除の有無にかかわらず，とにもかくにも LI（僚眼も）を行って（図2），教授回診を経てめでたく退院となった．

またこの LI の普及により浅前房眼〔概ね現在の原発閉塞隅角症疑い(primary angle closure suspect：PACS)，原発閉塞隅角症(primary angle closure：PAC)に相当〕は多くが予防的治療の対象となった．医師にとっても患者にとってもストレスは激減した．新潟大学に在籍した1998年までは幸運にして LI 後の水疱性角膜症(bullous keratopathy：BK)には遭遇しなかった．

学会でポツポツ報告され始めたいわゆる LI 後 BK に遭遇したのは1998年に琉球大学へ赴任してからであった（図3）．赴任当時は急性の PACG に関しては発作が解除されたら LI，解除されない場合は PI で，明らかに白内障がある症例では，少数例ではあったが超音波白内障手術と人工水晶体挿入術〔phacoemulsification(PEA) + intraocular lens(IOL)〕を行っていた（急性発作眼の10〜20%程度）．当時は LI，PI が主流であった．赴任当時，スペキュラーマイクロスコープは接触型しかなく，角膜内皮の検査は特殊な一部の患者にしか行われていなかった．2000年頃から琉球大学病院の手術件数が増え始め，ようやく非接触型のスペキュラーマイクロスコープが購入され，白内障手術前を含めてほぼ全例に角膜内皮検査が実施され始めた．頻度は多くはなかったものの少なからず症例で角膜内皮に異常

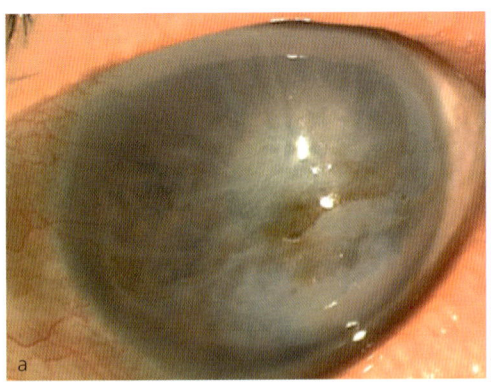
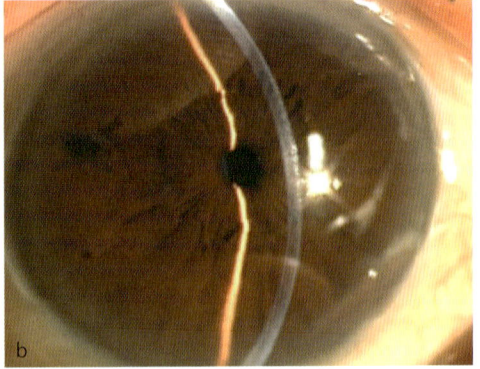

図3　急性発作眼のLI後の水疱性角膜症
a：左眼急性発作に対するLI(1回目はうまくいかず，翌日2回目で成功)後，15年目の水疱性角膜症．この後，白内障手術と角膜移植術実施．
b：右眼は予防的にLIを行い，問題はない．この後，白内障手術を実施．

が発見された．

　またLI後の患者の中で時々，角膜内皮が異常に少なく，さらに年に何例かLI後BKの症例(文献的にはLI眼の0.3％が発症)が紹介されるに及んで，LI以外の治療法について考えざるをえなくなった(当時も今も角膜ドナー不足)．すでに当時より報告され始めたPACG眼への白内障手術を急性発作を含むPACGあるいは予備群に適応する方向へと舵を切った．

　現在，琉球大学では急性発作眼の約80％がPEA＋IOLで，また僚眼も多くの症例で同時にPEA＋IOLで対応している(発作が解除できない患者では原則PIを，また患者の希望によりLIも少数ある)．一方，PACS，PACの症例で，とくに60歳前後までの白内障のない症例，少なからず調節力が残っている症例，視神経・視野，眼圧の正常な症例では，積極的に白内障手術を勧めるべきか，LIを勧めるべきか(非常に少ない)，発作の症状と緊急時の対応を説明して経過観察にするか(圧倒的に多い)の結論はいまだに出ていない．

I. 原発閉塞隅角緑内障の管理と目標

　PACGの管理・目標は疫学調査でも明らかなように，発症予備群(とくに急性発作)の発症予防と発症した患者(急性および慢性)の緑内障性視神経症への対応である．とくに失明リスクの高い急性のPACG(acute PACG：APACG，acute PAC：APAC)の管理はきわめて重要であるが，一方で，その発症を予測することはきわめて困難，ほぼ不可能であるというジレンマがある．

　この急性発作と慢性PACGの予備群(PACS，PAC)の管理には原発開放隅角緑内障(primary open angle glaucoma：POAG)とは全く異なる戦略が必要となる．PACS，PACの患者(患者とよべるかどうかも含めて)への対応は実のところPACG患者への対応以上に困難(患者への説明の困難さ)を伴うのが現状である．APACG(＋APAC)は眼科緊急疾患であり，対応を誤れば失明に直結する．その急性発作患者の背景に存在する多くの予備群患者への説明，長期経過の把握，発作時の対応など，POAG患者とは根本的に異なった患者教育を行うとともに，診療する側の知識の整理(エビデンスレベルの低い知識も含めて)とこれに基づく

PACG独自の診療スタイルの確立が必要である．POAGと同じ緑内障という診断がついていても，ある意味全く違う疾患を対象にしていると割り切る必要がある．

疫学の項でも述べるがPACGですら78％（急性発作を含めた場合は66％）の患者がPACGと診断されていないことから，PACS，PAC患者（全く自覚症状がない）のほとんどすべてが眼科に通院していない（あるいは見逃されている）であろうことは容易に想像できる．幸運にして眼科に通院しているPACS，PAC患者（氷山の一角）に対してはとくに発作の症状の説明と発作時の緊急対応が重要である．当科ではまず複数の医院（病診連携）での通院を勧めている．視神経，視野に全く異常のないこれらの予備群患者は発作後1～2日以内に眼科を受診し，救急処置を行えば，ほとんどの症例で視神経障害は軽度で済み，この点から病診連携はPOAG以上に重要である．いったんPACGを発症した場合（急性，慢性を含めて），当然POAGと同様に眼圧下降は重要な治療の選択肢となる．

II. 原発閉塞隅角緑内障（＋原発閉塞隅角緑内障疑い）の治療

いったん，PACG（PACGSを含む）を発症した場合は当然，POAGと同様に眼圧下降治療は重要な治療の選択肢である．またPOAGと同様，視神経障害は眼圧依存性であり，この点はむしろPOAGより明らかである．PACG患者の中でも治療的LIや，急性あるいは間欠性の眼圧上昇を予防する外科的な治療（LI，PI）が行われた後は，一般のPOAGに準じた薬物治療を考慮する．視機能障害の進行悪化については定期的な画像解析検査や視野検査などを同様に行う．眼圧の上昇や視野障害の進行，悪化が明らかとなった場合の薬物治療の追加，外科的治療の追加〔PEA＋/－GSL（隅角癒着解離術，goniosynechialysis），トラベクレクトミー〕は患者ごとにその背景にある病態を十分に把握し適時・適切に行っていく必要がある（ただし有水晶体眼へのトラベクレクトミーは要注意）．とくにLI後，PI後のPACG患者の慢性の眼圧上昇や，眼圧コントロールが良好にもかかわらず視機能の悪化がある場合は，点眼の追加だけでなく，より積極的に白内障手術へと舵を切り替える．PEA＋IOLを行ったPACGの診療は基本的にはPOAGと全く同様で，PACGの複雑な病態（とくにプラトー虹彩形態）への考慮は不要となり，より単純・明快にその診療に携わることが可能となる（また眼圧が下降する症例も多い）．この点から近年，LIやPIを行わずに最初からPEA＋IOLを行うことが勧められてきている．またPEA後は縮瞳薬の使用が可能となるため，より薬物の選択肢が広がるという利点もある．LI，PI，LGP（レーザー隅角形成術，laser gonioplasty），PEA＋IOL（GSL）などの手術治療にはそれぞれ十分なエビデンスがあるが，一方でその長所，短所もあり，ガイドラインを参考に慎重に，時に積極的に治療法を選択し薬物治療との併用でPOAGと同様に長期的な対応を行う．

III. 原発閉塞隅角緑内障予備群への対応 （図4）

PACGの予備群である，PACS，PACはどのように対応すべきであろうか．図4は琉球大学眼科外来で日常的に遭遇する患者の前眼部写真である．症例5を除いて隅角鏡所見は閉塞隅角でPACSである〔後で走査式周辺前房深度計（SPAC），UBM，OCTと対比されたい〕．

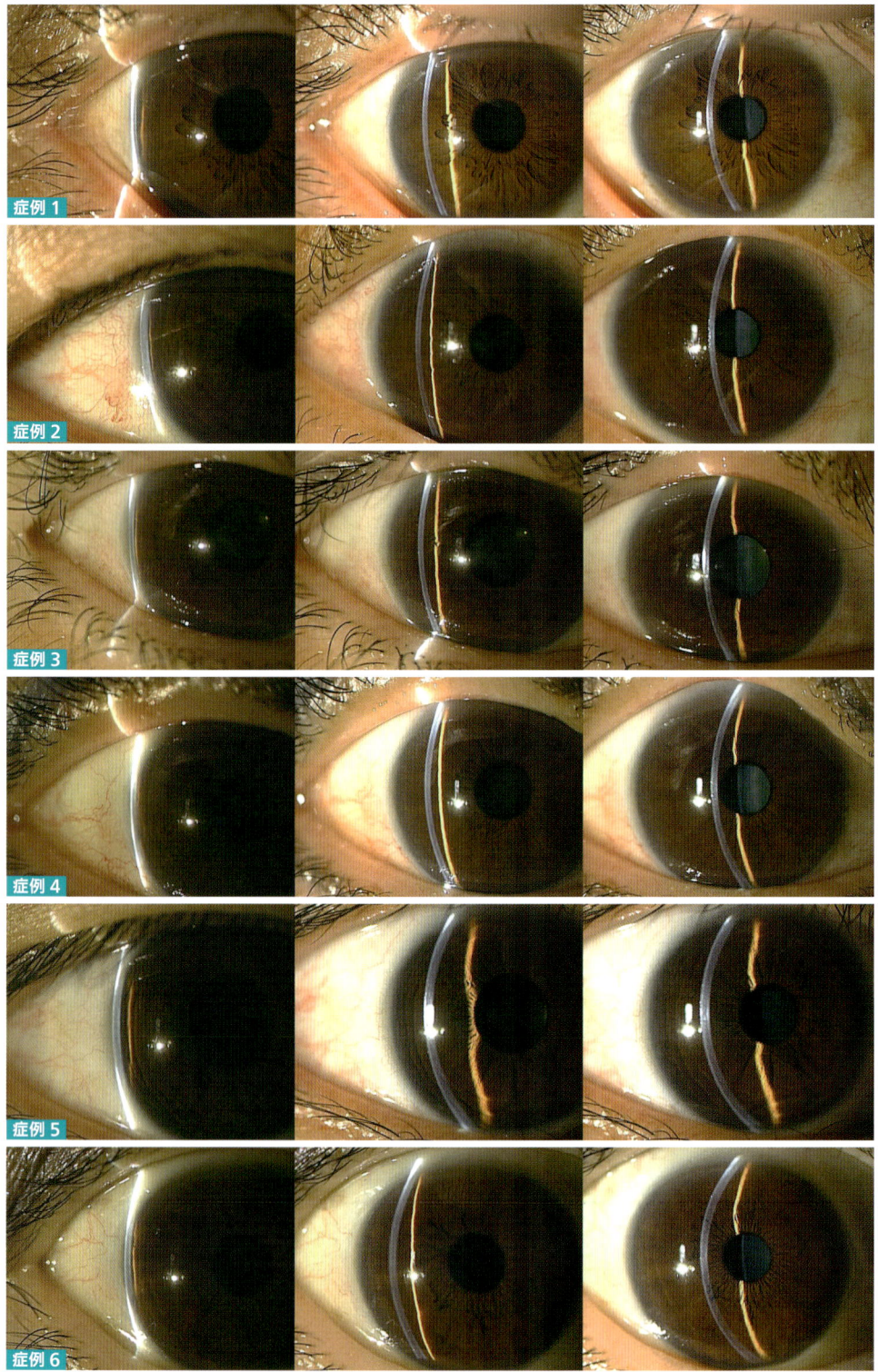

図4 閉塞隅角眼の細隙灯顕微鏡所見
日常的に多くの外来患者で閉塞隅角眼をみとめる．症例5は開放隅角眼．

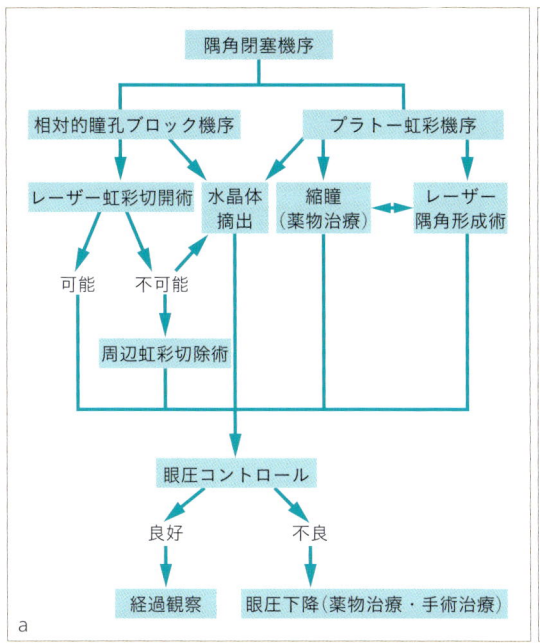
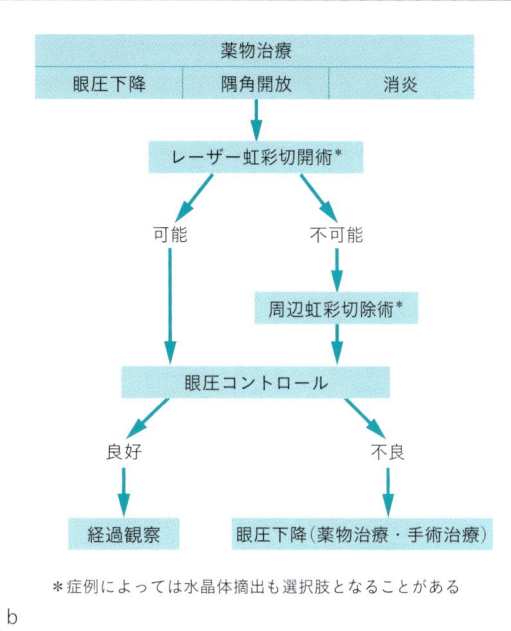

図5 緑内障診療ガイドライン（第3版）における治療方針
a：原発閉塞隅角症・原発閉塞隅角緑内障の治療
b：急性原発閉塞隅角症・急性原発閉塞隅角緑内障の治療
（日本緑内障学会緑内障診療ガイドライン作成委員会：緑内障診療ガイドライン，第3版，2012より）

　実は，このPACG予備群・境界領域の症例は疫学調査でも述べるように非常に数が多く，また発症の危険が高いにもかかわらず全くスクリーニングもされず，通院もしていない．しかし，これらの予備群で急性発作を起こす症例は疫学調査で示されたようにむしろ稀である．急性発作の患者はある日突然，何が起きたのかもわからずに救急あるいは眼科に受診する場合が圧倒的に多い．この多数の予備群をどのように日常診療の場に浮かび上がらせるかは重要な，しかしきわめて困難な課題である．緑内障診療ガイドライン（図5）におけるPACS，PACの治療方針は基本的には急性発作の予防に重点がおかれている．しかし，本来対象にすべきこれらの症例は非常に多く，また予防的LIの問題点，とくにLI後BK（図3）と白内障の進行（図6）はこの予防的治療の問題をより複雑にしている．

　当科での対応を以下に記す．基本的にはLI，PIを行わず経過観察を行う．大原則は大学（基幹病院）と開業医（診療所）への2か所への通院を勧め，緊急時（発作時）のバックアップ体制を構築する．

　①PACS〔概ねvan Herick（vH法）法2度以下：図7〕は内服CAIと縮瞳薬の予防的投与を行う．CAI（3錠）＋アスパラK（3錠）（1日3回で3日間）＋2％ピロカルピン1本（症状時3～4回/1時間）．また急性発作の症状を何度も繰り返し説明する．これを初診患者では，最後に患者に症状を復唱させて終了するくらい徹底して行う．大学へは1～2回/年，近医へは3～6か月ごとに眼圧の測定を含めて受診を勧める．

　②PACもほぼ同様であり緊急時の備えとしてPACSと同様の薬剤の処方を行う．ただ眼圧の上昇している症例は高眼圧症と同様にβ遮断薬の処方，稀ながらCAI＋β遮断薬やPG（プロスタグランジン製剤）＋β遮断薬の合剤も処方する．

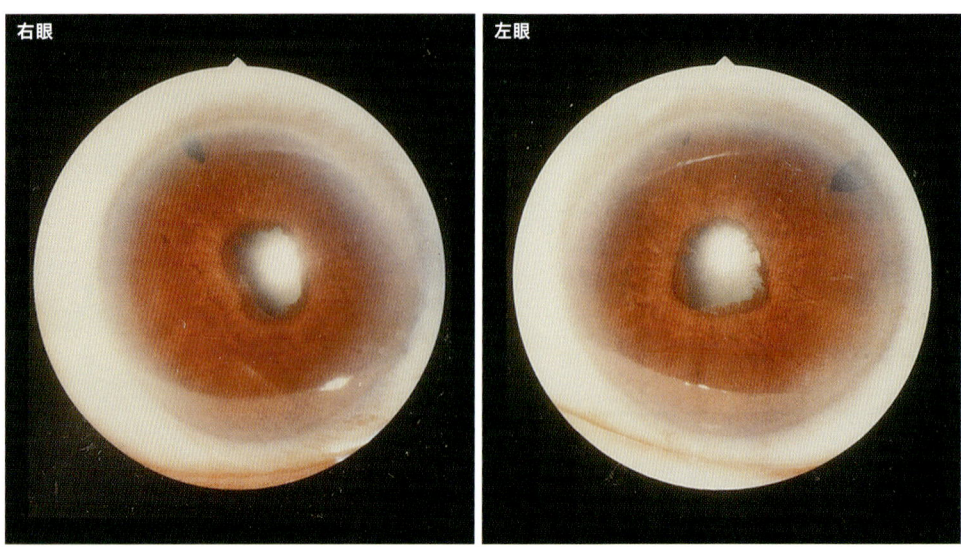

図6 LI後の眼圧上昇に縮瞳薬を用い，虹彩後癒着と白内障の進行した例

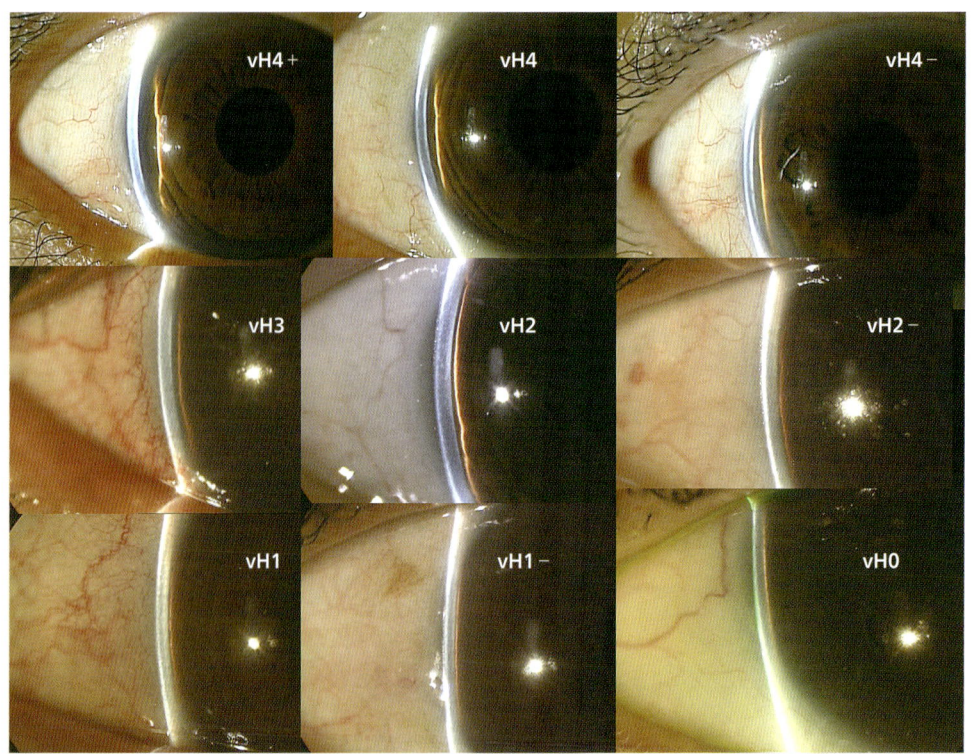

図7 細隙灯顕微鏡検査とvan Herick（vH）法による狭隅角（厳密には狭い周辺前房深度）の程度分類
周辺角膜の厚みの1/4が境界となる．vH法で3度でも隅角は閉塞していることがあり，注意が必要（ここが結構見逃されている）．便宜的に＋/－をつけオリジナルの分類を細分化している．

③ PACS，PACでも，暗室や半暗室でvH法1度〜スリット状や，暗室のUBM検査や前眼部OCTで3象限以上の隅角閉塞をみとめた場合や，隅角鏡検査で広範囲の周辺虹彩前癒着（PAS）がある症例は患者教育をより徹底する．患者の視神経障害の評価（とくに乳頭）と発作の際の視機能障害へのリスクを慎重に判断し，経過観察以外の治療，すなわちLI，

PEA＋IOL，薬物治療の長所，短所を十分説明し慎重にステップを進める．

IV. 緑内障診療ガイドライン（図5）と原発閉塞隅角緑内障の治療

　これまでに述べた琉球大学での予備群を含めたPACGの治療に関する基本的な考え方と緑内障診療ガイドラインを対比させてその類似点や相違点を述べる．PACGを発症している症例の治療はガイドラインが大いに参考になる．まず隅角閉塞機序の改善，解消を行う．

1. 相対的瞳孔ブロック

　ガイドラインでは発症機序として重要な相対的瞳孔ブロックに対してはLIがその治療の中心となっている．残念ながらガイドラインの図では水晶体摘出手術がややマイナーな記載であるが，すでに述べたように，PACG発症における水晶体因子の占める大きな役割を考えれば，水晶体摘出手術は瞳孔ブロック機序，プラトー虹彩機序と同等かさらに上位の治療のターゲットとすべきと考えている．ガイドラインでは急性発作を生じた症例には内科的緊急措置を講じ，ついでLIを，不可能な症例にPIと記載され，白内障手術は症例によってはと記載されているがどちらかといえばマイナーな記載である．琉球大学では，原則として内科的治療に反応し発作が解除した場合はPEA＋IOLを，眼圧下降が得られない症例は早急にPIを行っている．LIによるBK発症の機序についてはさまざまな仮説が提唱されているが，急性発作眼のBKに関してはレーザーエネルギーの問題（過剰照射の有無にかかわらず）と，発作自体の角膜内皮への傷害の2つの因子が重要と考えている．事実，急性発作眼への治療的LIは予防的LIに比べLI後BKの発症が圧倒的に多い（LI後BKの角膜移植の約半数が急性発作後）．また急性発作眼のLI（PI）後には高率に眼圧上昇をきたし追加治療が必要となる．さらにLI，PIを受けた患者の多くが経過観察中に白内障手術が必要となる．

1）PACG治療における von Graefe 博士のくびき

　ところで，筆者にはこれほど白内障手術が進歩した現在の眼科医療においてなぜLI（PIは少数）が現在のガイドラインでもメインストリームに生き残っているかという疑問がある．von Graefe博士が1856年に急性発作眼にPIを行い，はじめて緑内障治療に成功してから，緑内障医はこのくびきから逃れられていない．治療法のなかったAPAC（G）の治療としてPIは確かに完成された治療法（当時としては）として多くのAPAC（G）患者を失明の危機から救った点で画期的な手術手技として歴史に残る偉業といえる．しかしその後100年以上経過した1979年当時ですら，この手術手技は奇跡的に全く何も変わらずに引き継がれ（もちろん，顕微鏡，マイクロの手術機器は大きく進歩したが），ほとんどの緑内障医はこの観血的なPIが唯一無二，完全無欠のPACGの手術治療と信じていた．その延長線上の1980年前後から登場したLIは日本を含む全世界に急速にかつ広範に広まり，すべての緑内障医はPACGの治療の進歩はこれで終わったと思ったのである．その根拠はPACGの発症機序のメインは相対的瞳孔ブロックであり，その解除こそが絶対的に重要

であり，またあり続けると信じ続けていたからだと思っている．

2. プラトー虹彩形態

　教科書的なプラトー虹彩は比較的若年者に発症し，男女差は少なく，中心前房深度は比較的深い症例で，PI 後に間欠性あるいは急性の眼圧上昇をきたす疾患と定義され，また当時，少なくとも筆者が眼科医になった頃は稀な病態であると考えられていた．しかし LI が広く行われ，LI 後にもかかわらず急性，間欠性，さらには慢性に眼圧上昇をきたす症例が無視できないほど存在する事態が明らかとなった．また LI，PI 後に眼圧コントロールが良好にもかかわらず視野障害の進行する例が少なからず存在することも明らかになってきた．プラトー虹彩形態（症候群）は，実はほとんどの PACG の発症に少なからず，また時には非常に強く関与している．とくに，UBM 検査が臨床の場に広く普及し，LI 後や PI 後の隅角（虹彩）形態，毛様体位置が観察されるようになり，実は相対的瞳孔ブロックと同程度に PACG の発症に関与していることが明らかとなった．プラトー虹彩形態の問題点は LI 後においても最周辺部の隅角（線維柱帯と最周辺部虹彩の距離）はきわめて狭く，散瞳状態で容易に接触することである．初期には機能的な接触がしだいに器質的な閉塞になり眼圧上昇へつながる可能性や，あるいは接触を繰り返すたびに眼圧上昇をきたすことなどで視神経障害が進行する可能性がしだいに理解されるようになった．LGP，縮瞳薬の使用は理論的にはこの病態の改善に寄与するが，LGP の長期経過と眼圧あるいは視機能障害への影響に関する長期的なエビデンスはない．また LI 後の縮瞳薬は中〜長期的には虹彩後癒着と白内障の進行を惹起し（図6），短期的な使用を除いては勧めることはできない．一方，白内障手術はこのプラトー虹彩の影響をほぼ完全に排除する．

3. 水晶体因子

　PACG が高齢者の疾患であることは久米島スタディを含め多くの疫学調査から明らかである．その発症頻度は 60 歳を超えると急速に増加し（図 19 ⇒ p25），40 歳以降徐々に増加する POAG とは明らかに異なる．PACG 発症の最大の危険因子は，浅前房と狭隅角であり，隅角閉塞へと導く最大の貢献者は水晶体である．一般的には眼球は思春期以降，とくに 20 歳以降は成長しないが，唯一眼の中で成長を続ける組織があり，それが水晶体である．PACG をほとんど発症しない 40 歳代までの人間の水晶体厚は 4 mm である．この厚みが 60 歳以降では 5 mm 以上となる．急性発作を起こした症例の水晶体厚は 5.5 mm〜ともなり，この 20 年の間に 1 mm 以上も水晶体は厚みを増すことになる．その結果，元々の浅前房と狭隅角はいっそう悪化し，その結果相対的瞳孔ブロックは増強し，隅角はより閉塞しやすくなっていく．閉塞隅角眼（OA）と非閉塞隅角眼（non-OA）の前房深度の境界は 2.5 mm であり，2 mm 以下の中心前房深度では PACG 発症（急性発作を含め）のリスクが急速に高まることが報告されている．水晶体厚の加齢によるこの 1 mm の変化はわずか 1 mm といえども無視できない値であることが理解されよう．つまり PACG 発症の最後のそして一番強力な引き金は水晶体因子である．この水晶体さえ厚みを減らすことができれば PACG は発症せず，失明の危機は未然に防ぐことが可能である．最近，PACG の根治的な治療として白内障手術が注目されている（図 8）．PEA＋IOL は超音波白内障手

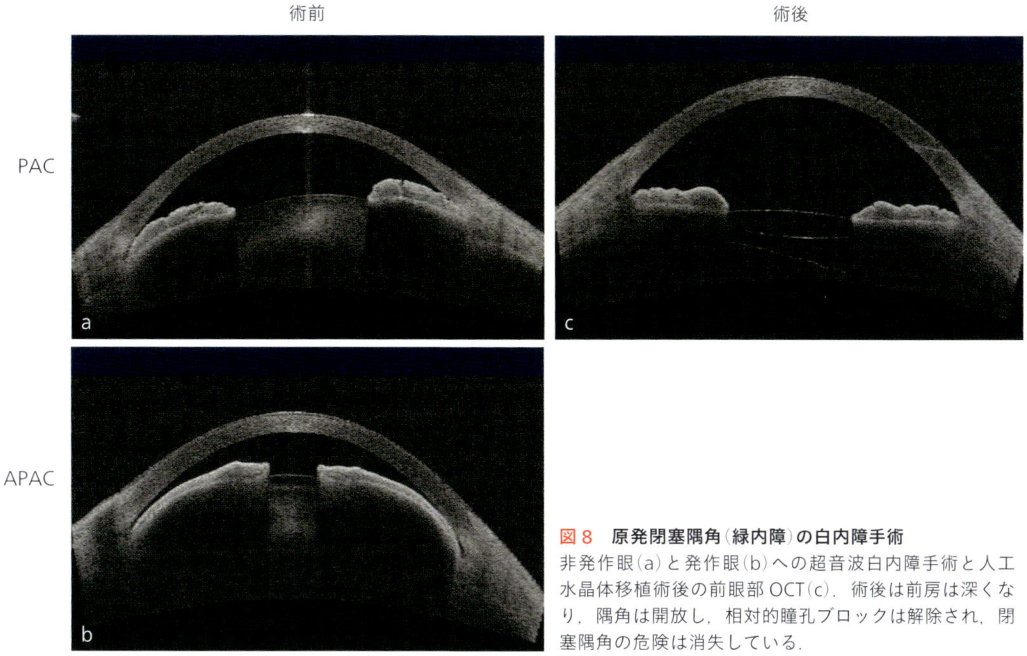

図8 原発閉塞隅角(緑内障)の白内障手術
非発作眼(a)と発作眼(b)への超音波白内障手術と人工水晶体移植術後の前眼部OCT(c). 術後は前房は深くなり, 隅角は開放し, 相対的瞳孔ブロックは解除され, 閉塞隅角の危険は消失している.

術機器と周辺機器・機材の進歩, 人工水晶体と関連医療材料の開発・改良があり, より安全, 確実にQOV(quality of vision, 視覚の質)の向上に役立っている. この観点から現在のPACGの眼科診療にこのメリットを十分に患者に還元する必要がある.

4. その他としての薬物治療

PACGの薬物治療とは, PACGのピラミッド構造のそれぞれの構成群に対してどのような薬物での対応がベストなのかを明らかにすることである.

1) PACSの薬物治療

PACSの定義はoccludable angleで, 視神経障害なし, PASなし, 眼圧上昇なしである. vH法で2度(図7)以上は当科における基本は経過観察である(もちろん, UBM, 前眼部OCTなどのデータは別個に参考にする). vH法で1度以下(この多くはUBMでも3象限以上暗室で閉塞)は急性発作の危険性は高くなることが推定されるので(どの程度高いかはエビデンスはない), PEA+IOL, LI(ただし, 角膜内皮数>2,500/mm^2, 異常なし, もエビデンスはない)を考慮する. しかしながら, 調節力の残っている60歳前後までのこのリスクの高い症例群では予防的にCAIやβ遮断薬の点眼(1〜2回/日)で房水産生抑制を行い, 発作の可能性を減少させ(もちろんエビデンスはない)経過観察を行う場合も多い. また急性発作の症状を繰り返し説明し, 内服CAI, 縮瞳薬の予防的処方を行う.

2) PACの薬物治療

基本的にはPACSに準じている. より詳細に言えば, 視神経乳頭と視野に全く緑内障性の障害がなく, 眼圧が正常な場合でPASがあればCAIあるいはβ遮断薬の点眼を処方

する場合もある．点眼回数は朝夕の2回である．眼圧が21 mmHgを超える高眼圧PACの場合は開放隅角における高眼圧症と異なり，より積極的に上記点眼，症例によってはさらにPGの点眼も追加する場合がある(日中の外来診療より，夕方・夜間の眼圧上昇も考慮)．PGは隅角が少しでも開放していれば十分な眼圧下降効果があることが報告されている．また乳頭陥凹の明らかな拡大(C/D比0.7以上)，それに付随した神経線維の薄くなった高眼圧PAC症例は早めにPGを含めた多剤併用療法も考慮する．

3）PACGの薬物治療

疫学調査ではPACGもPAC＋GとPACS＋G，さらにPACGS(治療の際はPACGに準じる)が分類される．また正常眼圧緑内障(normal-tension glaucoma：NTG)と同様に眼圧が21 mmHg以下のPACGに実際の臨床の場では日常的に遭遇する．これらの複雑な疾患群をパターン化して薬物治療を行うことは容易でない．さらに普通の医院ではこのPACG患者自体がそう多くない．これらの疾患群をLI群とPEA＋IOL群に分類してしまうとそのパターン化は容易となる(さらに言えばすべてPEA＋IOL群にしてしまえば)．すでに述べたように，当科での基本的な戦略はまず薬物治療で眼圧下降を図り，眼圧下降が不十分，視野の進行悪化がある場合は白内障手術を行い，これによって閉塞隅角眼の要素(虹彩・線維柱帯接触のリスク)をすべて排除し，その後はPOAGに準じた薬物治療を中心とした内科的治療を行う．白内障の明らかな症例，前房深度が明らかに浅い，隅角が明らかに狭い，PASがある症例は当然早めに白内障手術を行う．視神経障害の始まっているPACG(PACGSを含む)症例の急性発作は失明のリスクが高いことは言うまでもない．

V. 原発閉塞隅角症・原発閉塞隅角緑内障の検査と診断

原発閉塞隅角症(緑内障)の診断・経過観察における検査は基本的にはPOAGの検査と同じである．浅前房・狭隅角眼では生体計測(とくに前房深度)，前眼部画像解析による定期的な検査は隅角鏡検査とともに客観的な閉塞隅角のリスクを把握するために行う必要がある．

1. 細隙灯顕微鏡検査 (図4, 9)

暗室，半暗室でまず全体を観察し(図9a)，vH法で周辺前房深度をしつこいくらい観察する(図7, 9b)．次に周辺虹彩の前方への膨隆の所見の有無を観察する(図9c)．これは相対的瞳孔ブロックの所見の有無の簡便な観察法である．最後に瞳孔中央での虹彩と水晶体前面で作られる曲線の前方への弯曲を観察する(図9d)．この弯曲は前房深度と密接に関連している．瞳孔縁の水晶体落屑の有無，前房深度の左右差の有無についても注意深く観察する．

2. 隅角鏡検査 (図10, 11)

暗室，半暗室で2面鏡を用いて上下・左右の隅角開大度を観察する(静的検査)．次に眼球をやや上方視・下方視させ隅角底を観察する(動的検査)．最後に圧迫隅角鏡を用いて，

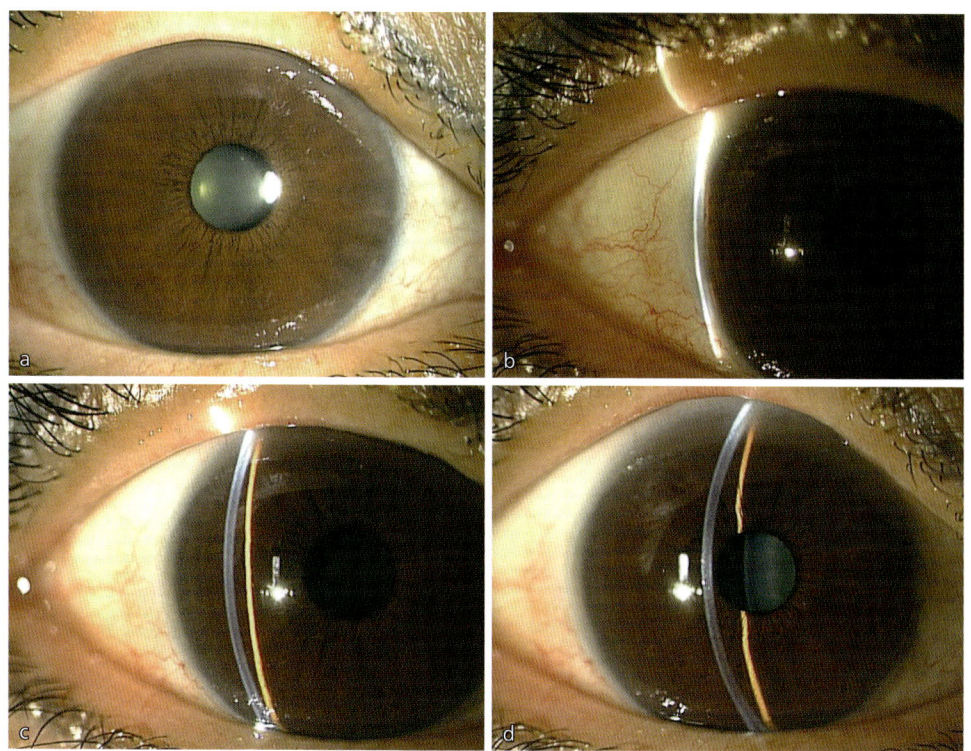

図9 細隙灯顕微鏡検査における閉塞隅角眼の見方
とくに閉塞隅角眼がというわけではない．注意するのは暗室，半暗室での周辺前房深度であり，中央前房深度に惑わされないことが重要である．

PASやプラトー虹彩の判定を行う．多くの患者で繰り返し観察し，正常隅角とそのバリエーション，狭隅角，閉塞隅角，PASなどの所見を認識できるようにする．狭隅角の程度判定はかなり主観的となるため，隅角検査に慣れ親しむことが再現性の高い，信頼性のある読みにつながる．

3. 眼底検査と画像解析

POAGと同様に眼底写真，OCT検査を行い，データを収集する．PAC，PACSでは視神経乳頭には異常がないので初診時と必要時，1～2年に1回程度の検査で十分である．

4. 視野検査

初診ではHumphrey視野計（HFA）検査を行い，異常がなければPACS，PACではその後はFDTスクリーナーの検査で十分である．乳頭陥凹の拡大がある症例や，眼圧が高値の場合はそのリスクによって検査回数を増やす．またPACGではPOAGと同様の頻度で視野検査を繰り返し，進行の有無を確認する．

5. 前眼部画像解析検査 （図12, 13：図4と対比を）

UBMは明室・暗室での機能的隅角閉塞の有無や毛様体の描出（図14），毛様（Zinn）小体の描出ができ，これまでに蓄積された多くのデータの利用が可能である．SPAC（図15）は

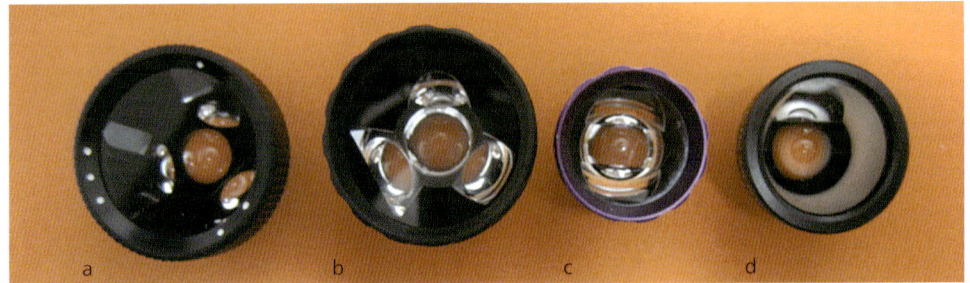

図10 各種隅角鏡
a：岩田式圧迫隅角鏡，b：Goldmann三面鏡，c：二面鏡，d：一面鏡．
疫学調査では二面鏡を用いるが，岩田式はスコピゾール不要で，圧迫検査もできるので使いやすい．各自，使いやすい隅角鏡を選んで慣れることが大切である．

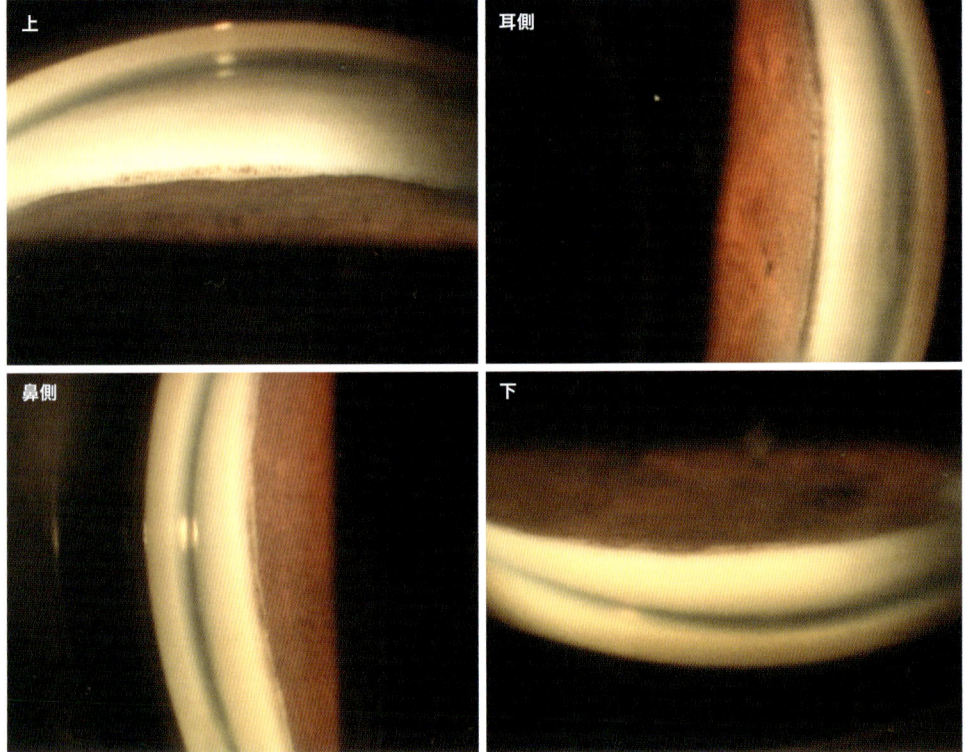

図11 隅角鏡検査による4象限の観察
上方隅角が一番狭いので，丁寧に観察する．耳側を除いて丈の低い周辺虹彩前癒着が観察される．耳側は線維柱帯に強い色素沈着があり，虹彩・線維柱帯接触陽性の所見である．

スクリーニングとして優れているが，隅角最周辺部は観察できず，プラトー虹彩形態の検出が困難である．前眼部OCTは非接触型で簡便に隅角構造が描出できる利点がある．一般的に暗室での隅角形態がUBMと比べてやや広く描出され，また毛様体が観察できない（図12, 13を比較），UBMほど多くの臨床データが集積されていないなどの問題点がある．現在，多くの前向き研究が行われており，将来はPACGの臨床の場における主要な検査機器になると思われる．

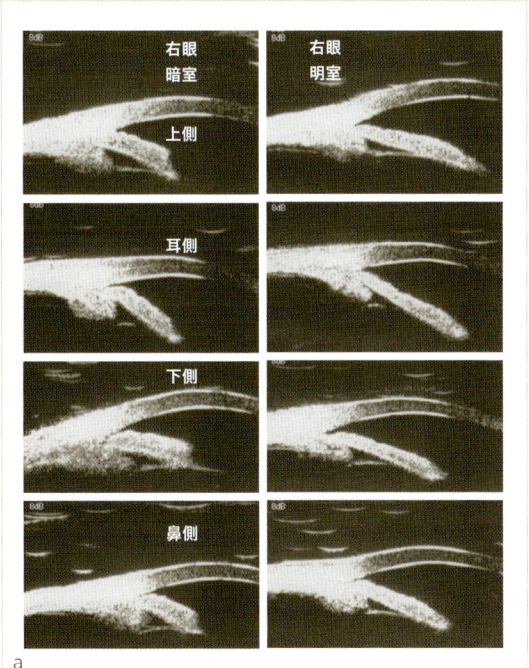

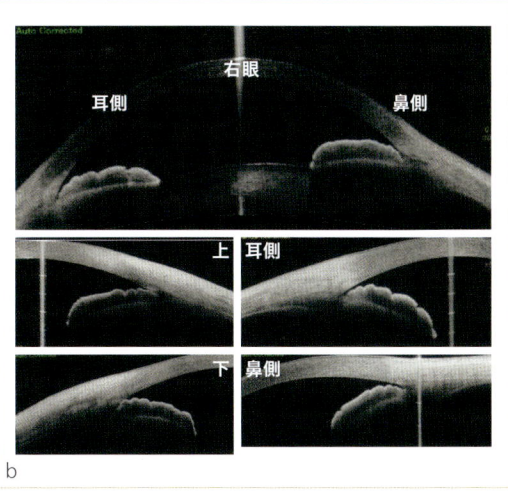

図12 図4の症例3のUBMと前眼部OCT
a：UBM，b：前眼部OCT．症例はプラトー虹彩形態が中心．

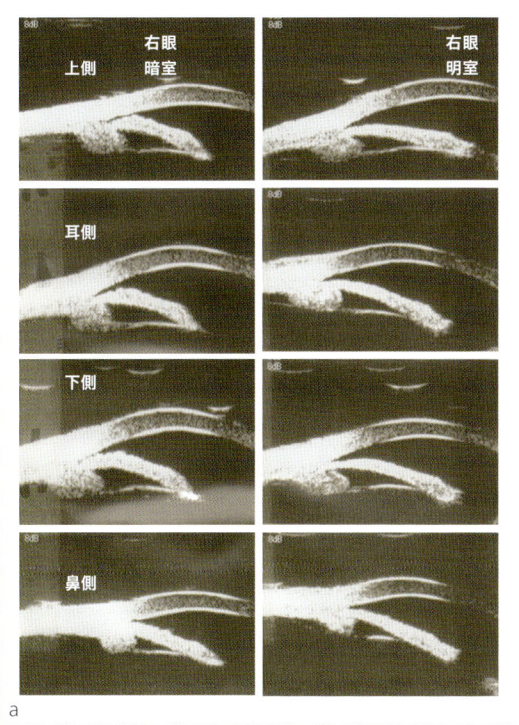

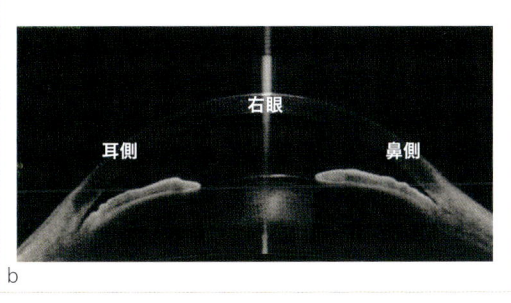

図13 図4の症例4のUBMと前眼部OCT
a：UBM，b：前眼部OCT．症例は相対的瞳孔ブロックが中心．

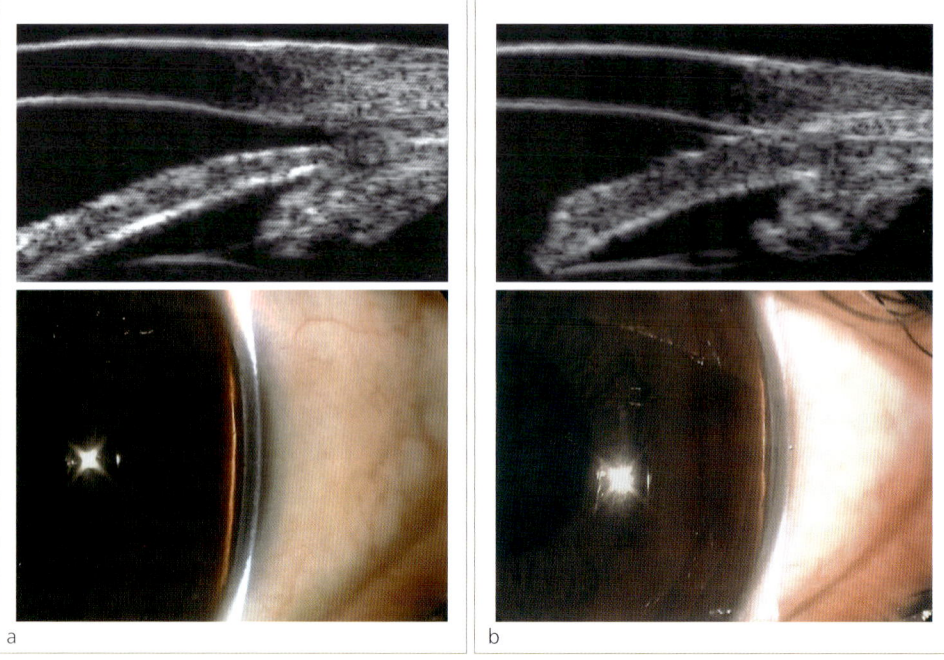

図14 明室・暗室でのUBM検査
a：明室，b：暗室．機能的隅角閉塞の有無を知るうえで重要である．

6. 角膜内皮検査

非接触型スペキュラーマイクロスコープによる角膜内皮の観察は，PACGの隅角検査に匹敵するほど意味のある検査として重要である．LI前，LI後の長期経過観察，さらにPACG眼での白内障術前・術後の検査に必須である．

7. 生体計測（A-mode，IOL master）

PACGのスクリーニング，経過観察に有用である．PACG発症には浅前房，短眼軸がリスク因子であり，前房深度の経年的変化はPACG発症と密接に関係している．

VI. 実際の臨床現場での原発閉塞隅角緑内障（原発閉塞隅角症疑い，原発閉塞隅角症）患者への対応

「視神経乳頭を見たら緑内障を疑え」は筆者の恩師の岩田和雄先生に教わった緑内障医の心がまえである．ではPACGではどうであろうか．「すべての隅角は閉塞する可能性がある」であろうか．実際，POAGで見ていたはずの患者の隅角がいつの間にか狭くなっていることは日常臨床で少なからず経験する．POAGで眼圧が急激に上昇する症例，変動の大きい症例，眼圧コントロールが良好にもかかわらず視野進行が急速に悪化する症例では前房深度が十分であっても隅角鏡検査でプラトー虹彩形態や，PASがみつかることがあり，こんなはずではという症例を少数例ながら経験する．何か違和感を感じた時には

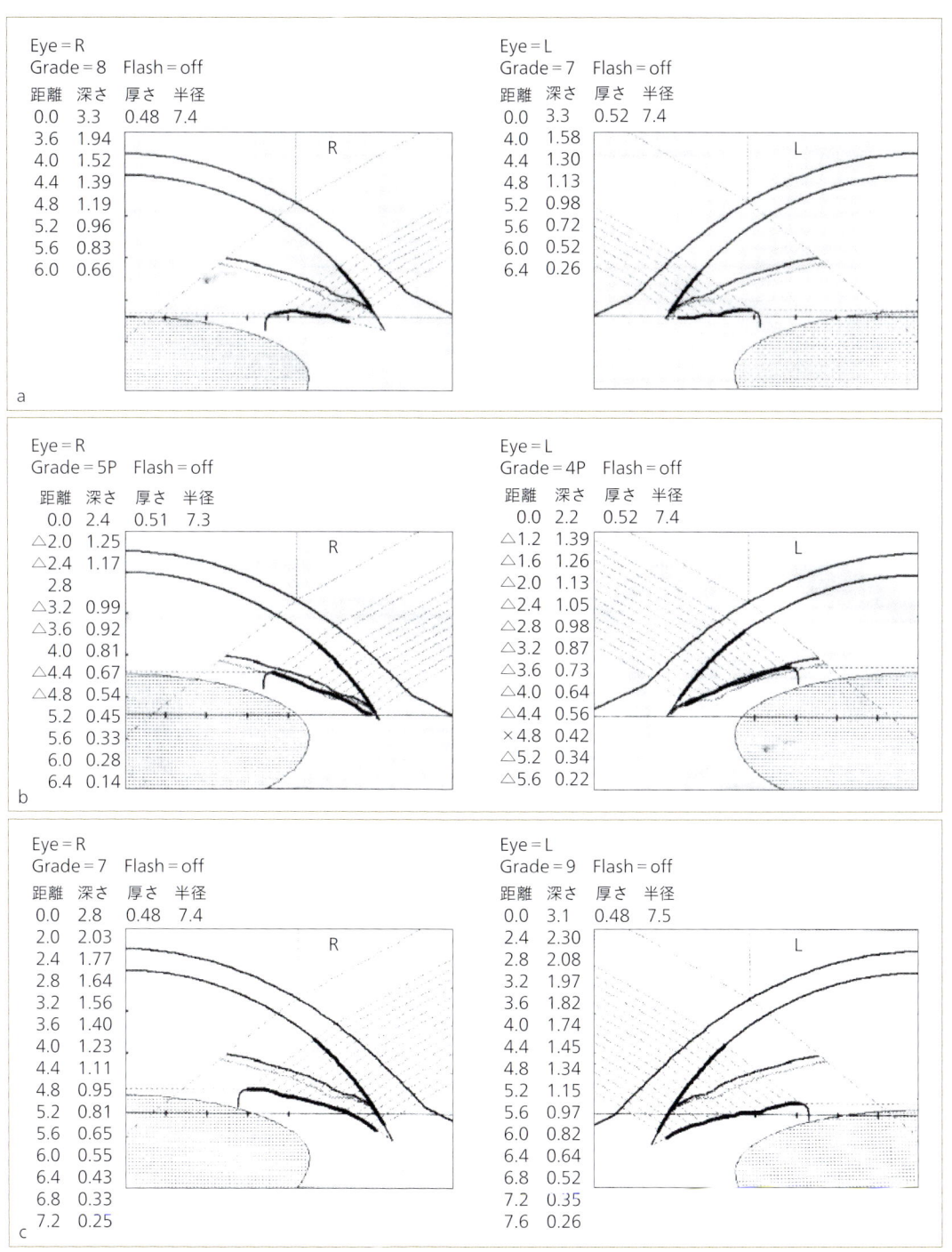

図 15 SPAC のデータ
a：図 4 の症例 3，b：図 4 の症例 4，c：図 4 の症例 6．SPAC ではリスクの高い狭隅角は S，P で表示される．一般的に前房が浅い症例では S，P が示されるが（b），UBM，OCT と違い隅角底部の形態の検出は困難である（a）．

忙しい診療の場であっても必ず隅角鏡検査を実施する．ここでは日常診療における PACG 患者の見方，経過観察について外来診療での患者対応に必要なルーチンと基本的な知識を説明する．

1. 家族歴の聴取

緑内障患者の有無については POAG と同様である．とくに急に失明した家族が親族・血縁者にいる場合の PACG の予備群患者には定期的な経過観察，予防的治療の重要性など丁寧に説明する．さらに PACG あるいはその予備群と診断された場合は，2 親等以内で 40 歳以上の親族は一度は眼科検査を受けるように説明する．最近 PACG の遺伝子が発見報告されており，その 1 つの遺伝子は形態形成に関与していることが明らかとなった．実際に多くの家族内発症が臨床の場で経験される．

2. 細隙灯顕微鏡検査

暗室・半暗室の vH 法(図 7)はかなりファジーな閉塞隅角眼の判定方法である．しかしながら非常に簡便であり日常臨床ではスクリーニングとして頻用される．最周辺部の前房深度の状態を短時間で把握する臨床のスキルを向上させることで見逃されやすいプラトー虹彩形態の検出率は圧倒的に高まる(図 4, 7, 9, 12, 13)．実際，vH 法で 2 度以下はかなり狭い周辺前房を示し，見逃すことは少ない．

また日常診療では vH 法の 3 度は周辺前房深度が周辺角膜厚の 1/4〜1/2 程度とされており，隅角閉塞のリスクはほとんどないとされているが，この範囲の症例でも上方の隅角閉塞の危険はあるので隅角鏡検査に進む．

ホスピタルベースの前向き臨床研究では vH 法 2 度以下の症例では，その約 20％は 5 年後には PAS の発生や，21 mmHg を超える眼圧上昇をきたし(PAC)，これらの症例(20％)のさらに約 20％に PACG の発症をみとめるという報告がある．つまり vH 法で 2 度以下は 10 年後には 4〜5％が PACG に進行する．

また急性発作との関連では久米島スタディでは参加者の約 30％が vH 法 2 度以下で，約 1.5 年の調査中に 2 例 3 眼で急性発作を発症していることから，概数ではあるが vH 法 2 度以下の狭隅角(正確には狭い周辺前房深度)では約 1/1,000 人の急性発作のリスクがあると推定される．また同様に沖縄県の 40 歳以上の人口を 80 万人とすると，約 24 万人が vH 法 2 度以下で，アンケート調査での沖縄県の年間急性発作の発症数は約 180 人であり，1/1,000〜1,500 人程度の発症リスクになる．vH 法と隅角鏡検査での閉塞隅角眼の関連についての報告があるが，vH 法の 2 度以下の約 60〜70％程度が閉塞隅角眼〜閉塞隅角緑内障(いわゆる PACS，PAC，PACG)に相当するとされている．

3. 眼圧検査

閉塞隅角眼の眼圧検査は PACS，PAC，PACG の診断に関連している．閉塞隅角眼の眼圧測定の注意点は当然ではあるが 21 mmHg を超える上昇があるかどうかと左右差の有無である．左右差の存在はその後の治療方針に大きな影響を与える．疫学調査での PAC の定義は「閉塞隅角眼で眼圧が 21 mmHg を超える，周辺虹彩前癒着が証明される」である

が，実際には 21 mmHg を超える症例は少なく，多くが周辺虹彩前癒着によって PAC と診断されている．また LI，PI，PEA 後でも慢性の眼圧上昇の可能性があり，注意が必要である．

4. 隅角鏡検査

日常臨床では上方隅角が4象限で1番狭く，vH法2度(場合によっては3度)以下の症例では上方隅角を丁寧に観察する．プラトー虹彩形態は圧迫隅角鏡検査でも最周辺部の隅角が狭く，広がらないことでも診断される．明暗での UBM 検査は重要である(図12～15)．圧迫隅角鏡検査はとくに眼科医の技術が試されるところでもあり，必要な症例には労を惜しまずに観察する必要がある．プラトー虹彩形態(図12)の頻度はアジア系人種では高く，診断基準を満たした明らかなもの(約30％程度)から軽度の症例を含めた場合，ほとんどの PACG には程度の差こそあれ関与している．

5. 視野検査

POAG と同様に行う．PACS は初診時に HFA 検査で異常なしが確認されれば，以降は FDT スクリーナーによるスクリーニングを1回/年程度行えば十分である．PAC は基本的に PACS に準じてよいが，間欠的な眼圧上昇を含む眼圧上昇がある場合，あるいは視神経乳頭に乳頭陥凹の拡大などが観察される症例は HFA 検査を必要に応じて1～2回/年で行う．PACG 症例は POAG に準じて1～3回/年程度の視野検査を行う．とくに間欠的に眼圧上昇を示す症例は視野検査の回数を増やし，進行があった場合は再現性の確認と早期の治療の追加，変更につなげる．

6. 緑内障眼底画像解析

PACS，PAC，PACG を含めて初診では視神経の眼底写真とともに実施する．PACS，PAC では初診時に行うが，それ以降は必要時に行う(1～2年に1回)．PACG では POAG と同様に，1～2回/年で行う．眼圧の変動の大きい症例では視野検査と同様に検査回数を増やしてもよい．

7. 前眼部画像解析検査

UBM，前眼部 OCT，SPAC は適宜，定期的に実施する(図12～15)．UBM は初診以外では1～2年に1回，可能なら定期的に行っていく．非接触型の前眼部 OCT や SPAC は可能であれば1回/年で定期的に実施する．生体計測として前房深度の計測も1回/年で定期的に測定する．UBM 検査ではとくに暗室での隅角開大度を重視する(図12～15)．基本的に暗室での3象限以上の閉塞はハイリスクとして LI，PEA＋IOL か，あるいは発作時の症状を丁寧に説明し，白内障の有無，調節力の有無，年齢などを考慮して点眼治療を含めた治療法を患者とよく相談して選択する(簡単に記載しているが簡単ではない)．また発作時の対応として縮瞳薬や CAI の内服の予防的処方を行う．β遮断薬，CAI の予防的な点眼投与を勧めるが，繰り返しになるが，とくに vH 法1度以下のきわめて狭隅角，UBM での暗室3象限以上の閉塞を対象とする．また経過観察する場合は，急性発作は

1/1,000～1,500人/年の頻度であり，発作後1～2日以内に緊急手術で対応すれば90%以上はほぼ問題なく視機能が回復することなどを伝える．

8. 角膜内皮検査

久米島スタディにおける角膜内皮細胞数の正常は40歳以上で2,900～/mm^2，また滴状角膜の頻度は約4%であった．最近，急性発作眼の僚眼でも角膜内皮細胞が有意に減少しているとの報告がある．LIは角膜内皮細胞数<2,000/mm^2（根拠はない，また2,000～2,500/mm^{2}は患者背景による），滴状角膜患者ではLI後BKのリスクが高くなるので勧められない．LIの有無にかかわらず初診時のみでなく，可能なら定期的（1回/年程度）な角膜内皮の検査を行う．

1979年からのPACGの診療の流れをさまざまな切り口から記載した．このため重複が多いことはお許しいただきたい．とくに後半はここ10年の琉球大学の診療を中心に述べた．文献は各項目で挙げられている最新の文献を参考にしていただきたい．

琉球大学に赴任して15年目が終わろうとしている．当初，前房の浅い患者をみれば，医局員にLIをと指導していたが，あまりの数の多さと，次々と紹介されるLI後BKを目の当たりにするにつれて方針転換していかざるをえなくなった．次々と来院する外来患者はその多くが浅前房・狭隅角眼ですべてをLIの対象にするのに大きな疑問を感じた（LIを否定しているわけではない）．当時，急速に白内障手術が進歩し，教授回診で術後の深々とした前房を目の当たりにした瞬間，「PACGは白内障手術で治る」と確信した．PAC(G)の外科治療は緑内障医の手から白内障サージャンへバトンタッチしたと感じた瞬間でもあった（もちろん診断と緑内障性視神経症の管理は緑内障医の関与が重要かつ必須）．その後，2005年に緑内障学会新家理事長のご指導で久米島スタディを教室員とともに実施した．なんと緑内障患者が多いことか，なんと閉塞隅角眼（緑内障）が多いことか．このvH法で2度以下の住民が約30%という結果は多少予測していたものの，やはり大きな驚きであった．しかしそのPACG予備群の数の多さから急性発作を起こす人は意外と少ないということもわかった．急性発作さえうまく対処できればなんとかなると感じ，積極的に白内障手術を推し進めた．LIが普及した時，誰もがPACGの治療はこれで完成したと思った．現時点でのわれわれの診療方針が正しいのか，そうでないのかは，今後10年以上経た後の後輩諸氏にその判断を委ねる．

B　原発閉塞隅角緑内障の疫学

　多くの疾患はその有病率に性差，好発年齢，さらに人種差や民族差がみられ，さらに同一民族においてさえ地域差があることはよく知られている．また環境の変化，発症原因・病態の解明，治療法の開発・進歩によりそれらの有病率は変化し，それとともに予後も大きく変わっていくこともよく理解されている．

　眼科疾患においては加齢黄斑変性はその代表的な疾患であり，これまで欧米においてはその高有病率と失明の主要な原因疾患として広く知られていた．一方で，日本では比較的稀な疾患であり，その原因として人種の違いが大きな影響を与えていると考えられてきた．しかし，環境，とくに食生活の欧米化，高齢社会の到来により日本においてもその発症頻度が劇的に増加していることは疑いの余地がない．

　同様に緑内障の有病率についても，2大病型である原発開放隅角緑内障（広義）（POAG）と原発閉塞隅角緑内障（PACG）では，その発症頻度に大きな人種差や地域差があることが報告されてきた．すでに，わが国においてはアジア系人種の中でもPOAGの有病率が高く，中でも正常眼圧緑内障（NTG）の有病率が諸外国に比べ際立って高いことが2000〜2001年に実施された大規模緑内障疫学調査である多治見スタディにより明らかにされた．一方で，PACGはモンゴル，中国系の報告に比べその有病率がやや低いことも同様に報告された．

　日本における緑内障疫学調査は1987年に実施された全国規模での疫学調査がある．診断基準，受診率，眼圧測定（Goldmann圧平眼圧計 vs 非接触型眼圧計），視野検査の精度などの違いも考慮する必要があるが，この全国規模での同一基準でのPACG有病率は高有病率の北海道（2.2％）と低有病率の熊本（0.3％）で実に約7倍，北海道が高頻度であることを明らかにしていた．

　緑内障の疫学調査による定義は1998年にISGEO（International Society of Geographical and Epidemiological Ophthalmology）でそのコンセンサスが得られ，「緑内障は視神経（形態）と視野（機能）に緑内障様の異常をきたす疾患」とされ，それ以降はすべての疫学調査がこの定義の下で診断されるようになった．またFosterらが2002年に疫学調査におけるPACGの定義について，開放隅角と閉塞隅角は隅角所見で定義され，その定義について詳しく報告した．すなわち，PACGは緑内障性視神経症の所見と閉塞隅角の所見をもって定義されることとなった．緑内障疫学調査ではこれ以後，病型の診断には全例隅角鏡検査が必須となった．

　これらの背景が相まって臨床的にPACGの有病率が高頻度と考えられていた沖縄県でPACGの有病率を含めた緑内障有病率の再評価が久米島町で2005〜2006年に実施された．この疫学の項では主に久米島スタディで得られたPACGの知見についてわかりやすく解説し，PACGの疫学に関する最新の情報をアップデートする．

I. 原発閉塞隅角緑内障

　PACGは浅前房・狭隅角眼(図16)において周辺虹彩が房水の眼外への出口である隅角・線維柱帯を閉塞(図17, 18)し，眼内に房水が停滞し眼圧上昇をきたすことで発症する．こ

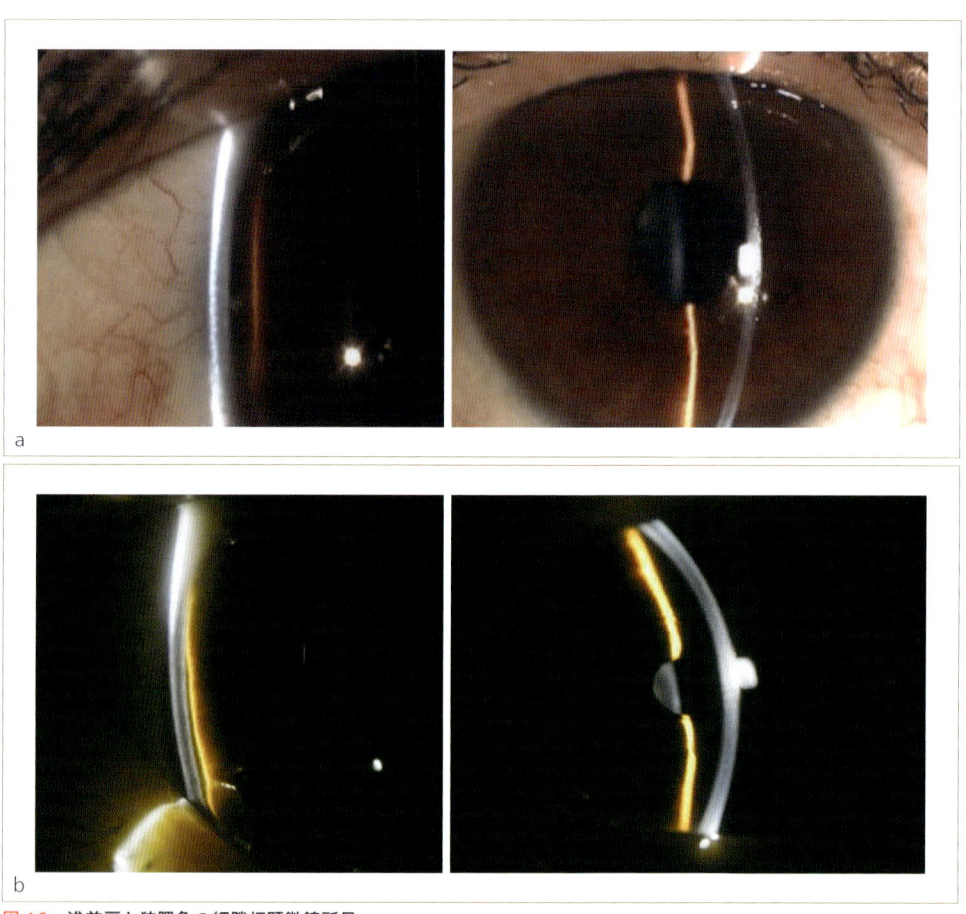

図16　浅前房と狭隅角の細隙灯顕微鏡所見
正常(a)では深い中央前房深度と周辺前房深度をみとめる．一方，閉塞隅角眼(b)では周辺前房深度は極端に狭く，また中央前房深度も明らかに浅い．

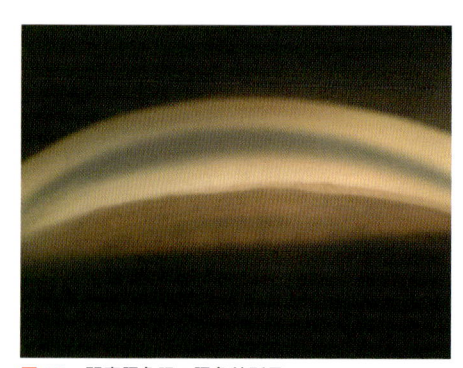

図17　閉塞隅角眼の隅角鏡所見
周辺虹彩前癒着の所見．周辺虹彩の高さの変化がポイントで隅角底は観察されない．

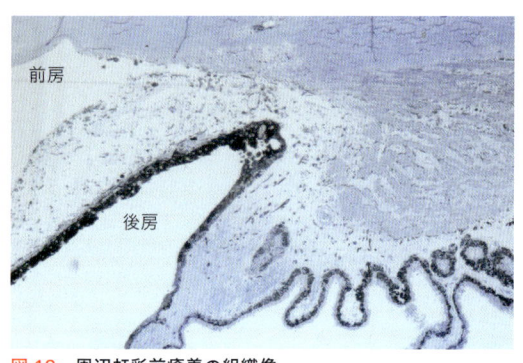

図18　周辺虹彩前癒着の組織像
隅角は周辺虹彩によって器質的に閉塞している．

の意味から POAG(とくに NTG)に比べてはるかに眼圧依存性の疾患であることが理解される．発症には急性，間欠性，慢性とさまざまな発症パターンがあることは周知の事実である．

解剖学的にはとくに小眼球，短眼軸のいわゆる小さな眼に起こりやすいこともよく知られている．また女性に有意に高頻度に発症(一般的なことではあるが女性のほうが眼が小さい)し，加齢(中・高齢者に好発する)とともにその発症が急速に増加する．その主要な発症機序は① 相対的瞳孔ブロック，② プラトー虹彩形態であり，③ 加齢による水晶体厚の増加が浅前房・狭隅角を進行・悪化させ，上述のとおりこれら①，②の機序を増悪させることで発症に至る．

II. 疫学調査における原発閉塞隅角緑内障の診断 (表1)

最近の疫学調査では緑内障の診断(ISGEO の定義に基づく)と閉塞隅角の診断(Foster ら，表2)は別個に検討され，最終的に病型が決定される．久米島スタディからその診断スキームについて述べる．

1. 1次検査

眼科一般検査(スクリーニング検査)を実施する．
① 検査室で屈折検査，視力検査，FDT スクリーナー検査，暗室立体眼底写真撮影，IOL マスターによる生体計測．
② 診察室で細隙灯顕微鏡検査，Goldmann 圧平眼圧測定(3回測定し中央値採用)，暗室隅角鏡検査．
③ 特殊検査として全例の走査式周辺前房深度計(SPAC)，10％対象者への超音波生体顕微鏡検査(UBM)．

1次検査(①，②)によって異常者(2次検診対象者)を抽出する．緑内障に関しては撮影された立体眼底写真を3名の緑内障専門医が読影し，眼底写真から緑内障あるいは緑内障が疑われた参加者(たとえば陥凹/乳頭比 0.6 以上，陥凹/乳頭比の左右差 0.2 以上，神経線維層欠損など)が2次検診(確定検査)の対象者となる．また眼底写真以外にも，眼圧高値(19 mmHg 以上)，視力不良者(0.7 未満)，van Herick 法(vH 法)で2度以下の狭隅角眼，FDT スクリーナー異常者(1点以上の感度低下)も2次検査対象とした．

2. 2次検査

診断確定には診察室で細隙灯顕微鏡検査，Goldmann 圧平眼圧測定，隅角鏡検査，立体乳頭検査，検査室で Humphrey Visual Field Analyzer-SITA standard 24-2(HFA24-2)を実施．
その結果，久米島スタディでは 4,632 人の母集団の中で 3,762 人が参加(受診率 81.2％)し，1次検診受診者のうち実に 2,399 人(64％)が2次検診対象者となった．このうち 2,214 人(92.3％)が2次検診を受診した．この 2,214 人全員に HFA24-2 が実施された．緑内障性視野の診断基準は Anderson and Patella の基準を用いた．これは上下半視野どちらかに，5％未満の感度低下が連続3点以上あり，その中に1％未満の感度低下を1点以上含む場

表1 原発閉塞隅角緑内障の診断基準

緑内障診断基準：緑内障の診断は3段階の基準で決定される

カテゴリー1による診断：乳頭形態と機能の両方の異常が必須．
　形態の異常：陥凹/乳頭比あるいはその左右差が正常人口における 97.5％をはずれる（おおむね垂直 C/D 比が 0.7 以上）．乳頭リムが 11 時〜1 時，5 時〜7 時で乳頭径の 0.1 以下．
　機能の異常：緑内障による明らかな視野異常が存在する．

カテゴリー2による診断：明らかに進行した乳頭形態異常を示すが視野異常は必須でない．
　形態の異常：陥凹/乳頭比あるいはその左右差が正常人口における 99.5％をはずれる（おおむね垂直 C/D 比が 0.9 以上）場合．
　機能の異常：視野検査の有無や信頼性によらず，乳頭形態異常から緑内障と診断される．
　カテゴリー 1，2 の診断では陥凹/乳頭比が他の（眼）疾患で生じないことが必須である．たとえば元々異常な乳頭形態や著しい不同視眼，あるいは視野障害が網膜血管障害によるもの，黄斑部変性，脳血管障害などによる場合は除かれる．

カテゴリー3による診断：視神経乳頭が観察不能，視野検査不能．
　視神経乳頭の検査が不可能の場合：A. 視力が 0.05 未満かつ眼圧が人口の 99.5％を超える場合．あるいは B. 視力が 0.05 未満かつ濾過手術が施行されている．または緑内障による視機能障害が緑内障によることを証明できるカルテなどの記録がある．

原発閉塞隅角症の分類

1）原発閉塞隅角眼（occludable-angle，閉塞隅角症疑い）：primary angle-closure suspect（PACS）
　機能的な隅角閉塞の可能性がある場合（下段参照）．
2）原発閉塞隅角症：primary angle-closure（PAC）
　上記に加え，隅角閉塞の所見が認められるもので 1. 周辺虹彩前癒着，2. 眼圧上昇，3. 急性発作の所見（虹彩萎縮，glaukomflecken，線維柱帯の過剰な色素沈着），しかし視神経乳頭は緑内障ではない．
3）原発閉塞隅角緑内障：primary angle-closure glaucoma（PACG）
　PAC に緑内障の診断を伴った場合．

疫学調査では暗室，正面視の細いスリット光による隅角鏡検査で線維柱帯色素帯が 270°以上観察できない場合を閉塞隅角眼としている．しかしこの定義は完全なものではなく，長期的研究による評価が必要である．この定義に基づいたより多くの臨床的な証拠の積み重ねが現時点での最も重要な課題である．

ISGEO の緑内障の診断基準（上）と閉塞隅角の診断基準（下）を満たすことで診断される．
〔澤口昭一：観察研究（横断研究）：久米島スタディ．あたらしい眼科 26：45-50，2009 より〕

表2　Foster らの隅角鏡所見からの閉塞隅角の診断基準（Foster BJO 2002）

暗室で，スリットを絞って，瞳孔に光が入らないようにして観察
1. PACS：possible appositional irido-corneal contact
　線維柱帯色素帯が正面視で 3/4 象限以上見えない（S-II 以下）
2. PAC：PACS に以下のいずれかを伴う
　眼圧上昇，PAS，隅角色素沈着，急性発作
3. PACG：1，2 に緑内障性視神経症を伴う

問題点

欧米の ACG を対象に作られた基準であり，
- プラトー虹彩形態が考慮されていない
- 東南アジアではプラトー虹彩形態（混合型）が多い
- 隅角鏡検査は客観性が担保されない

下欄に一部アジア系人種に適応しにくいポイントを説明した．

合に異常と判定する基準である．すなわち，この視野と対応（一致）する緑内障性視神経症の所見を眼底写真上にみとめた場合が緑内障と定義され，さらに隅角鏡検査でいわゆる閉塞隅角眼（occludable angle）をみとめた場合，最終確定診断は PACG とされた．

III. 原発閉塞隅角緑内障の有病率，発症年齢，性差，国際比較

　上記の結果，久米島でのPACG患者は女性56人，男性26人の計82人であり有病率は2.2%であった．有病率は加齢とともにしだいに増加し，とくに60歳以上の高齢者では急速に増加した（図19）．また女性が有意に高頻度（P<0.001）であることも改めて示された（図20）．PACG有病率の2.2%は多治見スタディ（0.6%）と比較して約4倍弱の高頻度であり，予想どおり日本における地域差が改めて証明された（図21）．

　国際的な有病率の比較では，この新しい診断基準で行われたPACGの最近の疫学調査ではミャンマー（2007年）で2.5%（この疫学調査では視野の判定はFDT），モンゴル（新基準ではない）（1996年）で1.5%，中国北京郊外（2006年）で1.5%（対象は50歳以上），シンガポール（2000年）の中国系で1.1%（対象は40歳以上），タイ（2003年）で0.9%，多治見市（2005年）で

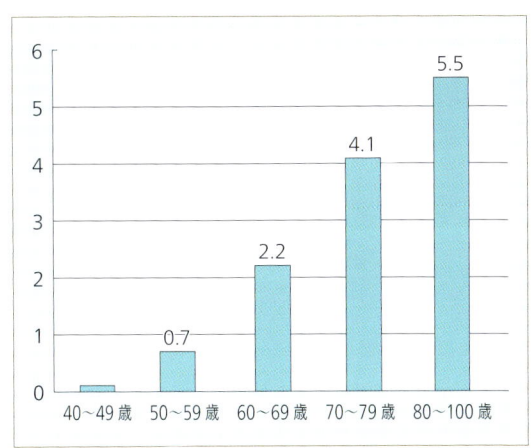

図19　久米島スタディにおける原発閉塞隅角緑内障の有病率
加齢とともに増加し，とくに60歳以上で急速に増加することがわかる．

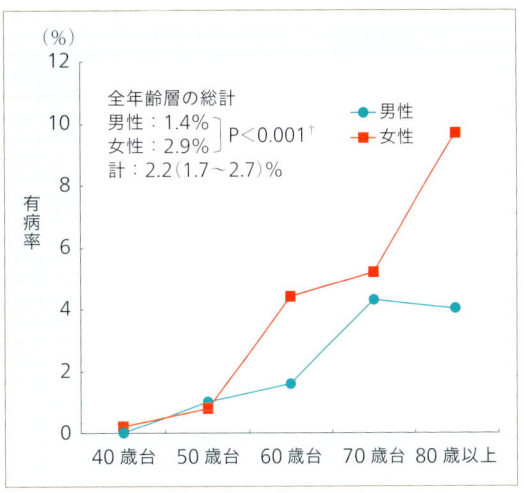

図20　原発閉塞隅角緑内障の年齢別・性別有病率
明らかに女性に有病率が高い．

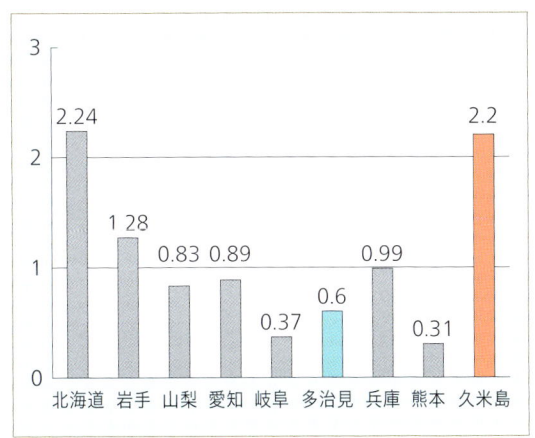

図21　全国調査の原発閉塞隅角緑内障有病率と多治見，久米島との比較
全国調査では北海道と熊本で大きな差をみとめていた．久米島は北海道と同程度の高有病率であった．また同様の診断基準で行った多治見と比べても約4倍と高頻度であった．

0.6%(ただし狭隅角眼:vH 法 2 度以下を対象に隅角鏡検査を行った)であった．多治見を除いた東アジア系人種では高頻度(1%以上)に発症することが報告されている．完全な国際基準で行われた久米島スタディの PACG の有病率は非常に高いことが改めて明らかとなった．ちなみに白人，黒人では 0.5% 未満の低有病率の報告が多く，人口大国のインドは 0.2〜1.1% とその有病率はばらついており広い国土のインドにおける PACG 有病率の明らかな地域差が報告されている．

IV. 原発閉塞隅角緑内障の予備群と有病率

PACG は前述したように，① 緑内障性視神経症と，② 閉塞隅角眼(いわゆる occludable angle)の両者を兼ね備えてはじめて診断される．つまり緑内障性視神経症の診断と隅角の診断は別々に行われ，最終的に POAG と PACG が分類され診断される．

POAG ではその前段階あるいは予備群として高眼圧症や乳頭陥凹拡大などがあるが，新しい検査機器，とくに光干渉断層撮影装置の進歩と臨床における導入とともに最近では pre-perimetric glaucoma の概念も導入されてきた．

PACG でこの予備群には Foster らの定義した原発閉塞隅角症(PAC)の概念が該当し，新しい緑内障診療ガイドライン(2012 年)でもこの概念が取り入れられた．この概念(Foster の閉塞隅角の定義，表2)は暗室，細隙灯のスリットを絞って，瞳孔に光が入らないようにして，静的隅角鏡検査(圧迫を加えず，眼球も隅角鏡も動かさず)で隅角を 4 象限(上下左右)観察し，3 象限以上で隅角線維柱帯の色素帯が観察不可の場合を閉塞隅角眼とし，さらに動的隅角鏡検査や圧迫隅角鏡検査で隅角を開放し器質的変化〔周辺虹彩前癒着(PAS)など〕のない眼を原発閉塞隅角症疑い(PACS)，器質的変化(PAS)，眼圧上昇，色素帯の強い色素沈着，急性発作の既往・所見があった眼を PAC と定義し，PACS あるいは PAC に緑内障性視神経症が確認された場合を PACG と定義した．

PACG の予備群は現時点では(定義の変更がなければ)この PACS と PAC が該当する．久米島スタディにおけるそれぞれの有病率を示す(図22:PAC)，(図23:PACS)．PAC の有病率は男性 4.80%，女性 7.23% で計 5.99% であった．PACS は男性 4.92%，女性

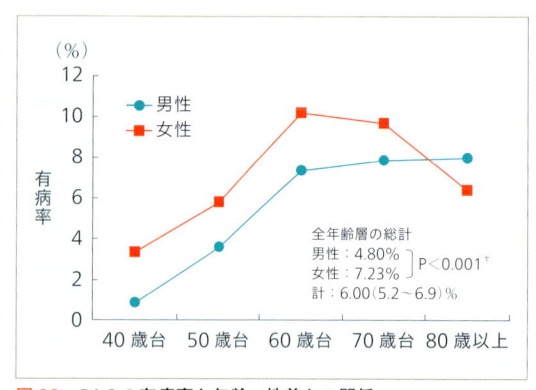

図22 PAC の有病率と年齢・性差との関係
PACG，PACG 疑いを含まない有病率．ほぼ PACG の有病率と同様の変化を示した．

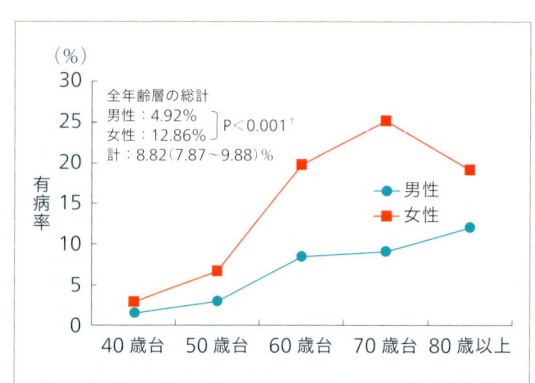

図23 PACS の有病率と年齢・性差との関係
PACG，PACG 疑いを含まない有病率．非常に有病率が高いことが改めて示された．

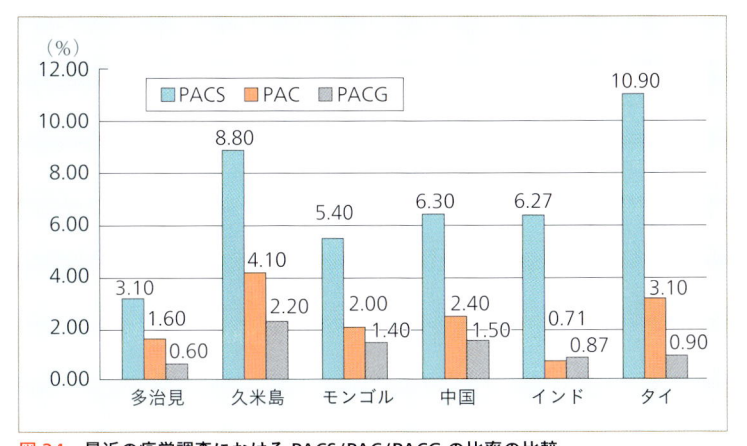

図 24　最近の疫学調査における PACS/PAC/PACG の比率の比較
若干の違いがあるものの PACS，PAC，PACG の 3 層構造は保たれている．

12.86％で計 8.82％であった．両者とも PACG と同様，加齢とともに急速にその有病率を増加させた．さらに注目すべきはこれら予備群の有病率の高さであった．隅角鏡を全対象者に用いた疫学調査でこの PACS，PAC，PACG の比率を検討した（図 24）．

また PACG/PACS＋PAC＋PACG の値であるが，これまで報告された疫学調査でのこの比率は比較的類似しており（0.06〜0.15），久米島スタディでは 0.13 で，この数値はほぼこれまでの報告に近似した（簡単にいえば隅角の狭い患者の 10％強が PACG）．

V. 久米島スタディで明らかとなった原発閉塞隅角緑内障疑いの存在

疫学調査では緑内障は視神経（眼底）と視野で診断される．眼底所見が強く緑内障を疑わせる（C/D 比 0.7〜0.9，Rim/D 比 0.05〜0.1，NFLD の有無）ものの対応する視野異常が確認できない場合（視野検査不可，視野検査の信頼性がないなど），判定は glaucoma-suspect（GS）に分類される．この群のうち隅角鏡検査で PAC あるいは PACS と診断された対象は便宜的に PACG 疑い（PACGS）と定義される．これまでの疫学調査では全く触れられていなかったこのグループ，すなわち PACGS は総数で 25 名（内，男性 8 名，女性 17 名）でその有病率は 0.66％であった．この有病率自体驚くことにすでに多治見スタディの PACG の有病率（0.6％）を上回っていた．また非常に不思議なことに，これまでの多くの疫学調査ではこの PACGS は一切触れられていない．その明らかな理由は不明であるが，久米島では基本的に緑内障有病率自体が高く，眼底写真の検討からその予備群である緑内障疑いの症例も非常に多く存在していたこと，さらに加えて先ほど述べたように閉塞隅角眼の頻度が非常に高いこと（その多くが視野検査の対象となった）がその理由としてあげられる．またこの群は本来 PACG に準じて分類されるべきと考えているが，これまでの報告においてこの群の有無を含めて分類先は明らかではない．

VI. 急性原発閉塞隅角緑内障，急性原発閉塞隅角症

　久米島スタディでは少なくとも片眼に急性発作の既往のあった23名(女性17名，男性6名)の患者が受診し登録された．女性に約3倍と男女間に有意差があった(P＜0.01)．新しい緑内障の診断基準では緑内障性視神経症の有無で緑内障ありとなしが明確に区別されるため，これまで急性のPACGと分類されたこの発作眼に関してもAPACG(急性発作＋緑内障性視神経症)は13名，APAC(視神経症なし)は10名となった．沖縄県の人口は約140万人で，久米島の人口を約1万人とすると，沖縄県では約3,000人の急性発作を起こした患者がいる計算となる．

VII. 原発閉塞隅角緑内障の参加者の治療歴・通院歴

　多治見スタディで緑内障患者の通院歴，治療歴が明らかにされ，実に90％の患者が診断されていないという驚愕的な事実が明らかにされた．この事実の行き着くところは日本人の失明原因の第1位が緑内障であるという結果につながっている．一方，PACG患者の通院歴，治療歴はどうであろうか．POAGに比べPACGは症状が出やすく，より眼科医療を求める疾患であることは容易に想像がつく．では実際に統計処理ができるほど多くのPACG患者が発見された久米島スタディではどうだったのか．APACG患者13名を含めた場合，54/82名(66％)が緑内障の診断を受けていない．一般的に急性発作は自覚症状が激烈かつ明らかでほとんどの患者は眼科を受診し，治療を受ける．実際，今回の13名は全員眼科を受診していた．この13名を除いたより症状の乏しいPACG患者69名を対象とした場合，54名(78％)が緑内障の診断を受けていなかった．この数値は諸外国の疫学調査でもほぼ同様であり，POAGよりは若干低いものの，より症状の出やすいPACGにおいてもこの受診率(診断率)の低さは重要な問題であると考えられる．

VIII. 原発閉塞隅角緑内障と失明，失明リスク

　一般にPOAGに比べ，PACGは発症から失明までの期間が短い．このため早急な外科的治療の重要性が高く，とくに医療レベルと医療機関へのアクセスが失明率に大きく関連していることは疑いがない．概数では世界で2010年にPACGで両眼失明した人は390万人で，2020年には530万人に増加すると報告されている．とくに有病率の高い中国では160万人が両眼失明し，これはPOAGの10倍ほど高頻度と推定されている．またミャンマー(医療へのアクセス，医療水準は恵まれていない可能性が高い)での疫学調査ではPACGの有病率は久米島とほぼ同程度(2.5％)であったにもかかわらず，32眼がPACGで失明し，さらに緑内障による失明の実に84％がこのPACGであったことが報告された．では久米島では緑内障による失明，とくにPACGではどのようになっていたか．久米島ではWHO定義の失明基準(VA＜20/400)で計14名が両眼失明(盲)であった．緑内障による失明は眼数では16眼であり，そのうち8眼はPACG，4眼はPOAG，4眼は続発緑内障と原因不明(分類不能)緑内障であった．このうち，両眼失明は4名で，1名がPOAG，3名

がPACGであった．また3名のPACGのうち，2名は両眼の急性発作の患者であった．一方，多治見スタディでは緑内障による両眼失明者は0名であり，片眼失明はPACGによる1眼だけであった．以上，久米島スタディのデータから，PACGによる両眼失明は3名であり内容を検討すると慢性PACGの両眼失明は1/69名であり，急性PACGでは2/13名（2/23名：全発作患者数）であり，急性発作は両眼失明の危険が高いことが示された．

IX. 原発閉塞隅角眼（緑内障）の患者背景と危険因子

PACGの発症機序はすでに述べたが解剖学的には① 相対的瞳孔ブロック，② プラトー虹彩形態と，③ 加齢（白内障）の進行とともに厚みを増す水晶体の3つが大きな要因である．これらは浅前房が生体計測における特徴的な所見として共通している．PACGを発症する人口学的背景，生体計測の因子の中でも，とくに高齢，女性，遠視眼，角膜曲率，小角膜径，浅前房，短眼軸はよく知られていた事実であったが，多くのデータはホスピタルベースのPACG患者からのものであり，正常人を含めた疫学調査のデータからのものは限られていた．最近のアジア諸国からの疫学調査でもこれらの要因がPACGあるいはPACの発症リスクとして報告され始めた．さらに浅前房と前眼部OCTによる狭隅角が慢性のPACGの発症に関連していることが明らかにされた．久米島スタディにおいても隅角鏡検査で閉塞隅角眼（occludable angle：OA）とされた396眼（右眼）とnon-OAと診断された2,522眼（右眼）について性別，年齢，眼圧，角膜厚，屈折，眼軸長，前房深度について解析を行った．その結果として女性（P＜0.001），加齢（P＜0.001），遠視（P＜0.001），高眼圧（P＜0.001），短眼軸（P＜0.001），浅前房（P＜0.001），角膜厚の増加（P＝0.005）に有意差をみとめた．これらの結果はこれまでの多くの報告とほぼ一致し，女性，加齢，遠視，短眼軸，浅前房は閉塞隅角のリスク因子であることが改めて示された．また身長，体重はリスク因子とはならなかった．これらの因子は久米島住民あるいは沖縄県の閉塞隅角の共通のリスク因子と考えられた．

参考文献

1) Markowitz SN, Morin DM：The ratio of lens thickness to axial length for biometric standardization in angle-closure glaucoma. Am J Ophthalmol 99：400-402, 1985
2) Markowitz SN, Morin JD：Angle closure glaucoma：relation between lens thickness, anterior chamber depth, and age. Can J Ophthalmol 19：300-302, 1984
3) Greve EL：Primary angle closure glaucoma：Extra capsular cataract extraction or filtering procedure? Int Ophthalmol 12：157-162, 1998
4) Shiose Y, Kitazawa Y, Tsukahara S, et al.：Epidemiology of glaucoma in Japan—a nationwide glaucoma survey. Jpn J Ophthalmol 35：133-155, 1991
5) Yamamoto T, Iwase A, Araie M, et al.：Prevalence of primary angle closure glaucoma in Japanese population. the Tajimi Study report 2. Ophthalmology 112：1661-1669, 2005
6) Sawaguchi S, Sakai H, Iwase A, et al.：Prevalence of primary angle closure and primary angle-closure glaucoma in a southwestern rural population of Japan：the Kumejima Study. Ophthalmology 119：1134-1142, 2012

（澤口昭一）

第2章
疫学と基礎

I 原発閉塞隅角緑内障の分類と考え方

A 緑内障診療ガイドラインの分類

　日本緑内障学会による緑内障診療ガイドラインは，2003年11月に初版が発行され，2006年11月に第2版，2012年5月に第3版が発行された（図1）．改訂に伴う内容の変遷をたどると，疾患概念を反映する分類が最も変化した病型は原発閉塞隅角緑内障（primary angle closure glaucoma：PACG）である．初版における北澤克明先生の序文によると，ガイドラインは「現在の緑内障診療の基準とされるべき在り方を体系的に示すことを試みたもの」である．つまり，少数の専門家の先鋭的な見解がすぐにガイドラインに盛り込まれるのではなく，それがより広く検証されて多くの専門家によって妥当と認知された時点でガイドラインに反映されることになる．したがって，PACGの疾患概念は，ガイドラインの初版から第3版にかけての10年足らずという比較的短い期間に日常臨床レベルにおいても大きな変貌を遂げたといえる．

　ガイドライン上でのPACGの疾患概念に大きな変化がもたらされた理由として，多治見スタディを含めた緑内障の大規模疫学調査が世界各地で多数行われ，それらにおける緑内障の診断基準の統一が図られたこと，超音波生体顕微鏡や光干渉断層計などの前眼部画

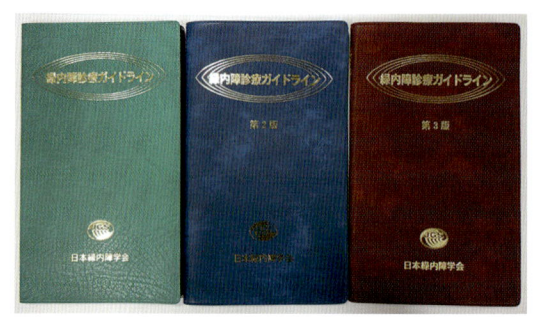

図1 緑内障診療ガイドラインのポケット版（初版から第3版まで）

像解析装置を用いたPACGの病態解明や診断技術の進歩，関連する内眼手術(白内障手術など)の低侵襲化などがあげられる．本項では，緑内障診療ガイドラインの初版から第3版にかけてのPACGの分類の変遷および国際的な分類や欧米のガイドラインとの比較を踏まえて，第3版におけるPACGの分類について概説する．

I. 緑内障の分類における原発閉塞隅角緑内障とその定義

初版における緑内障の分類では，初版の表2-1(表1)にあるように原発緑内障は原発開放隅角緑内障(primary open angle glaucoma：POAG，広義)，PACG，混合型緑内障(mixed glaucoma)の3つに分けられ，PACGはさらにA．PACGとB．プラトー虹彩緑内障に分けられている．この表自体は，その後の第2版と第3版においても変更されていないが，ガイドラインの第2章の緑内障分類におけるPACGの定義と分類の記載は，第2版と第3版においてそれぞれ大きく改訂されている．

まず，PACGの定義は，初版では「他の要因なく，隅角閉塞により眼圧上昇を来す疾患」とされ，これは第2版でも同一であった．しかし，第3版では「他の要因なく，遺伝的背景，加齢による前眼部形態の変化などによって惹起される隅角閉塞により眼圧上昇を来たし」と隅角閉塞の機序についての具体的な記述が盛り込まれている．さらに，「緑内障性視神経症(glaucomatous optic neuropathy：GON)に至る疾患である」と定義されている．PACGの診断基準について，初版では「眼圧上昇あるいは視神経の変化を来たした症例のみをPACGとする考え方が一部にあるが，隅角閉塞が証明されながら眼圧上昇あるいは視神経の変化を来たしていない初期症例を含めすべてPACGとする」とされている．つまり，眼圧値や眼底変化を問わず隅角所見(隅角閉塞)のみをもってPACGと診断するという立場であった．しかし，第2版では「緑内障の機能的構造的異常の本態はGONである」と明確に定義され，原発緑内障においてはGON，つまり緑内障性の視神経乳頭および網膜神経線維層の変化とそれらに対応する特徴的な視野変化の存在が緑内障診断の必要条件となった．この変化の背景として，疫学調査における緑内障診断基準の統一が図られたことがある．そのレファレンスとして引用されるFosterらによる2002年のInternational Society for Geographical and Epidemiological Ophthalmology (ISGEO)における緑内障分類のワーキンググループの見解では，「緑内障を標的器官の障害(視神経の構造と機能の障害)をもって定義する」としている．

緑内障＝GONとなったために，第2版では初版でのPACG全体の中でGONをもた

表1 原発緑内障(primary glaucoma)の分類

1. 原発開放隅角緑内障(広義)
   A．原発開放隅角緑内障(primary open angle glaucoma)
   B．正常眼圧緑内障(normal tension glaucoma, normal pressure glaucoma)
2. 原発閉塞隅角緑内障(primary angle closure glaucoma)
   A．原発閉塞隅角緑内障
   B．プラトー虹彩緑内障
3. 混合型緑内障

〔日本緑内障学会緑内障診療ガイドライン作成委員会：緑内障診療ガイドライン 第3版，2012の表2-1より作成(分類は初版，第2版と同一)〕

ない例は原発閉塞隅角症(primary angle closure：PAC)として区別されることとなった．この中には，隅角に周辺虹彩前癒着(peripheral anterior synechia：PAS)があり隅角閉塞機序が示唆されるが眼圧上昇やGONのない症例，隅角閉塞機序により眼圧は高値であるがまだGONを発症していない症例などが含まれる．さらに第3版では，PACの前段階である原発閉塞隅角症疑い(primary angle closure suspect：PACS)が，非器質的隅角閉塞(機能的隅角閉塞，appositional angle closureともよばれる)のみの段階として定義された．

　用語としてのPACの注意点として，ガイドライン第3版の付記にもあるように，PACがPACSとPACGの間の病態である原発閉塞隅角症の意味で用いられる場合と，PACSからPACGを包括した病名として用いられる場合がある．ガイドライン第3版では狭義のPAC，つまり原発閉塞隅角症に限定したPACという用語の使用を勧めているが，ISGEO分類，European Glaucoma Society(EGS)やAmerican Academy of Ophthalmology(AAO)の現在のガイドラインでは，総称としてのPACが用いられている．

II. 原発閉塞隅角緑内障の分類―初版からの変遷

　初版におけるPACGの分類では，PACGは隅角閉塞機序により① 相対的瞳孔ブロックによるPACGと② プラトー虹彩緑内障(plateau iris syndrome)に分けられている．さらに，相対的瞳孔ブロックによるものは臨床経過から急性型と慢性型に分けられている．

　急性型つまり急性PACGは，いわゆる緑内障発作を指し，広汎な隅角閉塞により短時間に高度の眼圧上昇をきたし，視力低下，対光反射の減弱ないし消失がみられる．自覚症状として，視力低下，霧視，虹視症，眼痛，頭痛，悪心，嘔吐などをみとめる．細隙灯顕微鏡では，角膜浮腫，周辺部の浅前房，周辺部虹彩の前方への突出，瞳孔の中等度散大，結膜充血および毛様充血が観察され，隅角鏡で広汎な隅角閉塞がみられる．眼底では乳頭浮腫，静脈うっ滞，乳頭出血などをみることもあるが，視神経乳頭が正常あるいは緑内障性陥凹を示すことがある．初版では，PACGの診断に緑内障性の視神経乳頭異常の有無は問わなかったので，緑内障発作後に眼底透見性が改善して明らかとなった眼底所見は診断に影響を与えなかった．しかし，第2版以降ではGONの有無をもってPACGとPACを区別しているので，急性発作寛解後に視神経乳頭が蒼白あるいは緑内障性陥凹をみとめた段階でPACGの診断が確定する．逆に発作寛解後にGONをみとめない場合は，急性原発閉塞隅角症(acute PAC)とよばれる．

　一方，慢性型つまり慢性PACGは，PACGのうち急性型の自覚症状ならびに既往のみられない症例である．眼圧は必ずしも高値ではなく，浅前房で狭隅角である以外は，POAGに似た自覚症状と他覚所見(視神経乳頭の陥凹拡大，視野欠損など)を示す．第3版では慢性型における隅角所見(器質的隅角閉塞であるPASあり，あるいはPASがなく非器質的隅角閉塞のみ)とPOAGとの鑑別のための隅角検査の必要性が記載されている．なお，第3版では，急性型および慢性型は「発症速度による分類」として扱われている．

　初版でのプラトー虹彩緑内障は，虹彩付着部の形態異常(虹彩根部の前方屈曲)により，瞳孔ブロックの機序なしに散瞳により隅角が閉塞する機序(プラトー虹彩機序，plateau iris mechanism)のみにより隅角閉塞を生じるものである．虹彩根部の特徴的な形態そのものを

プラトー虹彩形態(plateau iris configuration)とよぶ．純粋なプラトー虹彩緑内障は稀であるが，隅角閉塞の機序の1つとしてプラトー虹彩機序を合併している例は少なくない．したがって，プラトー虹彩形態を呈する症例に対して，瞳孔ブロックを解除する治療は多くの場合に有効である．初版では，プラトー虹彩緑内障は plateau iris syndrome と同義とされていたが，第2版では，GON をもって緑内障と定義されることから，プラトー虹彩機序により隅角閉塞を生じるものの GON(−) の症例はプラトー虹彩症(plateau iris)とされ，GON(+) の症例はプラトー虹彩緑内障(plateau iris glaucoma)と定義された．また，plateau iris syndrome は plateau iris mechanism による眼圧上昇と緑内障に対する欧米での名称であると説明されている(第3版でも同様)．さらに，第3版ではプラトー虹彩緑内障は，依然として表2-1において(狭義の)PACG と対比して記載されているが，本文ではプラトー虹彩(plateau iris)は，隅角閉塞機序の分類における4つの機序の中の1つとなっている．EGS の現在のガイドラインでは，plateau iris glaucoma という用語は使用されておらず，plateau iris syndrome はレーザー虹彩切開術による瞳孔ブロックの解除後に，中央の前房深度は浅くないにもかかわらず，隅角鏡にて隅角閉塞が生じているものとされ，GON の存在は規定していない．AAO のガイドラインも同様である．このように，プラトー虹彩に関する用語は，新旧のガイドライン間あるいは日本と欧米のガイドライン間において細部の意味合いが異なる．

III. 原発閉塞隅角緑内障の分類 ―ガイドライン第3版での3種類の分類(表2)

第3版では，PACG について3つの側面から分類がなされている．第1の分類は「隅角構造と緑内障性視神経症の有無による分類」(表3)であり，2番目は「隅角閉塞機序による分類」(表4)，3番目は「発症速度による分類」(表5)である．

1. 隅角構造と緑内障性視神経症の有無による分類

PACG の「隅角構造と緑内障性視神経症の有無による分類」は，疫学調査を念頭においた ISGEO 分類に準拠したものである．この分類では PACS，PAC，PACG の3段階に分類されている．PACS は原発性の隅角閉塞があるが，眼圧上昇はなく，器質的な PAS も GON もない機能的隅角閉塞のみの症例である．ガイドライン第3版では具体的に PACS の診断基準，つまり原発性の隅角閉塞の定義を付記に示している．これによると，隅角閉塞(occludable angle)は隅角鏡による静的隅角検査(第一眼位，暗室，圧迫と対光反射を避けて観察)における自然散瞳状態での隅角開大度によって診断され，線維柱帯色素帯が隅角全体の一定範囲で観察できず，虹彩線維柱帯間の接触(iridotrabecular contact：ITC)が推測される状態とされている．隅角鏡検査において，対光反射や隅角鏡による圧迫は隅角を開大させ，隅角閉塞を過小評価させる可能性があるので注意が必要である．隅角閉塞の診断における線維柱帯色素帯が観察されない範囲(＝ITC)は隅角全周の3/4(270°)以上と規定されているが，これには異論もある．つまり，270°の ITC の範囲は基準として厳しすぎて，PAS を引き起こす多数の症例が除外されてしまうので，ITC の範囲を180°あるいは少し

表2 PACG の分類—ガイドライン第3版での3種類の分類

1) 隅角構造と緑内障性視神経症の有無による分類
2) 隅角閉塞機序の分類
3) 発症速度による分類

表4 隅角閉塞機序による分類

1) 相対的瞳孔ブロック（relative pupillary block）
2) プラトー虹彩（plateau iris）
3) 水晶体因子（lens factor）
4) 毛様体因子

表5 発症速度による分類

1) 急性原発閉塞隅角障・急性原発閉塞隅角症
2) 慢性原発閉塞隅角緑内障

急性型と慢性型の中間型として亜急性または間欠性というカテゴリーをおく考え方あり

表3 隅角構造と緑内障性視神経症の有無による分類

	原発性の隅角閉塞[1]	眼圧上昇または PAS[2]	GON
PACS	+	−	−
PAC	+	+	−
PACG	+	+/−[3]	+

[1] 静的隅角鏡検査にて線維柱帯色素帯が 270°以上観察不可（EGS, AAO ガイドラインでは 180°以上）．
[2] ISGEO 分類では前眼部虚血の既往を示す虹彩の変化や水晶体混濁（glaucomfleken）および線維柱帯表面の過剰な色素沈着が含まれる．
[3] ISGEO 分類，AAO ガイドラインでは（+）．
PAS（peripheral anterior synechia）：周辺虹彩前癒着，GON（glaucomatous optic neuropathy）：緑内障性視神経症，PACS（primary angle closure suspect）：原発閉塞隅角症疑い，PAC（primary angle closure）：原発閉塞隅角症，PACG（primary angle closure glaucoma）：原発閉塞隅角緑内障．

でもあればよいとする立場もある．EGS や AAO の現在のガイドラインでは，PACS の ITC の範囲を 180°以上としている．したがって，日本のガイドラインにおいても原発性の隅角閉塞を規定する ITC の範囲が将来変更される可能性がある．

　ガイドライン第 3 版と ISGEO 分類を比較すると，PACS は共通であるが PAC，PACG の定義は細部において異なる．ISGEO 分類では，PAC は「ITC＋周辺虹彩による線維柱帯の閉塞（obstruction）を示す特徴＋GON（−）」とされ，この閉塞の特徴の中に PAS と眼圧上昇のほかに前眼部虚血の既往を示す虹彩の変化や水晶体混濁（glaucomfleken）および線維柱帯表面の過剰な色素沈着が含まれている．これに対して，ガイドライン第 3 版では PAC は「ITC＋（眼圧上昇または PAS）＋GON（−）」とされている．PACG は ISGEO 分類では「PAC＋GON」であり，ガイドライン第 3 版では「ITC＋GON」である．ISGEO 分類以降の 2006 年に緑内障の国際学会である Association of International Glaucoma Societies（AIGS，現在の World Glaucoma Association，WGA の前身）が angle closure glaucoma に関するコンセンサスミーティングを開催しその報告書を発行している．その中での PACS，PAC，PACG の定義（AIGS 分類）はガイドライン第 3 版での定義と一致していて，EGS のガイドラインも ITC の範囲以外は同様である．AAO のガイドラインでは，PACS と PAC は EGS と同様であるが，PACG は PAC からの進行として GON をもつもの，つまり PAC＋GON である．多くの PACG は PAC を基盤として眼圧上昇または PAS をもつが，EGS のガイドラインにあるように，眼圧上昇と PAS は初診時にはみられないこともありうるので，「PACG＝ITC＋GON」のほうが妥当かもしれない．しかし，この定義では POAG と PACG の鑑別が ITC の判定のみに依存することになる．PACG の診断には静的隅角鏡検査を正しく行うことが重要であることが再確認されるが，より客観的に ITC を診断するための画像診断データなどを併用した診断基準の開発が望まれる．

2. 隅角閉塞機序による分類

　PACG の 2 番目の分類である「隅角閉塞機序による分類」について，初版と第 2 版では相対的瞳孔ブロックによる PACG にのみ急性型および慢性型という発症速度によるサ

ブカテゴリーが組み込まれていた．これは，PACG の病態の本態があくまでも相対的瞳孔ブロックであるという従来からの概念が反映されていたためと思われる．これに対して第 3 版では，相対的瞳孔ブロックは PACG における隅角閉塞機序の最も重要なものではあるものの，隅角閉塞機序の分類においてほかの 3 つの機序（プラトー虹彩，水晶体因子，毛様体因子）を含めた 4 つの機序の 1 番目に位置づけられている．つまり，PACG における隅角閉塞は単純に相対的瞳孔ブロックのみによって起こるわけではなく，それにプラトー虹彩機序，水晶体因子および毛様体因子が複合して関与すると理解されるようになった．

相対的瞳孔ブロックは，瞳孔領における虹彩-水晶体間の房水流出抵抗の上昇に伴う前後房圧較差によって，虹彩の前方膨隆が起こり隅角閉塞をきたすものである．レーザー虹彩切開術が原発性の隅角閉塞に対して有効性が高いことから，ほとんどの原発性の隅角閉塞に相対的瞳孔ブロックが関与していると考えられている．

プラトー虹彩は厳密には瞳孔ブロック解除後に診断が確定するので，相対的瞳孔ブロックとプラトー虹彩機序の合併症例では，レーザー虹彩切開術などによる瞳孔ブロック解除後にはじめて診断されることになる．したがって，第 3 版におけるプラトー虹彩は，EGS や AAO の現在のガイドラインにおける plateau iris syndrome と同義といえる．

水晶体因子と毛様体因子は，初版と第 2 版には記載がなく第 3 版において初登場した．水晶体因子とは，水晶体の前進，膨隆，加齢による増大による隅角閉塞であり，相対的瞳孔ブロックを促進すると考えられている．毛様体因子は，特に急性発作眼において画像診断（超音波生体顕微鏡）において毛様体脈絡膜滲出が高頻度にみられることが報告され，浅前房化および毛様体ブロックの増強による隅角閉塞に関与すると考えられている．

AIGS 分類では原発性の隅角閉塞の解剖学的基盤として連続する解剖学的レベルにおける後房側からの圧力によって線維柱帯が閉塞されるという解釈のもとにレベル 1〜4 を規定している．レベル 1 は iris and pupil，レベル 2 は ciliary body architecture，レベル 3 は lens-induced glaucoma，レベル 4 は malignant glaucoma である．レベル 1〜4 はガイドライン第 3 版の「隅角閉塞機序による分類」における 4 つの機序と対応している．とくにレベル 1 と 2 は相対的瞳孔ブロックとプラトー虹彩に一致している．レベル分けの利点は，あるレベルの治療には下位のレベルの治療が前提となりうるという概念が理解しやすいことである．たとえば，瞳孔ブロックは程度の差があれどもほとんどの原発性の隅角閉塞に関与し，その治療には虹彩切開術が適応となる．したがって，レベル 2 のプラトー虹彩ではレベル 1 の瞳孔ブロックの解消が前提となり，残存する隅角閉塞に対してレベル 2 としての治療が必要となる．このように，AIGS 分類のレベル分けは隅角閉塞機序とその治療を考えるうえで優れた方法であるといえる．一方，AIGS 分類のレベル 3 である lens-induced glaucoma には水晶体亜脱臼や膨隆水晶体が含まれているが，これらはガイドライン第 3 版では続発閉塞隅角緑内障に属している．また，レベル 4 は malignant glaucoma のことを指しており，これもガイドライン第 3 版では続発閉塞隅角緑内障に属している．EGS のガイドラインでも同様に 4 つのレベルを記載し，レベルの順に頻度が低く，2 つの機序（とくにレベル 1 と 2，つまり瞳孔と虹彩/毛様体）が共存する可能性があるとしている．EGS では，レベル 3 と 4 について前房深度の非対称性（患側がより浅くなる）が続発性の隅角閉塞の重要なサインであるとしている．しかし，EGS のレベル 4 は総称としての

PACに対する治療の際の稀な合併症としてのaqueous misdirection syndrome（＝malignant glaucoma，悪性緑内障）を指しているが，続発性の隅角閉塞にも同じ項目が存在する．このように，隅角閉塞の原発性と続発性の定義には今後も検討の余地があると思われる．

3. 発症速度による分類

　ガイドライン第3版におけるPACGの3番目の分類は，「発症速度による分類」である．これは，初版および第2版において相対的瞳孔ブロックによるPACGの中のサブカテゴリーとして急性型と慢性型が記載されていたが，同様の内容が独立した分類として記載されている．発症速度による分類は，症状の有無に直結している分類である．緑内障発作を独立して扱うものであり，古くから用いられてきたものである．しかし，PACG全体の予後や治療方針を考えるうえでは「隅角構造と緑内障性視神経症の有無による分類」および「隅角閉塞機序による分類」が必要である．

　急性型と慢性型の中間の病型として亜急性または間欠性というカテゴリーを置く考えもあり，隅角閉塞による眼圧上昇が自然寛解したり再発するものを指す．

　以上のように，緑内障診療ガイドライン第3版におけるPACGの分類は，初版と比べると大きく変貌したものになっている．その変化にはPACGに関する数多くの研究成果が反映されており，国際的な基準作りを目指したISGEO分類やAIGS分類，さらに米国やヨーロッパなどにおける緑内障ガイドラインとの整合性が図られている．しかし，細部ではPACやplateau irisなどの用語の使われ方や原発性と続発性の意味合いが異なることや，ITCなど診断基準にさらなる検討を要する点もある．今後新たな知見が加わることによってPACGの分類に関するガイドラインがさらに進化していくことが期待される．

参考文献

1) 日本緑内障学会作成委員会：緑内障診療ガイドライン（第3版）．日眼会誌 116：3-46, 2012
2) Foster PJ, Buhrmann R, Quigley HA, et al.：The definition and classification of glaucoma in prevalence surveys. Br J Ophthalmol 86：238-242, 2002
3) Foster P, He M, Liebmann J：Epidemiology, classification and mechanism. In：Weinreb RN, Friedman DS（ed）：Angle closure and angle closure glaucoma. Reports and consensus statements of the 3rd global AIGS Consensus Meeting on angle closure glaucoma. pp1-20, Kugler Publications, The Hague, 2006
4) European Glaucoma Society：Terminology and guidelines for glaucoma（3rd edition）. 2.4-Primary angle-closure. pp103-108, Dogma, Savona, 2008
5) American Academy of Ophthalmology Glaucoma Panel：Preferred Practice Pattern® Guidelines. Primary Angle Closure. pp3-4, American Academy of Ophthalmology, San Francisco, 2010

〈東出朋巳〉

B 原発閉塞隅角症と原発閉塞隅角緑内障

　原発閉塞隅角緑内障は，原発開放隅角緑内障と異なり，正しく治療することにより，失明を回避しうる疾患である．そのためには，的確な診断と治療方針の決定が望まれる．

　従来，原発閉塞隅角緑内障の分類は，その自覚症状の様態をもとに，急性（亜急性），慢性と分類されるのが一般的であった．これは，歴史的に，「原発閉塞隅角緑内障＝急性緑内障発作」として始まったことに由来する．その後も，2000年以前に報告された疫学調査までは，調査によって，視神経乳頭評価や視野評価が異なったり，負荷試験や発作歴が含まれたり含まれなかったりと，診断基準が異なっていた．1990年代になり，超音波生体顕微鏡（ultrasound biomicroscopy：UBM）や前眼部光干渉断層計（anterior segment optical coherence tomography：前眼部OCT）などの検査機器が開発されるのに伴い，隅角閉塞の病態が解明され，原発閉塞隅角緑内障発症を予防するためのスクリーニング調査がさかんに行われるようになったため，原発閉塞隅角緑内障に関する世界基準の作成が求められた．そこで，その後の疫学調査にいかすべく，国際的な眼科疫学研究組織であるInternational Society of Geographic and Epidemiological Ophthalmology（ISGEO）が，隅角所見で決定される新しい診断基準を作成した（⇒24頁，表1参照）．これは，Foster分類とも言われ，広く用いられている．

　本稿では，原発閉塞隅角緑内障の分類を理解するために，これらの診断基準の詳細を，日本の診断基準と照らし合わせて紹介しつつ，グレーゾーンと思われる問題点について述べる．

I. 原発閉塞隅角緑内障の診断基準
—ISGEO分類（Foster分類）とAIGS分類

　2002年にFosterらにより，原発閉塞隅角緑内障（PACG）に関する新しい診断基準が報告された．この分類では，隅角鏡検査で線維柱帯が4象限のうち3象限（270°）以上にわたって見えないものを原発閉塞隅角症疑い（primary angle closure suspect：PACS）とした．PACSの所見に加えて周辺虹彩前癒着（peripheral anterior synechia：PAS），眼圧上昇，虹彩や線維柱帯の異常，glaucomflecken の存在など眼圧上昇もしくは眼圧上昇発作の既往を疑わせる所見を有するものを原発閉塞隅角症（primary angle closure：PAC），さらにPACに，緑内障性視神経症の存在を有するものを原発閉塞隅角緑内障（primary angle closure glaucoma：PACG）と定

表 1　Association of International Glaucoma Societies（AIGS）分類

1. 原発閉塞隅角症疑い（primary angle closure suspect：PACS）
虹彩線維柱帯間の接触（iridotrabecular contact：ITC）が 3 象限以上，
眼圧・視神経乳頭・視野は正常であり，周辺虹彩前癒着（peripheral anterior synechia：PAS）をみとめない．

2. 原発閉塞隅角症（primary angle closure：PAC）
ITC が 3 象限以上，眼圧上昇，あるいは PAS をみとめるが，視神経乳頭と視野は正常である．

3. 原発閉塞隅角緑内障（primary angle closure glaucoma：PACG）
ITC が 3 象限以上，緑内障性視神経症および視野障害をみとめる．
〔緑内障性視神経症の診断基準は原発開放隅角緑内障（primary open angle glaucoma：POAG）と同様〕

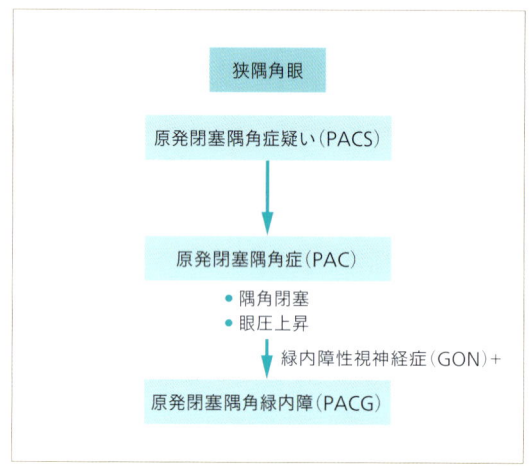

図 1　緑内障診療ガイドラインにおける原発閉塞隅角緑内障（PACG）の発症様式と原発閉塞隅角症疑い（PACS）・原発閉塞隅角症（PAC）

義した（⇒24 頁，表 2 参照）．

　中国南部で施行した疫学調査 Liwan study では，1,504 名の参加者全員に隅角検査を施行し，同分類に応じて診断したところ，PACS 11.0％，PAC 2.4％，PACG 1.5％にみとめたと報告された（He M, et al. 2006）．しかし，その後の論文では，3 象限以上というのは厳しすぎるため，2 象限（180°）以上の線維柱帯が見えないものを PACS とする意見も多い．

　その後，2006 年の Association of International Glaucoma Societies（AIGS，現在の World Glaucoma Association：WGA）の consensus book では，隅角閉塞は，隅角所見ではなく，虹彩線維柱帯間の接触（iridotrabecular contact：ITC）をみとめるかどうかが診断基準となった．ITC とは，虹彩と線維柱帯とが接触することを示し，UBM や OCT などでも診断できることとなった（**表 1**）．

　日本緑内障学会においても，2006 年に世界基準の作成を受けた新しいガイドラインを発表し（2012 年に改訂），現在の日本における PACG の診断は世界基準に則っている（**図 1**）．

　ISGEO 分類（Foster 分類）が登場する以前は，主に，隅角閉塞が証明されれば，眼圧上昇あるいは視神経の変化をきたしていない初期症例を含めてすべて「原発閉塞隅角緑内障」とされていたため，2002 年前後の論文を読むにあたっては，原発閉塞隅角緑内障の概念が異なることを念頭において読む必要がある．さらに，隅角閉塞の範囲（3 象限，2 象限）については，報告により異なるため，確認を要する．

II. 発症速度による考え方—意外に多い undiagnosed PACG

　いわゆる「急性緑内障発作」「緑内障急性発作」とよばれたものは，現在の基準にあてはめると，緑内障性視神経症をきたしていない急性原発閉塞隅角症(acute primary angle closure：APAC)と，緑内障性視神経症をきたした急性原発閉塞隅角緑内障(acute primary angle closure glaucoma：APACG)に分類される．しかし，実際には，急性期には視神経の乳頭浮腫や出血を伴うことが多く，緑内障性視神経症の有無の特定は困難であり，APACかAPACGかの診断は難しい．

　一方，APAC・APACGを除いた慢性型に限定した場合，慢性原発閉塞隅角症(chronic primary angle closure：CPAC)，慢性原発閉塞隅角緑内障(chronic primary angle closure glaucoma：CPACG)とよばれることがある．CPACGの場合の緑内障性視神経症の診断は，視神経乳頭陥凹拡大，乳頭辺縁の菲薄化，網膜神経線維層欠損，乳頭出血といった原発開放隅角緑内障の所見と同様である．

　APAC・APACGは，自覚症状として，視力低下，霧視，光視症，眼痛・頭痛，悪心・嘔吐をみとめ，他覚所見としては，眼圧上昇，視力低下，対光反射の減弱(消失)，角膜浮腫，瞳孔の中等度散瞳，毛様充血をみとめる．暗所や情動，薬物による散瞳(散瞳薬，抗コリン薬など)が誘因となるため(表2)，詳しい問診が，診断の一助となる．一方，慢性型のもの(CPAC，CPACG)は，PACGの大半を占めている．自覚症状に乏しく，原発開放隅角緑内障との鑑別のため，適切な隅角検査や画像検査が必須である．

　疫学調査では，原発開放隅角緑内障は無自覚無症状であるため，undiagnosed glaucomaは75〜93％と言われている．原発開放隅角緑内障と比べると，一見自覚症状がありそうなPACGであるが，実際にはundiagnosed PACGも多い．Kumejima study(日本)では，78％が無自覚・未受診であったと報告されている(Sawaguchi, et al. 2012)(表3)．

表2　急性緑内障発作を誘発しうる薬剤

交感神経作動薬
β_2-作動薬：サルブタモール
α-作動薬：フェニレフリン
鼻充血除去薬：フェニルプロパノラミン
コカイン

抗コリン作用
三環系抗うつ薬(TCA)：イミプラミン，クロミプラミン，トラゾドン
選択的セロトニン再取り込み阻害薬(SSRIs)：パロキセチン，シタロプラム，フルボキサミン，ベンラファキシン
ムスカリン受容体拮抗薬：オキシブチニン，アトロピン，ボツリヌス毒素A，トロピカミド

その他
抗ヒスタミン薬：プロメタジン
アンフェタミン：エクスタシー
サルファ剤：スルファメトキサゾール，トリメトプリム，アセタゾラミド
サイアザイド系利尿薬：ヒドロクロロチアジド
抗てんかん薬：トピラマート
抗うつ薬：エスシタロプラム

(Subak-Sharpe I, Low S, Nolan W, et al.：Pharmacological and environmental factors in primary angle-closure glaucoma. Br Med Bull 93：125-143, 2010. table 2を改変)

表3 Undiagnosed PACG（未受診率）

study	場所	人種	報告年	年齢	参加人数（参加率%）	PACS	PAC	PACG	PACG未受診率（%）
Kumejima study	日本（南端）	日本人	2012	40歳以上	3,762（81.2）	8.8	4.1	2.2	78*
Tajimi study	日本	日本人	2005	40歳以上	3,021（78.1）	3.4	1.3	0.6	―
Chennai glaucoma study	インド南部	インド人	2008			7.2	2.8	0.9	85
The Andhra Pradesh Eye Study	インド南部	インド人	2000	30歳以上	2,552（85.4）	あわせて2.21		1.08	66
Liwan study（全例に隅角検査施行）	中国南部	中国人	2006	50歳以上	1,504（75.3）	11.0	2.4	1.5	43
Study in Hovsgol Province	モンゴル北部	モンゴル人	1996	40歳以上	942（94.2）	6.4	―	1.4	91
Study in Rom Klao District	タイ	タイ人	2003			10.9	3.1	0.9	50
									POAG未受診率
Tajimi study	日本		2004	40歳以上	3,021（78.1）				93.3

PACS：原発閉塞隅角症疑い，PAC：原発閉塞隅角症，PACG：原発閉塞隅角緑内障，POAG：原発開放隅角緑内障
＊ PACGと診断された82例中54例（66%）が未治療であったが，acute PACGの13例を除くと自覚症状がないPACGは69例中54例（78%）となる．
（Sawaguchi S, Sakai H, Iwase A, et al.：Prevalence of primary angle closure and primary angle-closure glaucoma in a southwestern rural population of Japan：the Kumejima Study. Ophthalmology 119：1134-1142, 2012．table 6を改変）

III. 隅角検査による隅角閉塞の考え方 ―器質的隅角閉塞と非器質的（機能的）隅角閉塞

　隅角閉塞は，器質的隅角閉塞（synechial angle closure）と非器質的（機能的）隅角閉塞（appositional angle closure）とに分けられる．

　器質的隅角閉塞とは，虹彩周辺部と隅角線維柱帯との間に生じた器質的な癒着のことをいい，不可逆性の隅角閉塞であり，周辺虹彩前癒着（peripheral anterior synechia：PAS）という．一方，非器質的（機能的）隅角閉塞は，欧米ではoccludable angle（邦訳なし）ともよばれ，虹彩周辺部が隅角線維柱帯に接触する状態を指し，縮瞳薬や虹彩切除による瞳孔ブロックの解消により消失する，可逆性の隅角閉塞である．

　両者は，圧迫隅角鏡を用いて角膜中央部を圧迫することで房水を隅角底に押しやり，隅角を開大させることで鑑別する．検査にあたっては，暗室で，細隙灯の光束をなるべく細く短くして，瞳孔領に光が入らないように注意する必要があり，熟練を要する．暗室うつぶせ試験，散瞳試験といった負荷検査を施行し，眼圧上昇をもって非器質的（機能的）隅角閉塞によるものと考える報告もあるが，各種負荷検査の感度・特異度は高くなく，非器質的（機能的）隅角閉塞を確実に診断できるものではない．また，ベースライン眼圧が正常の

PACSは，負荷試験陽性であってもPACとは診断されない．

IV. 画像検査による隅角閉塞の考え方 —iridotrabecular contact（ITC）

　AIGS分類は，ISGEO分類（Foster分類）と基本的には同じものとされているが，実は，AIGS分類での隅角閉塞の定義は，ISGEO分類（Foster分類）にあった隅角所見ではなく，「虹彩線維柱帯間の接触（iridotrabecular contact：ITC）」と記載されている点で異なる．ITCは，UBMやOCTといった画像検査で定義される隅角閉塞も含む．

　隅角鏡による隅角閉塞の診断は，まずは第1眼位において対光反射による縮瞳や，隅角鏡による圧迫を避けた静的隅角鏡検査を行うことが推奨されている．しかし，近年の報告から，隅角鏡による隅角閉塞と，UBMや前眼部OCTといった画像検査を用いた隅角閉塞（ITC）との頻度が異なることがわかってきた．

　UBMは，50 MHzと高周波数の超音波プローブを用いて，側面・軸性解像力が50 μmと，高解像度の画像を得ることができる．従来の隅角検査では，暗所では，細隙灯では観察しづらかった隅角底の観察ができるようになり，非器質的（機能的）隅角閉塞の有無を診断できるようになった（図2a, b）．UBMを用いて，van Herick法・Shaffer分類換算にてGrade 2以下であり，PASのない狭隅角眼80眼を調べた報告では，非器質的（機能的）隅角閉塞は，明所では46眼（58％），暗所では68眼（85％）にみとめ，明所・暗所でも，上側と下側での非器質的（機能的）隅角閉塞の頻度が高く，また，隅角開大度が小さくなるにつれて，非器質的（機能的）隅角閉塞の頻度は高いとしている（Kunimatsu S, et al. 2005）．

　前眼部OCTは，眼底用OCTより長い波長1,310 nmの近赤外光を観察光に用いた光干渉断層装置で，軸性解像力が10～20 μmと，UBMをはるかに上回る解像度で隅角を画像化することが可能になった（図2c）．測定は隅角検査と同じく座位で行い，UBMよりも測定時間が短く，非接触で検査できることが利点としてあげられる．200例342眼に対して隅角鏡検査と前眼部OCT（Visante OCTプロトタイプ）を施行したところ，隅角鏡では99眼（50％）に1象限以上に隅角閉塞をみとめたのに対して，前眼部OCTでは228眼（67％）にみとめたと報告されている（Nolan WP, et al. 2006）．これは，ISGEO分類（Foster分類）ではPACSではないが，AIGS分類ではPACSである，という矛盾が生じる可能性を示している．

　同じ画像検査であっても，前眼部OCTとUBMでは隅角閉塞の診断は異なる．狭隅角眼43例43眼に対して，隅角鏡検査，フーリエドメイン方式の前眼部OCT（SS-1000 CASIA®）とUBM（UD-1000®）を施行した報告では，ISGEO分類（Foster分類）でPACSの条件を満たしたものは43眼中33眼（77％），10眼にPASをみとめた．前眼部OCTでは，明所では40眼（93％），暗所では42眼（98％）にITCをみとめ，UBMでは，明所では22眼（51％），暗所では36眼（84％）にみとめた．ITCの検出は，明暗所ともに，前眼部OCTが，UBMよりも有意に多くみとめた（P＜0.0001, 0.07）．PASをみとめた眼では，暗所では，前眼部OCTとUBMではITCをみとめる頻度に差がなかったが，明所においては，前眼部OCTでUBMよりもITCを多くみとめる結果であった（Mishima K, et al. 2013）．

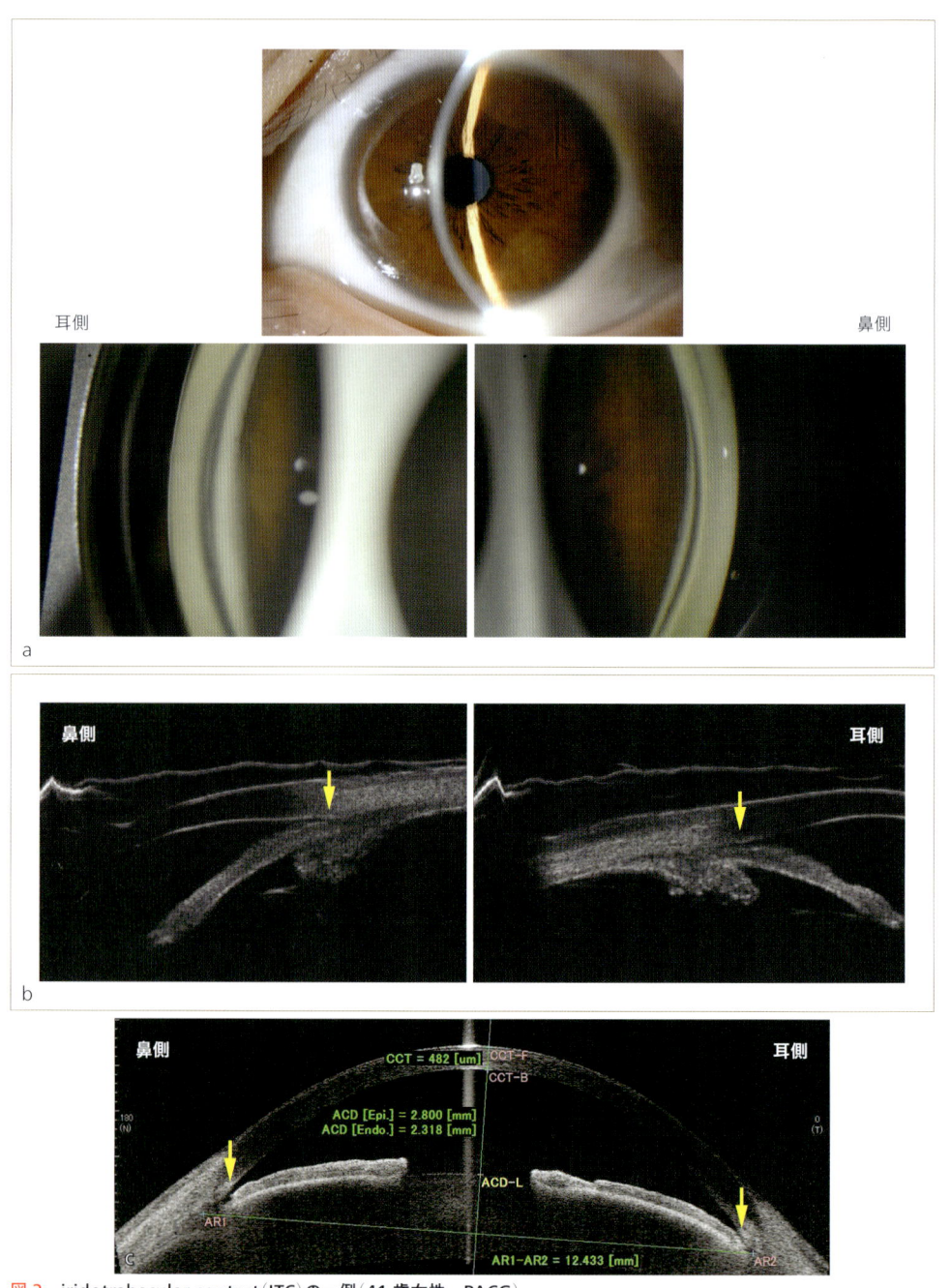

図2 iridotrabecular contact（ITC）の一例（41歳女性，PACG）
隅角鏡では，Shaffer分類 Grade 1，線維柱帯は観察できない（a）．暗所UBMでは耳側・鼻側ともにITCをみとめるが（b，矢印），前眼部OCTではみとめない（c）．前眼部OCTは，UBM所見と若干異なるが，これは固視灯による縮瞳のためと考えられている．

　以上より，隅角閉塞の診断は隅角鏡検査と画像検査で異なり，画像検査でも，診断に用いる機種によりITCの範囲は異なる．ISGEO分類（Foster分類）およびAIGS分類は，世界水準であるが，発展途上の基準であることも認識するべきであろう．

V. 周辺虹彩前癒着(PAS)の考え方
―原発閉塞隅角症定義のグレーゾーン

　PAS 形成の有無は，PACG の発症機序を考えるにあたり重要である．しかし，ISGEO 分類(Foster 分類)と AIGS 分類では，PAC の診断には，PACS の定義をみたす(3 象限以上の閉塞がある＝occludable angle)ことが必要であり，つまり，non occludable angle に PAS が出現した場合，眼圧が上昇していても PAC と診断できないという矛盾が生じている．Foster 自身が，モンゴルとシンガポールの 2 つの疫学調査をもとに，PAS をみとめる率は，non occludable angle に比べて occludable angle が高いものの，PAS をみとめた 77 例の内訳を見ると，49 例(64％，モンゴル人 31 例中 16 例，シンガポール人 46 例中 33 例)が non occludable angle に分類されることとなり(Foster PJ, et al. 2004)，3 象限以上で線維柱帯を観察できないとする occludable angle の定義は厳しすぎると述べているように，non occludable angle でありながら PAS をみとめる症例の分類は，グレーゾーンとなっている．

　Kumejima study は，3,762 例を対象とした日本・久米島における疫学調査であるが，ISGEO 分類(Foster 分類)では PACS，PAC と PACG の頻度は，それぞれ 8.8％，3.7％，2.0％であるが，PACS の条件は満たさない(3 象限の閉塞がない)が PAS をみとめるものを PAC に含めた場合，PAC と PACG の頻度は 6.0％，2.2％に上昇すると述べている．PACS の定義を満たさなくても，PAS をみとめれば PAC と診断する，この基準は，隅角閉塞の臨床経過に沿ったものと思われる．

VI. 原発閉塞隅角緑内障の発症機序の考え方
―少ない自然経過の報告から

　ISGEO 分類(Foster 分類)と AIGS 分類の特徴は，PACG のステージ分類の要素ももちあわせていることである．以前の PACG の診断基準では，急性・亜急性・慢性と，進行速度でのみ分類されていたのに対して，ISGEO 分類(Foster 分類)では，PACS と PAC は，PACG の前段階であり，いずれ PACG へと発展する可能性があるとされている．しかし，原発開放隅角緑内障の病期判定と異なり，PACG の発症機序は，未解明の部分も多く，単純ではない．予防治療が優先される疾患の特性上，PACS・PAC から PACG への自然経過の報告はきわめて少なく，PACG 発症機序は明らかになっていない．少数だが，自然経過に関する報告を以下に紹介する．

1. at risk → PACS

　中心前房深度が 2.53 mm でありながら，PACS の基準を満たさなかったモンゴル人 201 例を経過観察したところ，6 年間で 41 例(20.4％)が PACS に移行した．

2. PACS → PAC

　van Herick 法と中心前房深度より，「occludable angle となるリスクがある」と判断したイヌイット 69 例のうち 20 例が occludable angle と診断され，10 年間で 20 例中 7 例(35％)

表4 PACS・PACの自然経過(1年あたり%)

報告者	人種	報告年	結果	at risk → PACS	PACS → PAC	PAC → PACG
Yip JLY	モンゴル人	2008	PACSの基準を満たさなかった201例のうち、6年間で41例(20.4%)がPACSに移行した	3.4		
Alsbirk PH, et al.	イヌイット	1992	occludable angleと診断された20例中、10年間で7例(35%)がPACになった		3.5	
Wilensky JT	白人	1993	PACS129例中、2.7年間で25例(19.3%)がPACになった		7.2	
Thomas R, et al.	インド人	2003	PACS50例中、5年間で11例(22%)がPACになった		4.4	
Wishart PK, et al.	白人	1992	PACと診断された25例を4年間経過観察したところ、2例(8%)がPACGを発症した			2
Thomas R, et al.	インド人	2003	PAC28例中、5年間で8例(28.5%)がPACGになった			5.7

PACS：原発閉塞隅角症疑い、PAC：原発閉塞隅角症、PACG：原発閉塞隅角緑内障
(Yip JLY, Foster PJ, Gilbert CE, et al. : Mongolian population incidence of occludable angles in a high-risk. Br J Ophthalmol 92：30-33, 2008. table 2を改変)

がPACに、occludable angleと診断されなかった49例中4例(8%)がPACに移行した(Alsbirk PH, et al. 1992)。

現基準でのPACS〔前房深度が浅い(<2.0 mm)、もしくはoccludable angleをみとめる〕に該当する白人129例を経過観察したところ、2.7年で25例(19.3%)がPACに移行〔8例がAPAC、17例が非器質的(機能的)隅角閉塞かPASを生じた〕した(Wilensky JT, et al. 1993)。

PACS〔隅角閉塞範囲が2象限以上、もしくは眼圧上昇(>22 mm Hg)があるもののPASをみとめない〕インド人50例を経過観察したところ、5年間で11例(22%)がPACへ移行した(Thomas R, et al. 2003)。

3. PAC → PACG

PACと診断されたインド人28眼のうち、5年間で8眼(28.5%)がPACGを発症した(Thomas R, et al. 2003)。

また、疫学調査ではなく、hospital baseの報告ではあるが、PACと診断された25例を4年間経過観察したところ、2例(8%)がPACGを発症したと述べたと報告もある(Wishart PK, et al. 1992)。

以上より、人種により異なるが、1年あたりのリスクのある症例のPACS発症率は3%、PACSからPACへの移行は3〜7%、PACからPACG発症は2〜6%と考えられる(表4)。

VII. 原発閉塞隅角症・原発閉塞隅角緑内障の考え方―今後の展望

PAS形成を、緑内障の前段階とする意見は数多い。狭隅角眼15眼中7眼(47%)を7年間経過観察した報告では、暗所での非器質的(機能的)隅角閉塞を4象限中3象限にみとめ

た症例に，PAS が多かったとしている(Kunimatsu-Sanuki S, et al. in press)．PAS のない部位であっても，とくに暗所では高率に ITC を生じていることとあわせると，PAS 発症には，ITC だけでなく，虹彩付着部の位置，毛様体・虹彩・水晶体の厚さや，虹彩根部の動態などといった未知の要素が関与していると思われる．

　Quigley らは，前眼部 OCT を用いて明暗所での虹彩体積の変化を調べ，閉塞隅角眼では，体積変化が少ないと報告した(Quigley HA, 2009)．これは，PACG 発症の機序を明らかにするものと注目されているが，さらなる長期的な研究の結果が待たれている．

　隅角検査は，緑内障のさまざまな病態を把握することができるので，すべての緑内障の診断において必須である．PACS，PAC および PACG の診断基準は，まずは隅角所見が決定されること，隅角閉塞に関する研究も隅角検査を行わずして成り立たないことから，隅角検査に習熟しきちんとした所見がとれることは，より精度の高い緑内障診療を行ううえで重要である．

参考文献

1) Foster PJ, Buhrmann R, Quigley HA, et al.：The definition and classification of glaucoma in prevalence surveys. Br J Ophthalmol 86：238-242, 2002
2) Foster JP, He M, Liebmann J：Epidemiology, classification and mechanism. In：Weinreb RN：Angle closure and angle closure glaucoma, pp1-20, Kugler Publication, Netherlands, 2006
3) Subak-Sharpe I, Low S, Nolan W, et al.：Pharmacological and environmental factors in primary angle-closure glaucoma. Br Med Bull 93：125-143, 2010
4) Sawaguchi S, Sakai H, Iwase A, et al.：Prevalence of primary angle closure and primary angle-closure glaucoma in a southwestern rural population of Japan：the Kumejima Study. Ophthalmology 119：1134-1142, 2012
5) Yip JLY, Foster PJ, Gilbert CE, et al.：Mongolian population incidence of occludable angles in a high-risk. Br J Ophthalmol 92：30-33, 2008

〔国松志保〕

II 原発閉塞隅角の病態

A 瞳孔ブロック

　原発閉塞隅角緑内障ないし原発閉塞隅角症は，前房隅角が閉塞して眼圧が上昇する病態である．本病型における隅角閉塞とは，具体的には，虹彩と線維柱帯が接近した狭隅角眼において，周辺部虹彩が対面する線維柱帯に接触もしくは癒着して房水流出主経路（線維柱帯経路）を閉塞することである．隅角が閉塞しているかどうかは線維柱帯が虹彩で覆われているかどうかで判定されるが，多くの場合は虹彩が線維柱帯を閉塞するのに伴って，あるいはそれよりも早い段階で隅角底の毛様体帯も虹彩で覆われ，同部を経由する房水流出副経路（ぶどう膜強膜路）も閉塞されている．かくて隅角の閉塞により主経路・副経路ともに生理的房水流出路が閉塞されることになる．

　虹彩の線維柱帯への接触は，原発閉塞隅角緑内障の病態において眼圧上昇に至る最終共通経路であるが，そこに至る経路は単一ではなく，虹彩を線維柱帯に接触させる機序にはさまざまなものがある．かつては，瞳孔ブロック，プラトー虹彩，水晶体虹彩隔膜の前進の3つの機序に分類するのが一般的な考え方であったが，最近は，2006年に出版されたAIGS（Association of International Glaucoma Societies）のコンセンサスブックで採用された4つの機序，瞳孔ブロック，プラトー虹彩，水晶体因子，毛様体因子（毛様体・脈絡膜の関与）に分類されるようになり，わが国の緑内障診療ガイドラインでもこの分類を採用している．これら4つの隅角閉塞機序のうち，プラトー虹彩，水晶体因子，および毛様体因子の3つについては他項に譲り，本稿では瞳孔ブロック機序をとりあげる．

I. 瞳孔ブロックとは

　瞳孔ブロックとは，瞳孔において房水の流路がブロックされることである．毛様体で産生された房水は後房から瞳孔を通って前房に流れ前房隅角から眼外へ流出するが，虹彩と水晶体が接触する瞳孔部においては房水流出に抵抗が生じる．この抵抗が強くて房水の後

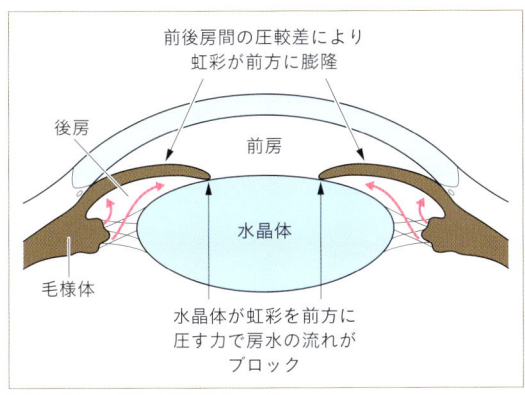

図1 房水の流れと瞳孔ブロック
毛様体で産生された房水は後房から瞳孔を通って前房に流れるが，瞳孔部において房水流出に抵抗が生じる．この抵抗が強くて房水の後房から前房への流れがブロックされると，後房にうっ滞した房水により後房圧は前房圧に対して高くなり虹彩が前方に膨隆する．前後房間の圧較差が生じても瞳孔ブロックが解消しないとついには前方膨隆した虹彩が対面する線維柱帯に押しつけられ，瞳孔ブロックによる隅角閉塞が成立する．

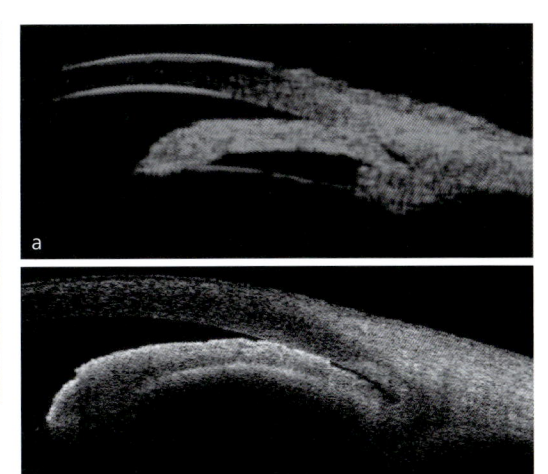

図2 瞳孔ブロックの超音波生体顕微鏡と前眼部OCT画像
瞳孔ブロックにより後房に房水がうっ滞し虹彩が前方に膨隆，隅角が非常に狭小化している．
a：超音波生体顕微鏡(UBM)による画像．虹彩の裏面と水晶体前面が明瞭に観察できる．
b：前眼部OCT(AS-OCT)画像．虹彩の裏面はやや不明瞭であり，水晶体の前面は観察できない．

房から前房への流れがブロックされると，後房にうっ滞した房水により後房圧は前房圧に対して高くなり，この圧較差から虹彩は前方に膨隆する(図1, 2)．前後房間の圧較差が生じても瞳孔ブロックが解消しないとついには前方膨隆した虹彩が対面する線維柱帯に押しつけられ，瞳孔ブロックによる隅角閉塞を生ずる．

瞳孔ブロックにおいて虹彩が水晶体に押しつけられる(あるいは水晶体が虹彩を前方に押すとも言い換えてもよい)力の強さは，Mapstoneが提唱したモデルで説明される(図3)．瞳孔部において虹彩を水晶体に押しつける力のベクトルは水晶体前面が虹彩起始部よりも前方に位置することに起因するものであり，水晶体の前面が虹彩起始部に対してより前方に位置するほど，瞳孔ブロックの力はより強くなる．水晶体が虹彩を前方に圧排することにより瞳孔ブロック力が発生すると考えてもよい．一般に，中心前房深度が浅いほど瞳孔ブロック力は強くなる．したがって，瞳孔ブロック機序は他項で述べられる水晶体機序とは不可分の関係にある．

II. 瞳孔ブロックの診断

細隙灯顕微鏡で診察すると，瞳孔ブロックは虹彩中腹部の前方膨隆として観察される．一般に，瞳孔ブロックによる虹彩の前方膨隆は中等度の散瞳時に最も大きくなるが，虹彩の厚さや性状によっても異なる．しかしながら，瞳孔ブロックがあっても虹彩の前方膨隆があまり目立たない場合もあり，細隙灯顕微鏡所見や隅角鏡所見だけに頼って瞳孔ブロックを診断するのはしばしば困難である．瞳孔ブロックの有無や程度を検出するに最も有用な方法は超音波生体顕微鏡検査(ultrasound biomicroscopy：UBM)の実施である．前眼部光干

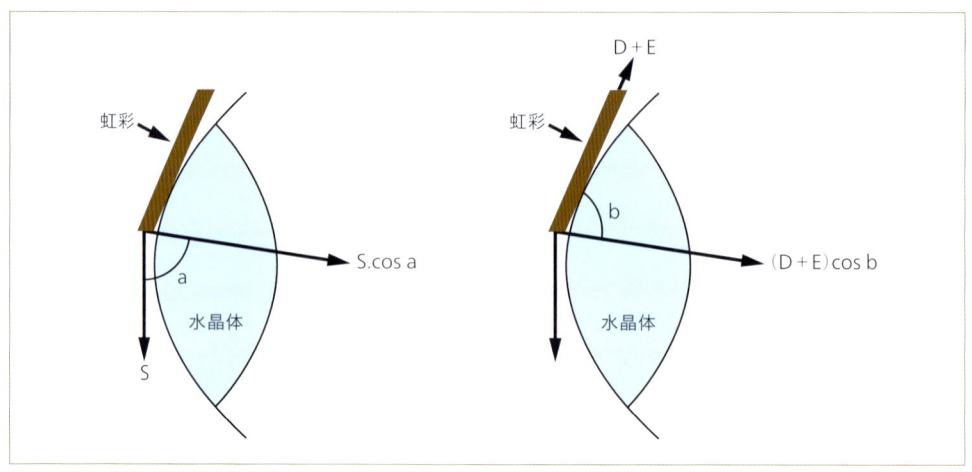

図3 瞳孔ブロックを引き起こす力
S：虹彩括約筋による力のベクトル．S cos b：虹彩括約筋による力により虹彩が水晶体に押しつけられる力のベクトル，中等度散瞳状態で最も強い力がはたらく．D：虹彩散大筋による力のベクトル．E：虹彩の伸展により発生する力のベクトル．(D+E)cos b：虹彩散大筋による力と虹彩の伸展の力により虹彩が水晶体に押しつけられる力のベクトル．水晶体が前方に位置するほど強い力がはたらく．瞳孔ブロックを引き起こす力はS cos bと(D+E)cos bの和であり，PACにおいては後者が主たる瞳孔ブロック力となる．
(Mapstone R：Closed-angle glaucoma. Theoretical considerations. Br J Ophthalmol 58：36-40, 1974 より改変)

渉断層計検査(anterior segment optical coherence tomography：AS-OCT)をもって UBM に代えてもよいが，前眼部 OCT では撮像の条件が悪いと虹彩の裏面や水晶体の表面が明瞭ではなく，瞳孔ブロックの程度の評価が難しい場合もある(図2)．散瞳に伴って虹彩の厚みが大きく増す症例もあり，前眼部 OCT で虹彩の裏面まで撮像できないと瞳孔ブロックと見誤る場合がある．一方，UBM を用いると虹彩膨隆の程度を安定的かつ定量的に評価することも可能である(図4)．

　瞳孔ブロックは形態的には UBM で診断できるが，瞳孔ブロックによる眼圧上昇のリスクを評価する機能的検査として，意図的に瞳孔ブロックを誘発する負荷試験がある．暗室試験および散瞳試験は瞳孔ブロックが一般に中等度散瞳下で強くなることを利用した試験であるが，散瞳によるプラトー虹彩機序による眼圧上昇のリスクとあわせて評価される．うつむき試験は水晶体の前方移動により瞳孔ブロック力が強くなることを利用する試験であるが(図5)，水晶体機序のリスクも同時に評価していることになる．散瞳と水晶体前方移動の両方を同時に検査する方法として暗室うつむき試験があり，隅角閉塞リスクの検出力がより高い．なお，これらの負荷試験の感度は必ずしも高くはないので結果が陰性である場合のリスク評価には慎重でなければならないが，形態的評価のみでは治療適応の決定に悩むような症例ではしばしば有用な情報を提供してくれる検査である．

III. 隅角閉塞における瞳孔ブロック機序の意義

　歴史的に，3つあるいは4つに分類される隅角閉塞の機序の中でも瞳孔ブロックは常に筆頭にあげられ，最も重要な隅角閉塞機序と考えられてきた．しばらく前までは，瞳孔ブロックが原発閉塞隅角緑内障の隅角閉塞機序のほぼすべてとも考えられ，原発閉塞隅角緑

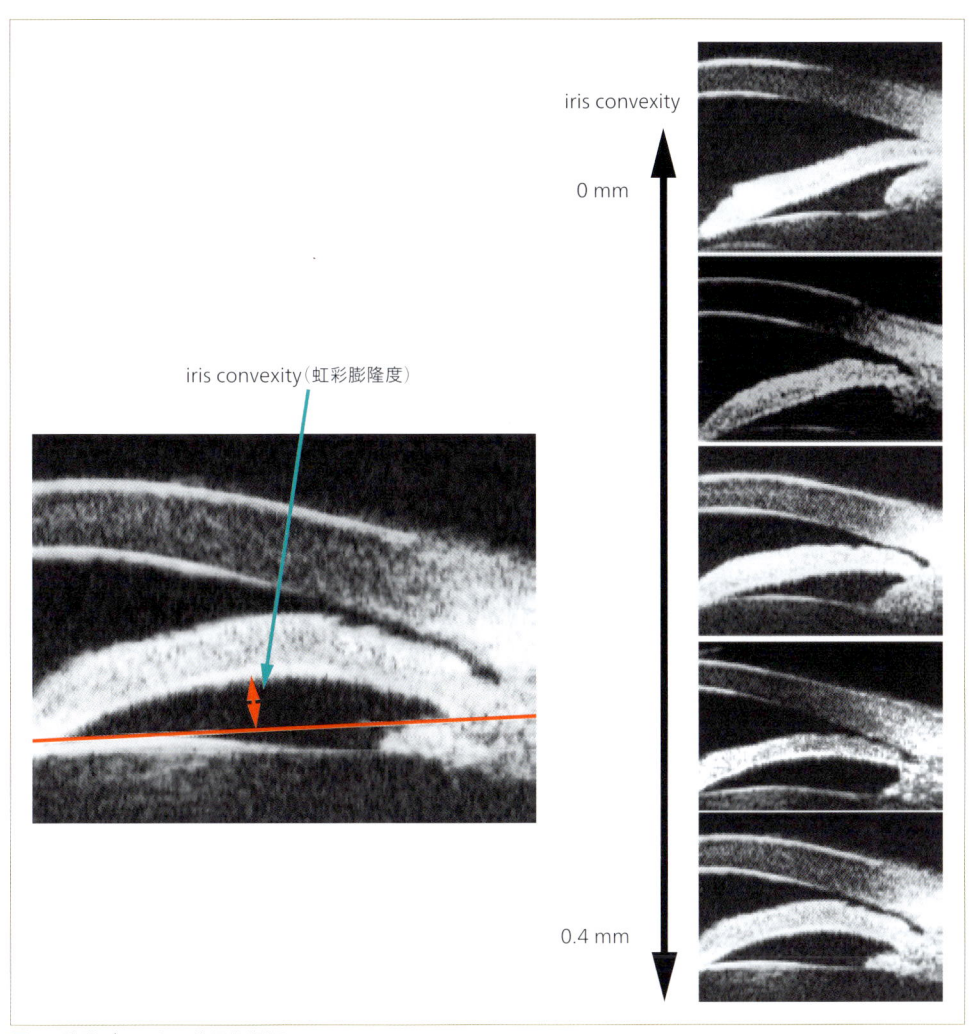

図 4　瞳孔ブロックの定量的評価
虹彩裏面の虹彩起始部と瞳孔縁をつなぐ直線から前方に膨隆した虹彩裏面までの距離の最大値を測定し iris convexity（両矢印）として瞳孔ブロックによる虹彩膨隆の程度を定量評価する方法.
(Nonaka A, Kurimoto Y, et al. : Quantitative evaluation of iris convexity in primary angle closure. Am J Ophthalmol 143：695-697, 2007 より改変)

内障イコール瞳孔ブロック緑内障とする考え方もあった．しかし，UBM の登場により虹彩や毛様体の形態の詳細な観察が可能になり，現在では，原発閉塞隅角症および同緑内障の隅角閉塞は複数の機序が重なって成立するマルチメカニズムであると理解されている．原発閉塞隅角緑内障の隅角閉塞機序に瞳孔ブロック以外の要素が関与することは古くから教科書に記載されてはいたのだが，1980 年代にレーザー虹彩切開術が登場・普及して多くの原発閉塞隅角症および同緑内障症例を比較的に容易に治療できるようになったことが，その後の瞳孔ブロック機序の極端な偏重に影響したのかもしれない．一時は，早期にレーザー虹彩切開術さえすれば原発閉塞隅角緑内障は基本的に解決するとの眼科教育が行われていたが，その後の長期経過の報告により，実際にはレーザー虹彩切開術の成績はそれほど良くはないことも明らかとなっている．

　　原発閉塞隅角症および同緑内障はその臨床像により急性と慢性に分けられるが，急性原

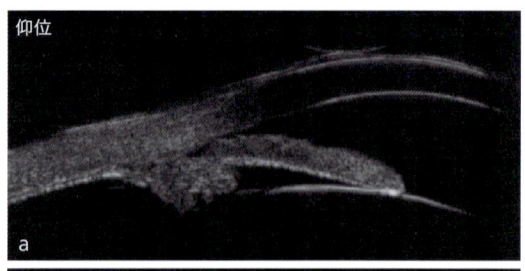

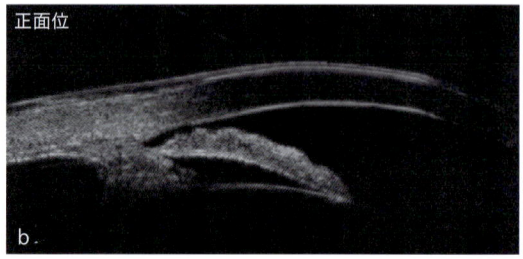

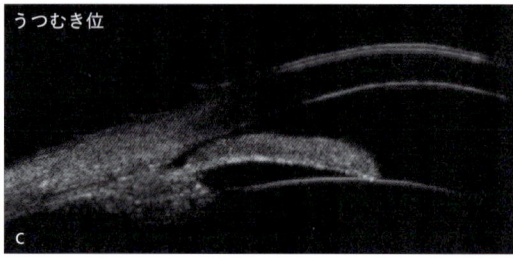

図 5 体位による瞳孔ブロックおよび隅角形状の変化
仰位(a), 正面位(b), うつむき位(c)と異なる体位での超音波生体顕微鏡画像. 本症例では, 仰位→正面位→うつむき位の順に相対的瞳孔ブロックが強くなり, 隅角閉塞のリスクが高まっている.

発閉塞隅角症および同緑内障では, 瞳孔ブロック機序が支配的で, 瞳孔ブロックによらない急性発作は比較的稀である. プラトー虹彩形状による隅角閉塞は隅角底からゆるやかに進行し, 線維柱帯の全域が閉塞に至ることは稀であるのに対し, 瞳孔ブロックでは線維柱帯の全幅が容易に閉塞しうる. 瞳孔ブロックによる線維柱帯全幅の閉塞が隅角全周にわたって生ずると急激な眼圧上昇をきたして急性原発閉塞隅角症を発症する. 急性原発閉塞隅角症の早期自然寛解や隅角全周の閉塞にまでは至らないマイナー発作を繰り返す病態は亜急性原発閉塞隅角症ないし同緑内障と称されるが, やはり眼圧の上昇時には瞳孔ブロックが隅角閉塞機序の主役となっていると考えられる.

一方の慢性原発閉塞隅角症あるいは慢性原発閉塞隅角緑内障は急激な眼圧上昇には至らないものの間欠的あるいは部分的な虹彩と線維柱帯の接触により隅角閉塞が慢性化した病態であるが, 多くの場合はプラトー虹彩形状など, 瞳孔ブロック以外の機序を合併している. 瞳孔ブロックの解消だけでは必ずしも隅角閉塞が解消しないのはこのためである.

歴史的に閉塞隅角緑内障の病型が急性原発閉塞隅角緑内障の記載から始まったこともあり, かつては, 自覚症状を伴う急性あるいは亜急性が原発閉塞隅角緑内障の代表的な病型と考えられていたが, 近年の研究により, 原発閉塞隅角緑内障症例の大多数は自覚症状に乏しい慢性の経過をとることが明らかとなっている. 注目される病型の主体が急性型から慢性型に移行したことが, 原発閉塞隅角緑内障の病態における瞳孔ブロック機序の重要度の見直しと関係しているのかもしれない.

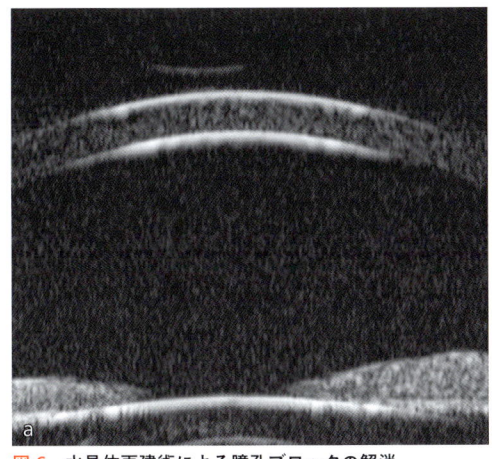

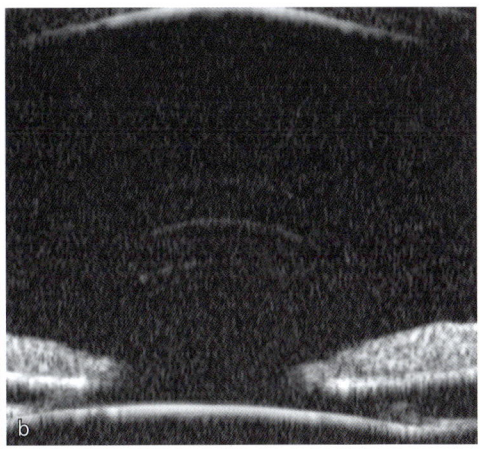

図 6　水晶体再建術による瞳孔ブロックの解消
一般に，虹彩は瞳孔部において水晶体と接しているが(a)，水晶体再建術を施行すると虹彩は眼内レンズとは離れ，瞳孔ブロックは完全に解消する(b)．
(Kurimoto Y, et al. : Changes in the antenior chamber configuration after small-incision cataract surgery with posterior chamber intraocular lens implantation. Am J Ophthalmol 124 : 775-780, 1997 より改変)

IV. 瞳孔ブロックへの対応

　緑内障の診療において，治療できる原因があれば原因治療という大原則がある．原発閉塞隅角症および同緑内障の眼圧上昇には隅角閉塞という明確な原因があり，瞳孔ブロックによる隅角閉塞には房水の瞳孔でのブロックという明確な原因がある．したがって，この原因への対応が治療の第一義である．初動治療として高眼圧に対して薬剤による非特異的眼圧下降治療も行う必要があるが，これはあくまでも補助的な治療手段と考えるべきである．原発閉塞隅角緑内障は病初期にその原因たる隅角閉塞機序を解消してやれば事実上の根治が可能な緑内障病型であるので，この原因治療を決してなおざりにしてはいけない．

　瞳孔ブロックの解消を目的とした治療で最も広く行われてきたのはレーザー虹彩切開術である．レーザー虹彩切開術は長年にわたって原発閉塞隅角緑内障の第一選択治療とされてきたし，現在も多くの教科書や診療ガイドラインで第一選択治療と位置づけられている．レーザー虹彩切開と観血的周辺虹彩切除は房水の後房から瞳孔を通る前房への流路をバイパスする治療法である．したがって厳密に言えば瞳孔ブロックを解消する治療法ではないが，瞳孔ブロック機序に対しては事実上の根治的治療となる．瞳孔ブロックそのものを解消するためには瞳孔における房水流出抵抗を解消することが必要であるが，水晶体再建術はこれを達成できる治療法である(図6)．また，レーザー虹彩形成術も瞳孔ブロックを解消する作用があるがその効果は必ずしも十分ではないので，急性原発閉塞隅角症で一時的に瞳孔ブロックを解消する目的など補助的な治療法として用いられる．

　隅角閉塞の機序が前述の4つの機序のうちほぼ瞳孔ブロックのみに限定される症例については，治療が簡易に行えて患者負担も軽いレーザー虹彩切開術を第一選択治療としてよい．早期に正しく診断して早期に治療を行うことができれば根治的治療となる．急性原発閉塞隅角症の予防的治療についてもほぼ同じことが言える．ただし，わが国ではレーザー虹彩切開術の長期的な合併症として進行性の角膜内皮減少が多数報告されており，こ

のリスクについての配慮は必要である．瞳孔ブロック機序が支配的な症例であっても，白内障の手術適応を有する症例では水晶体再建術を閉塞隅角治療の第一選択としてよいが，この治療についての詳細は本書他項に譲る．

　原発閉塞隅角緑内障は病初期に正しく診断して適切に原因治療を行えば治癒させることが可能な緑内障病型である．一方で，適切な治療が行われなければ失明のリスクが高い病型でもある．瞳孔ブロックが存在する眼では，一見，点眼治療で眼圧がコントロールされているようであっても，なんらかのきっかけで瞳孔ブロックが強くなり隅角閉塞が進めば点眼治療による眼圧下降作用では到底追いつかない．原発閉塞隅角症および同緑内障の症例にはその原因治療である隅角閉塞の解除を，瞳孔ブロックが存在する症例には瞳孔ブロックの解除を可及的に行わなければならないことを強調して本稿を終える．

〔栗本康夫〕

B プラトー虹彩

　原発閉塞隅角の発症機序は，瞳孔ブロック，プラトー虹彩，そして水晶体そのものに起因する水晶体因子と，水晶体より後方の圧が上昇する水晶体後方因子（毛様体因子）の4つがあげられる．すべての機序において共通する病態は，最終的に虹彩周辺部と線維柱帯の接触（機能的閉塞隅角）または癒着（器質的閉塞隅角）により隅角が閉塞し，線維柱帯からの房水流出が阻害されて眼圧が上昇する．しかし多くの場合，1つの症例の中でもこれらの機序が単独ではなく複合的に作用して発症するマルチメカニズムな疾患である．これらの閉塞隅角の機序の中で，本項ではプラトー虹彩の特徴，病態と検出法について概説する．

I. プラトー虹彩の特徴

　一般に「プラトー虹彩（plateau iris）」と表現するときに，その虹彩の形態を指す「プラトー虹彩形態（plateau iris configuration）」を意味する場合と，その閉塞隅角の機序を指す「プラトー虹彩機序（plateau iris mechanism）」を意味する場合がある．プラトー虹彩形態とは虹彩の中央部が平坦で，前房の中央は浅くないが，虹彩根部が前方に屈曲した形態異常を指す．そしてプラトー虹彩形態による狭隅角をみとめ，とくに散瞳時に隅角を閉塞する機序をプラトー虹彩機序とよぶ．そのプラトー虹彩機序による眼圧上昇と緑内障性視神経症をプラトー虹彩緑内障（plateau iris glaucoma）またはプラトー虹彩症候群（plateau iris syndrome）と定義されている（緑内障診療ガイドライン第3版より）．

　近年，超音波生体顕微鏡（UBM）や前眼部光干渉断層計（前眼部OCT）などの前眼部画像検査装置が発展するにつれて，前眼部構造の断面像を記録し，定量的な生体計測が可能となった．PavlinらはUBMを用いた検討により，プラトー虹彩の病態は，毛様体が前方に回旋，偏位することにより虹彩根部が前方に押し出されて隅角が閉塞されると報告している．とくに暗所の生理的散瞳時には，周辺虹彩は隅角方向に圧縮されて虹彩根部厚が増大するため隅角底の毛様体と角膜内面の間のスペースが虹彩根部によって占拠されて，隅角閉塞が促進される（図1, 2a）．もし周辺部虹彩が散瞳時に線維柱帯の高いレベルまで接触し房水流出を阻害すれば眼圧は上昇する．周辺部虹彩の接触が線維柱帯の低いレベルであれば眼圧上昇は起こらないが，長期的にそのレベルの周辺虹彩前癒着を形成する可能性はある．

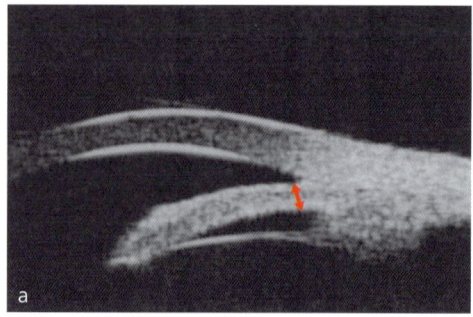

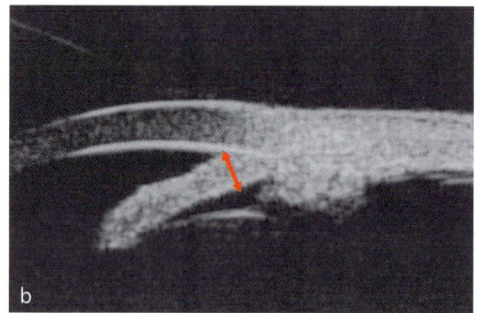

図1 明暗のプラトー虹彩形態の超音波生体顕微鏡画像
a：明所．前方に偏位した毛様体が虹彩根部を後方から圧排し，隅角が狭小化している．
b：暗所．散瞳により虹彩根部厚（両矢印）が明所の時より増大し，隅角閉塞の増加をみとめる．

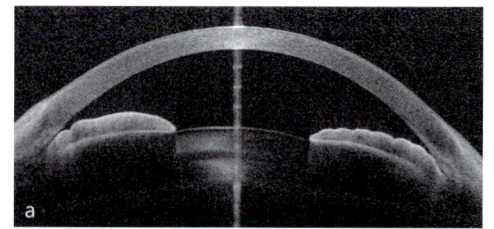

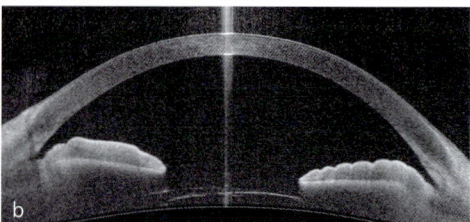

図2 プラトー虹彩症例の前眼部光干渉断層計画像（水晶体再建術前後）
a：水晶体再建術前．プラトー虹彩形態と軽度の瞳孔ブロックによる隅角閉塞をみとめる．
b：水晶体再建術後．術前と比較して前房が深くなり，隅角が開大している．

II. プラトー虹彩の検出法

　一般に原発閉塞隅角症（PAC）や原発閉塞隅角緑内障（PACG）は高齢者に多い疾患であり，発症機序としては瞳孔ブロック，水晶体因子が関係し，浅前房を伴うことが多い．しかしプラトー虹彩は瞳孔ブロック，水晶体因子と比較して若年者にみられることが多い．とくに40歳以下の若年者の原発閉塞隅角緑内障は主にプラトー虹彩機序が関与していると報告されており，若年者のプラトー虹彩緑内障は一般に治療に苦慮することが多い．とくに若年者の狭隅角，原発閉塞隅角をみとめたときにはプラトー虹彩を念頭において診療するべきである．

　プラトー虹彩は自覚症状に乏しい慢性閉塞隅角緑内障の病型をとることも多く，浅前房などの他覚所見も必ずしも明らかではないことから，眼科の診察を受けていても発見が遅くなる傾向があり注意が必要である．プラトー虹彩形態を検出するために，まず細隙灯顕微鏡検査，隅角鏡検査により虹彩根部の急な立ち上がりを伴う狭隅角，平坦な虹彩面と比較的深い中心前房深度をみとめることが重要である．これらの所見に加えて，特徴的な所見として double hump sign が知られている．プラトー虹彩形態の隅角を隅角鏡で圧迫して観察した時に，虹彩前面は瞳孔縁の水晶体による隆起に続いて水晶体赤道部で後方に窪み，虹彩周辺部で再度毛様体突起の部位で盛り上がる二峰性の所見を呈する（**図3**）．この double hump sign は，前方回旋した毛様体による虹彩の隆起は圧迫しても押し下げられにくいためにみられる所見である．

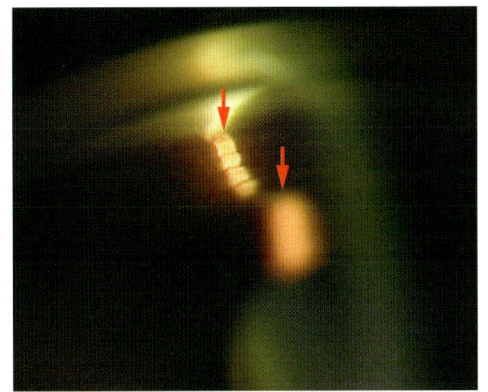

図3　double hump sign の隅角鏡写真
プラトー虹彩形態の虹彩が二峰性（矢印）になっている．

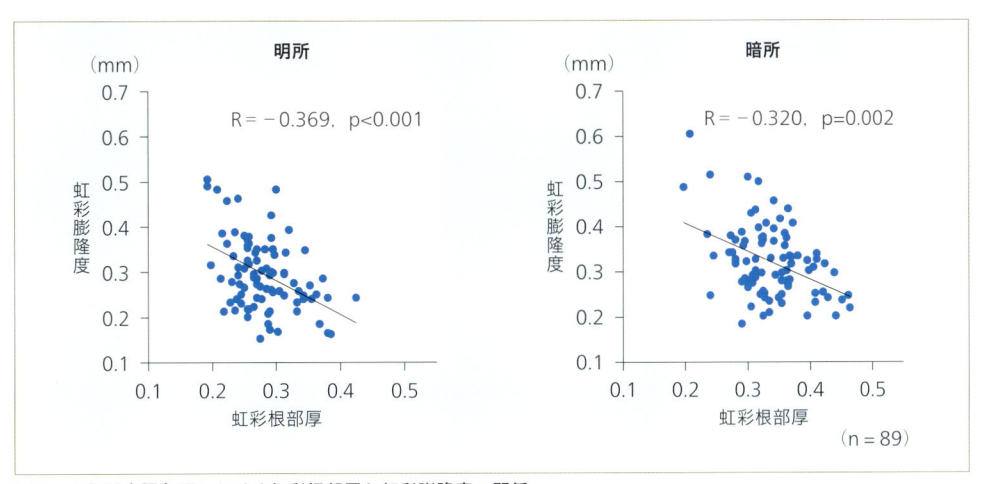

図4　原発閉塞隅角眼における虹彩根部厚と虹彩膨隆度の関係
虹彩根部厚と虹彩膨隆度は，明所，暗所ともに負の相関関係をみとめる．

　ただし細隙灯検査や隅角鏡検査の問題点として主観的な要素が強く，定量的評価が困難であることがあげられるが，UBM や前眼部 OCT による前眼部画像検査を活用すれば，完全な暗所でも画像の取得が可能であり，より確実に閉塞隅角機序の判定をすることができる．とくに瞳孔ブロックの指標として虹彩の前方膨隆度の評価が知られているが，筆者らの前眼部 OCT を用いた検討では，虹彩の前方膨隆度と虹彩根部厚の間に有意な負の相関をみとめた（**図4**）．この結果から虹彩根部が厚いほど瞳孔ブロックによる虹彩の前方膨隆が起こりにくい傾向にあり，閉塞隅角はプラトー虹彩機序によって起こりやすいと推測される．

III.　プラトー虹彩の診断

　プラトー虹彩機序は一般的にはレーザー虹彩切開術（LI）などによる瞳孔ブロックを解除した後に診断が確定するとされている．しかし LI には水疱性角膜症のリスクがあることに加えて，LI はプラトー虹彩機序の治療には無効で，長期的な治療成績は必ずしも良く

表1　UBMを用いたプラトー虹彩の診断基準

A.（機能的）隅角閉塞
B. 毛様体突起の前方回旋
C. 毛様溝の消失
D. 虹彩根部の急峻な立ち上がり
E. 平坦な中央部虹彩

以上のすべてを満たす象限が2象限以上存在すること

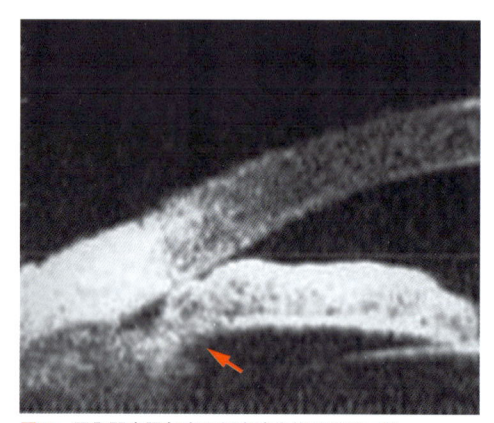

図5　原発閉塞隅角症の超音波生体顕微鏡画像
原発閉塞隅角の4つの機序の中ではプラトー虹彩形態に相当すると考えられるが，毛様溝は存在し（矢印），毛様体の前方回旋もみとめないため，「UBMを用いたプラトー虹彩形態の診断基準」は満たさない．

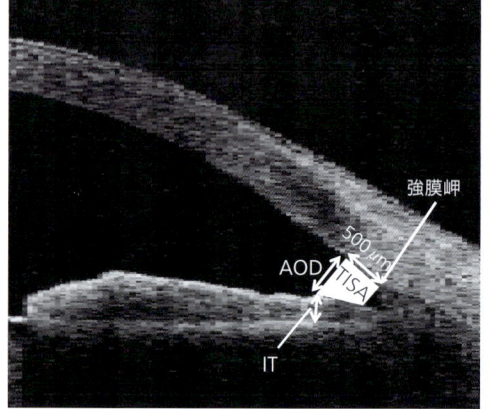

図6　隅角パラメータの測定
AOD500：angle opening distance at 500 μm,
TISA500：trabecular-iris space area at 500 μm,
IT：iris thickness, 虹彩根部厚
(Hirose F, Hata M, Ito S, et al. : Light-dark changes in iris thickness and anterior chamber angle width in eyes with occludable angles. Graefes Arch Clin Exp Ophthalmol 251：2395-2402, 2013 より改変)

ないことから，プラトー虹彩の診断だけのために安易にLIをすることは慎むべきであろう．一方プラトー虹彩形態の評価のためには，前方回旋などの毛様体の形態異常を確認できるUBM検査がきわめて有効である．KumarらはUBMを用いたプラトー虹彩形態の診断基準をあげている（表1）．しかし実際の症例の中には，上記すべての基準を満たすわけではないが，隅角閉塞の4つの機序の中では「プラトー虹彩」に分類せざるをえないと考えられる症例も散見されるため，注意が必要である（図5）．

とくに暗所での虹彩根部の形態がプラトー虹彩の検出のために重要であるが，筆者らは前眼部OCTを用いて原発閉塞隅角眼において明所と暗所での瞳孔径，虹彩根部厚，隅角開大度のパラメータであるAOD500（angle opening distance at 500 μm），TISA500（trabecular-iris space area at 500 μm）を定量的に評価した．ここでAOD500は強膜岬から500 μm前方の角膜後面より垂線を延長し虹彩前面までの距離，TISA500は前方をAOD500のなす線分，後方を強膜岬より垂線を延長し虹彩前面となす線分，上方を強角膜後面，下方を虹彩前面で囲まれた面積と定義されている（図6）．虹彩根部厚はAOD500の線分と虹彩前面の接点から虹彩後面までの距離として計測している（図6）．その結果，瞳孔径の変化量と虹彩根部厚の変化量，また虹彩根部厚の変化量とAOD500，TISA500の変化量が有意に相関していた（図7）．この結果から，暗所の生理的な散瞳に伴う虹彩根部厚の増大が，隅角の狭小化に大きく影響していると考えられる．

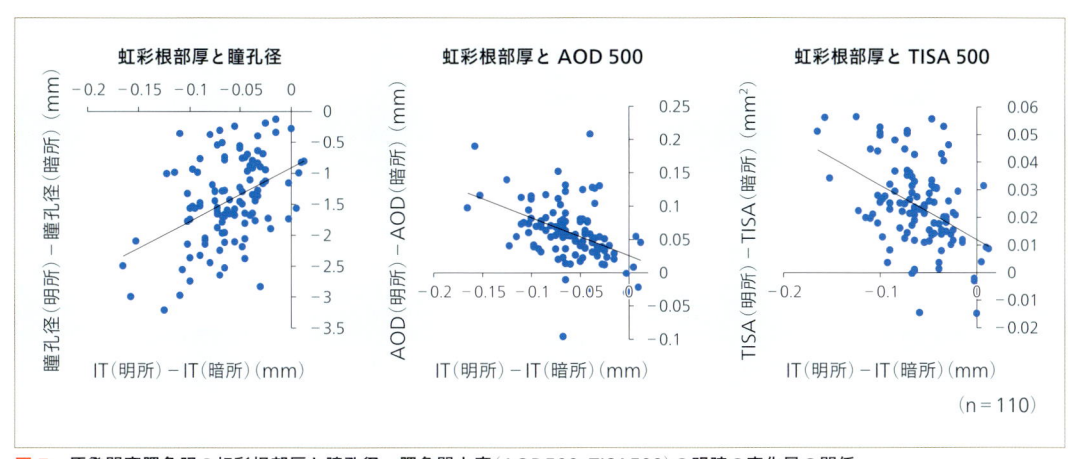

図7 原発閉塞隅角眼の虹彩根部厚と瞳孔径，隅角開大度（AOD500, TISA500）の明暗の変化量の関係
IT：iris thickness, AOD500：angle opening distance at 500 μm, TISA500：trabecular-iris space area at 500 μm
(Hirose F, Hata M, Ito S, et al.：Light-dark changes in iris thickness and anterior chamber angle width in eyes with occludable angles. Graefes Arch Clin Exp Ophthalmol 251：2395-2402, 2013 より作図)

またプラトー虹彩において眼圧上昇のリスクを評価するには，暗室うつむき試験または散瞳試験による負荷試験が有用である．この負荷試験によって眼圧上昇の程度を評価することにより，閉塞隅角の診断や治療方針の決定のための判断材料として活用できる（詳細は第3章V「負荷試験の有用性と限界」を参照．⇒137頁）．

IV. プラトー虹彩の対策

PACGの治療は虹彩の線維柱帯への接着の予防および解除を目的とした隅角の解剖学的修正が第一選択となり，隅角閉塞の機序に応じた治療法の選択が重要である．LIは瞳孔ブロックを解除する効果はみとめるが，プラトー虹彩機序などの非瞳孔ブロック機序には無効であり，これらに対するLIの治療効果は不良であると考えられる．とくにプラトー虹彩形態で虹彩根部厚が増大している症例（図1, 5）では，虹彩切開のために必要なレーザーのエネルギー量がより多くなり，水疱性角膜症のリスクが高まるのに加えて，LIによる隅角開大効果は小さいと予想できるため，LIの適応は非常に少ないと思われる．当科ではUBMなどでプラトー虹彩と診断がつけば，LIは極力避ける方針をとっている．

プラトー虹彩形態による機能的隅角閉塞に対する治療として，薬物治療ではピロカルピン点眼，レーザー治療ではレーザー隅角形成術（レーザー周辺虹彩形成術）が選択肢としてあげられる．ピロカルピン点眼は縮瞳により隅角を開大させる効果があるが，長期の縮瞳点眼により散瞳不良あるいは虹彩後癒着が起こりやすいことに注意が必要である．また，レーザー隅角形成術は前方へ突出した形状の虹彩の最周辺部にアルゴンレーザーで照射を行い，熱凝固により照射部の虹彩を収縮させ平坦にすることにより隅角を開大する術式である．プラトー虹彩に対するレーザー隅角形成術の効果は長期にわたり持続するとも報告されているが，必ずしも広く認知されているわけではない．ただし，すでに周辺虹彩前癒着を形成した部位には無効であるとされている．

閉塞隅角眼での水晶体の存在は隅角を閉塞させる最大の原因とした考えが認知されてきており，この水晶体を摘出することが非瞳孔ブロック機序を含めた閉塞隅角の原因を解消する手段として広まりつつある．プラトー虹彩機序に対する水晶体再建術では，プラトー虹彩形態の原因となる毛様体突起の前方回旋を軽減し，水晶体再建術後の毛様体突起の位置は隅角開大度と相関することから，プラトー虹彩形態にも治療効果が見込まれる．また，LI 後に残存した機能的閉塞隅角を解除する手段として，水晶体再建術は非常に効果が高いことも報告されている．これらの知見から，水晶体再建術はプラトー虹彩機序の機能的閉塞隅角を解除する強力な隅角開大の手段であると言える．ただし器質的閉塞隅角が広範囲に残存し，眼圧上昇の原因となっている症例は隅角癒着解離術の適応となる．

　PACG に対する水晶体再建術についてしばしば議論になるのは，白内障をみとめないか，あるいは非常に軽度で視力低下の自覚がない場合に，水晶体再建術を選択するべきなのか否かという点である．安全性の面から考えれば，もちろん水晶体再建術自体が内眼手術であり，LI や周辺虹彩切除術よりも侵襲の強い治療であると見なされることに加えて，閉塞隅角眼特有の浅前房に伴う手術手技の難しさという問題を十分に考慮する必要がある．しかし前眼部画像診断で瞳孔ブロックがみとめられず，プラトー虹彩主体の閉塞隅角に関して治療が必要であれば，LI よりも水晶体再建術を積極的に選択したほうが治療効果は高い．また，閉塞隅角眼の多くは遠視による裸眼視力の低下を伴っており，水晶体を眼内レンズに置換することで屈折矯正による裸眼視力の向上という副次的効果も期待できる．実際にプラトー虹彩の原発閉塞隅角眼に対して水晶体再建術を施行すると，ほとんどの症例で安心感をもって術後のフォローアップを行うことができるだろう．しかしあくまでも合併症なく安全に手術を遂行することが前提であり，閉塞隅角の治療目的に水晶体再建術を選択する際はとくに慎重に行わなければならないことを強調したい．

参考文献

1) Pavlin CJ, Foster FS：Plateau iris syndrome：changes in angle opening associated with dark, light, and pilocarpine administration. Am J Opthalmol 128：288-291, 1999
2) Hirose F, Hata M, Ito S, et al.：Light-dark changes in iris thickness and anterior chamber angle width in eyes with occludable angles. Graefes Arch Clin Exp Ophthalmol 251：2395-2402, 2013
3) Ritch R, Tham CC, Lam DS：Long-term success of argon laser peripheral iridoplasty in the management of plateau iris syndrome. Ophthalmology 111：104-108, 2004
4) Nonaka A, Kondo T, Kikuchi M, et al.：Angle widening and alteration of ciliary process configuration after cataract surgery for primary angle closure. Ophthalmology 113：437-441, 2006
5) Nonaka A, Kondo T, Kikuchi M, et al.：Cataract surgery for residual angle closure after peripheral laser iridotomy. Ophthalmology 112：974-979, 2005

〈広瀬文隆〉

C 水晶体の関与

I. 原発閉塞隅角発症機序における水晶体因子

　原発閉塞隅角は，以前は瞳孔ブロックが最も重要な機序と考えられてきたが，近年の画像診断の発達により，瞳孔ブロック，プラトー虹彩，水晶体因子のマルチメカニズムによるものであることがわかってきた．閉塞隅角眼の解剖学的な特徴として浅前房と狭隅角があげられるが，浅前房については水晶体の位置によって決まる．

　瞳孔中心の角膜後面と水晶体前面との距離が中心前房深度であり，原発閉塞隅角眼においては中心前房深度が正常眼と比較して小さくなっている．十分な中心前房深度があれば，閉塞隅角は起こりにくいとされる．中心前房深度が浅くなる原因としては，水晶体の厚みの増加と水晶体の前方移動が考えられており，原発閉塞隅角眼では正常眼と比較して水晶体の厚みは大きく，水晶体は前方に位置しているとされている．さらに原発閉塞隅角眼においては正常眼と比較して眼軸長が短い眼が多いが，水晶体の厚みは原発閉塞隅角眼のほうが大きいことから相対的な大きさは原発閉塞隅角眼のほうが大きく，水晶体の役割はより大きい．また水晶体の大きさは加齢に伴い変化し，とくに白内障の進行に伴って水晶体の厚みは増加することが知られている．

　水晶体の厚みの増加と水晶体の前方移動によって水晶体前面が前方に位置するようになると，水晶体と角膜の間にある虹彩がより角膜側に近くなるために隅角が狭くなる．また同時に水晶体前面が前方に位置すればするほど虹彩が水晶体前面に押し付けられる力が強くなるために，瞳孔部での水晶体前面と虹彩との接触は強くなる．水晶体と虹彩の接触が強くなることで瞳孔部での房水の後房から前房への流出抵抗が増加し，瞳孔ブロックが起こる．その結果，後房と前房の圧較差により虹彩は前方に膨隆し，虹彩が線維柱帯と接触することで閉塞隅角となる．このように水晶体機序による閉塞隅角は瞳孔ブロック機序も伴って閉塞隅角を引き起こす．

II. 水晶体因子の検出

　水晶体因子の関与を検出するために最も簡便な方法は，細隙灯顕微鏡検査による浅前房を確認することである．僚眼と比較して中心前房深度に差がある場合は，水晶体亜脱臼や水晶体偏位を含めた水晶体因子により閉塞隅角をきたしている可能性が高い．しかしなが

ら水晶体機序は前述したとおり瞳孔ブロックとも深く関係しているため，純粋な水晶体因子のみにより閉塞隅角をきたしていると判断することは難しい．逆に瞳孔ブロック，プラトー虹彩の各因子において閉塞隅角の機序として多くの症例で水晶体因子の関与を合併しており，どの因子がより深く病態に関与しているかどうかで病態をとらえる必要がある．このとき細隙灯顕微鏡検査のみでは客観的かつ詳細な異常を検出することは難しく，超音波生体顕微鏡(UBM)や前眼部光干渉断層計(OCT)などの画像診断装置を用いることが病態把握に非常に有用である．中心前房深度が小さく，画像検査で，虹彩の前方への膨隆が強くみとめられる場合は瞳孔ブロック機序がより関与していると考えられ，虹彩の前方への膨隆が弱い場合は水晶体機序がより関与していると考えられる．前眼部OCTは非接触検査で水晶体前面や虹彩の形状を把握することができ有用であるが，症例によっては虹彩の裏面を明瞭に描出することが難しい場合もある．UBMは接触検査であるものの虹彩の裏面，さらには虹彩の後の水晶体の表面まで描出することができ，虹彩膨隆の程度を定量的に評価でき有用である．

　水晶体因子により機能的隅角閉塞に伴う眼圧上昇が起こるリスクがあるかどうかを検出するためには，散瞳負荷試験や暗室うつむき試験などの負荷試験が有用である．うつむき試験は水晶体の前方移動により瞳孔ブロックが強くなることを利用した試験であり，瞳孔ブロックと水晶体因子両方のリスクをあわせて評価できる．

III.　前眼部OCTによる水晶体因子解析

　近年の前眼部画像診断装置の発達により，さまざまな因子が閉塞隅角の要因として検討されてきた．とくに前眼部OCTの登場により，非接触で一度に前房を構成する要素を含む断面を描出することができるようになった．瞳孔中心を通る断面において強膜岬をつないだ線から水晶体前面までの距離は水晶体膨隆度(lens vault)とよばれ，水晶体因子を解析するパラメータとして有用であることが示されている(図1)．中心前房深度やAOD500 (angle opening distance at 500 μm)などの前房を構成するさまざまなパラメータを含めて，閉塞隅角への影響について多くの報告がある．その中でも水晶体膨隆度が大きいことは小さい中心前房深度とともに閉塞隅角をきたす強力な因子であることが明らかとなっており，水晶体が閉塞隅角に対して主要な因子であることが示されている．閉塞隅角眼の多くが大きな水晶体膨隆度を伴っていて，レーザー虹彩切開術では閉塞隅角は解消しない．

IV.　閉塞隅角に対する治療における水晶体因子

　閉塞隅角に対する治療としては，従来外科的周辺部虹彩切除術やレーザー虹彩切開術が行われてきた．その期待される機序は瞳孔ブロックの解消であるが，瞳孔ブロックの解消はできても水晶体因子の除去はできない．したがって瞳孔ブロックが主たる機序の場合は，瞳孔ブロックの解消によって閉塞隅角は解消されるが，瞳孔ブロック以外の機序の役割が大きい場合，瞳孔ブロックは解消されても閉塞隅角は解消されないこととなる．

　一方で，水晶体を摘出することにより水晶体因子を解消することは可能である．近年，

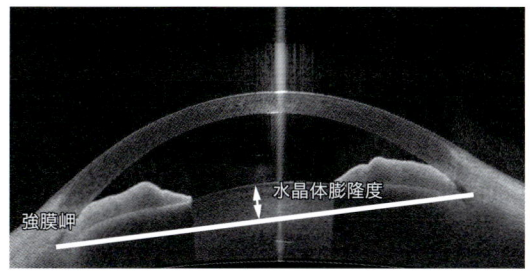

図1 原発閉塞隅角の前眼部OCT
強膜岬を結んだ線から水晶体前面までの距離が水晶体膨隆度とよばれる.

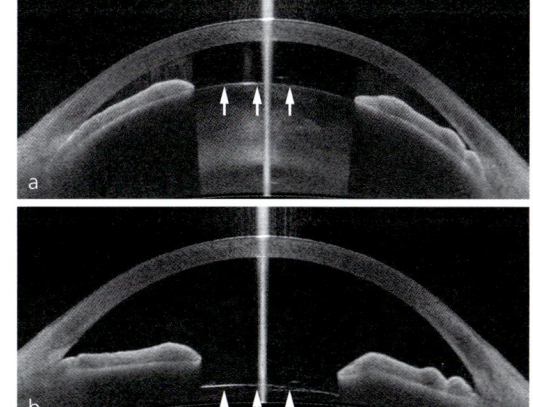

図2 水晶体再建術前後の前眼部OCT
a：水晶体再建術術前(↑は水晶体前面)，b：水晶体再建術術後(↑は眼内レンズ前面)．水晶体再建術術後，中心前房深度が大きくなり浅前房が解除され，隅角が開大している．

　白内障手術機器や小切開超音波水晶体摘出術の進歩によって以前の水晶体嚢内摘出術，嚢外摘出術と比較して合併症なくより安全に行えるようになったこともあり，水晶体再建術は閉塞隅角に対する治療として広まってきている．水晶体再建術により，厚くなった水晶体を取り除き眼内レンズに置き換えると，眼内レンズは水晶体よりも薄いことと，水晶体嚢内に固定された眼内レンズの前面は虹彩根部後面よりも後方に位置することにより，前房深度は大きくなる(図2)．さらに水晶体再建術は水晶体因子以外の因子にも有効であり，眼内レンズが後方に位置することになるので虹彩後面と眼内レンズの間には接触がなくなり，瞳孔ブロックは解消され，隅角は開大する．また水晶体再建術により水晶体を除去すると毛様体突起の前方回旋を軽減することで，プラトー虹彩に対しても隅角が開大する．レーザー虹彩切開術後に残存した機能的閉塞隅角を水晶体再建術は解除することも報告されている．このように水晶体因子を取り除くことは，水晶体因子の解消のみならず，瞳孔ブロック，プラトー虹彩などほかの因子に対しても有効である．これは閉塞隅角に複数の因子が関与していることを示しているだけではなく，水晶体因子の解消が閉塞隅角を解消させる有効な手段であることを示している．器質的閉塞隅角をすでにきたしており，眼圧上昇がある眼については隅角癒着解離術により器質的閉塞隅角の解除を行う必要がある．

参考文献

1) 日本緑内障学会：緑内障診療ガイドライン(第3版)．日眼会誌 116：3-46, 2012
2) Foster P, Low S：Primary angle-closure glaucoma. Shaarawy TM, Sherwood MB, Hitchings RA, et al. (ed)：Glaucoma. pp327-337, Saunders, 2009
3) Nongpiur ME, He M, Amerasinghe N, et al.：Lens vault, thickness, and position in Chinese subjects with angle closure. Ophthalmology 118：474-479, 2011

(亀田隆範)

D 毛様体・脈絡膜の関与

I. 原発閉塞隅角の発症機序としての毛様体

　緑内障診療ガイドライン第3版において，原発閉塞隅角の発症機序の分類として相対的瞳孔ブロック，プラトー虹彩，水晶体因子に加えて新たに毛様体因子があげられている．超音波生体顕微鏡（UBM）を用いた研究により，原発閉塞隅角眼において毛様体脈絡膜剥離が多く観察される（図1〜4）ことから，毛様体脈絡膜剥離が原発閉塞隅角の病態に関与していると推測される．一方，毛様体脈絡膜剥離は続発性の隅角閉塞の原因としても知られている．ぶどう膜炎による虹彩後癒着が引き起こす瞳孔ブロックと相対的瞳孔ブロッ

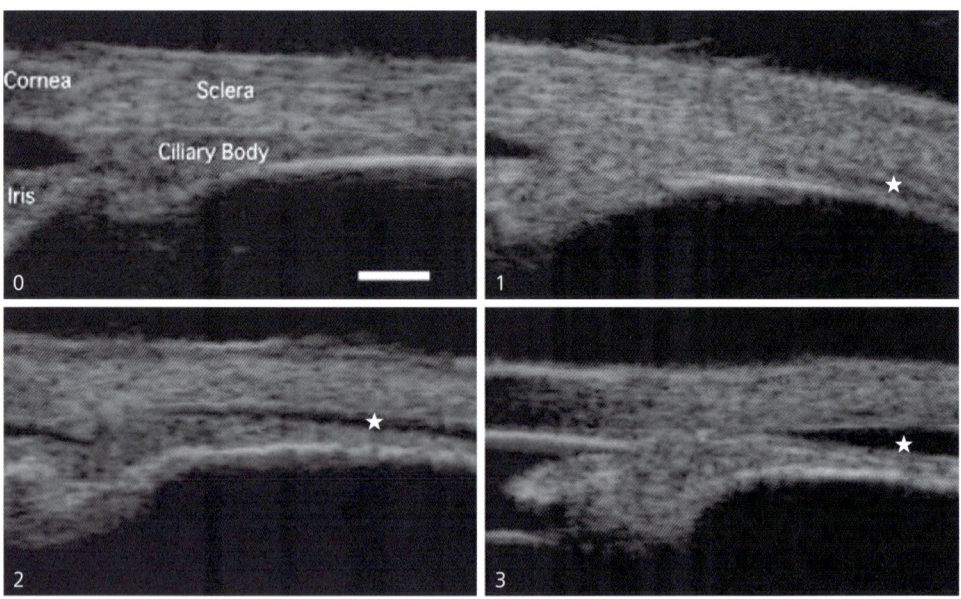

図1 Sakaiらによる超音波生体顕微鏡（UBM）による毛様体脈絡膜剥離の程度分類．冠状断（2003年）
強膜（sclera）と毛様体扁平部（ciliary body）の間に低エコー域として毛様体脈絡膜剥離（☆）が描出されている．バーは500 μm
　　　　 0：毛様体脈絡膜剥離なし
Grade 1：スリット状の毛様体脈絡膜剥離
Grade 2：帯状の毛様体脈絡膜剥離
Grade 3：著明な毛様体脈絡膜剥離
（Sakai H, Ishikawa H, Shinzato M, et al.：Prevalence of ciliochoroidal effusion after prophylactic laser iridotomy. Am J Ophthalmol 136：537-538, 2003より）

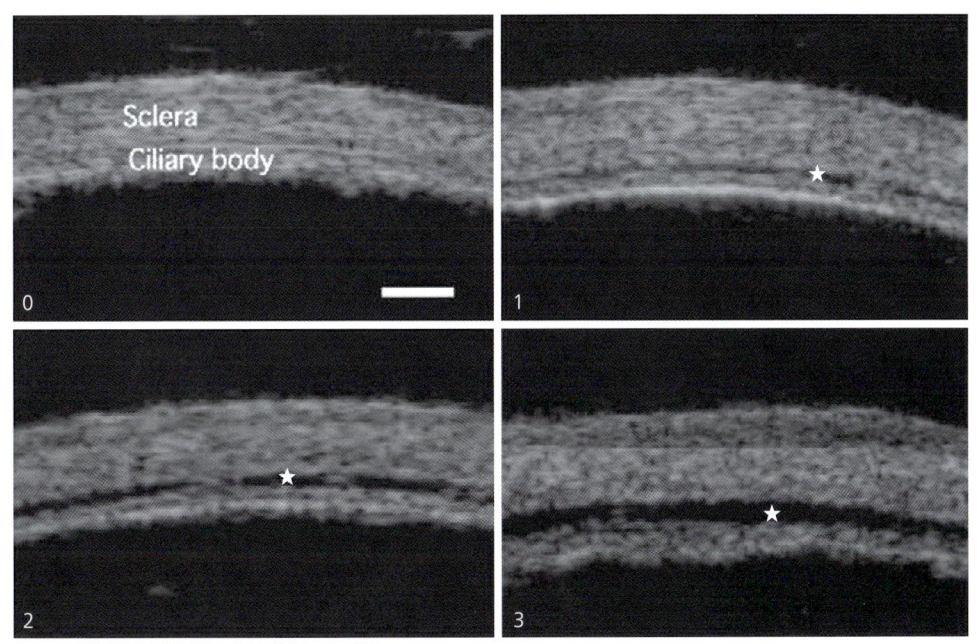

図2 毛様体脈絡膜剥離の程度分類．矢状断
図1と同じ眼の矢状断．強膜と毛様体扁平部の間に低エコー域として毛様体脈絡膜剥離（☆）が描出されている．バーは500 μm
　　　　　0： 毛様体脈絡膜剥離なし
Grade 1： スリット状の毛様体脈絡膜剥離．剥離は毛様体扁平部の厚みの1/2未満
Grade 2： 帯状の毛様体脈絡膜剥離．剥離は毛様体扁平部の厚みの1/2以上，扁平部の厚み未満
Grade 3： 著明な毛様体脈絡膜剥離．剥離は毛様体扁平部の厚みを超える
（Sakai H, Ishikawa H, Shinzato M, et al.：Prevalence of ciliochoroidal effusion after prophylactic laser iridotomy. Am J Ophthalmol 136：537-538, 2003 より）

クは異なる病態であるが，虹彩の瞳孔ブロックによる前方膨隆が隅角を狭小化するように，毛様体脈絡膜剥離による狭隅角，浅前房化は原因を問わず多くの状況で観察される．原発閉塞隅角眼においても毛様体脈絡膜剥離は狭隅角，浅前房化に関与していると考えられる．

II. 原発・続発に共通する隅角閉塞機序

　原発閉塞隅角は厳密な意味において原発性の疾患ではない．隅角形態に影響を与える前眼部構造の特徴が原発閉塞隅角の危険因子であることが知られている．小さな角膜径，小さな角膜曲率，浅前房など短眼軸に関連した眼球形態の特徴が古くから知られている．加齢も原発閉塞隅角の発症に影響している．40歳未満での原発閉塞隅角症，原発閉塞隅角緑内障の発症は非常に稀であり，通常50歳以降に発症し有病率は加齢とともに増加する．加齢に伴う水晶体厚の増加により前房が浅くなることが原因と考えられる．このように，原発閉塞隅角は小さな眼球や大きな水晶体などが原因となる疾患と考えられる．こうした特徴が極端な場合には真性小眼球に伴う閉塞隅角緑内障や水晶体起因性緑内障など続発閉塞隅角緑内障となる．逆に言えば，続発性の隅角閉塞機序と同様の機序が原発性の隅角閉塞機序に存在する，ということになる．

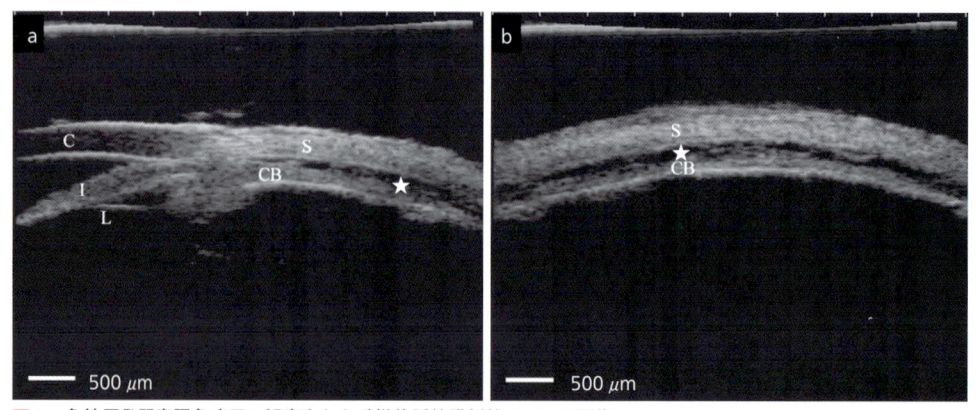

図3 急性原発閉塞隅角症眼に観察された毛様体脈絡膜剥離の UBM 画像
強膜(S)と毛様体扁平部(CB)の間に帯状の毛様体脈絡膜剥離(☆)が観察される．
C：角膜，I：虹彩，L：水晶体
(酒井 寛，澤口昭一：原発閉塞隅角緑内障の発症に毛様体の果たす役割．あたらしい眼科 20：973-980, 2003 より)

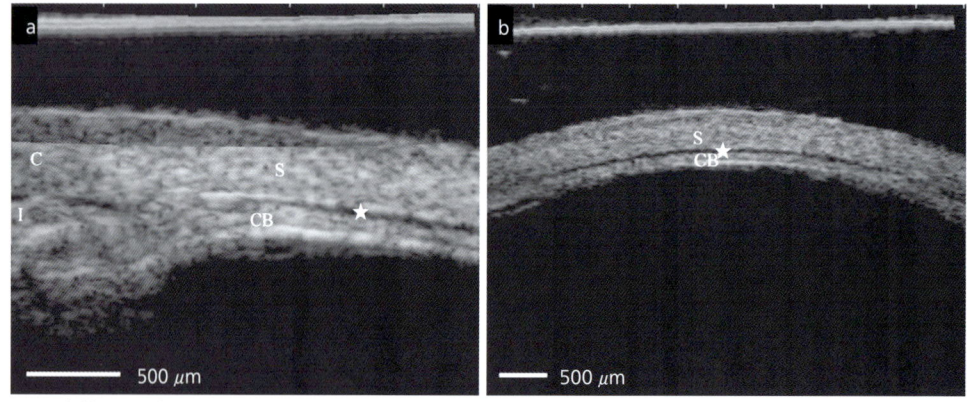

図4 慢性原発閉塞原発隅角症眼に観察された毛様体脈絡膜剥離の UBM 画像
強膜(S)と毛様体扁平部(CB)の間にスリット状の微小な毛様体脈絡膜剥離(☆)が観察される．
(酒井 寛，澤口昭一：原発閉塞隅角緑内障の発症に毛様体の果たす役割．あたらしい眼科 20：973-980, 2003 より)

　原田病に続発する毛様体脈絡膜剥離がときとして両眼性の続発閉塞隅角緑内障を引き起こすことはよく知られている(図5)．また，網膜剥離の輪状締結術後，汎網膜光凝固術後，スルフォンアミド部位をもつ抗てんかん薬トピラマートやアセタゾラミドによる薬剤性などによる毛様体脈絡膜剥離も続発閉塞隅角緑内障の原因となる．また，真性小眼球症に対する内眼手術後に毛様体脈絡膜剥離を伴うことは古くからよく知られている．毛様体脈絡膜剥離は浅前房化，近視化，狭隅角化，場合によって隅角閉塞による眼圧上昇をもたらす．毛様体脈絡膜剥離によるこうした変化は毛様体の前方回旋とそれに伴う水晶体の前進によって説明される．

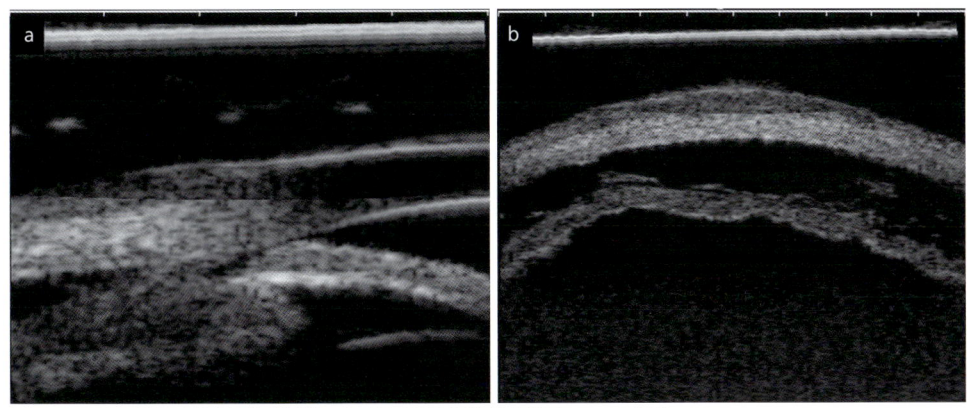

図5 原田病に伴う毛様体脈絡膜剥離による続発閉塞隅角緑内障眼のUBM画像
強膜と毛様体の間に，著明な低エコー域の間隙として描出される毛様体脈絡膜剥離が存在する．毛様体自体も浮腫があり厚い．

III. 悪性緑内障と毛様体脈絡膜剥離

　　悪性緑内障は古くから知られる病態で，内眼手術後に生じる極度の浅前房，前房消失を伴う隅角閉塞に伴う高眼圧である．古典的には原発閉塞隅角緑内障（現在の原発閉塞隅角症を含む）に対する術後に発症するものとして1869年にvon Graefeにより初めて記載された．悪性緑内障眼では，水晶体と虹彩が一体となって前方に押し出され隅角を閉塞していると考えられている．その機序としては毛様体突起と水晶体との間に生じる房水ブロックの存在が推測され，悪性緑内障は毛様体ブロックともよばれる．前房，後房容積は極度に減少または消失し，産生される房水は硝子体圧の上昇に結びついていると考えられる．こうした硝子体への房水の流出という点から"房水の誤った流出"（aqueous misdirection）ともよばれる．しかしながら，「房水の硝子体への回り込み」が，たとえば前部硝子体膜の房水透過性の亢進などにより原因として起きているのか，毛様体ブロックの結果であるのかは不明である．

　　UBMの発明により悪性緑内障眼の超音波断面像が撮影可能となり，悪性緑内障の診断，鑑別，病態の理解が進んだ．前房消失，水晶体と虹彩の全面にわたる接触，毛様体突起の圧排所見などが可視化可能となった．加えて，UBM開発者のPavlinらは悪性緑内障眼にUBMで毛様体脈絡膜剥離が確認される症例が存在することを発見した．毛様体脈絡膜剥離に続発する閉塞隅角緑内障ともいえるこの病態は悪性緑内障のすべてではなく，毛様体脈絡膜剥離の存在しない悪性緑内障も存在する．UBMなどの精細な画像診断を用いてのみ診断可能な毛様体脈絡膜剥離を合併する悪性緑内障は，理論的には毛様体ブロックのみによる悪性緑内障とは鑑別される．しかしながら，毛様体脈絡膜剥離の存在する悪性緑内障と毛様体脈絡膜剥離の存在しない悪性緑内障は画像所見以外では鑑別不能と考えられている．また，過去の文献上の悪性緑内障にも毛様体脈絡膜剥離の存在した症例が相当な割合で含まれている可能性があり，これを鑑別する意義は小さい．

IV. 悪性緑内障と原発閉塞隅角緑内障

　原発閉塞隅角緑内障に対する虹彩切除術の合併症として初めて報告された後も，悪性緑内障の報告は多くが原発閉塞隅角緑内障に対する手術後の報告であった．過去には，周辺虹彩切除術後の悪性緑内障の発症率が1％程度と報告されている．現在では，古典的な悪性緑内障の発症率は不明であるがきわめて稀な疾患である．Ritchらは悪性緑内障の背景として，①以前の急性・慢性閉塞隅角緑内障の存在，②浅前房，③水晶体の前方偏位，④水晶体または硝子体による瞳孔ブロック，⑤毛様小帯の脆弱，⑥毛様体の前方偏位と浮腫，⑦前部硝子体膜の肥厚，⑧硝子体容積の拡張，⑨後部硝子体腔への房水の回り込みをあげている．①〜⑤までは原発閉塞隅角緑内障の解剖学的な特徴であり，原発閉塞隅角緑内障と悪性緑内障の深いつながりが示されている．毛様体脈絡膜剝離は原発閉塞隅角緑内障と悪性緑内障の関係を説明する病態とも考えられる．

V. 毛様体脈絡膜剝離の病態

　毛様体は前方では虹彩と，後方では脈絡膜と連続するぶどう膜である．毛様体筋は眼球後方では脈絡膜と境界なく連絡し，眼球前方では強膜岬と線維柱帯に付着する．毛様体筋と虹彩の筋肉との連結はない．毛様体筋および脈絡膜はコラーゲンのシート様構造で腱のように強膜と付着している．このシート状の結合の間隙が毛様体・脈絡膜上腔であり，毛様体上腔と脈絡膜上腔は連続した構造である．毛様体・脈絡膜上腔に液体が貯留した状態を毛様体脈絡膜剝離（choroidal detachment）または毛様体脈絡膜滲出（ciliochoroidal effusion）あるいはぶどう膜滲出（uveal effusion）とよぶ．毛様体・脈絡膜と強膜との結合は眼球前方では強膜と平行に走行し，眼球後方では強膜により垂直に結合している．そのため，毛様体脈絡膜剝離は通常眼底の周辺部および毛様体部に発症しやすく，後極部には及びにくい．毛様体上腔と脈絡膜上腔は連続した構造であるため，脈絡膜剝離は実際には毛様体脈絡膜剝離である．

　毛様体脈絡膜剝離は低眼圧，渦静脈の圧迫，上強膜静脈圧の亢進などによる静脈から組織への水分の漏出，炎症による滲出など毛様体・脈絡膜上腔への液体の流入が亢進することが原因となる．真性小眼球症では，強膜の肥厚や組織異常などにより毛様体・脈絡膜上腔から毛様体・脈絡膜上腔液が強膜または強膜内の脈管構造の周囲（emissary channel）を通じての眼外への排出が低下することによっても生じると考えられている．

VI. 原発閉塞隅角眼における毛様体脈絡膜剝離

　真性小眼球症は非常にまれな疾患であるが，原発閉塞隅角眼には眼軸長が20 mm前後の真性小眼球症との境界領域にある症例が存在する．真性小眼球眼では術後に毛様体脈絡膜剝離をきたすことが多いことが知られているが，それは術前から真性小眼球眼に毛様体脈絡膜剝離が潜在しているからかもしれない．筆者らは，原発閉塞隅角眼において，レーザー虹彩切開術後に高頻度に一過性の毛様体脈絡膜剝離が観察される（図1, 2）ことを

UBMを用いた研究で明らかにした．一方，原発閉塞隅角眼においてレーザー虹彩切開術を行う前に毛様体脈絡膜剥離が存在する症例も存在した．こうした症例は，その当時は毛様体脈絡膜剥離に続発する続発閉塞隅角緑内障と診断され原発閉塞隅角緑内障とは鑑別されるのが妥当であった．とくに，急性原発閉塞隅角眼においてはその頻度が高いことが判明した．多数の原発閉塞隅角眼を対象とした2年間の連続症例の検討の結果，急性発作眼（治療開始後），急性発作の反対眼に頻度が高く，慢性閉塞隅角眼においても原発開放隅角緑内障眼よりも高い頻度で毛様体脈絡膜剥離が存在することが示された．この結果はシンガポールの中国系住民を対象とした研究において追試され，ほぼ同様の結果が得られている．また，急性発作眼における毛様体脈絡膜剥離は過去にも数例，国内外から報告されている．

VII. 原発閉塞隅角眼における毛様体脈絡膜剥離の特徴

　原田病における毛様体脈絡膜剥離は毛様体自体の浮腫を伴う毛様体脈絡膜剥離である（図5）のと対照に，原発閉塞隅角眼における毛様体脈絡膜剥離は毛様体筋と強膜との分離として観察され，程度も原田病における毛様体脈絡膜剥離より軽度である．毛様体脈絡膜剥離はその解剖学的に毛様体扁平部から脈絡膜の移行部において生じやすい．原発閉塞隅角眼における毛様体脈絡膜剥離は，毛様体扁平部から脈絡膜の移行部にとどまることが多い（図4）．原田病では毛様体脈絡膜剥離はより後極におよび，眼底検査で脈絡膜剥離として確認できることが多い．原田病でも軽度の毛様体脈絡膜剥離の場合には，原発閉塞隅角眼における毛様体脈絡膜剥離と区別がつかない場合もある．

VIII. 毛様体脈絡膜剥離と原発閉塞隅角の発症機序

　毛様体脈絡膜剥離は慢性の原発閉塞隅角において浅前房と関連していることが示されている．毛様体脈絡膜剥離は一般的に浅前房と関連していることから，続発閉塞隅角緑内障と同様に原発閉塞隅角眼においても浅前房の原因であると考えられる．一方，治療開始後に観察される急性発作眼における毛様体脈絡膜剥離は急性発作による上強膜静脈圧の上昇，急激な眼圧上昇と治療による急激な眼圧下降，急性発作による前眼部炎症などの影響が考えられる．急性発作眼でしばしば経験する毛様小帯の脆弱も急性発作による影響で生じたと考えられるが，一方で急性発作の原因である可能性もある．さらには，急性発作眼はしばしば間欠性の発作の自然寛解の既往がある場合がある．そうした場合には小発作による影響は次の発作の原因を作っている可能性もある．急性発作後に発症した毛様体脈絡膜剥離の存在は治療選択においても重要である．

IX. 毛様体脈絡膜剥離と原発閉塞隅角の治療

　毛様体脈絡膜剥離は悪性緑内障眼にも観察されるので，原発閉塞隅角緑内障眼では急激な眼圧下降をきたすような手術加療は毛様体脈絡膜剥離の発症または増悪による悪性緑内

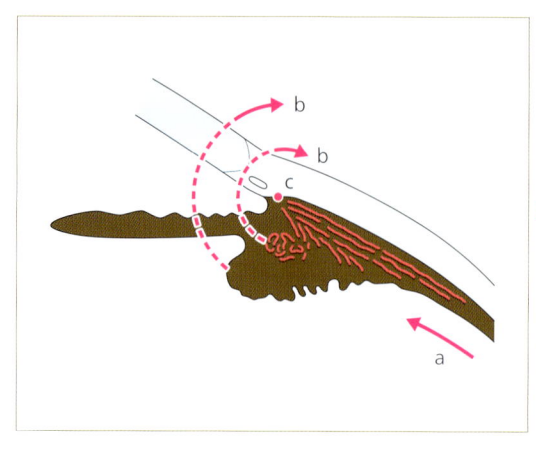

図6　Heerfoldtによる毛様体の前方回旋による隅角閉塞仮説（1915年）
渦静脈・脈絡膜の怒張による前方への移動（a）により強膜岬（c）を中心に虹彩，毛様体，水晶体は前方に回旋し（b，c）隅角が閉塞する．
(Hyams S: Angle-closure glaucoma. A Comprehensive Review of Primary and Secondary Angle-Closure Glaucoma. Kugler, Amstelveen, 1990 より)

障の発症に留意する必要がある．一方，急性発作眼の反対眼にも毛様体脈絡膜剥離が比較的高頻度で診断されることから毛様体脈絡膜剥離は急性発作の原因になっている可能性が高い．急性発作眼の反対眼は急性発作を起こしやすいことが知られている．毛様体脈絡膜剥離による毛様体回旋が隅角閉塞をきたすという仮説は悪性緑内障の発症機序として1915年にHeerfoldtにより提唱されている（図6）．原発閉塞隅角眼においても同様の機序で浅前房化，隅角閉塞が生じている可能性がある．毛様体が前方回旋して隅角が閉塞するとすればプラトー虹彩形状を生じる可能性もあり，今後研究が望まれる．

X. 脈絡膜膨張と原発閉塞隅角

　Choroidal expansion（脈絡膜膨張）により硝子体圧が上昇し水晶体を前方に押し出すことにより隅角閉塞が生じる，という脈絡膜膨張仮説が悪性緑内障と原発閉塞隅角の発症機序として提唱されている（図7）．近年，OCTを用いた中心脈絡膜厚の測定が可能となり，同じ研究グループによりこの仮説の検証が試みられ，これを支持する結果が発表された．一方，中心脈絡膜厚の増大は中心性漿液性網脈絡膜症における病態として近年注目を集めている．中心性漿液性網脈絡膜症が続発性に閉塞隅角緑内障を生じやすいという報告はないようである．続発閉塞隅角緑内障の原因は原発閉塞隅角の原因ともなりうる，という論理からは中心脈絡膜厚の増大が原発閉塞隅角の発症機序として普遍的であるのかは不明である．毛様体・脈絡膜と強膜の結合という解剖学的な特徴からも，毛様体脈絡膜剥離は毛様体扁平部を中心に生じやすく，後極部には通常生じない．脈絡膜膨張と毛様体剥離は似た概念であるが，全く異なる病態である可能性があり興味深い．原発閉塞隅角眼における中心脈絡膜厚の増大の関与に関してはさらなる研究が期待される．

　毛様体脈絡膜剥離は続発閉塞隅角緑内障の機序となりうることは多くの臨床報告により裏付けられている．続発閉塞隅角緑内障の原因となりうる病態が軽度に生じた場合に原発閉塞隅角の原因となる例は，瞳孔ブロックや水晶体因子においてもみとめられる．UBMや前眼部OCTを用いてしか観察できないような微小な毛様体脈絡膜剥離が原発閉塞隅角

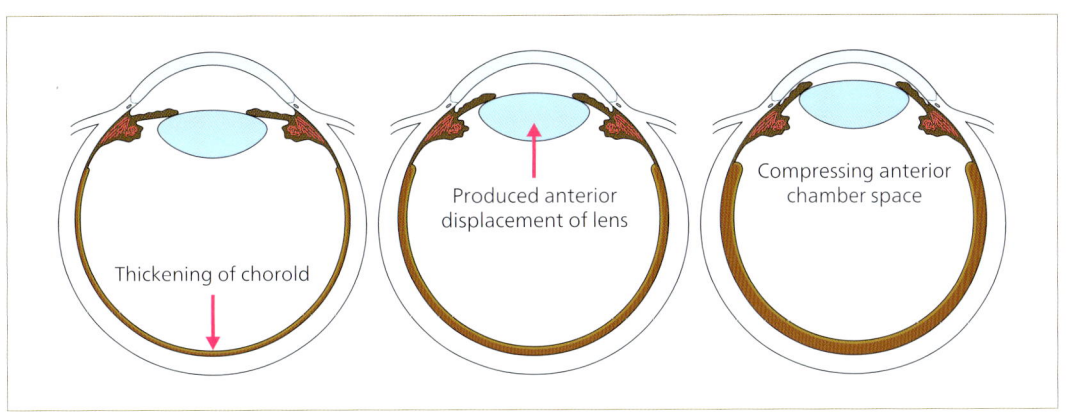

図7　Quigleyらによる脈絡膜膨張仮説
脈絡膜厚の増大により水晶体が前方に押し出され(中)前房を圧迫する(右).
(Quigley HA, Friedman DS, Congdon NG：Possible mechanisms of primary angle-closure and malignant glaucoma. J Glaucoma 12：167-180, 2003)

眼に存在することから，毛様体脈絡膜剝離は続発閉塞隅角緑内障の機序だけでなく原発閉塞隅角の原因でもあると考えられる．急性発作発症・治療後の毛様体脈絡膜剝離は原発閉塞隅角の結果として生じている側面が大きいと考えられる．急性発作寛解後に生じる再発作やさらなる浅前房化には毛様体脈絡膜剝離が関与している可能性がある．急性発作後の単独の濾過手術は合併症が多いことが知られているが，毛様体脈絡膜剝離が存在していると考えれば原発閉塞隅角眼に対する濾過手術は悪性緑内障の危険性が高いと考えられる．毛様体脈絡膜剝離の有無を診断することは病態理解のみならず治療選択においても重要である．

参考文献

1) 日本緑内障学会緑内障診療ガイドライン作成委員会：緑内障診療ガイドライン(第3版). 日眼会誌 116：3-46, 2012
2) 酒井　寛, 澤口昭一：原発閉塞隅角緑内障の発症に毛様体の果たす役割. あたらしい眼科 20：973-980, 2003
3) Sakai H, Morine-Shinjyou S, Shinzato M, et al.：Uveal effusion in primary angle closure glaucoma. Ophthalmology 112：413-419, 2005
4) Ritch R, Lowe RF：Angle-closure glaucoma：mechanisims and epidemiology. In：Ritch R, Shields MB, Krupin T(ed)：The glaucomas 2nd ed. Vol 3, pp801-819. Mosby, St Louis, 1996
5) Arora KS, Jefferys JL, Maul EA, et al.：The choroid is thicker in angle closure than in open angle and control eyes. Invest Ophthalmol Vis Sci 27：7813-7818, 2012

〔酒井　寛〕

Topics

UBMと前眼部OCT画像で知る原発閉塞隅角の機序

　隅角閉塞は虹彩と線維柱帯の非器質的な接触，または器質的な癒着である．虹彩の形態が隅角閉塞に関与する．虹彩の形態は先天的な要因で決定され加齢性の変化を受ける．虹彩の運動は交感神経と副交感神経に支配されており，瞳孔散大筋，虹彩括約筋のトーヌスおよび瞳孔径により変化する．明暗，情動は虹彩の形態に影響する．虹彩の位置は後方に存在する水晶体の大きさおよび位置に影響される．加齢による水晶体の容積の増加は虹彩の前方移動を引き起こす．水晶体の厚みは毛様体筋により調節される．毛様体は眼球後方では脈絡膜と，前方では虹彩と連続するぶどう膜であり，毛様体の形態や位置の変化は虹彩，水晶体の位置および形態に影響する．結果として，隅角形態も変化する．このように，虹彩，水晶体，毛様体の形態の変化は隅角の狭小化と閉塞をもたらす要因である．超音波生体顕微鏡(UBM)や前眼部OCT(AS-OCT)は隅角の断面画像を描出可能であり虹彩，水晶体，毛様体の形態を動的に観察可能である．UBMや前眼部OCTは隅角閉塞のメカニズムを推測するのに有用である．隅角閉塞の危険因子である浅前房，狭隅角，狭い隅角幅，水晶体膨隆などの定量化も可能である．

❶虹彩の形状

1）虹彩膨隆（瞳孔ブロック）（図1）

　房水は後房から前房へ流出する．後房圧は前房圧より高く，瞳孔縁における虹彩裏面と水晶体前面の接触部が房水の流出抵抗の部位と考えられている．浅前房眼では水晶体がより前方に位置し虹彩と水晶体の接触が強まり，房水の流出抵抗は増大する．虹彩は圧較差に応じて前方に膨隆し隅角を狭小化・閉塞する一因となる．これを相対的瞳孔ブロックという．相対的瞳孔ブロックは閉塞隅角眼にのみ生じている機序ではなく，生理的にも生じうる．

2）虹彩厚

　虹彩は縮瞳時に薄く，散瞳時に厚い．虹彩厚には個人差がある．虹彩厚の増大は周辺前房深度の減少を引き起こす．厚い虹彩は浅前房，瞳孔ブロック，プラトー虹彩などの要素と複合的に関連し隅角閉塞の一因となる．散瞳による虹彩厚の増大は隅角閉塞の引き金となる可能性がある．散瞳により急性原発閉塞隅角症（急性発作）が引き起こされることがある．

3）虹彩形状（プラトー虹彩）（図2）

　瞳孔ブロックによる虹彩の前方膨隆が強くなく，中心前房深度がそれほど浅くないにもかかわらず隅角部のみ狭い虹彩形状．散瞳による虹彩厚の増大により隅角が閉塞する危険が高まる．毛様体突起が前方に位置し，虹彩根部を角膜側へ押しやるように後方から支持しているとされる．

❷水晶体の形状

1）水晶体厚の増加（加齢変化）（図3）

　水晶体厚の増加は加齢による浅前房の原因となる．20代開放隅角眼（左）と70代原発閉塞隅角緑内障眼（右）．

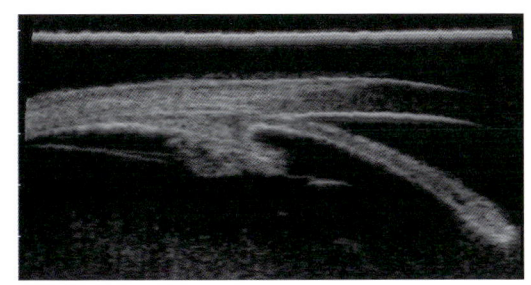

図1　瞳孔ブロック

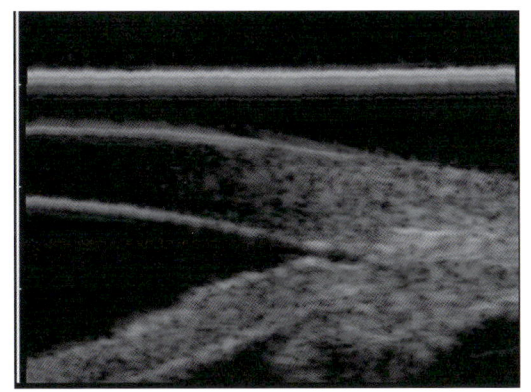

図2　プラトー虹彩

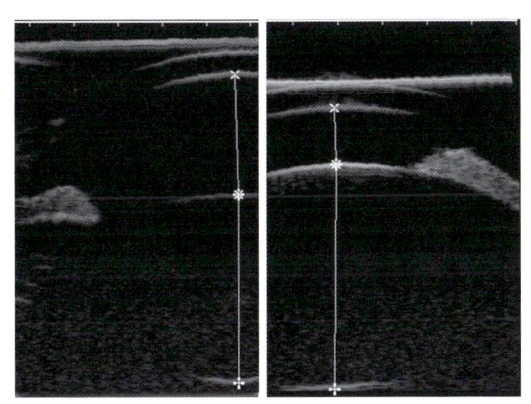

図3　水晶体因子

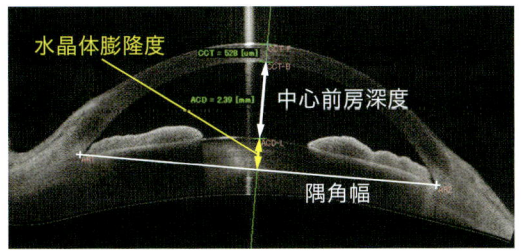

図4　水晶体膨隆度

2）水晶体膨隆・水晶体の前方偏位（図4）

水晶体膨隆度を水晶体の虹彩面よりも前方部分として評価可能であり，増加は閉塞隅角の危険因子とされる．

❸ 毛様体の形状

1）毛様体突起の前方偏位

UBMによるプラトー虹彩の診断には毛様体突起の前方偏位がある．加齢によっても毛様体突起は前方に移動する（図2参照）．

2）毛様体脈絡膜剥離（第2章 II-D，⇒64頁）

毛様体脈絡膜剥離は毛様体突起の回旋，浅前房化をもたらし，隅角を閉塞させる．原発閉塞隅角眼においても観察されることがある．急性発作後には高頻度で発症している．

（酒井　寛）

Topics

脈絡膜と隅角閉塞―次世代OCTによる観察

❶脈絡膜と緑内障

　ヒトの脈絡膜は大小さまざまな血管とゆるい細胞外マトリックスにより構成され，網膜中心窩において200～400 μmの厚みをもち，加齢で薄くなり近視ほど薄く遠視ほど厚い．つまり眼軸が長いほど薄く短いほど厚い．周辺脈絡膜は薄く中心窩の鼻側と乳頭周囲も比較的薄い．血管は有窓で眼圧や血管透過性，動静脈圧，結合組織の生体力学的特性により体積変動する．脈絡膜実質より水分を排出するために毛細血管板は20 mmHgの圧較差を形成している．脈絡膜強膜間スペースよりも2 mmHg硝子体側が高い．結果，水は脈絡膜血管外から強膜を通過して眼外に出る．しかし，閉塞隅角を起こしやすい眼において，この脈絡膜の血管外拡張は大きな影響を及ぼす．脈絡膜血管の透過性が変化することで，正常な静水圧バランスが変化し，血管外スペースを拡張する．上脈絡膜液は高濃度の血漿が存在する．この液が脈絡膜を出るには強膜を通過するか，渦静脈のemissary channelから脱出する．その速度は遅く，蛋白量，静水圧眼圧較差，眼窩内圧，強膜面積，強膜厚に依存し小眼球は抵抗が高い．

　Quigleyは脈絡膜厚のコントロールが不良になることが，閉塞隅角緑内障の進行に関与するというchoroidal expansion説を提唱している．薬剤性の緑内障発作は脈絡膜の透過性亢進が起点となっている可能性があり，以前は脈絡膜腫脹と考えられていた現象がより後方まで広がる脈絡膜路の開通が関与している報告が多くある．Gazzardらは緑内障発作直後の脈絡膜膨張を観察したが，それは発作の結果と考えた．その後，原発閉塞隅角緑内障(PACG)に関して，UBMと前眼部OCT(AS-OCT)による周辺脈絡膜剥離の合併が多数報告され，発作の結果と考えられたこの現象が低眼圧でも観察され，発作の起きていない閉塞眼やレーザー虹彩切開術(LI)後の閉塞眼でも観察されることから，発作に先行した現象との認識が広まっている．Choroidal expansionは硝子体圧を上昇させ，水晶体を前方偏位し相対的瞳孔ブロックを介して，隅角閉塞を生じる．たとえば100 μLの変化が60 mmHgといった高眼圧を生み出す．100 μLは閉塞隅角症の前房容積に匹敵する．白内障手術の際，常に前方偏位圧がかかっていることと矛盾しない．血管透過性のみにかかわる場合脈絡膜に流液が入り込むだけだが，血管が破綻すると大きな脈絡膜出血すなわち駆出性出血が起こる．昨年報告されたアジア人を中心としたPACGに対するGWASから導かれた感受性遺伝子座は，PLEKHA7にあるrs11024102，COL11A1にあるrs3753841，PCMTD1とST18の間にあるrs1015213であり，すべてクロモゾーム8qにある新規遺伝子座である．これらは強膜抵抗や，細胞外マトリックスや組織間隙抵抗に関与し，これまで示唆されてきた発作眼は毛様体脈絡膜剥離をみとめる，緑内障発作には脈絡膜の膨張が関与する．悪性緑内障が多いといったPACG特有の病態ともつながる可能性がある．

❷次世代OCTによる脈絡膜観察

　緑内障診療において欠かせない存在となった

OCTは，現在もそのスペックの進化が進んでいる．その方向性は速度と侵達度にある．高速化は3次元画像や動画を可能に，そして高侵達化はこれまで不明瞭だった深部画像への挑戦を可能としている．近年開発されたswept-source OCT（SSOCT）は透過性の高い1,050 nmという波長を用いて情報の減衰を減少させ，アベレージング技術で画質を向上させる．現在SSOCTが臨床応用された機種としてTopcon社製DR1がある．Zhouらはspectral-domain OCTのEDI modeによる脈絡膜観察によって脈絡膜厚は中心窩周囲6 mmの黄斑部では正常眼より急性原発閉塞隅角症（APAC）の反対眼である原発閉塞隅角症疑い（PACS）眼で厚みがあると報告し，WangらはAPAC眼がその反対眼と比べ脈絡膜は厚く，厚みは拡張期血圧と関連すると報告している．また，水負荷により脈絡膜は原発開放隅角緑内障（POAG）眼よりPAC眼でより厚くなるため，なんらかの負荷にPACの脈絡膜は反応しやすいことは，Quigleyの仮説を支持している．したがって，脈絡膜厚が閉塞眼においてかなり広範囲に厚くなっていると予測されることは発作眼やその僚眼に多く観察される脈絡膜浸出による毛様体脈絡膜剥離と関連があるのかもしれない．SSOCTではこの脈絡膜撮影が広範囲高速で可能で，DR1では脈絡膜厚を自動解析し，脈絡膜体積を自動計算できる（図1）．今後この領域のさらなる報告が待たれる．

❸前眼部OCTで観察できる前房，虹彩と脈絡膜

前眼部画像観察は超音波生体顕微鏡（UBM）の登場により大きく変化した．主に緑内障分野で用いられたUBMは虹彩，隅角，毛様体といったこれまで十分観察できなかった組織の病態を解明した．Pavlinらは毛様体より奥の脈絡膜の病態にも応用し，Behçet病で毛様体脈絡膜剥離を起こすことを指摘し，その後Kawanoら，Matsushitaらは原田病でも発作時に毛様体脈絡膜剥離と毛様体浮腫が生じることを報告した．一方，さまざまな内眼手術術後の低眼圧に伴う毛様体脈絡膜剥離が報告されている．近年，time-domain AS-OCT（Visante™，Carl Zeiss社製）により毛様体以外の前眼部は赤道部に至るまで解析可能となり，非侵襲

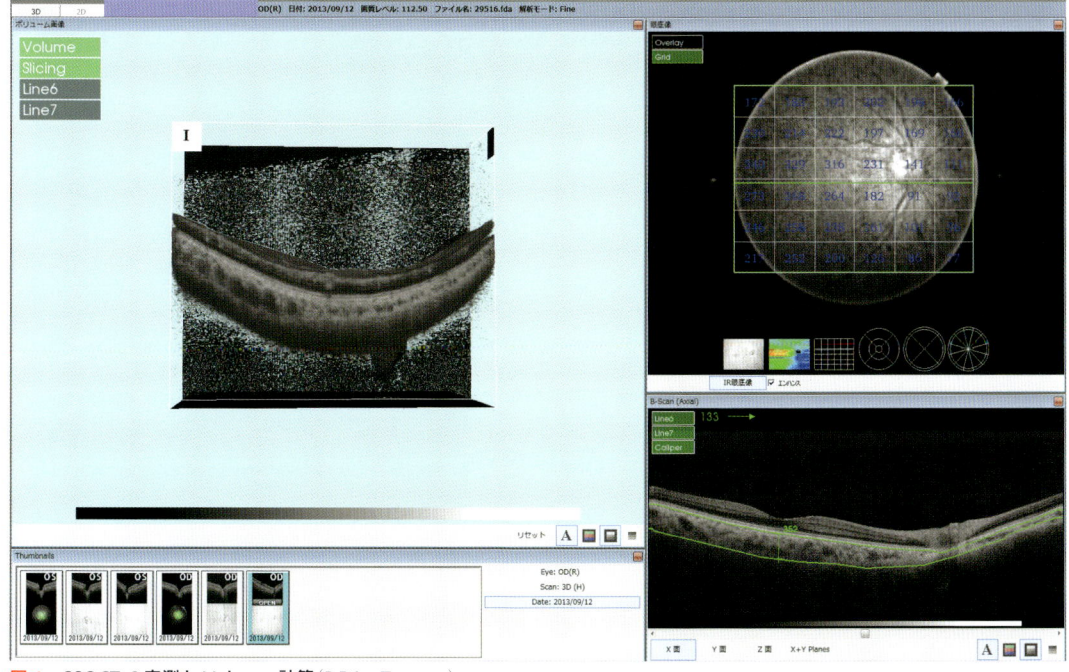

図1 SSOCTの実測とVolume計算（DR1，Topcon）

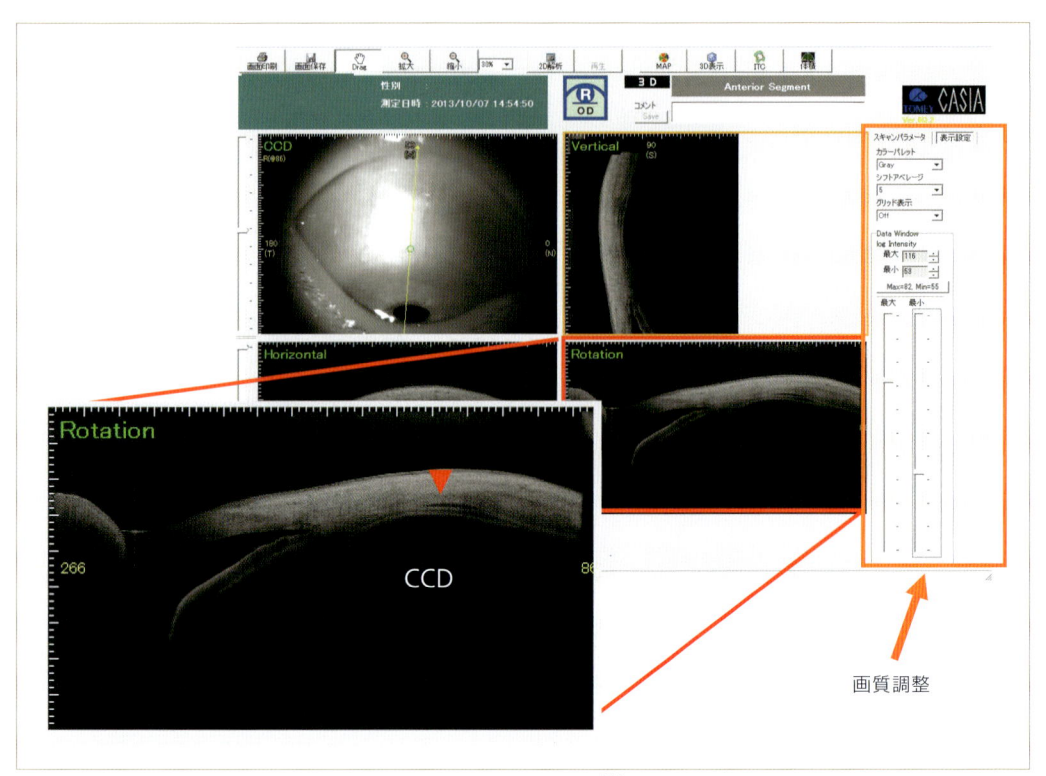

図2 PACに観察された微小な毛様体脈絡膜剥離（microCCD in CASIA™, TOMEY）

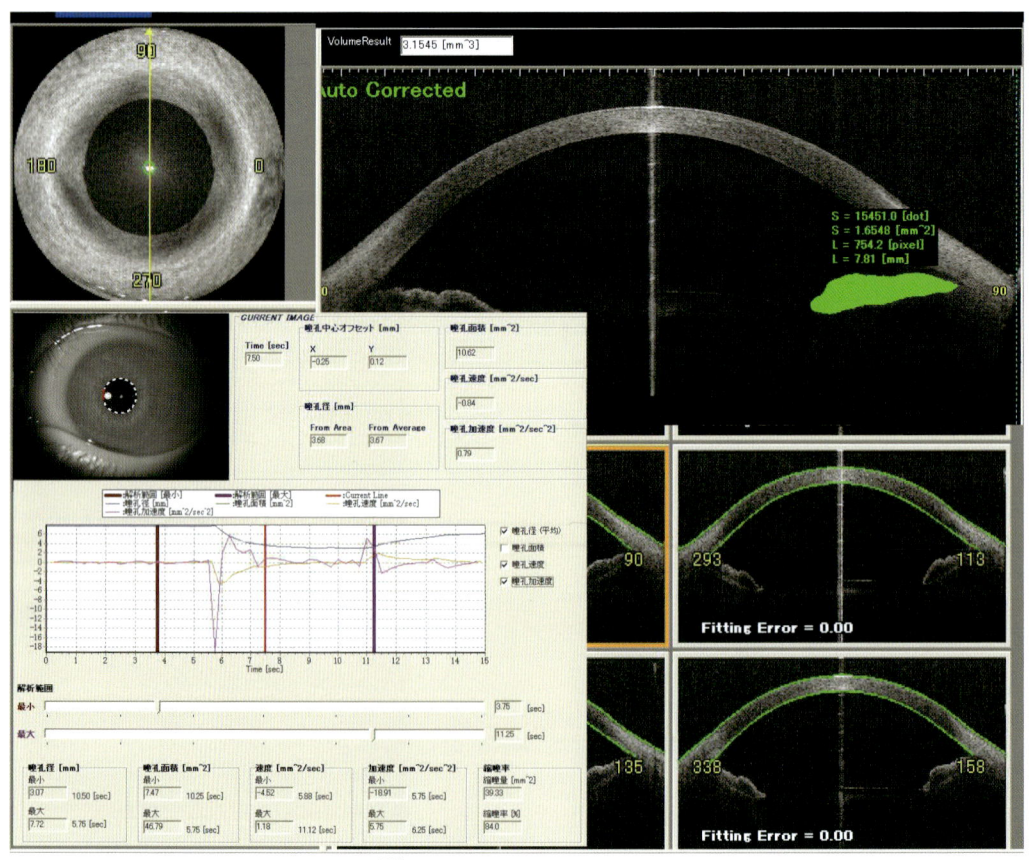

図3 虹彩体積の計測と瞳孔運動解析（CASIA™, TOMEY）

的に毛様体脈絡膜剥離も観察できる(図2). この領域にSSOCT搭載機が登場した. SS-1000 (CASIA™, TOMEY社製)である. CASIA™は波長特性による深い侵達度があり, 広い画角で詳細な解析が可能である. 高速であることから, 動的解析からアベレージングによる画像の質の向上があり, 動画も静止画も多方面の解析に耐えうる.

また, 前眼部OCTは微小から脈絡膜剥離につながる巨大な毛様体脈絡膜剥離のほかに, 虹彩や隅角の動的解析が可能となり(図3), 隅角体積と瞳孔の動きを同時解析することで, 動的隅角閉塞状態を再現できる. たとえば, 閉塞隅角との関係で注目される虹彩体積変動に関して, CASIA™で対光反応による虹彩体積変動と瞳孔運動との関係を調べた報告がある. 今後前眼部後眼部双方のSSOCTを組み合わせ広域脈絡膜観察が可能となるかもしれない.

参考文献

1) Mrejen S, Spaide RF：Optical coherence tomography：imaging of the choroid and beyond. Surv Ophthalmol 58：387-429, 2013
2) Quigley HA：Angle-closure glaucoma-simpler answers to complex mechanisms：LXVI Edward Jackson Memorial Lecture. Am J Ophthalmol 148：657-669, 2009
3) Vithana EN, Khor CC, Qiao C, et al.：Genome-wide association analyses identify three new susceptibility loci for primary angle closure glaucoma. Nat Genet 44：1142-1146, 2012
4) Wang W, Zhou M, Huang W, et al.：Does acute primary angle-closure cause an increased choroidal thickness? Invest Ophthalmol Vis Sci 54：3538-3545, 2013
5) 河嶋瑠美, 松下賢治, 他：対光反射による虹彩体積変動に対する自律神経の影響. 日眼会誌117：50-51, 2013

(松下賢治)

E 混合型緑内障と残余緑内障

I. 混合型緑内障とは

　緑内障ガイドライン第3版第2章では，緑内障をまず眼圧上昇の機序から分類し，原発緑内障の中に，原発開放隅角緑内障(POAG)，原発閉塞隅角緑内障(PACG)と並んで混合型緑内障(mixed glaucoma)の病型があげられている(**表1**)．その定義として「混合型緑内障とは原発開放隅角緑内障と原発閉塞隅角緑内障の合併例のことである」と述べられているが，そのすぐ後に，「混合型緑内障という用語を用いるべきではないという意見も存在する」との文章が併記されている．

　実際，英文原著論文の中に mixed glaucoma という用語を用いているものはこの20年

表1　緑内障の分類

I. 原発緑内障
1. 原発開放隅角緑内障(広義)
　　A. 原発開放隅角緑内障(狭義)
　　B. 正常眼圧緑内障
2. 原発閉塞隅角緑内障(primary angle closure glaucoma)
　　A. 原発閉塞隅角緑内障
　　B. プラトー虹彩緑内障
3. 混合型緑内障

II. 続発緑内障(secondary glaucoma)
1. 続発開放隅角緑内障
　　A. 線維柱帯と前房の間に房水流出抵抗の主座のある続発開放隅角緑内障
　　B. 線維柱帯に房水流出抵抗の主座のある続発開放隅角緑内障
　　C. Schlemm管より後方に房水流出抵抗の主座のある続発開放隅角緑内障
　　D. 房水過分泌による続発開放隅角緑内障
2. 続発閉塞隅角緑内障
　　A. 瞳孔ブロックによる続発閉塞隅角緑内障
　　B. 瞳孔ブロックによらない虹彩—水晶体の前方移動による直接閉塞
　　C. 水晶体より後方に存在する組織の前方移動による続発閉塞隅角緑内障
　　D. 前房深度に無関係に生じる周辺虹彩前癒着によるもの

III. 発達緑内障(developmental glaucoma)
1. 早発型発達緑内障
2. 遅発型発達緑内障
3. 他の先天異常を伴う発達緑内障

(日本緑内障学会緑内障診療ガイドライン作成委員会：緑内障診療ガイドライン 第3版, 2012より一部改変)

ほどの間ほとんどみられず，国内でも混合型緑内障で検索される原著論文は数えるほどである．混合型緑内障はPOAGとPACGの要素が複合的に存在した状態であるが，その診断が可能になるのはある程度長い時間経過の中で治療的介入を行い，その結果を評価した後である．POAGやPACGと並列に考えられるべき病態ではなく，そのいずれとも診断しがたい状況を形式的に解消するために用いる病名とも考えられる．さらに近年POAGやPACGの定義が変遷してきたため混合型緑内障も従来の定義のままではあいまいさと矛盾を含むことになり，明確な基準に基づいて診断することが困難な状態になっている．しかし混合型緑内障という用語自体は現在も使用されることがあり，その診断や治療について，実際の診療の過程を想定しながら考察することは，臨床的に意義があると考える．

II. 混合型緑内障の定義とその問題点

　前述の定義からすれば，混合型緑内障はPOAGとPACGの要素をあわせてもつことになる．実際に混合型緑内障が臨床的に診断されるのは，高眼圧とその原因になりうる閉塞隅角所見がみとめられ，なんらかの治療により隅角の閉塞を解除しても眼圧が正常化しない時，ということになる（図1）．このとき隅角閉塞の解除後も高眼圧が残る状態が残余緑内障とよばれ，ここで緑内障性視神経症（glaucomatous optic neuropathy：GON）の有無は通常問わない．たとえば一例としてある国内の論文においては，混合型緑内障はレーザー虹彩切開術（LI）施行後の眼圧と隅角の状態から，「周辺虹彩前癒着（PAS）の範囲が1象限未満でLI後1週間以降に眼圧値21 mmHg以上をしめしたもの」と定義されており，このような混合型緑内障の定義が一般的に用いられている．

　PACGの定義については近年大きな変化があり，原発閉塞隅角症疑い（PACS）と原発閉

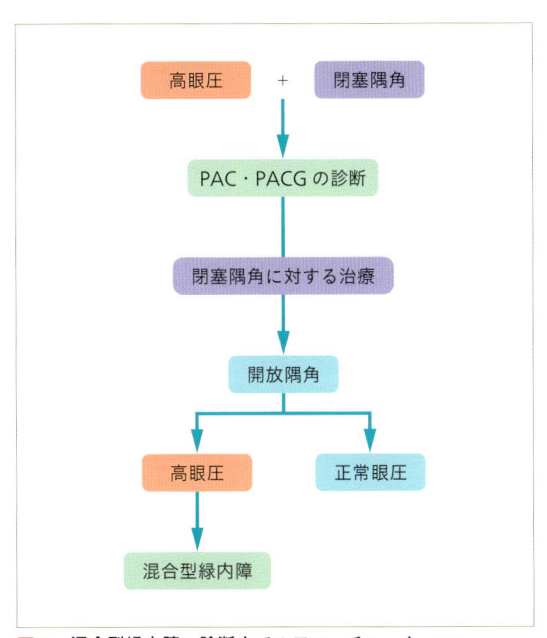

図1　混合型緑内障の診断までのフローチャート
PAC：原発閉塞隅角症，PACG：原発閉塞隅角緑内障

塞隅角症（PAC）との関連も考慮した現在の定義からすれば，PACGには閉塞隅角とGONが存在していることが必要である．しかし混合型緑内障を考える場合のPACGの要素は，閉塞隅角，あるいは狭隅角と高眼圧のみが考慮されておりGONの有無は通常問われないため，むしろPACの要素，と考えるべきかもしれない．しかも，PACGとPOAGの合併，という定義でありながら，混合型緑内障の診断がされるのは隅角閉塞が解除されてからであり，診断時にはPACGの要素はすでに存在していないことになる．

閉塞隅角の定義自体にも変遷があり，緑内障診療ガイドラインでは「線維柱帯色素帯が隅角全周の3/4（270度）以上にわたり観察されず虹彩線維柱帯間の接触が推測される」状態として定義することが「提唱されている」と記載され，虹彩線維柱帯接触（iridotrabecular contact：ITC）が3/4周以上あることで閉塞隅角を定義すべき，との立場にある．ITCは器質的な虹彩と線維柱帯の癒着であるPASと，PASを伴わずに暗所などでのみ一時的にみとめられる虹彩と線維柱帯の接触，いわゆる機能的隅角閉塞を含んだ概念であるが，その診断を隅角鏡のみを用いて行うことはしばしば困難であり，また超音波生体顕微鏡や前眼部光干渉断層装置による画像診断が利用できる場合でも，その解釈は単純ではなく，検者によって診断結果が変わる余地がある．

混合型緑内障は1960年代から，正常眼圧緑内障（NTG）の概念が確立する以前から用いられた用語である．混合型緑内障のPOAGの要素とは，正常眼圧緑内障（NTG）の概念を考えない狭義のPOAGにならい，閉塞隅角が解除された後の高眼圧状態（残余緑内障）を示しており，GONの有無は通常問わない．このように混合型緑内障の定義においては，緑内障，POAG，PACGという用語には高眼圧，または閉塞隅角の存在のみを示す旧来の定義が想定されている．高眼圧が緑内障の定義に含まれず，むしろGONの評価が緑内障診断に必須である現在の用語の使われ方を考えると，混合型緑内障という用語の使用に批判的な立場も理解できる．

III. 混合型緑内障と残余緑内障の診断

1. GONの評価

前述のように混合型緑内障の診断にGONの有無は通常問われない．

本来GONの評価をせずに緑内障という用語を用いることには慎重になるべきだと考えるが，臨床上の診断の手順を考えると，このような混合型緑内障の定義はむしろ実際的な面がある．閉塞隅角眼では散瞳は通常できないため，直像鏡以外では詳細な眼底，視神経乳頭の評価は難しい．閉塞隅角の原因としてある程度以上の白内障も合併し，眼底の評価や視野検査にも影響を及ぼすことが多いため，閉塞隅角眼においてはGONを治療前に詳細に評価することは実際困難な場合がある．

さらには，隅角閉塞解除後に詳細な検査を行ってGONが確認されたとしても，それが隅角閉塞による高眼圧によって生じたのかどうかは判断できないことが多い．たとえば眼圧が上昇する以前からNTGによるGONが存在し，あとから加齢とともに隅角閉塞，眼圧上昇が生じた可能性は通常否定できない．過去の診療記録や患者本人の自覚症状など

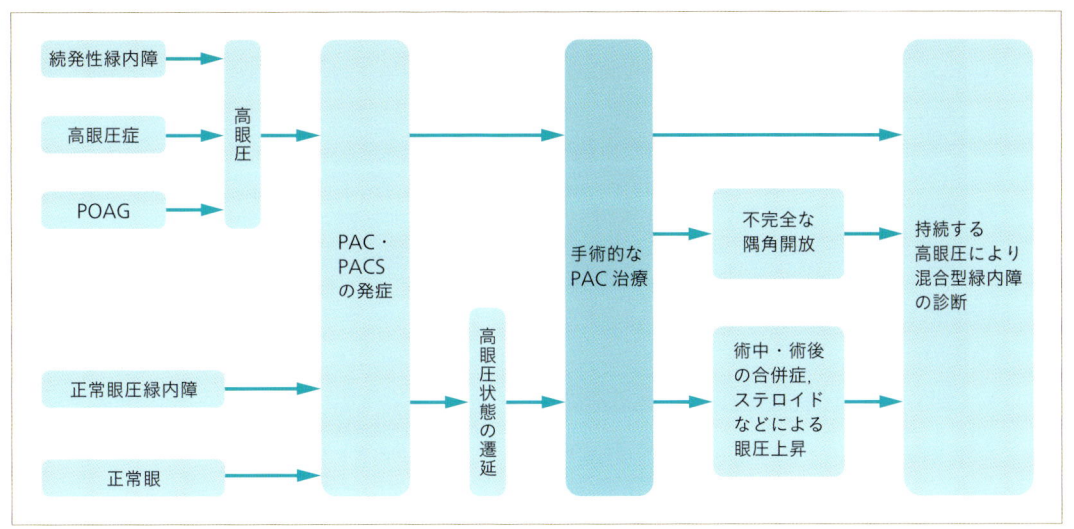

図2 混合型緑内障と診断される状態に至るまでに想定される経過の一部
POAG：原発開放隅角緑内障（狭義），PAC：原発閉塞隅角症，PACS：原発閉塞隅角症疑い

があればPOAGやNTGの既往を推測できることはあるかもしれないが，GONの発症要因として，隅角閉塞とそれによる高眼圧がどれだけ関与しているのかは評価できない．混合型緑内障と診断される状態に至るまでには，さまざまな経過をたどってきた可能性がある（図2）．

考えてみればこの問題は混合型緑内障のみではなく，PACGの診断においても同様に存在している．たとえば閉塞隅角とGONがあり，レーザー虹彩切開術（LI）や白内障手術によって隅角が開放されたあとに眼圧が正常化した症例においては，もともとNTGの要素が合併していてGONは隅角の閉塞する前から発症していた可能性が否定できないことがある．つまりPACGにおいても，慢性の経過のものも急性のものも含め，隅角閉塞とGONがあればPACGの診断がなされているのであり，GONの原因として高眼圧がどれだけ関与しているのかは実際には判断できないため，その点は診断上考慮されているわけではない．わが国で行われた疫学調査（久米島スタディ）の結果でも，PACGの約半数の症例にはPASや眼圧上昇など，PACの所見をみとめていないことが報告されている．

このように考えてみると，PACGという定義にもある程度のあいまいさが含まれ，PACGにもさまざまな経過，病態の症例が含まれる可能性に気づく．むしろ臨床的な治療方法の選択を念頭においた立場からは，GONの要因の評価にとらわれずに，眼圧上昇の機序と高眼圧という状態をもとに混合型緑内障という診断をすることは，現実的であるようにも思える．

2. 隅角の評価

ある症例が混合型緑内障と診断される過程を考えると，また別の問題が生じる．初診時に浅前房と閉塞隅角の所見，高眼圧をみとめる状況を想定する．眼科的にはとくに既往や合併症はないが，隅角は狭く3/4周にITCがみとめられ一部にPASも形成されているようで，ほかには続発緑内障を疑うような所見，炎症もないとすれば，この時点でPACG，

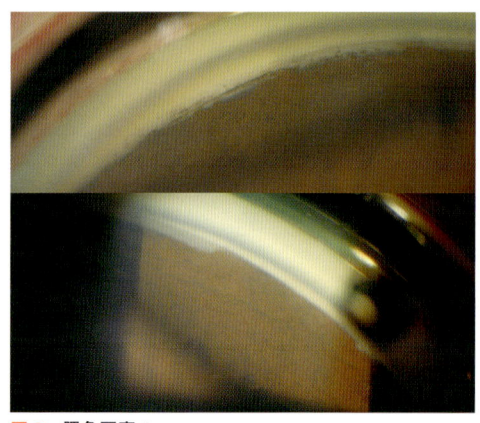

図3　隅角写真A
閉塞隅角と白内障に対し，白内障手術と隅角癒着解離術の同時手術の既往のある症例．術前眼圧は25 mmHg，術後は21 mmHg前後，点眼で16 mmHg程度にコントロールされているが，検眼鏡的には周辺虹彩前癒着(PAS)が1/2周程度残存している．

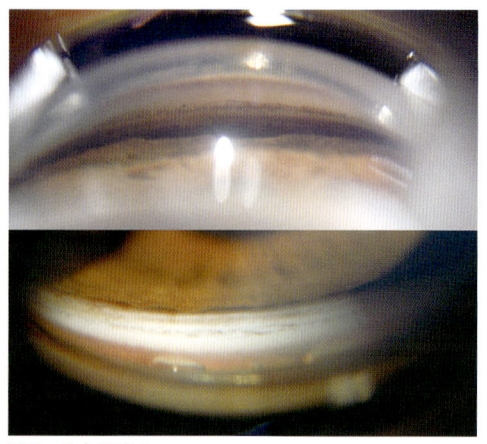

図4　隅角写真B
白内障手術後，高眼圧が持続して紹介された症例．術前の隅角所見は不明だが，眼軸は比較的短く，術前の閉塞隅角症も疑われる．隅角は開大しているが色素沈着が多く，一部に隅角離開のような所見もみられる．

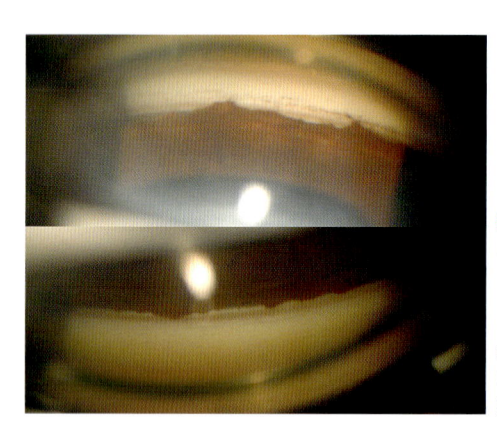

図5　隅角写真C
白内障と狭隅角，半周ほどの虹彩線維柱帯接触(ITC)をみとめた症例の白内障手術後．対側眼は約10年前に他院でレーザー虹彩切開術(LI)が施行されており，こちらの眼もレーザー手術の既往があるが明らかなLIのあとはなく詳細不明．ぶどう膜炎による周辺虹彩前癒着(PAS)，あるいはレーザー線維柱帯形成術によるレーザー痕がPASを形成した可能性も考えられる．

あるいはPACと診断されることになるであろう．治療としてはまず手術的治療によって隅角を開放することを考慮すべきであり，通常LIもしくは白内障手術が選択される．治療後に合併症もなく隅角は開大し，半周ほどにPASは残るものの少なくとも残りの半周の隅角には隅角鏡で観察する限り異常はみとめなかったとする(図3)．半周の隅角が開放していれば眼圧も下降することが期待されるが，それでも眼圧はまだ正常値よりは高い状態が続いているとしたら，ここで初めて混合型緑内障という診断がなされることになる．

　ここで疑問が生じうるのは，LIや白内障手術によって開大した隅角が，隅角鏡検査では異常がないように見えたとして，はたして正常な開放隅角といえるのかどうか，という点である．隅角に閉塞所見がなければ通常高眼圧になるほどの流出抵抗はないが，一時的にでも虹彩の接触を繰り返していたような，色素沈着の多い隅角(図4)では，隅角鏡で観察できるPASがないとしても流出抵抗が増加している可能性がありうる．

　また，そのような症例で白内障手術後にも高眼圧が持続している場合に，過去にぶどう膜炎の既往やステロイド使用歴があったり，続発緑内障を疑わせるPASや落屑，偽落屑がみとめられたりするものはどうであろうか(図5)．隅角閉塞が生じるまで明らかな眼圧

上昇の記録がないとすれば眼圧上昇の原因は隅角閉塞が主とも考えられる．隅角閉塞の以前から眼圧は上昇しており続発性緑内障と診断すべき症例である可能性もあるが，過去の診療は他施設で行われていて詳細な経過は不明だとすれば，その判断は困難である．あるいは，高眼圧で受診した患者が白内障手術後の人工水晶体眼であり，その時点で隅角は広いものの眼軸長はかなり短くもともと PAC だった可能性がある．しかしそもそも術前に隅角の詳細な評価をされていないとすれば，術後に初めて診察した時点での診断をどうすべきであろうか．

　これらの眼で，治療により閉塞隅角が解消された後も眼圧が高い場合，病名は依然 PAC あるいは PACG であり，治療によっても隅角閉塞が完全には解除されていないと考えるべきなのか，あるいは隅角が隅角鏡所見上は開大し広範囲の PAS がないとすればその時点で PAC，PACG の病名は外されるべきであろうか．それでも高眼圧と GON があるとすれば緑内障の病名が必要と考えられ，もともと PACG の眼を POAG という病名に変更することも難しいとすれば，そのような症例を混合型緑内障と診断することは受け入れやすいと考えられる．

　このように考えてくると，高眼圧の症例において，どのような要因が関与して眼圧が上昇しているのか，その実態を正確に評価することはもともと困難であることを再認識させられる．眼圧の上昇している PACG 眼に治療可能な要因として閉塞隅角があればその治療をまず行うべきだが，治療後にも眼圧が正常化しないとすれば次に行うべきは POAG に準じた治療である．混合型緑内障はこのように治療対象，治療方針の推移に伴って後から診断される病名であり，厳密な GON の病態や眼圧上昇の要因を規定するものではないと理解すべきであろう．

IV.　実際の診療での注意点

　緑内障の治療，眼圧の下降を考える時には眼圧上昇機序が重要になるが，前述のように実際にはその機序は必ずしも明らかにできない症例がめずらしくない．初診時から混合型緑内障の診断をすることはなくても，PAC や PACG と診断した症例の治療を行う経過中には，混合型緑内障の可能性を念頭におく必要がある．緑内障診療ガイドラインの第2章には「混合型緑内障の診断にあたっては，慢性原発閉塞隅角緑内障，および狭隅角眼に生じた原発開放隅角緑内障の可能性を念頭に置かなければならない」との記載がある．これはすなわち，PACG でも広範囲の PAS が形成されたものは観血的な治療後も高眼圧が続く場合があり，また POAG に狭隅角が合併している症例はあくまで POAG と診断されるべきことを示しており，これらと混合型緑内障とを区別するよう注意をうながしていると考えられる．

　しかし一方でガイドラインの第5章においては「本来は原発開放隅角緑内障と原発閉塞隅角緑内障の合併例を混合型緑内障と呼称するが，慢性原発閉塞隅角緑内障，および単なる狭隅角眼に生じた原発開放隅角緑内障との鑑別は厳密には不可能である」と述べられているように，その正確な診断は困難である．臨床的には，すべての高眼圧症例や緑内障を疑う症例では，PACG，POAG，あるいは続発緑内障，それぞれの要素をもつ可能性を

否定せず，治療開始後も必要に応じて随時診断を見直しながら，当初から各要素に対する治療の選択肢を検討しておくべきであると考える．狭隅角眼に対して十分な評価を行わずに安易に PAC，PACG と診断し，場当たり的な治療を行うことは避けなければならない．

本稿では最後に，混合型緑内障を念頭におきながら緑内障症例の診断，治療を進めていく過程で注意すべきポイントとして具体的に以下の3つを考える．

1. 隅角は閉塞しているのか？

緑内障眼，高眼圧眼の隅角が狭い場合，狭隅角というだけではなく閉塞隅角であるかどうか，を評価することが臨床上重要である．閉塞隅角があれば PACS，PAC，あるいは PACG という診断がなされ，閉塞隅角が眼圧上昇の原因になっていることが推測されるため，早期に積極的な手術治療の適応になる．通常の細隙灯顕微鏡検査，隅角鏡による隅角の観察によって隅角の開大度と PAS の有無を評価するが，全周にわたって狭隅角があっても，また PAS があるとしても 3/4 周程度までの範囲であれば，それだけでは通常眼圧は上昇しないと考えられる．閉塞隅角の定義を満たす，3/4 周以上に ITC や PAS をみとめる眼が PACS，PAC あるいは PACG と診断され，これらの眼は治療後に混合型緑内障と診断される可能性がある．閉塞隅角がなく，3/4 周を超える PAS のない高眼圧眼は狭隅角の開放隅角緑内障あるいは高眼圧症と診断され，しばしば続発性緑内障，ステロイド緑内障の可能性を考える必要があるが，混合型緑内障とは異なるものである．

しかし ITC の正確な範囲を隅角鏡のみを用いて診断するのは実際困難である．角膜の圧迫により隅角は開大し，逆に暗所で前房は浅くなり ITC の範囲が拡大するが，隅角鏡では圧迫や観察光による縮瞳を完全に排除して観察することはできない．ITC の評価には UBM（超音波生体顕微鏡）や前眼部 OCT（光干渉断層計）による隅角評価の有用性が高いが，これらの検査ができる施設は限られており，その結果の解釈にもはっきり定まった方法はない．閉塞隅角の評価は測定機器によって異なり，緑内障専門医が施行する隅角鏡検査の結果とも必ずしも一致しない．PAS の評価や色素，結節といった隅角性状の評価には隅角鏡検査は必須であり，現状ではまず隅角鏡を用いた ITC の評価，隅角閉塞の評価に習熟する必要がある．

2. 閉塞隅角の治療方法は？

閉塞隅角緑内障の治療方法としては，まず手術治療による隅角閉塞の解除が検討される．たとえ薬物治療によって眼圧が正常化されたとしても，隅角の狭い状態が改善されなければ ITC は器質的な PAS へと変化し，PAS はその近傍へ徐々に進展拡大し，眼圧はさらに上昇して，手術治療の効果も得られにくくなるからである．選択肢としては，LI，観血的な周辺虹彩切除術（PI），水晶体再建術，隅角癒着解離術（GSL）のうちのどれか，あるいはそれらの組み合わせが通常考えられる．近年 PAC，PACG の治療をめぐっては，LI 後長期間が経過した後に水疱性角膜症を発症する危険性について広く認知され，一方で，白内障手術によって眼圧上昇の原因になりうる瞳孔，水晶体，毛様体，いずれの構造的問題も改善されることが示され，LI か白内障手術かの選択が議論されることが多い．急性

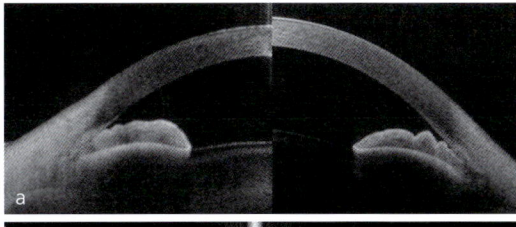

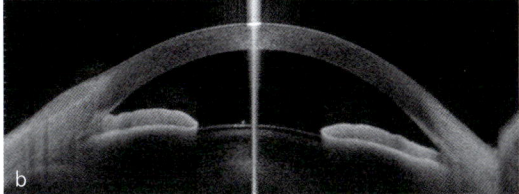

図6 レーザー隅角形成術の効果
急性の閉塞隅角緑内障に対しレーザー虹彩切開術後，眼圧が 30 mmHg 前後にしばしば上昇するために紹介された症例．1/3 周ほどの PAS が存在し，ほかの部位の隅角は開放しているが，水晶体の前方移動と今後の PAS の範囲の拡大が予想されたため，レーザー隅角形成術(LGP)を施行した．写真は LGP 前後の前眼部 OCT による隅角所見．
a：虹彩切開術後だが，画面左側の耳側は周辺虹彩前癒着(PAS)が形成され，画面右側の鼻側には機能的隅角閉塞がみとめられる．
b：全周の LGP 後，PAS が形成されている耳側は著変ないが，鼻側の隅角は開大した．

の PAC 発症後には LI を施行しても眼圧の再上昇が高頻度にみられるなど，LI の治療効果に限界があるのは明らかで，眼圧下降とその維持をもって成功と考えれば LI より白内障手術の成功率が高いのは自明である．LI は十分な隅角の評価，眼圧上昇の原因の検討なしに安易に行うような簡単で安全な手技ではなく，リスクと限界があることは十分理解したうえで，術前検査と患者への説明を慎重に行う必要がある．白内障手術も，PAC，PACG 眼では浅前房，毛様小帯脆弱化，瞳孔癒着などにより難易度が比較的高く，白内障手術によって角膜内皮が減少するリスクも通常より高く，硝子体手術や眼内レンズ縫着術が必要になる可能性も無視できないが，それらを LI 後の内皮障害と比較するための十分な情報は得られていない．本来の適応時期より早く白内障手術を考えるならば，将来的な手術の発展の恩恵を受けられないデメリットも考える必要がある．また LI 施行眼の白内障が進行すると，その手術の際には瞳孔癒着や毛様小帯の断裂が進行してさらに難易度の高い手術になる可能性も考えなくてはならない．

　いずれの方法をとるにしても，狭隅角の高眼圧眼の治療で重要なことは，治療の前後で隅角の状況を十分に評価することである．広範な PAS が形成されている場合には，LI，水晶体再建術いずれにしてもそれ単独では眼圧が下降せず，術後に PAS が進展する可能性もあるため，GSL や線維柱帯切開術を同時に行う必要のあることが多い．また PAS の進展を抑制するために，とくに白内障手術をせずに LI や GSL，線維柱帯切開術を行う場合には，レーザー隅角形成術(LGP)を術後，あるいは術前に行って隅角を開大させることも症例により有効である(図6)．

3. 閉塞隅角は解除されたのか？

　治療後には，眼圧や前房深度のみならず，隅角所見，とくに隅角の開大度と PAS の範囲の増減を評価することが重要である．狭隅角眼に対する LI や白内障手術後に，一時的な眼圧の下降や前房深度の増加に安心して，隅角の評価がおろそかになることは避けなければならない．狭隅角の状態では器質的癒着のない機能的隅角閉塞か PAS かの判断は困難なことがあるため，治療後に隅角が開大し観察しやすくなった状態で，術前にあった PAS がどれだけ解除されどの部分で残存しているか，機能的閉塞と考えていたところに

PAS が形成されていないかなど，再度隅角鏡による詳細な隅角の評価を行うことが重要である．

閉塞隅角が解除されれば通常散瞳しての眼底の詳細な評価が可能になり，白内障手術を行えば眼底や視野の評価もより正確にできるため，混合型緑内障かどうか，すなわち眼圧が正常化したかどうかにかかわらず，眼底所見や視野検査からあらためて GON の評価を行うことが必要である．その結果により，眼圧が正常範囲内であっても NTG に準じた治療を行うべきかどうか判断することになる．

混合型緑内障はほかの緑内障の病型と相補的，並列的な病態ではなく，さまざまな要因による眼圧上昇と隅角の閉塞が相互に作用する過程を推測し，治療とその効果判定をする過程で診断されるものである．緑内障眼において眼圧上昇や閉塞隅角の要因はさまざまで，それがどのような時系列で発生したのかも不明なことがあるが，あらゆる可能性を想定することが緑内障の診断，治療においては重要である．

参考文献

1) 松原　孝，寺内博夫，田上純真，他：慢性閉塞隅角緑内障に対するレーザー虹彩切開術の治療成績．あたらしい眼科 18：664-668, 2001
2) Abrams JD：Mixed glaucoma. Br J Ophthalmol 45：503-510, 1961
3) Hyams SW, Keroub C, Pokotilo E：Mixed glaucoma. Br J Ophthalmol 61：105-106, 1977
4) Sawaguchi S, Sakai H, Iwase A, et al.：Prevalence of primary angle closure and primary angle-closure glaucoma in a southwestern rural population of Japan：the Kumejima Study. Ophthalmology 119：1134-1142, 2012
5) Mishima K, Tomidokoro A, Suramethakul P, et al.：Iridotrabecular contact observed using anterior segment three-dimensional OCT in eyes with a shallow peripheral anterior chamber. Invest Ophthalmol Vis Sci 54：4628-4635, 2013

〔間山千尋〕

原発閉塞隅角緑内障の分子遺伝学

❶ 原発閉塞隅角緑内障の危険因子

　原発閉塞隅角緑内障（PACG）の危険因子は従来，浅前房，短眼軸長，厚い水晶体とその前方移動など眼球の解剖学的特徴が指摘されてきた．近年，前眼部光干渉断層計（AS-OCT）や超音波生体顕微鏡（UBM）を用いた生体画像解析による解析が進み，弯曲が強く厚い虹彩，小さい前房幅，大きな lens vault が新たな危険因子として認識されるようになってきている．他方，これらの解剖学的な表現型における特徴に加え，近年の分子遺伝学的研究により，危険因子として遺伝的背景の重要性がさらに強く認識されるようになってきた．

❷ PACG の遺伝的背景

　従来の PACG に関する臨床研究において，白色人種では一親等血縁者の罹患率は 1〜12％で，一般の罹患率 0.1％より高く，イヌイットの一親等血縁者において PACG が進行する危険性は一般イヌイットの 3.5 倍である．前房深度（anterior chamber depth：ACD）の遺伝率は白人では 51〜88％，中国人では 90％以上と報告されている．さらに狭隅角は，発端者の兄弟姉妹では 7 倍のリスクを示している．これらの知見は，PACG の発症には，遺伝的背景が重要な要素となりうることを明確に示している．

❸ ゲノムワイド関連解析（GWAS）

　近年，PACG のようなコモンディジーズの遺伝子異常を検索するためには，病気に罹患している集団と一般対象集団との間で一塩基多型（SNP）の頻度に差があるかどうかを統計学的に検定して疾患と関連する SNP を同定する手法であるゲノムワイド関連分析（genome-wide association study：GWAS）が適していると考えられるようになった．そこで，Vithana らは探索段階として PACG 1,854 例，コントロール群 9,608 例，複製段階として PACG 1,917 例，コントロール群 8,943 例を対象に GWAS を行い，PLEKHA7，COL11A1，PCMTD1-ST18 などの遺伝子における変異が PACG と関連することを示した．これらの遺伝子については，現時点では，以下のような報告がなされている．

PLEKHA7（rs11024102）

　細胞間接着装置を構成する蛋白質として作用し，細胞間の接着結合の維持と安定に関与している．PLEKHA7 のヒト眼組織における発現は角膜，水晶体，虹彩，隅角線維柱帯，脈絡膜，強膜，視神経乳頭，視神経および網膜にみとめられる．PLEKHA7 の異常は細胞間接着の異常により細胞間バリア障害を生じ，毛様体，虹彩，房水動態，脈絡膜に変化をきたし，閉塞隅角につながる可能性がある．

Collagen type XI alpha 1（COL11A1，rs3753841）

　COL11A1 は 11 型コラーゲンのアルファ鎖の 1 つをコードする遺伝子である．COL11A1 遺伝子の異常で起こる疾患は，① Stickler 症候群（type Ⅱ），② Marshall 症候群であり，① には強膜コラーゲン異常による軸性近視の合併が知られてい

る．COL11A1遺伝子の発現が変化して強膜の異常が出現し，前房形態および線維柱帯細胞の変化により，房水流出コントロール障害をきたす可能性がある．

PCMTD1-ST18（rs1015213）

PCMTD1はprotein-L-isoaspartate O-methyltransferase domain-containing protein 1を構成する遺伝子であるが，その作用は不明である．ST18は乳がんの発現を抑制し，炎症やアポトーシスに関与する遺伝子である．

❹日本人PACGの遺伝子多型

神戸・佐世保・日向・沖縄の日本人PACG/急性原発閉塞隅角症（APAC）コホートを対象（症例数：PACG/APAC351例，正常コントロール1,047例）とした遺伝子多型研究では3つの遺伝子多型のうち2つPLEKHA7（rs11024102），COL11A1（rs3753841）の関連性が有意に示された．しかしPCMTD1-ST18（rs1015213）はみとめられなかった（未発表データ）．COL11A1遺伝子多型を用いた相関に関しては九州と神戸のグループからは複製されたが，沖縄のグループからは複製されなかったことから，地域性による偏りが存在する可能性が否定できず，より大規模な研究での精査が必要と考えられる．

❺浅前房と遺伝子多型

PACGでは浅いACDと眼軸長とが解剖学的リスクである．しかし，NongpiurらはPLEKHA7，COL11A1，PCMTD1-ST18がACDおよび眼軸長に関連するかどうかを検討したところ，有意な関連性はみとめられなかった．Population-basedのアジア系シンガポール人5,308人に対してGWASを行ったところABCC5（rs1401999）とACDとに有意な相関をみとめた．第2段階として別の4,276例のPACGと18,801例のコントロール群との研究でも同様の結果が確認された．対象をPACG 3,458例と明らかな開放隅角を示し緑内障性障害のないコントロール群3,831例とに絞って比較すると，さらに有意な相関がみとめられた（OR＝1.30, p＝7.45×10^{-9}）．

ABCC5とはmultidrug resistance protein 5（MRP5）のことであり，①組織防御，②細胞情報伝達を行っている．ABCC5は虹彩，毛様体，水晶体に発現し，眼球における詳細な作用は不明である．ヤモリを用いた研究では細胞内のcyclic guanosine monophosphate（cGMP）を制御することにより眼球の発達に影響を与えているとの報告がある．以上からABCC5はACDと有意な相関があり，とくに眼球前房の発達に重要であると考えられる．

近年急速に進展しつつある分子遺伝学的研究によって，PACGの関連遺伝子が同定されたことで，PACGの疾患理解が大きく変貌しつつある．現在，同定されている上記の遺伝子群が病態に及ぼす影響については，さらに今後の研究が待たれるところである．

参考文献

1) Ozaki M, Nongpiur ME, Aung T, et al.：Increased lens vault as a risk factor for angle closure：confirmation in a Japanese population. Graefes Arch Clin Exp Ophthalmol 250：1863-1868, 2012
2) He M, Wang D, Zheng Y, et al.：Heritability of anterior chamber depth as an intermediate phenotype of angle-closure in Chinese：the Guangzhou Twin Eye Study. Invest Ophthalmol Vis Sci 49：81-86, 2008
3) Amerasinghe N, Zhang J, Thalamuthu A, et al.：The heritability and sibling risk of angle closure in Asians. Ophthalmology 118：480-485, 2011
4) Vithana EN, Khor CC, Qiao C, et al.：Genome-wide association analyses identify three new susceptibility loci for primary angle closure glaucoma. Nat Genet 44：1142-1146, 2012
5) Nongpiur ME, Khor CC, Jia H, et al.：ABCC5, a gene that influences the anterior chamber depth, is associated with primary angle closure glaucoma. PloS Genet. 2013, in press

〈尾﨑峯生〉

III 原発閉塞隅角緑内障の基礎研究

　原発閉塞隅角緑内障(PACG)は虹彩根部が線維柱帯の前房側表面を覆い房水の流出障害を起こす疾患である．近年，水晶体摘出が隅角開大に最も有効な手術であることが明らかになった(野中ら，2005)．しかしプラトー虹彩では水晶体摘出により隅角が十分に開大することが経験されるが，あいかわらず眼圧が高い症例にも遭遇する．このような症例は残余緑内障あるいは混合型緑内障といわれている．残余緑内障は隅角の一部に周辺虹彩前癒着(PAS)が残っている症例に対して用いられ，混合型緑内障は原発開放隅角緑内障を合併している場合に用いられている．残余緑内障にしても混合型緑内障にしても，このような概念は原発閉塞隅角緑内障では隅角閉塞を解除すれば隅角機能は正常に回復すると理解されているところに根拠がある．この理解に疑問を投げかけることになる Lee(1995)と Sihotaら(2001)の研究がある．これらは原発閉塞隅角緑内障では房水の流出不全により隅角に不可逆的変化が生じることを示唆する重要な論文である．

　本項では原発閉塞隅角緑内障の臨床的な疑問に対して病理組織学的観点から述べ，難治緑内障の予防について述べる．

I. 隅角が円周方向にどの程度閉塞すると眼圧上昇が起こり始めるか？

　これは全体の隅角が房水産生あるいは房水流出に対してどの程度の余力を有しているかという疑問に置き換えることができる．高眼圧を示す緑内障の線維柱帯と Schlemm 管の異常は金太郎飴のように全周ほぼ同様の変化を示しているので，ある部位が正常で別の部位が異常を示すという緑内障はほとんど見当たらない．しかし臨床的にこの疑問に答えるのに好都合の症例がある．それは鈍的眼外傷による隅角後退緑内障である．Fingeret らによれば隅角後退が隅角全周の半分以上で緑内障のリスクが高まり，全周の 3/4 以上で緑内障が起こるとしている．隅角後退部位の線維柱帯組織では PAS，虹彩組織からの色素細胞の流出，線維柱帯の癒合などの不可逆的変化が起こり，隅角後退以外の部位は正常であるので上記の疑問に対する答えになると考えられる．つまり線維柱帯・Schlemm 管が正常であれば隅角全周の半分までは線維柱帯・虹彩接触や PAS が存在しても眼圧上昇は起

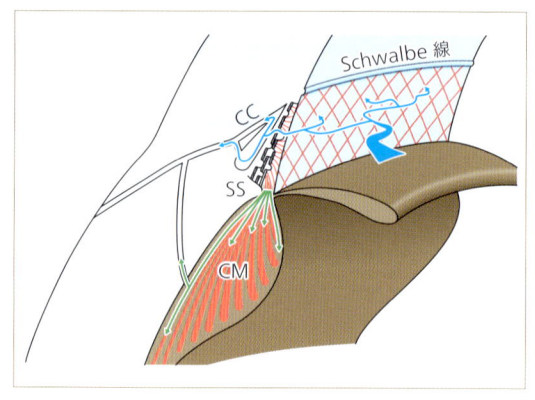

図1　隅角における房水の流れ
房水は毛様体筋(CM)からつながっているぶどう膜網ではSchlemm管に直線的に進むと考えられるが，強膜岬(SS)につながっている角強膜網ではSchlemm管長軸方向に流れ，徐々にSchlemm管に向かう．このような流れ方は線維柱帯ビームが板状構造をしているためである．CC：集合管
(濱中輝彦：房水流出機構と前房隅角組織の微細構造．あたらしい眼科7：1587-1597, 1990より改変)

こらないと考えられる．

　もう1つ重要なことは，房水は線維柱帯からSchlemm管に直進するわけではなく，線維柱帯内では円周方向に流れ，隅角閉塞(線維柱帯・虹彩接触またはPAS)の範囲を超えて流れることが可能である．これはとくに角強膜網において顕著であり，線維柱帯が円周方向に板状の構造であることが理由である(図1)．したがって隅角閉塞が半分あるからといって正確に半分の隅角が機能しなくなるわけではない．

II. 隅角閉塞が前方向にどの程度までだと房水流出障害が起こらないか？

　プラトー虹彩では虹彩根部が徐々に前方に向かって線維柱帯に接触してくるが，どの程度に隅角閉塞が前進すると房水流出障害を起こすかはまだ明らかにされていない．線維柱帯がSchwalbe線まで虹彩により完全に蓋をされるようになれば房水の流出障害が明らかであるが，Schlemm管の前端ぐらいまでの隅角閉塞であれば房水の流出障害は起こらないと考えられる．

　図2aは正常眼圧緑内障の線維柱帯切除標本であるが，強膜岬(赤矢印)からSchwalbe線(白矢印)の終わるところまでは750 μmである．この750 μmの範囲に線維柱帯が存在し，Schlemm管は強膜岬あたりから始まり前方300〜400 μmあたりまでみとめられる(黒矢印)．図2b〜fで示した症例はレーザー虹彩切開術後も隅角開大が得られないプラトー虹彩症例である．3時方向では強膜岬(赤矢印)からSchwalbe線(白矢印)の約半分まで隅角閉塞しているが，ほかの部位では強膜岬からSchwalbe線までの半分を超えて約500 μm程度まで閉塞している．つまりこの症例の隅角閉塞はSchlemm管先端あたりまで隅角が閉塞している．しかしこの症例の房水流出率は0.26であり，眼圧上昇も10年間観察されていない．つまりこの症例は房水流出がなんとか正常に保たれる限界症例と考えられる．このように隅角閉塞がかなり前方に進展しても眼圧上昇が起こらないのは図1で示したように房水は直線的にSchlemm管に流れるのではなく，線維柱帯の走行に沿って流れるためである．

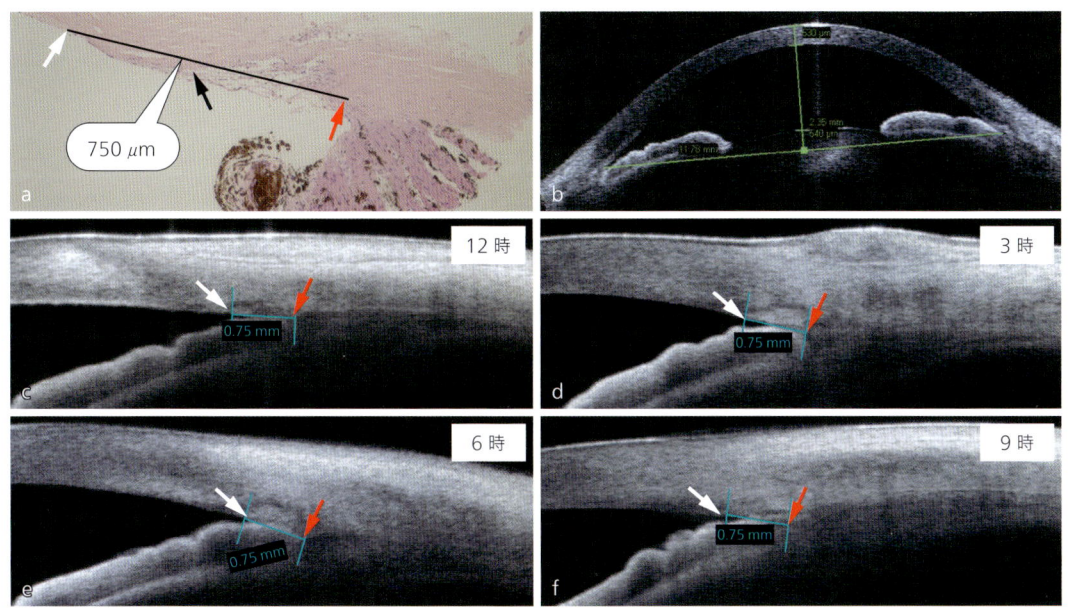

図2　隅角閉塞の前方向への閉塞程度について
a：正常眼圧緑内障(51歳, 男性)の隅角組織所見. HE染色. 強膜岬(赤矢印)～Schwalbe線(白矢印)までの範囲(750 μm)に線維柱帯が存在する. Schlemm管は強膜岬あたりから始まり, 前方300～400 μmまでみとめられる. 黒矢印：Schlemm管前端
b：レーザー虹彩切開術後も隅角開大が得られないプラトー虹彩症例(62歳, 女性)の前眼部OCT所見
c, d, e, f：bと同一症例の前眼部OCT所見. 3時方向では強膜岬(赤矢印)からSchwalbe線(白矢印)の約半分まで隅角閉塞しているが, ほかの部位では強膜岬からSchwalbe線までの半分を超えて約500 μm程度まで閉塞している. しかし房水流出率は0.26で, 眼圧も10年間正常である.

III. 隅角閉塞が前方向にどの程度に進展すると房水流出障害が起こるのか？

　　隅角閉塞がSchlemm管前端(強膜岬から約400 μm程度)を超えると房水流出障害が起こり始める. プラトー虹彩症例の一例を示すが, 前眼部OCT上, 隅角閉塞はSchwalbe線直前までみとめられる(図3a). 白内障, 線維柱帯切除同時手術で得られた隅角組織の光学顕微鏡写真を術後の前眼部OCT写真と合成すると(図3b), ほぼ同様の位置までの線維柱帯・虹彩接触がみとめられる. このような隅角変化が全周に生じると眼圧が上昇し視野障害を起こしてくる(図3a挿入図).

IV. なぜ白内障手術などで隅角が開放されても眼圧が正常化しない症例があるのか？

　　これは冒頭にも述べたように房水の流出不全によってもたらされた線維柱帯, Schlemm管における不可逆的変化のためである. もし白内障手術で閉塞隅角が全周にわたって開放されれば誰もが原発開放隅角緑内障との合併例ではないかと考えるのは当然である. このような症例は混合型ともよばれてきた. しかし組織学的に見ると, この混合型という考え方ではどうも納得がいかない原発閉塞隅角緑内障症例に多く遭遇する. 以下に水晶体摘出後も高眼圧と高度な視野障害(図4a右)を示したプラトー虹彩症例の症例を提示する. 水

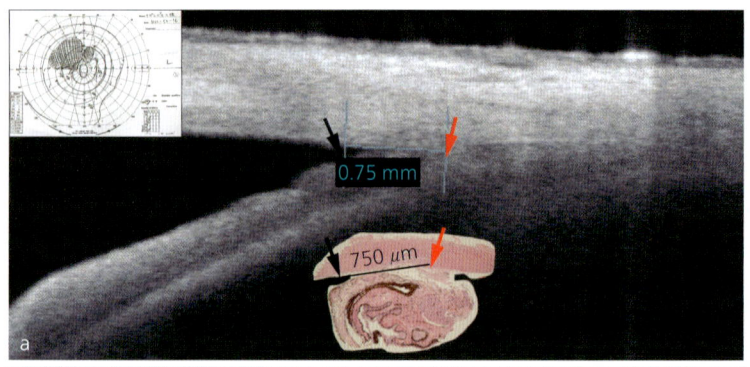

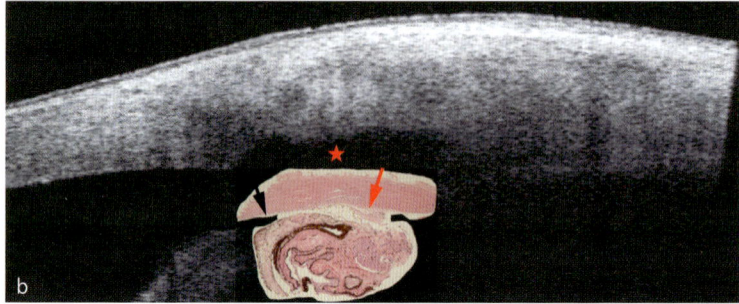

図3 プラトー虹彩症例（76歳，女性）の前眼部OCT隅角所見（a）と線維柱帯切除術後，同部位のOCT隅角所見（b）

a挿入図：Goldmann視野所見と線維柱帯切除標本，b挿入図：線維柱帯切除標本，HE染色．前眼部OCT所見では全象限で隅角は強膜岬（a，赤矢印）からSchwalbe線（a，黒矢印）直前まで閉塞している．線維柱帯切除術後aの同部位の前眼部OCT所見での組織欠損部位（★）に組織標本を組み込んでみると組織上での強膜岬（b，赤矢印）とSchwalbe線（b，黒矢印）の距離が一致するのがわかる．

品体摘出後は前房深度がかなり深くなっているが（図4a左），隅角には半分程度のPASが3時（図4a左，b）と9時（図4a左）方向にみとめられる．ほかの隅角もほぼ同程度の隅角閉塞を示している．一般にはこの程度の隅角閉塞では眼圧上昇は起こらない．これは水晶体摘出前に隅角が全周囲にわたってSchwalbe線近くまで閉塞していたためと推察される．この隅角閉塞が長期にわたって続けば房水流出障害によりSchlemm管内皮細胞の脱落が生じる．この時点ではSchlemm管（S）は管腔としてみとめられるように見えるが（図4c右），実際はGhostのSchlemm管である（図4c左）（Hamanakaら，2011）．このようなGhostのSchlemm管は老年期（70代以降）以前での原発開放隅角緑内障ではみとめられない．さらに時間が経過すればこのGhostのSchlemm管は閉塞に至る（図4d）．このような一連の変化は原発開放隅角緑内障の混合型とするよりも，隅角に不可逆的変化を生じたための二次的な変化と考えられる．

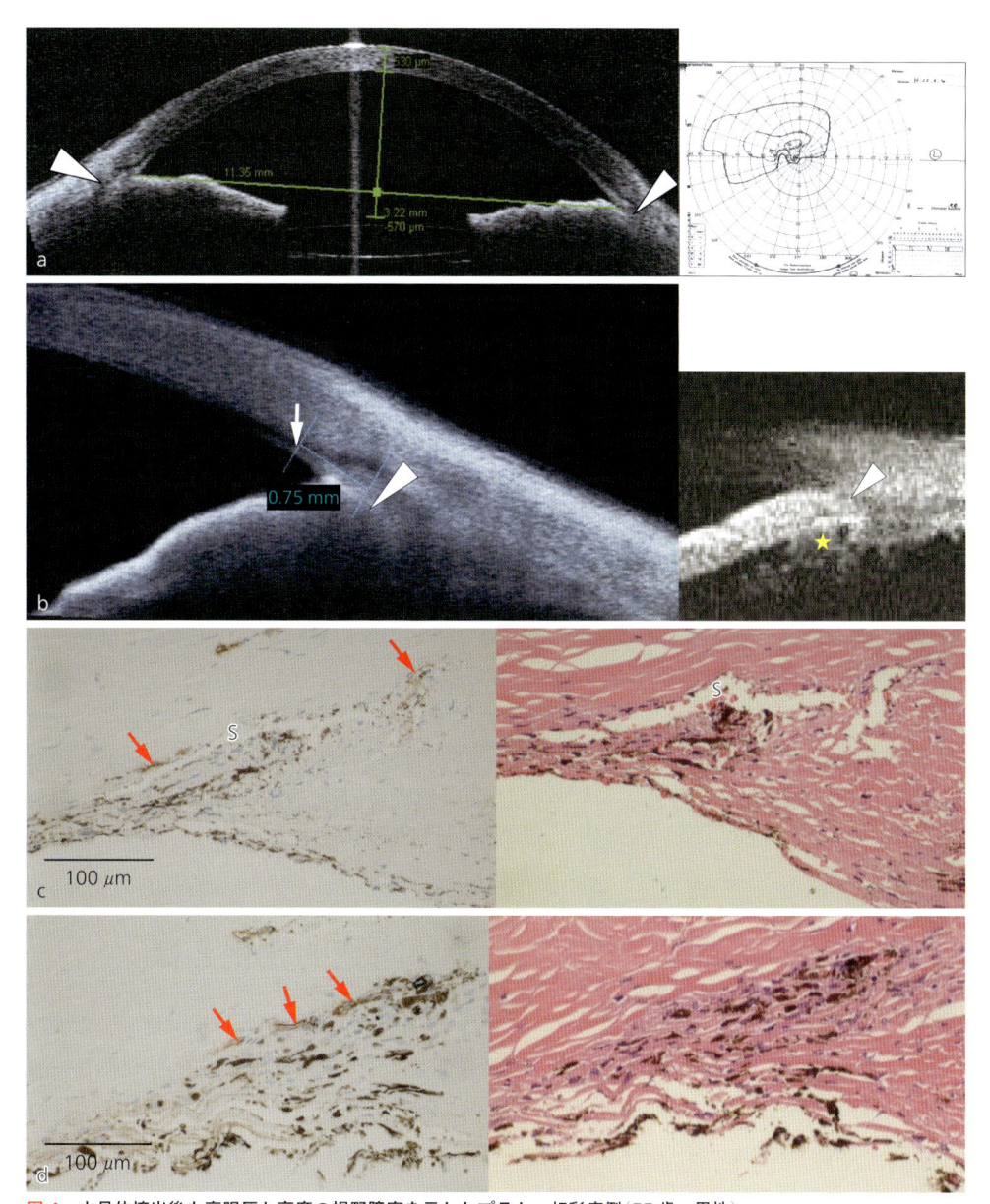

図4 水晶体摘出後も高眼圧と高度の視野障害を示したプラトー虹彩症例（55歳，男性）

a 左，b 左：線維柱帯切除術前の前眼部 OCT，a 右：Goldmann 視野，b 右：b 左と同部位（3 時）の UBM 所見，c，d：線維柱帯切除術（3 時方向）によって得られた隅角の光学顕微鏡所見，c 左，d 左：トロンボモジュリン免疫染色，c 右，d 右（それぞれ c 左，d 左の連続切片）：HE 染色

水晶体摘出後は前房深度がかなり深くなっているが（a 左），隅角には Schwalbe 線までほぼ半分程度の PAS が 3 時（a 左，b）と 9 時（a 右）方向にみとめられ，ほかの隅角もほぼ同程度の隅角閉塞を示している．一般にはこの程度の隅角閉塞では眼圧上昇は起こらない．しかし隅角所見では Schlemm 管は c 右のように一見開放に見えるが，トロンボモジュリン染色には染まらず ghost vessel 化し（c 左），Schlemm 管内皮細胞は痕跡程度にトロンボモジュリンに染まっている（c 左，矢印）．また少し離れた部位では Schlemm 管腔は閉塞し，ごく小さい管腔構造になっている（d 左，矢印）．

(Hamanaka T, Kasahara K, Takemura T：Histopathology of the trabecular meshwork and Schlemm's canal in primary angle-closure glaucoma. Invest Ophthalmol Vis Sci 52：8849-8861, 2011).

注）トロンボモジュリンは血管内皮細胞や Schlemm 管内皮細胞を特異的に染める免疫組織化学染色

V. 線維柱帯・虹彩間の接触または PAS が同程度なのに なぜ眼圧上昇には個体差があるのか？

　この疑問に具体的な例を上げて答えるのは大変難しいが，房水流出率の正常値に大きな幅があることが最も適切な説明になるであろう．房水流出率検査は最近ほとんどされずなかなか理解が難しいかもしれないが，房水流出率検査とは眼球に 5 g または 7.5 g の重りを載せて 4 分後に眼圧がどの程度減少したかで，1 g 負荷に対して 1 分間で房水がどの程度流れたかを計算し，房水流出路の障害程度を知る検査である．上述したように正常値は 0.15〜0.60 とかなり幅がある．これはなぜであろうか．I で述べられているようにほとんどの正常眼は房水流出路は房水産生量に対してもともと非常に余裕のある組織であり，正常眼の中でも房水流出率のよい眼であれば房水流出路が半分程度障害されても正常な眼圧に保っていられる組織である．また正常眼圧緑内障や原発開放隅角緑内障眼の隅角を組織学的に観察していると，房水に対する流出スペースには個体差がきわめて大きいことに驚かされる．正常眼圧緑内障の線維柱帯切除術によって得られた標本を観察しても，原発開放隅角緑内障眼のように線維柱帯にスペースのないものから，正常眼と区別が全く困難な症例まで多種多様である．Schlemm 管の長さにおいても同様である．この個体差こそが房水流出路における余力の個体差となって表れていることを示している．これは同一個体でありながらも左右眼の違いとなって表れることもある．最もよい例は左右眼が同程度に落屑物質があっても眼圧には左右差が生じていたり，原発開放隅角緑内障症例で眼圧に左右差があるのも同様の説明で可能と考えられる．

VI. 基礎的疑問：隅角における不可逆的変化とは 具体的にはどのような変化なのか？

　原発閉塞隅角緑内障で隅角における不可逆的変化とは線維柱帯では線維柱帯ビームの癒合であり，Schlemm 管では閉塞である．IV で述べたようにこのような変化は房水が線維柱帯・Schlemm 管に流れなくなったために線維柱帯細胞と Schlemm 管内皮細胞が障害を起こすわけであって，眼圧上昇による二次的な変化ではない．どの時点が細胞の不可逆的変化つまり point of no return になるかは細胞核を観察するのがよい．正常な核（図 5a．N）では正常なミトコンドリア（図 5a．挿入図）が観察されるが，細胞死へ向かう細胞は核小体の辺縁化（margination）が生じる（図 5a, b ★）．このような細胞ではミトコンドリア criste の崩壊がみとめられる（図 5b．挿入図）．したがって房水の流出障害によりまず，線維柱帯細胞の浮腫，続いてミトコンドリアの濃縮，さらに criste の乱れ，そして崩壊が生じ，線維柱帯細胞の核も崩壊して（図 5a, b ★），線維柱帯ビームは裸（図 5b．矢頭）となる．続いて線維柱帯ビーム同士の癒合が起こり（図 5c．○で囲んだ部位），線維柱帯は本来のフィルターの機能を恒久的に失う．

　Schlemm 管に関しては線維柱帯細胞の変化より少し遅れて不可逆的変化が進行する．これは房水が Schlemm 管に流れなくなると，房水静脈，集合管からの赤血球や，血漿成分の逆流により（図 5c）細胞の飢餓状態が緩和されるのではないかと推察される．Schlemm

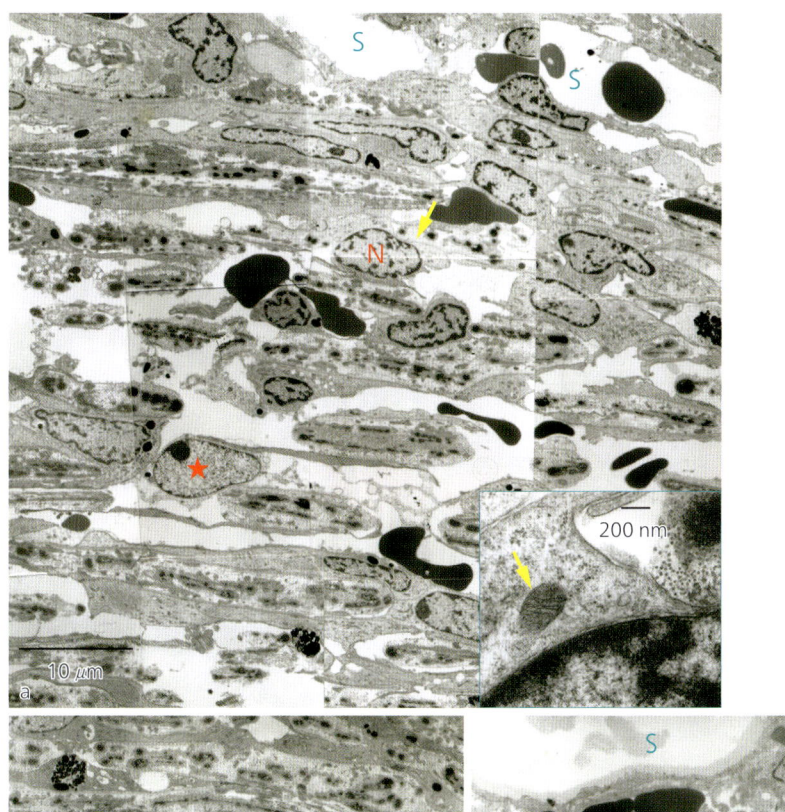

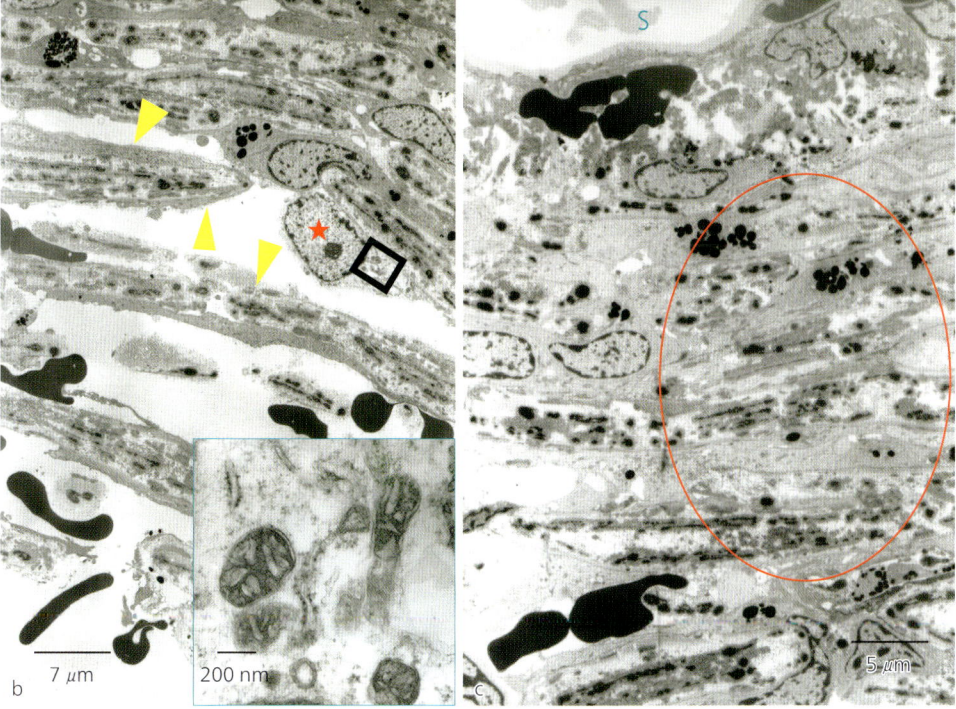

図5 同一症例の非発作眼(a：手術時68歳，男性)と急性発作眼(b，c：手術時69歳)
b：線維柱帯ぶどう膜網，c：Schlemm管(S)と線維柱帯角強膜網
両眼とも虹彩切開術後も眼圧下降が得られなかったために線維柱帯切除術(TLE)＋白内障同時手術を施行した症例．TLE術前眼圧：右＝25 mmHg，左＝31 mmHg．正常な核(aのN)では正常なミトコンドリア(a挿入図)が観察されるが，細胞死へ向かう細胞は核小体の辺縁化(margination)が生じる(a，b★)．この細胞ではミトコンドリアcristeの崩壊がみとめられる(b挿入図)．発作眼では線維柱帯細胞が脱落し(b，矢頭)，さらに線維柱帯ビーム同士の癒合が生じている(c，○で囲んだ部位)．このような線維柱帯の機能が失われた部位ではSchlemm管への血漿成分の逆流が多く観察される(c)．線維柱帯の不可逆的変化の軽いほうの非発作眼(a)では線維柱帯の間隙も正常であり，Schlemm管に血漿成分の逆流はみとめられない．

III 原発閉塞隅角緑内障の基礎研究

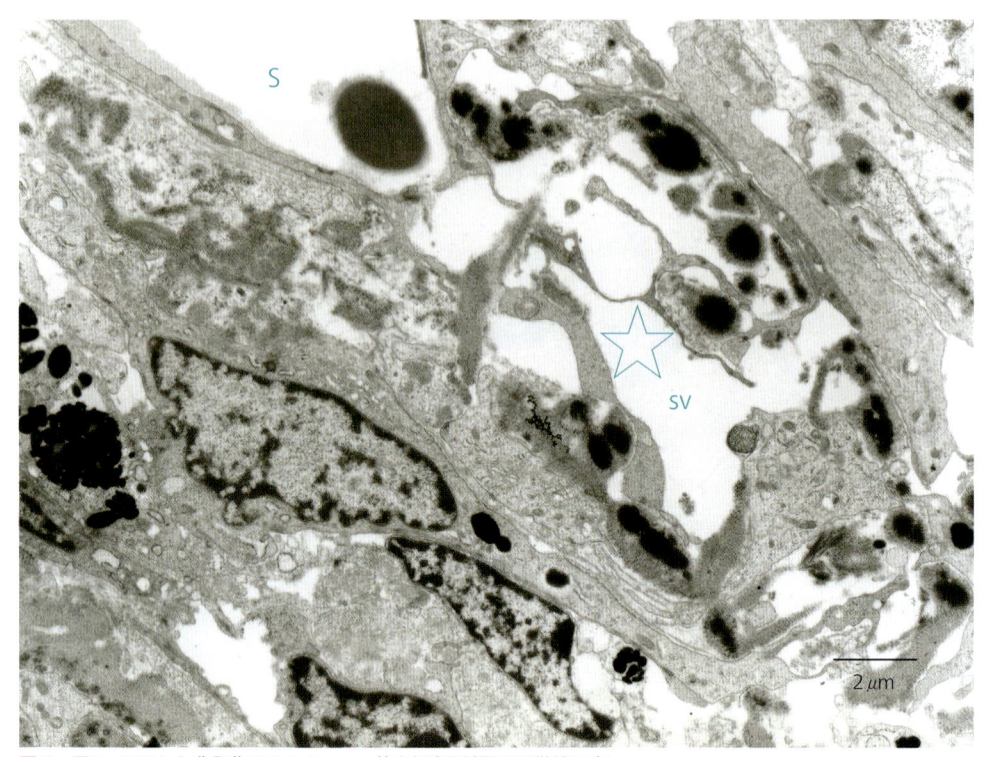

図6 図 5a で示した非発作眼の Schlemm 管（S）透過型電子顕微鏡写真
房水流出が障害されている部位での Schlemm 管内皮細胞は細胞間結合が菲薄化し，結合の離開が生じる．離開の範囲が広くなって Schlemm 管が一部 ghost 化した部位（☆）では残った内皮細胞同士が小管腔（SV）を形成する．

管内皮細胞でも線維柱帯細胞と同様の変化が生ずるが Schlemm 管の変化で特徴的なのは内皮細胞同士の結合が脆弱化して，細胞間結合が離開することである（図6）．離開範囲が大きくなると Schlemm 管は ghost vessel となり（図4c 左），生き残った内皮細胞は小管腔を形成し（図4d 左，図6），Schlemm 管はほぼ閉塞状態となる．Ghost vessel 化した時点でおそらく集合管との連絡が絶たれて，もはや房水を房水静脈に送ることはできなくなると考えられる．

VII. 難治緑内障を予防するためにはどうしたらよいか

　組織学的所見で述べたように線維柱帯細胞と Schlemm 管内皮細胞は常に房水灌流を必要としているため，原発閉塞隅角緑内障での房水流出障害は線維柱帯の癒合と Schlemm 管の閉塞という不可逆的変化がもたらす．このような症例は緑内障点眼にも抵抗する難治緑内障に進展する．この不可逆的変化は 5〜10 年というきわめて長期にわたる房水流出障害の結果と推察される．これらの細胞を細胞死に追いやらないためには房水流出障害をなるべく早く解除することである．治療的観点からみれば線維柱帯と虹彩の接触を解除して線維柱帯内の房水灌流を復活させなければならない疾患といえる．つまり原発閉塞隅角緑内障は原発開放隅角緑内障とは違い最初から点眼でコントロールすべき疾患ではなくて，永田が述べているように（2001）原則として線維柱帯と虹彩の接触を解除すべき外科的な疾患であるといえる．

参考文献

1) Nonaka A, Kondo T, Kikuchi M, et al.：Cataract surgery for residual angle closure after peripheral laser iridotomy. Ophthalmology 112：974-979, 2005
2) Lee WR：Doyne Lecture. The pathology of the outflow system in primary and secondary glaucoma. Eye 9：1-23, 1995
3) Sihota R, Lakshmaiah NC, Walia KB, et al.：The trabecular meshwork in acute and chronic angle closure glaucoma. Indian J Ophthalmol 49：255-259, 2001
4) Fingeret M, Mathews TA, Fodera FA：Angle recession. Optom Clin 3：41-48, 1993
5) Hamanaka T, Kasahara K, Takemura T：Histopathology of the trabecular meshwork and Schlemm's canal in primary angle-closure glaucoma. Invest Ophthalmol Vis Sci 52：8849-8861, 2011
6) Grant WM, Schuman JS：Chandler and Grant's Glaucoma 4th edition, p48, Williams & Wilkins, 1997
7) 永田　誠：わが国における原発閉塞隅角緑内障診療についての考察．第11回日本緑内障学会須田記念講演．あたらしい眼科 18：753-765, 2001

（濱中輝彦）

第3章

原発閉塞隅角緑内障の診断

I 眼圧測定の注意点

　緑内障は視神経症であるというパラダイムシフト，ならびに日本人緑内障患者の大半は正常眼圧緑内障であるという多治見スタディの報告により，眼圧測定の診断的価値は著しく減弱した．しかし，管理の観点に立てば，眼圧下降が唯一確固たる介入可能な治療方法である以上，眼圧測定の重要性はいささかも揺らがない．

　本テキストの姉妹編『All About 開放隅角緑内障』(医学書院，2013)は，眼圧測定における管理のコツと落とし穴について詳しい解説がある．その意味で屋上屋を架す恐れもあるが，本稿では，前著との重複をできるだけ避けながら，眼圧測定の理論上ならびに臨床診療上の注意点を解説する．「閉塞隅角緑内障における」という枕詞にも少し意識をおくが，あまり特化していない点についてはご容赦いただきたい．

I. 眼圧測定の確度と精度

　眼圧測定をひと言で表すなら，隔靴掻痒である．

　眼内圧を正しく計測するには，眼球にカニューラを刺し，カニューラの反対側をなんらかの液体で満たされた円柱に接続して，均衡する円柱内の液面の高さを求めるしかない．これを manometry とよぶ．もちろん，科学の進歩により，液体入りの円柱やカニューラに代わって圧 transducer を使用することはできる．実験動物の眼内圧やヒトにおける食道内圧などはこの方式で測定が行われている．しかし，人眼の眼圧を manometry で測定するには侵襲が高すぎる．そのため，実際には角膜に力を加えることによって角膜が変形する程度，ないしは変形に要する力から，眼内圧を推定しているにすぎない．

　さまざまな検査機器でなんらかの生体指標を測定する際，確度(accuracy)と精度(precision)を考える必要がある．測定値が真の値にどれだけ近いかを表すのが確度であるのに対し，その生体指標を反復測定する際の値のばらつきがどれだけ小さいかを表すのが精度である(図1)．また，同じ機器で同じ測定者がその生体指標を繰り返し測定した際に，同じ結果を得られる度合いのことを反復可能性(repeatability)とよび，同じ測定原理を用いるが，異なる機器を異なる測定者が測定したときに同じ結果を得られる割合のことを再現性(reproducibility)とよぶ．両者はともに「精度」の範疇に含まれ，確度は保証しない．

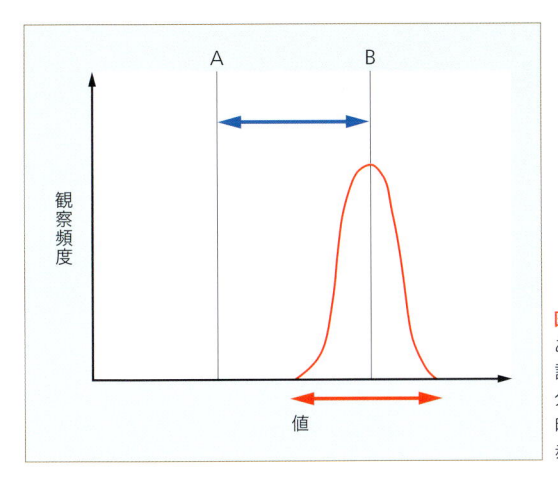

図1 確度（accuracy）と精度（precision）の違い
ある生体指標の真の値Aに対して，ある測定装置で計測した値がBを平均として赤の曲線の観察頻度で分布するとき，Bがどの程度Aに近いかを表す青矢印が確度であり，赤曲線で分布する値の範囲である赤矢印が精度である．

　Goldmann 圧平眼圧計（Goldmann applanation tonometer：GAT）は眼圧計のゴールドスタンダードと記す成書は多い．しかし，上述したように，臨床に用いられる眼圧計はどれも真の眼内圧を測定しているのではない．したがって，GATに対するほかの眼圧測定の優劣は，あくまでその精度の比較であって，どちらの測定値が真の眼内圧により近いかという確度を比較しているわけではない．実際には，精度ですら，GATがほかの眼圧計よりも優れているかどうか疑わしい．というのもGATの目盛りは2 mmHg間隔であるから，正しく測定したとしても，有効数字は甘く見積もって0.5 mmHg，厳しく判定すれば1 mmHgである．0.1 mmHgオーダーの精度はもっていないことになるからである．

II. 圧平眼圧測定と Imbert-Fick の法則

　圧平法（applanation）は角膜を機械的に平坦化させる方法であり，原理上，2種類に分けられる．第一は角膜に加える力は可変で，一定面積を平坦化させる方法．第二は角膜に加える力は一定で，平坦化させる面積を可変とする方法である．前者はさらにGoldmannタイプとMackay-Margタイプに二分できる．Mackay-Margタイプの眼圧計がトノペン®である．第二法を用いているのがパスカル®動的輪郭眼圧計（Pascal dynamic contour tonometer：DCT）（図2）である．

　圧平眼圧計はImbert-Fickの法則に基づくとされる．薄い膜で閉鎖された流体ないし気体球面を，一定面積（A）平坦化するのに必要な外力（F）と球面内圧（P）の間にはF＝A×Pという等式が成り立つ，というものである．実はこの等式は，Newton力学の第三法則（作用・反作用の法則）を応用したにすぎない．作用・反作用の法則が2つの質点間の関係を見ているのに対して，Imbert-Fickの法則は一定の体積をもった流体ないし気体球面に及ぼす外力と内圧の関係を見ている．圧平眼圧原理は，つまるところ，作用・反作用の法則を基にしている，と言える．

　さて，作用・反作用の法則にせよ，Imbert-Fickの法則にせよ，外力が強まれば，反発する内圧は直線的に比例して強くなるとみなす．しかし，眼圧計のチップが変形させようとする角膜には粘弾性がある．言い換えれば，しなやかでもあり，硬くもある．自らの内

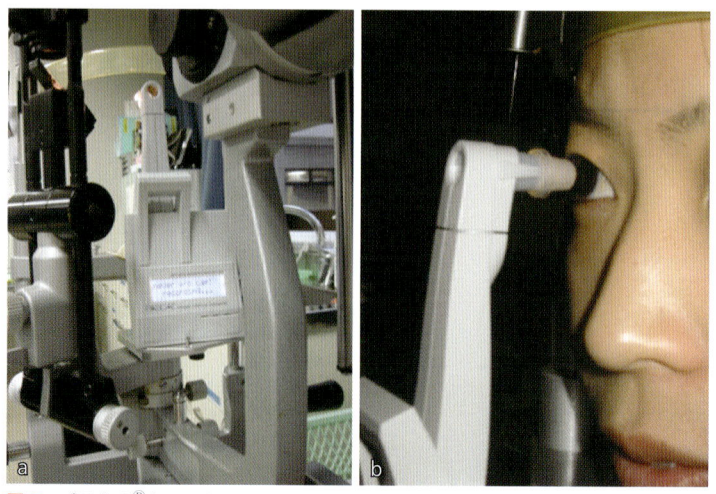

図2 パスカル®dynamic contour tonometer
a：外観，b：測定の模様

表1 各温度における水の空気に対する表面張力

温度（℃）	0	10	20	30	40	60	オリーブ油 20℃
張力（10^{-3} N/m）	75.62	74.20	72.75	71.15	69.55	66.17	32.0

部に一部吸収することで外力を眼内へそのまま伝達しない一方で，眼内圧にかかわらず外力に反発しようとする．すなわち外力に応じる角膜平坦化は直線的ではない．直線関係からのずれは眼内圧が高い時に顕著となり，圧平眼圧は実際より低く見積もられる特性がある．

　さらに角膜を覆う涙液には表面張力がある．表面張力は，液体が物体にまとわりついて離すまいとする力と言い換えることもできる．したがって，チップが角膜を押す前に，すでに涙液はチップを角膜に吸引している．中心角膜厚（central conreal thickness：CCT）が520 μmの時，扁平化角膜面の直径を3.06 mmにすると，涙液表面張力と角膜の粘弾性が相殺されるとされている．しかしながら，涙液は水層のみならず，油層もあり，両者の表面張力は大きく異なる．また涙液量や成分は個人によりまちまちである（**表1**）．同様にCCTも角膜の粘弾性も個々人によりまちまちである．ゴールドスタンダードと言われているGATは，実際にはこのような多くの不確定要素に左右されているのである．

　MacKay-Margタイプは，圧センサーの周囲に外筒があるため，理論上は涙液の表面張力の影響を免れるし，測定者の主観も入らないとされる．その一方で，圧平面積が小さいため，角膜の粘弾性の影響を受けやすいし，センサーが角膜面に垂直に当たっている保証がないという面もあり，眼圧測定の主役の座を奪っていない．

　DCTは，メーカーによればPascalの原理を利用している．Pascalの原理は，密閉容器内の静止流体の一点に力を加えると，容器表面のすべての単位面積に同じ垂直の圧が生じる，というものである．DCTでは，球面形状をしたチップを角膜面に密着させることで，角膜が"たるんだ"状態となるため，角膜の粘弾性を無視できる，としている．角膜は完全に平坦化することなく，1 gの力が加えられたときの形状（各眼によって異なる）の時点で，

チップ中央のセンサーで眼圧を測定する．しかしながら，実際には角膜はある程度変形することに変わりはないし，完全に"たるんだ"状態の膜ではないから，結局は，一定の力と可変の圧平面積をもつ一種の圧平眼圧計（Maklakovスタイル）とみなすべきという指摘もある．チップが大きく，角膜にうまく密着させられない場合も少なくなく，GATよりも高めの測定結果になるなどの理由で広く普及していない．しかし，測定者の主観の入らない自動計測であるうえ，角膜粘弾性の影響を受けにくいので，屈折矯正手術後の眼圧を測るには最適だろうと考えられている．

III. Goldmann 平圧眼圧計測定のジレンマ

　実用上も，GAT測定には多くの制約がある．

　一例としてCarl Zeiss社のAT020というアプラネーショントノメーターの添付文書を見ると，表2にあげる疾患での使用が禁忌・禁止と記載されている．唯一眼や先天緑内障の眼圧測定を測定対象疾患から外しているのは，不測の事態における製造者責任の忌避目的であるとしても，ほかの項目はもっぱらGATの測定原理上の限界を反映していると思われる．すなわち角膜形状・性状ならびに涙液量・成分の異常はGATの精度を減弱させると考えられていることにほかならない．また，GATに対する制約は，ほかの圧平眼圧計にもある程度共通した制約でもある．しかし，多くの緑内障患者では視機能に大きな左右差があるし，小眼球や先天緑内障での眼圧測定は管理上欠くべからざるものである．緑内障点眼薬使用者は眼表面の問題を抱えていることが少なくないし，開放隅角緑内障眼は高頻度に高度近視を合併している．その意味で圧平眼圧計そのものが理想の眼圧計から遠いのが現状である．

　最近普及している反跳式眼圧計はどうであろうか．反跳式眼圧計は，角膜表面でバウンドさせるプローブの速度減衰率から眼圧を推定する新しい原理の眼圧計である（図3）．携帯式であり，プローブも小さいため，瞼裂が狭い患者，乳幼児，細隙灯顕微鏡検査ができない患者に対しても使用できる．最近では自己測定も可能なバージョンも開発されてい

表2　添付文書上，Goldmann圧平眼圧測定が禁忌・禁止と表記されている疾患一覧

機能眼が片眼
固視が困難又は偏心固視
高度の角膜乱視
角膜瘢痕
レーザー手術などの角膜手術
コンタクトレンズ装用者
その他の角結膜病変または感染症
ドライアイ
眼瞼けいれん
眼球振盪
円錐角膜
小眼球
牛眼（先天緑内障）

（Carl-Zeiss社 AT020 添付文書より抜粋）

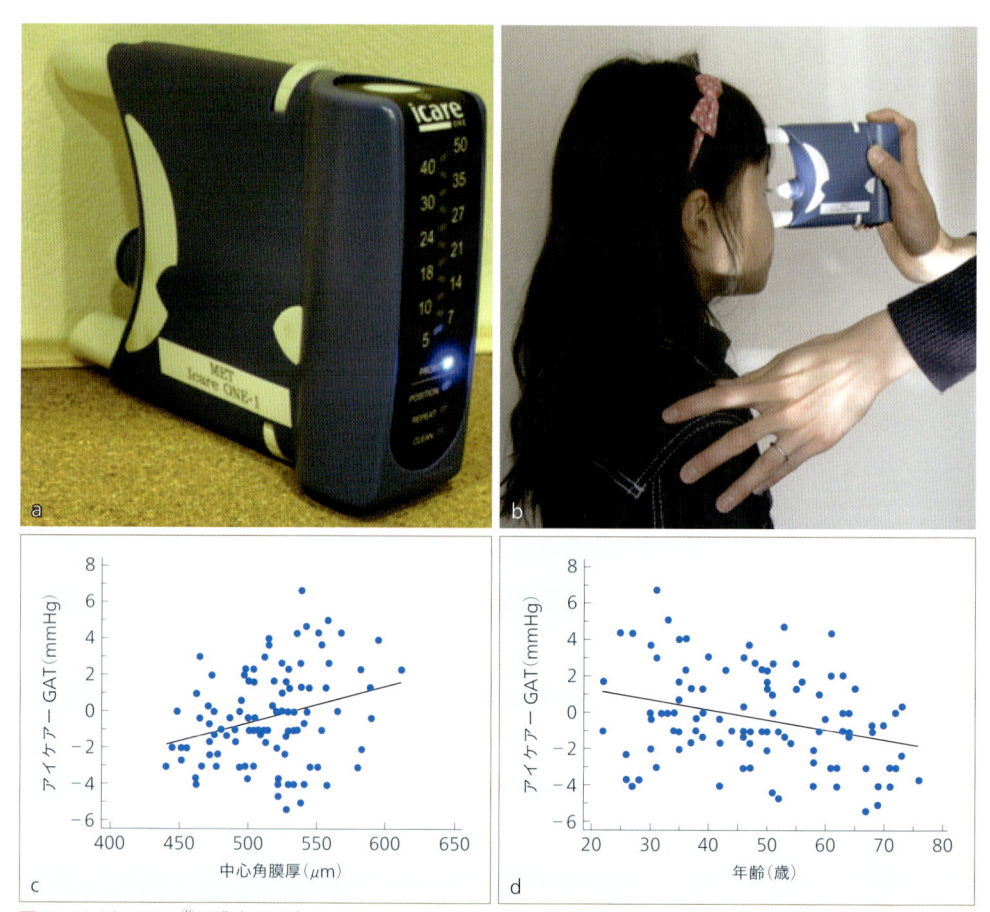

図3　アイケアワン®反跳式眼圧計
a：装置外観．b：検査員による測定（被検者によっては自己測定も可能）．
c：中心角膜厚のGoldmann圧平眼圧計（GAT）とアイケアワン®の測定値に及ぼす影響．横軸は中心角膜厚，縦軸は同一眼におけるGATとアイケアワン®の測定値の差．角膜厚が厚くなるにつれ，アイケアワン®のほうが高い測定値を，低くなるにつれ，GATのほうが高い測定値を示す．
d：年齢のGATとアイケアワン®の測定値に及ぼす影響．横軸は年齢，縦軸は同一眼におけるGATとアイケアワン®の測定値の差．高齢者ほどアイケアワン®のほうが低い測定値を，若年者ほどGATのほうが低い測定値を示す
〔Sakamoto M, Kanamori A, Fujihara M, et al.：Assessment of IcareOne rebound tonometer for self-measuring intraocular pressure. Acta Ophthalmol. 2013（Epub ahead of print）の図3をもとに作成〕．

る．これらの長所は，GATにおけるいくつかの臨床上の制約から解放されることを示している．しかしながら，反跳式眼圧計は，圧平眼圧計以上にCCTや角膜の粘弾性の影響を受けやすいのも事実であるので，眼圧測定上の本質的な問題を克服しているとは言えない．

　以上，接触式圧平眼圧計を中心に原理上の注意点を解説した．次に実地診療上の注意点を見ていくこととする．

IV. ディスポーザブルチップ

　接触検査であるGATの眼圧測定用プリズムは滅菌しなければならない．3%過酸化水素，70%エタノールなどで洗浄するのが一般的だが，真菌の芽胞には無効である．ある

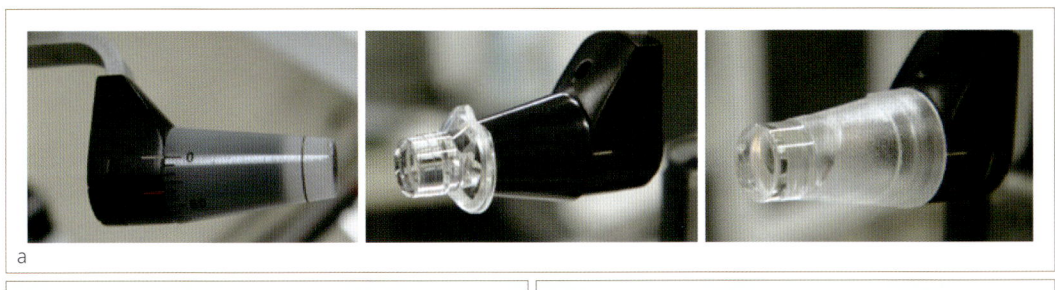

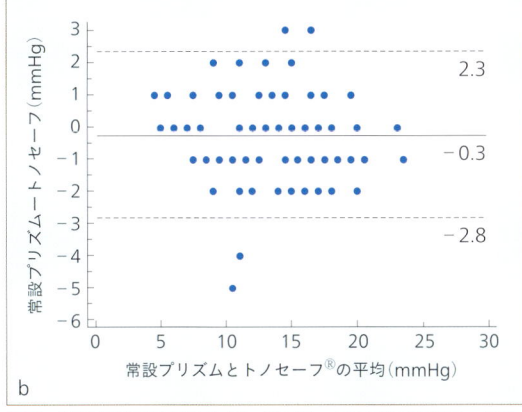

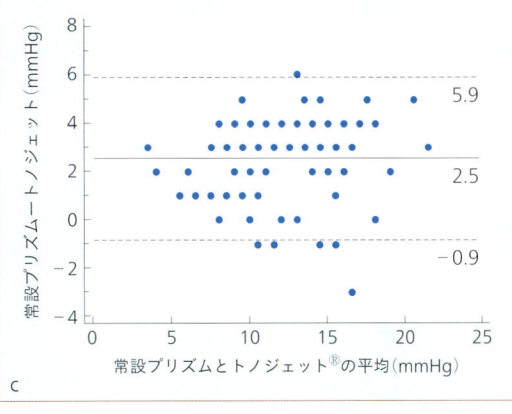

図4 備え付けプリズムと使い捨てチップの眼圧測定の一致性
a：左から順に，備え付けプリズム，トノセーフ®，トノジェット®の外観．
b，c：Bland-Altman解析．実線は，各眼圧値における常設プリズムと使い捨てチップの測定値の差の平均．破線は，95％一致限界．同一眼においてトノセーフ®は備え付けプリズムと同等の測定値を示すのに対して，トノジェット®は2.5 mmHg低い値を得る．

　患者対照研究によると，眼圧測定はプリオン感染を媒介する可能性すらあることが指摘されている．Creutzfeldt-Jakob病を発症する患者は，その家族に比べて11.8倍，対照と比べて9.2倍，過去2年間に眼圧測定を受けた頻度が高かったというのである．常設プリズムの使用は，このような潜在的な感染のリスクに加えて，角膜上皮障害の潜在的なリスクをも孕んでいる．なぜかと言えば，プリズムの耐用年数は使用頻度が高いほど短く，古いプリズムを使い続けると劣化部分からエタノールなどの薬剤が染み込み，眼圧測定時に角膜上皮障害を引き起こす原因となるからである．
　こうしたリスクを回避するためには眼圧測定もディスポーザブルチップを用いるしかない．細隙灯顕微鏡に備え付けるGoldmann圧平眼圧計あるいは手持ちのPerkins圧平眼圧計に装着可能な使い捨て可能なチップには，トノセーフ®（Clement Clarke，1個215円相当），トノジェット®（ルノー社，1個190円相当）などがある（図4）．どちらを使用しても大差ないように思うかもしれない．しかし，備え付けプリズムの測定値と比較すると，トノセーフ®はほとんど差がないのに対して，トノジェット®は眼圧の値によらず2.5 mmHg低く測定する．いわゆる系統誤差である．トノジェット®で系統誤差の生じる理由として，Osbonreらによれば，備え付けプリズムに比べてトノジェット®は水に対する表面張力が弱い可能性をあげている．先に述べたように，表面張力が小さいとチップを角膜に吸引させる力が弱いため，測定眼圧値も小さくなることになる．**表1**に示す各温度における水の表面張力は空気に対するものである．当然ながら，それ以外の固体表面に対する水の表

面張力は固体固有のものであり，素材が変われば異なる．Osborneらによれば，トノジェット®もプラズマ処理するだけで，備え付けプリズムの表面張力に近づくことを示している．

また，これはあくまで筆者の経験であるが，使い捨てチップを手持ち式Perkins眼圧計に装着して使用すると，Meyerリングが明瞭に見えないので，助手に横から強いコバルトブルーの光源を照射してもらう必要がある．備え付けプリズムではそのような補助は不要である．表面張力以外に光の透過性にも備え付けプリズムと使い捨てチップとの間には違いがあると思われる．

V. 閉塞隅角緑内障患者の眼圧変動

眼圧は脈波，日内変動，日日変動，季節変動，体位変動等の短期・長期変動がある．こうした眼圧変動は，狭義原発開放隅角緑内障や正常眼圧緑内障の管理上重要であることはさかんに強調される．しかし，原発閉塞隅角緑内障(PACG)や原発閉塞隅角症(PAC)は，正常人やPAC疑い(PACS)患者に比べて，3 mmHg以上の眼圧変動を示す割合が有意に高く，またその幅も大きい．とくに早朝に高くなりやすい．周辺虹彩前癒着の範囲や視野欠損の程度はこの変動幅とも相関することが報告されている．その意味で，PACやPACG患者においてもこのような眼圧変動に留意する必要性は高い．ただし，早朝のピークを検出するには日内変動検査を実施しなければならないが，すべてのクリニックで，全症例に日内変動測定を行うことは難しい．

こうした事情を勘案して，PACGやPAC患者に対する負荷試験の有用性を説く研究者

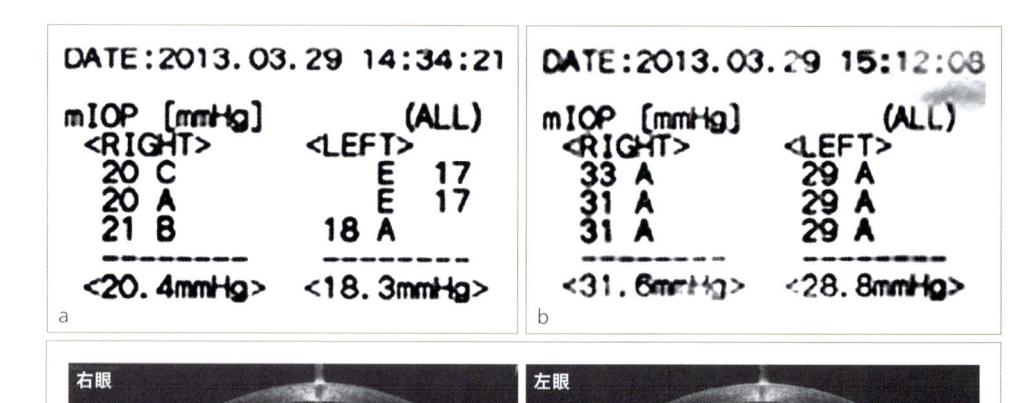

図5　閉瞼20分で眼圧が著明に上昇したプラトー虹彩の一例
a：閉瞼前の非接触式空気眼圧計(NCT)のプリントアウト．
b：閉瞼20分後のNCTのプリントアウト．
c：前眼部光干渉断層計所見．プラトー虹彩をみとめる．

も多い．負荷試験には点眼を用いた散瞳負荷試験と，暗室座位で1時間のうつむき姿勢による負荷試験がある．後者は暗室効果による散瞳負荷に加えて，うつむき姿勢による水晶体前方移動に伴う瞳孔ブロックの加重効果を利用していると考えられている．どちらも8 mmHg 以上の上昇を陽性，6〜7 mmHg を擬陽性とするのが一般的である．点眼負荷試験は急性 PAC が生じた際に薬物での解除が難しいため，暗室うつむき負荷試験のほうがリスクが少ないようである．眼圧測定自体にはさまざまな不確定要素があるものの，同一眼の短時日の経時的変化を動的にとらえる負荷試験は理にも適っているといえよう．実際，閉瞼20分だけで眼圧が著明に上昇する PACG 症例に遭遇することがある(図5)．動的眼圧検査は不確定要素を相殺し，眼内の房水動態を反映している可能性があり，積極的に利用してよいと思われる．

　緑内障診療の基本である眼圧測定．しかし，原理上も，実地臨床上も，限界と制約が伴うため，単一測定値の解釈には慎重を要する．患者の医療に対する要求が高まっている現在においては，潜在的に感染伝播の危険性がある備え付けプリズムの使用は躊躇される．多くの疾患では圧平眼圧計の適応がメーカーから禁じられている．しかし，その一方で，同一眼の眼圧変動測定は，むしろ PAC や PACG 眼でより重要な情報をもたらしてくれる．われわれは，こうした眼圧測定における限界と有用性を理解したうえで，個々の症例に応じて眼圧計を使い分け，患者の quality of vision を守っていく責務を担っていると言えるだろう．

参考文献

1) Davanipour Z, Goodman L, Aller M, et al.：Possible mode of transmission of Creutzfeldt-Jacob disease. N Eng J Med 311：1582-1583, 1984
2) Hyams SW, Friedman Z, Neumann E：Elevated intraocular pressure in the prone position. A new provocative test for angle-closure glaucoma. Am J Ophthalmol 66：661-672, 1968
3) Nonaka A, Iwawaki T, Kikuchi M, et al.：Quantitaive evaluation of iris convexity in primary angle closure. Am J Ophthalmol 143：695-697, 2007
4) Baskaran M, Kumar RS, Govindasamy CV, et al.：Diurnal intraocular pressure fluctuation and associated risk factors in eyes with angle closure. Ophthalmology 116：2300-2304, 2009
5) Sakamoto M, Kanamori A, Fujihara M, et al.：Assessment of IcareOne rebound tonometer for self-measuring intraocular pressure. Acta Ophthalmol. 2013〔Epub ahead of print〕

〈中村　誠〉

II 急性原発閉塞隅角緑内障の症状と所見

I. 症状

　通常，急性緑内障発作の症状は急激で，著しい眼圧上昇の結果生じる．患者は眼科的な症状としては視力障害（虹輪視，霧視，視力低下），眼痛を自覚し，全身症状として頭痛，悪心・嘔吐が起こる．そのため，消化器内科や脳神経外科を最初に受診して，治療が遅れる症例も時にみられる．

　視力障害は，角膜浮腫を主原因として生ずる．角膜の透明性は，角膜水分量の流入と流出のバランスを平衡に保つことによって維持されている．角膜は無血管組織であるので，水分・栄養は房水より供給される．そして角膜内皮細胞のポンプ機能により，角膜実質から前房中への水の汲み出しを行い，透明性を保っている．眼圧が慢性的に上昇した場合には，房水の角膜への流入が増加しても，角膜内皮細胞のポンプ機能（汲み出し機能）を活性化させ房水の流入に対応することが可能である．しかし，眼圧の上昇が急激かつ著しい場合や，角膜内皮機能が落ちている場合には，ポンプ機能による汲み出しが追いつかないため，角膜上皮下に水分が蓄積されていき角膜上皮浮腫が生じやすい．虹輪視は，角膜浮腫により上皮層・実質層の配列が乱れ，プリズム効果が起こるため生じるが，電灯などを見た時にその周囲に虹の輪が見える症状である．さらに角膜浮腫が進むと，霧視・視力低下をきたす．また，急激な眼圧の上昇は，閉鎖空間である眼球内の圧を上昇させ，視神経乳頭の循環不全をきたす．発作解除後の眼底検査では，視神経乳頭の発赤や腫脹をみとめることが多い．視神経乳頭の循環不全により視力低下をきたす可能性もある．

　眼痛は，眼の違和感・不快感程度の軽度なものから，激烈なものまで，症例によりさまざまである．角膜および虹彩・毛様体は三叉神経第1枝，眼神経の枝である鼻毛様体神経の支配下にあるので，痛みは三叉神経第1枝領域に起こる．眼圧上昇によって生じた角膜浮腫により三叉神経が刺激され，さらに虹彩虚血・炎症が加わり眼痛が起こる．三叉神経の放散痛として頭痛も生じる．また，三叉神経刺激を介した迷走神経刺激により（三叉神経-迷走神経反射），悪心，嘔吐，発汗，徐脈などの全身症状を引き起こす．

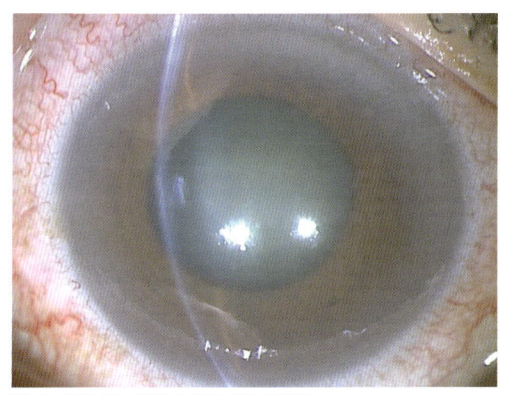

図1 急性緑内障発作眼の前眼部所見
瞳孔は中等度散瞳し，著しい角膜浮腫・毛様充血がみられる．

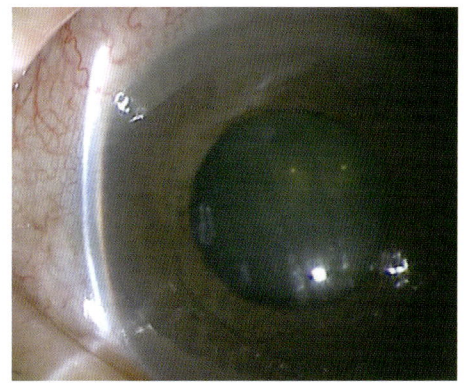

図2 発作眼の周辺部前房深度
図1と同一症例．周辺部の前房深度はきわめて浅く，ほとんどスペースがない．

II. 前眼部所見

　急性緑内障発作では，眼圧は通常40〜80 mmHgまで上昇する．角膜上皮はすりガラス状の浮腫をきたし，角膜実質もその厚みを増す．同じような眼圧でも，慢性的に眼圧が上昇した場合には，前述した角膜内皮細胞のポンプ機能(房水の汲み出し機能)が適応しうるため，角膜浮腫が比較的軽度であることが多い．発作眼では，角膜輪部付近でより充血が著明である毛様充血がみられ，瞳孔は中等度散大し，虚血による瞳孔括約筋不全麻痺のため，対光反応は完全に消失するか，微弱となる(図1)．前房深度は中央部・周辺部ともに浅く(図2)，前房内には虹彩の虚血・還流障害により，軽度から中等度の炎症所見をみとめる．発作時には隅角は閉塞しているが，角膜浮腫があるため隅角鏡検査による隅角観察が難しい．隅角評価が困難な場合には，僚眼の狭隅角の状態を確認する．発作時には視神経乳頭は充血し浮腫状を呈するが，角膜浮腫により眼底検査も困難な例が多い．

III. 瞳孔ブロック

　原発閉塞隅角緑内障の病態を考えるうえでは，瞳孔ブロック(pupillary block)とよばれる機序を理解することが大切である．瞳孔ブロックとは，瞳孔縁での房水の流出抵抗が正常より増大した状態をいう．房水は毛様体突起部で生産され，後房から瞳孔領を通り前房へ流入，隅角の線維柱帯より排出される．通常，水晶体前面の位置は，虹彩根部後面より前方に位置しているので，虹彩後面は瞳孔領付近で水晶体前面に接触し，房水の流出抵抗が生じる．瞳孔ブロックによる隅角閉塞は，瞳孔領付近での流出抵抗が大きくなり，後房圧が前房圧より上昇し，後房圧の上昇により虹彩が前方へ押し上げられ弯曲，房水流出路である隅角が閉塞されることによって起こる．瞳孔ブロックを起こしやすい要因として，いくつかの解剖学的な特徴があげられる．

・短眼軸(遠視眼)
・小眼球

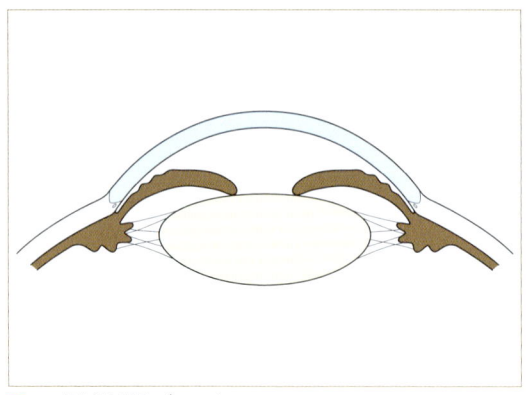

図3　相対的瞳孔ブロック
房水の瞳孔縁での流出抵抗が大きくなり，後房圧が前房圧より上昇している．後房圧の上昇により虹彩が前方へ押し上げられ弯曲し，隅角が狭小化しているが，閉塞していない．

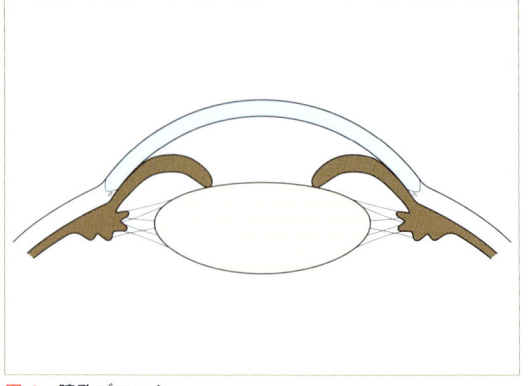

図4　瞳孔ブロック
後房圧の上昇により虹彩が前方へ押し上げられ弯曲し，隅角が閉塞している．

・水晶体厚の増加(加齢に伴う水晶体膨化)
・水晶体の前方移動(毛様小帯脆弱など)

これらの眼では前房が浅く，前房容積が小さいうえ，水晶体前面が正常より前方に位置しているので瞳孔縁での房水流出抵抗が増大し，瞳孔ブロックを生じやすい．また，瞳孔ブロック力は，瞳孔径が3.5〜4.5 mmの中等度散瞳時に最も大きくなり，さらに散瞳すると，瞳孔ブロック力は小さくなると報告されている．極大散瞳では，水晶体と虹彩の接触が小さくなるので，瞳孔ブロックも小さくなる．瞳孔ブロックが軽度な状態は，相対的瞳孔ブロックとよばれ(図3)，前房と後房の圧較差により虹彩が前弯しているが，眼圧は狭隅角眼であっても，隅角が開大していれば正常である．もともと瞳孔ブロックを起こしやすい素因を有している眼が，暗室やうつむき姿勢，情動の変化，自律神経関連薬剤の使用などで瞳孔径が変化し瞳孔ブロックを誘発，そのままブロックが解除されずに広範囲の隅角閉塞が持続すると後房からの房水流出が著しく減少，急激な眼圧上昇に至り，いわゆる急性緑内障発作が完成される(図4)．レーザー虹彩切開術により房水流出路ができると，前房と後房の圧較差がなくなるので，虹彩の前弯はなくなり平坦化する(図5)．

IV. 経過

　急性緑内障発作を起こした症例では，急性発作に先立って，以前に軽度の「小発作」を起こしていることが多い．「小発作」時には，一過性に隅角が閉塞し眼圧が上昇したものの，光刺激や眼球への機械的刺激などにより，瞳孔が運動し，隅角の完全閉塞に至らず発作が自然解除されたものと考えられる．症状としては，一過性の眼痛や虹輪視・視力障害の自覚を繰り返している．このような眼では，初期には隅角に虹彩が一時的に接触するappositional closureのみであるが，それが慢性的に持続することで，徐々に隅角の器質的癒着(周辺虹彩前癒着)を形成していく．また，隅角が完全閉塞し急性緑内障発作を発症しても，自然に発作状態が解除される症例も時にみられる(図6, 7)．そうした症例の前眼部所見としては，発作中に虹彩の虚血・炎症により多量の虹彩色素が散布されるため，虹彩

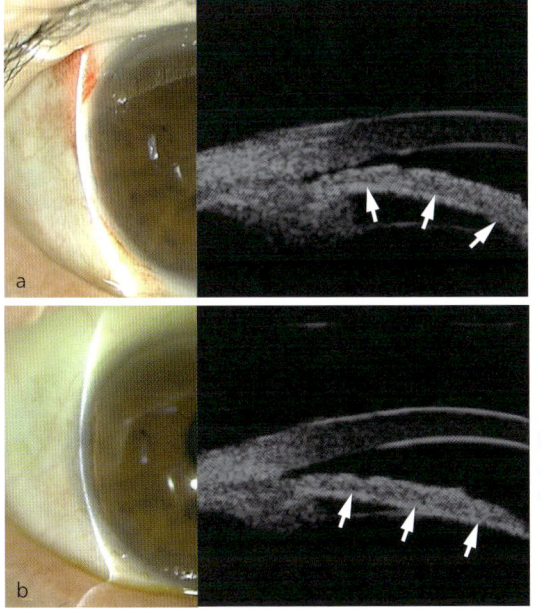

図5 レーザー虹彩切開術（LI）前後の周辺部前房深度と超音波生体顕微鏡（UBM）所見
a：LI 前．周辺部前房深度は浅く，UBM で虹彩は前弯している．
b：LI 後．周辺部前房深度は少し深くなり，UBM で虹彩の前弯は消失している．
（愛媛大学眼科 溝上志朗先生のご厚意による）

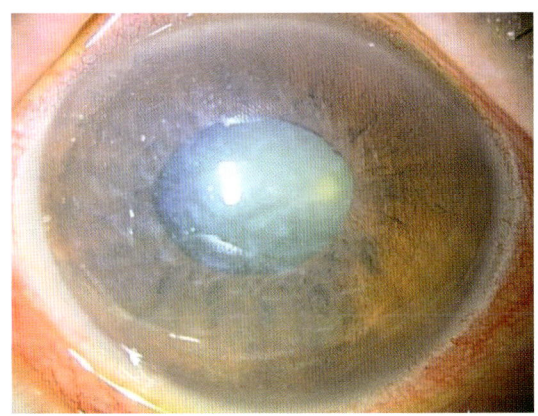

図6 急性緑内障発作後，自然解除した症例の前眼部所見
瞳孔は中等度散瞳，角膜の Descemet 膜皺襞が著しい．
2日前に視力低下，眼痛，頭痛・嘔吐が出現し持続．今朝からは寛解したとのことで初診した症例．この段階での眼圧は 10 mmHg であった．

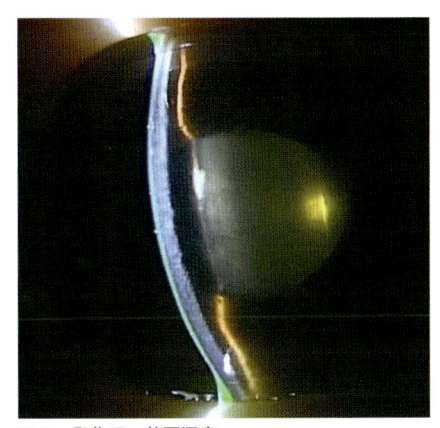

図7 発作眼の前房深度
図6と同一症例．前房深度は浅く，虹彩が前弯している．

色素が角膜内皮や線維柱帯などに付着する所見がみとめられる（図8）．一定期間，著しい高眼圧にさらされた角膜には，発作解除後もしばらく浮腫が残存し，Descemet 膜皺襞をみとめる．このような症例では，診察時にすでに眼圧が下がっているが，僚眼の狭隅角の状態（浅前房・周辺虹彩前癒着の存在）を確認することは診断の助けになる（図9，10）．発作後数日以上経過すると，虹彩の虚血により生じた虹彩萎縮（図11）や，前囊下水晶体混濁（glaucomflecken）がみられるようになる．発作解除後の視神経乳頭の所見は症例によりさまざまであるが，眼圧が下がってもしばらくの間，発赤・浮腫がみられることが多い．最終的に原発開放隅角緑内障にみられるようなはっきりした緑内障性視神経乳頭陥凹をきたすことはむしろ少ない．発作が軽症で，かつ速やかに解除された場合には，ほぼ正常な乳頭

II 急性原発閉塞隅角緑内障の症状と所見

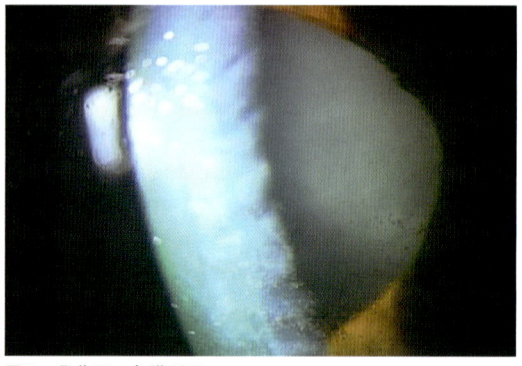

図8 発作眼の角膜所見
図6と同一症例．Descemet 膜皺襞が著しく，角膜裏面に虹彩色素沈着を多量にみとめる．

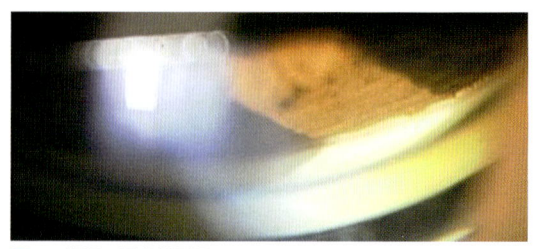

図9 僚眼の隅角鏡所見
図6と同一症例．周辺虹彩前癒着（PAS）が散在している．

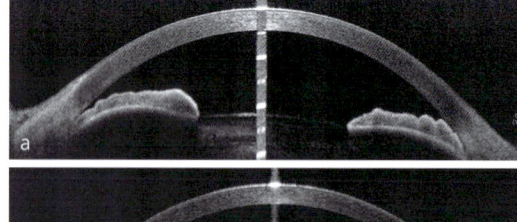

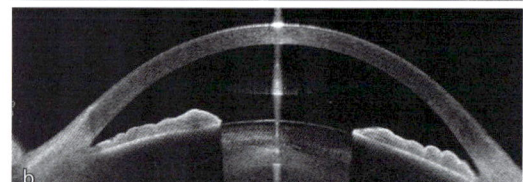

図10 僚眼のLI前後の前眼部OCT所見
図6と同一症例．
a：LI前．虹彩は前弯しており，相対的瞳孔ブロックを呈している．
b：LI後．虹彩の前弯は消失している．

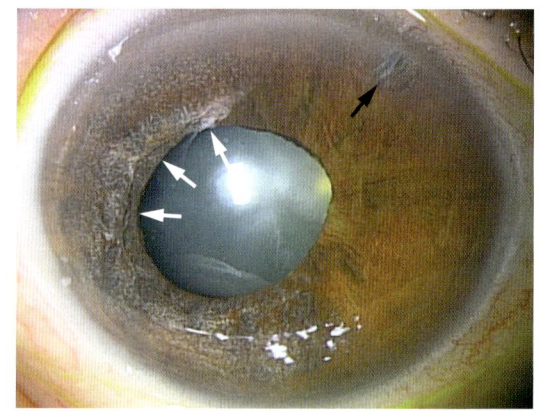

図11 急性緑内障発作後の虹彩萎縮
図6と同一症例．発作から3か月後．瞳孔は中等度散瞳，虹彩には萎縮がみられる（白矢印）．1時の部位にはLIが施行されている（黒矢印）．急激な眼圧上昇により虹彩の血流が虚血・還流障害をきたし，筋肉の不可逆性の麻痺をきたしている．

に戻るが，発作が重症で解除までに時間がかかった症例では，乳頭の色調は蒼白になる．典型的な乳頭陥凹をみとめる場合には，発作前より慢性原発閉塞隅角緑内障を併発していた可能性も考慮する．急性緑内障発作のほとんどは片眼性であるが，5～10％の症例では，両眼同時に発症すると言われている．

参考文献

1) Stamper RL, Lieberman MF, Drake MV：Angle-closure glaucoma with papillary block. *In*：Stamper RL, Lieberman MF, Drake MV：Becker-Shaffer's diagnosis and therapy of the glaucomas 7th ed, pp216-246, Mosby, St Louis, 1999
2) Mapstone R：Acute shallowing of the anterior chamber. Br J Ophthalmol 65：446-451, 1981
3) 澤田　明，山本哲也：原発閉塞隅角緑内障．北澤克明（監修）：緑内障，pp213-231, 医学書院 2004

（内藤知子）

Topics
UBMで観察する毛様体の影響

❶ UBMによる毛様体の観察

　毛様体は屈折の調節と房水の産生を重要な機能としており，解剖学的には虹彩の後方，脈絡膜の前方，強膜の裏面に位置する環状の組織である．毛様体の前方が毛様体突起からなる皺襞部，後方が扁平部となっており，その構造と位置から隅角形態に大きな影響を与える．しかし不透明組織である虹彩と強膜の後方にあり，経瞳孔的にも入射光が届かない眼底の最周辺部にあるため，細隙灯顕微鏡や隅角鏡，倒像鏡などを用いた光学的検査では，器具を用いて圧迫をしない限り毛様体を直接観察するのはきわめて困難である．

　1990年にPavlinらによって発表された超音波生体顕微鏡(ultrasound biomicroscopy：UBM)は，高周波の振動子による超音波を用いることで高解像度の生体断面画像の取得を可能とした．このUBMの登場によって前眼部構造の断面像の記録が可能となり，光学的観察が困難な毛様体も客観的に観察できることから，とくに毛様体に起因する閉塞隅角の病態理解が大きな進歩を遂げた．通常のUBMプローブは40〜60 MHzの超音波を使用し，高解像度(50 μm)で隅角，虹彩から水晶体，毛様体，眼底最周辺部と脈絡膜の観察に適している(図1)．また，観察光が不要なので暗所での観察も可能であり，動的な変化も記録することができることも利点である．

　UBM以外の代表的な前眼部画像検査装置には，前眼部光干渉断層計(前眼部OCT)があるが，光の特性による限界があり，完全な不透明組織では1〜2 mm程度の組織深達度であるため，毛様体の全体像を観察することはできない．しかしUBMの組織深達度は5〜7 mmであるため，虹彩裏面・毛様体，脈絡膜などのより深部の所見が明瞭に観察できる．とくにUBMのほうが有用な病態は閉塞隅角におけるプラトー虹彩および毛様体の評価(毛様突起の前方回旋や毛様溝の消失)であり，ほかに悪性緑内障(浅前房，後房の消失，毛様突起の変位・圧排や毛様体脈絡膜滲出)，虹彩毛様体腫瘍・嚢胞などがあげられる．

　通常のUBMの画像範囲は横方向約9 mmで毛様体から瞳孔まで描出可能であるが，両側の隅角，毛様体を一画像で描出することはできない．ただし広角撮影が可能なUBMを用いれば，両側の隅角，毛様体を一画像で描出することもできる(図2)．

❷閉塞隅角に影響する毛様体のUBM所見

　PavlinらはUBMを用いた検討により，プラトー虹彩では毛様体が前方に回旋，偏位することにより虹彩根部が前方に押し出されて隅角が閉塞されるという病態生理を提唱した．プラトー虹彩の評価のためには，前方回旋などの毛様体の形態異常を確認できるUBM検査が非常に有効である．UBMを用いたプラトー虹彩の症例の隅角所見を提示すると，毛様体突起の前方回旋と増大した虹彩根部厚のため，隅角底のスペースが狭小化して接触し，閉塞隅角の状態になっていることがわかる(図3)．

　また，UBMの観察により，虹彩または毛様体上皮の嚢胞が原因で周辺虹彩が前方へ偏位して隅

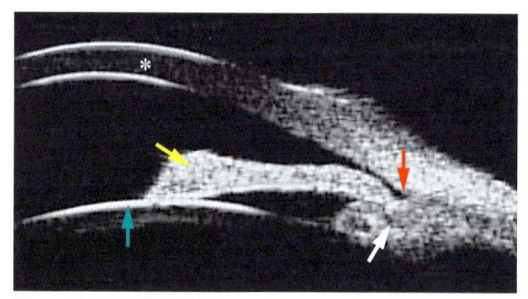

図1 超音波生体顕微鏡（UBM）による隅角の画像
隅角底（赤矢印），虹彩（黄矢印），毛様体（白矢印），角膜（＊），水晶体前面（青矢印）などが描出されている．

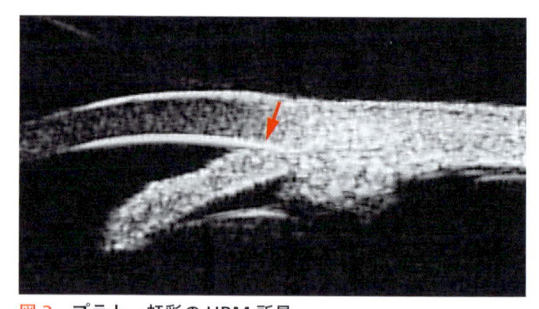

図3 プラトー虹彩のUBM所見
前方に偏位した毛様体が虹彩根部を後方から圧排し，隅角が閉塞している（矢印）．

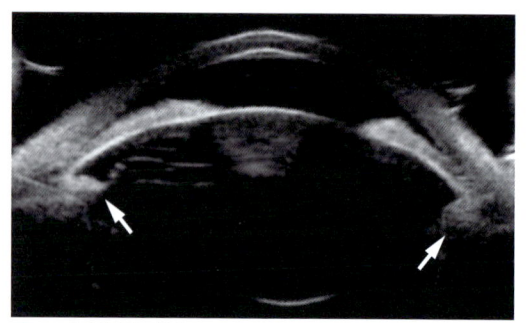

図2 広角撮影可能なUBMによる前眼部の画像
周波数35 MHzのプローブ使用．解像度は60 μmでやや劣るが横方向範囲が18.5 mmと大きく，片側の隅角，毛様体（矢印）から対側の隅角，毛様体（矢印）までの前房構造を1枚の画像で描出している．

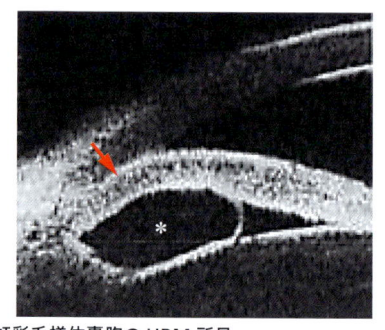

図4 虹彩毛様体嚢胞のUBM所見
虹彩毛様体嚢胞（＊）により虹彩周辺部が前方へ圧排されて隅角が閉塞し（矢印），偽プラトー虹彩の状態になっている．

角の狭小化が起きることが明らかになってきた．この状態は臨床的に偽プラトー虹彩（pseudoplateau iris）とよばれている（**図4**）．偽プラトー虹彩は，細隙灯所見では通常のプラトー虹彩形態に似ており，そのほかの虹彩毛様体腫瘍や毛様体の腫脹との鑑別診断にはUBMによる評価が大変有効である．この虹彩毛様体嚢胞はUBM画像上で薄い隔壁の嚢胞として検出され，内部の輝度は低く，空洞状になっている．この嚢胞は明らかな閉塞隅角をみとめなければ予後は良いが，閉塞隅角の範囲が広い場合は眼圧上昇の原因となることがある．

　UBMによる毛様体の観察は原発閉塞隅角の治療効果の判定にも有用である．Nonakaらは UBMによる検討で水晶体再建術はプラトー虹彩形状の原因となる毛様体突起の前方回旋を軽減することから，水晶体再建術はプラトー虹彩の治療に有効であることを報告している．今後，UBMを用いた毛様体のバイオメトリーの進歩により，さらなる原発閉塞隅角の臨床研究の進歩と病態解明が期待される．

参考文献

1) Pavlin CJ, Sherar MD, Foster FS : Subsurface ultrasound microscopic imaging of the intact eye. Ophthalmology 97 : 244-250, 1990
2) Pavlin CJ, Foster FS : Plateau iris syndrome : changes in angle opening associated with dark, light, and pilocarpine administration. Am J ophthalmol 128 : 288-291, 1999
3) Nonaka A, Kondo T, Kikuchi M, et al. : Angle widening and alteration of ciliary process configuration after cataract surgery for primary angle closure. Ophthalmology 113 : 437-441, 2006

（広瀬文隆）

III 正しい van Herick 法とその臨床応用，注意点

　van Herick 法は，細隙灯顕微鏡を用いて周辺前房深度を評価する方法である．本法は正しく行えば，外来診療で簡便に閉塞隅角のスクリーニングが可能な有用な手段であるが，眼位，スリット光の入射角度や，照射部位によって，評価結果が左右されるため注意が必要である．また，本法はあくまでもスクリーニング検査であり，閉塞隅角の最終的な診断は隅角鏡検査によって行う．

I. 正しい van Herick 法

　van Herick 法の基本的な手順は，十分に細く絞ったスリット光を，外側より 60°の方向から照射する．照射部位は，角膜周辺部で可能な限り輪部に近い部分とし（図1），その部分の周辺角膜厚に対する周辺前房深度の比を求める．その結果，角膜厚と同等以上であれば 4 度，1/2〜1/4 を 3 度，1/4 を 2 度，1/4 未満を 1 度，前房深度が 0 の状態を 0 度とグレード分類する（図2）．一般的に，比が 1/4 を下回る場合，つまり 2 度以下の場合は閉塞隅角眼の可能性があるとされ，隅角鏡検査などの精密検査を行うことが勧められている（表1）．

II. van Herick 法の注意点

1. 眼位のずれ

　眼位が内方にずれ，スリット光が角膜面に対して浅い角度で入射すると，前房深度は浅く評価され，逆に外方にずれた場合は，深く評価される．もともと眼位に異常がある斜視例や，緑内障後期例，白内障などで視力が不良な場合も固視が困難であることから一定した評価は難しくなる．

2. 照射部位のずれ

　スリット光の照射部位が輪部より離れ角膜中央よりになると，前房深度は深く評価され

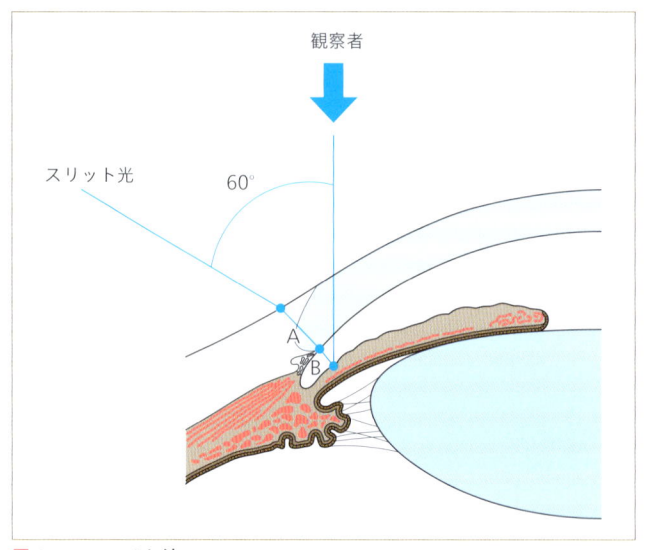

図1 van Herick 法
周辺角膜厚 A に対する周辺前房深度 B の比を求める．

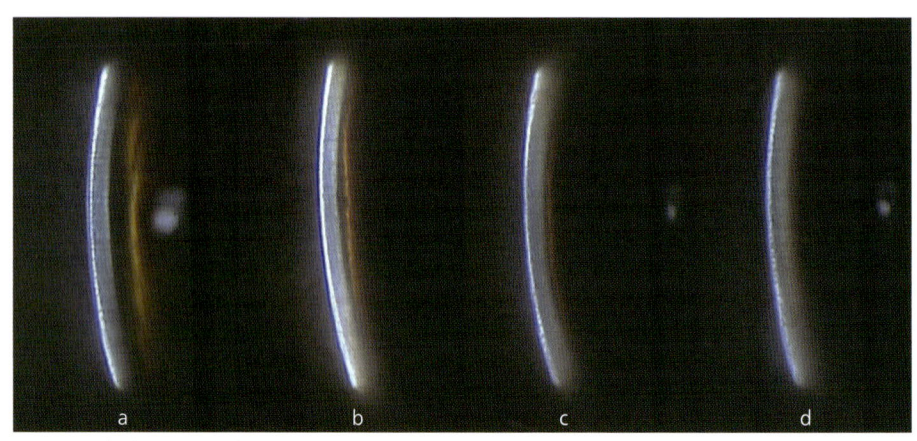

図2 周辺角膜厚と前房深度の比
a：角膜厚と同等以上，b：1/2〜1/4，c：1/4 未満，d：0

表1 van Herick 法の分類と閉塞隅角の可能性

分類	周辺前房深度/周辺角膜厚	閉塞隅角の可能性
4度	1 以上	ない
3度	1/2〜1/4	ほとんどない
2度	1/4	やや可能性あり
1度	1/4 未満	可能性あり
0度	なし	可能性が高い

る．とくに虹彩根部が前方に屈曲しているプラトー虹彩形態には注意が必要であり，照射部位がわずかに異なるだけで，狭隅角が見落とされることがある．

図3は，実際に検者間で van Herick 法の評価が分かれたプラトー虹彩形態の症例である．

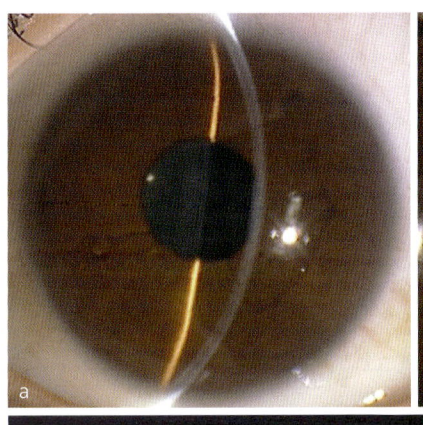

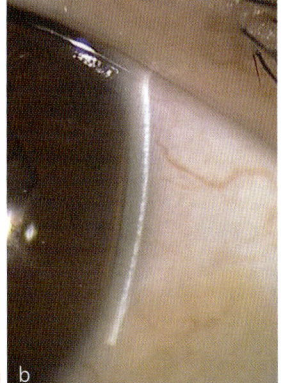

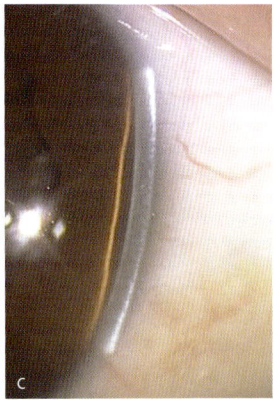

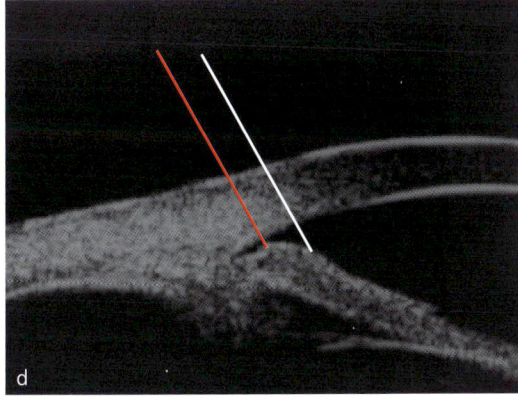

図3 プラトー虹彩形態の van Herick 法による評価
a：中央前房深度は正常である
b：適切な照射部位
c：角膜よりの照射部位
d：UBM 所見．プラトー虹彩形態では虹彩根部が屈曲しているため，照射部位が角膜よりになると前房深度は深く評価される（白線）．赤線は適切な照射部位．

3. 角膜周辺部の解剖学的異常

翼状片，偽翼状片などで，周辺部角膜の透見性が悪い場合や，周辺部角膜潰瘍後などで，角膜が異常に菲薄化している場合なども，正確な評価は困難となる．

III. van Herick 法の臨床応用

　van Herick 法は，一般的には検査室の照度を一定にして，照射光が瞳孔領に入らないようにして行う．しかし筆者らは，狭隅角の症例に対し，暗所における自然散瞳時の隅角閉塞の可能性の有無を簡易的に評価するために，明所と暗所で条件を変えた van Herick 法での評価を試みている．

　実際の方法としては，通常の半暗室での評価を行った後に，患者をスリット台に顔を乗せたまま，診察室を完全に暗くし，一定時間後に自然散瞳を確認してから，必要最小限に絞ったスリット光量で再評価する．そうすると，通常の半暗室下では3度と評価していた症例が，完全暗室下では1度ないしは0度と狭隅角が顕在化することがある．実際にそのような症例を隅角鏡で評価すると，すでに虹彩前癒着（PAS）を生じていたり，線維柱帯に appositional pigment をみとめたりすることが多く，隅角閉塞症のスクリーニングに有効であると考えている（図4）．

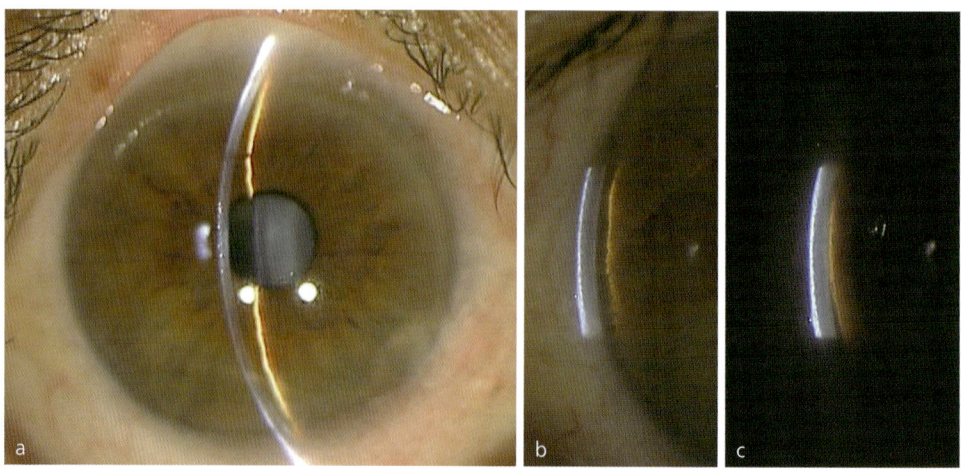

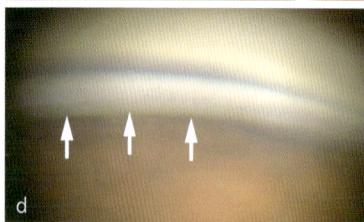

図4 完全暗所自然散瞳下の van Herick 法がスクリーニングに有効だった閉塞隅角例
a：前眼部所見
半暗室（b）では3度と評価していた症例が，完全暗室（c）では1度となった．
d：隅角鏡検査で上方に虹彩前癒着をみとめた（矢印）．

参考文献

1) van Herick W, Shaffer RN, Schwartz A：Estimation of width of angle of anterior chamber. Incidence and significance of the narrow angle. Am J Ophthalmol 68：626-629, 1969
2) Foster PJ, Devereux JG, Alsbirk PH, et al.：Detection of gonioscopically occludable angles and primary angle closure glaucoma by estimation of limbal chamber depth in Asians：modified grading scheme. Br J Ophthalmol 84：186-192, 2000

（溝上志朗）

IV 隅角鏡検査の基本と応用，その変法

　隅角鏡検査は隅角検査のゴールドスタンダードであり，その重要性を多くの眼科医がみとめてはいるものの，接触式検査であること，正確な所見を取るためにはある程度の熟練を要することなどから，苦手な眼科医が多い．近年，非接触式前眼部画像解析装置が開発されているが，小さな周辺虹彩前癒着，隅角結節，新生血管などを検出できるほどの精度はなく，直視下での隅角鏡を使った観察にとってかわるものではない．ここでは，日常臨床で必須の隅角鏡検査について解説する．

I.　隅角の構造

　隅角鏡検査を行う前に隅角の構造を理解しておくことが重要である．Schwalbe線は，Descemet膜が終わる部分で前房に突起する隆起としてみられる．細隙灯顕微鏡でスリット光の幅を狭くして観察すると，角膜の前面と後面のスリット光が収束する部分がSchwalbe線である（図1矢印）．隅角を見た時に最初に探さなければならないのは強膜の白い帯として見える強膜岬である．Schwalbe線と強膜岬の間が線維柱帯となるが，強膜岬が見えていれば線維柱帯は開放していると考えてよい．強膜岬の奥には毛様体帯がある．正常隅角では虹彩根部にある毛様体は見えないが，毛様体には調節を司る毛様体輪状筋があり，その奥に毛様体縦走筋が強膜岬に付着している（図2）．

II.　開放隅角眼での隅角鏡検査のポイント

　前房内炎症がなく前房深度が深ければ，すべて原発開放隅角緑内障というわけではない．とくに，眼圧が高い症例では房水流出抵抗が増大するような原因がないかを隅角鏡検査で確かめることがきわめて重要である．開放隅角眼では閉塞隅角眼と比べて，圧迫しなくても隅角鏡検査が可能であり，隅角の解剖を理解するには開放隅角眼での隅角鏡検査に慣れておくとよい．白い強膜岬付近に出現する隅角結節，隅角色素沈着，新生血管，周辺虹彩前癒着（peripheral anterior synekiae：PAS）などがないかを注意深くみていく．PASと間違えやすい虹彩突起は通常，強膜岬を越えて線維柱帯に伸びるのこぎり状の突起をいい，鼻

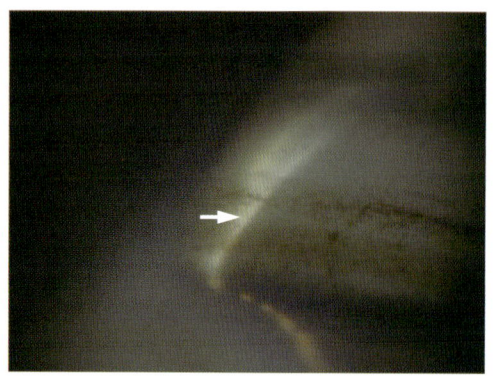

図1　Schwalbe線の見つけ方
スリット光を細くして角膜の前面と後面が交差する部分がSchwalbe線である(矢印).

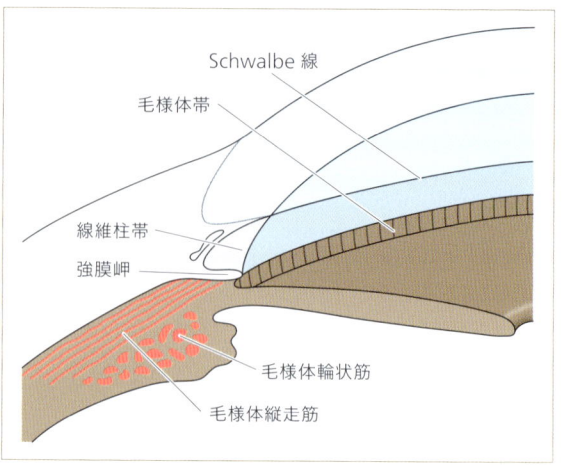

図2　隅角の構造

側に多い(図3).また,開放隅角眼では毛様体帯が見えるが,毛様体帯が狭い場合には隅角発達異常を疑い(図4),隅角離開では毛様体筋の付着部分が裂けて毛様体帯が非常に広く見える(図9a).

1. 隅角結節

米粒状の白い隆起が線維柱帯付近に観察される(図5).隅角結節の近くにテント状PASを伴うことが多い.線維柱帯の炎症によって,房水流出抵抗が増大し,眼圧が上昇する.炎症などに伴う続発緑内障では,下方にPASを形成しやすい.前房内にはわずかに炎症細胞が観察できることが多いが,前房内炎症がないこともある.両側肺門リンパ節腫脹(BHL),ツベルクリン反応陰性,アンギオテンシン変換酵素(ACE)上昇に加え,γグロブリン上昇,血清リゾチーム上昇などを合併していると臨床的にサルコイドーシスと診断できる.網膜血管周囲炎を起こすような場合には,前房内炎症や虹彩後癒着を伴っていることが多いが,前房内炎症を伴わない線維柱帯炎の状態では,原発開放隅角緑内障と見間違えることがある.ステロイド点眼後に隅角結節は消失し,速やかに眼圧は下降することが多い.

2. 隅角色素沈着

隅角に色素沈着が強いと眼圧が上昇する.落屑緑内障では,水晶体前面や瞳孔縁にフケ状の白色の落屑物質が付着しており,隅角には色素沈着を伴っていることが多い(図6).とくに,下方の隅角では,Schwalbe線よりも角膜よりに色素の帯が観察され,Sampaolesi線とよばれている(図6b白矢印).隅角色素沈着は,色素緑内障,虹彩腫瘍,母斑症による続発緑内障などでも観察できる.閉塞隅角眼で隅角色素沈着が多いと線維柱帯と虹彩が接触している可能性を考慮する(図15).一方,患眼の隅角色素沈着が僚眼のそれよりも少ない疾患として,Posner-Schlossman症候群が有名である(図7).

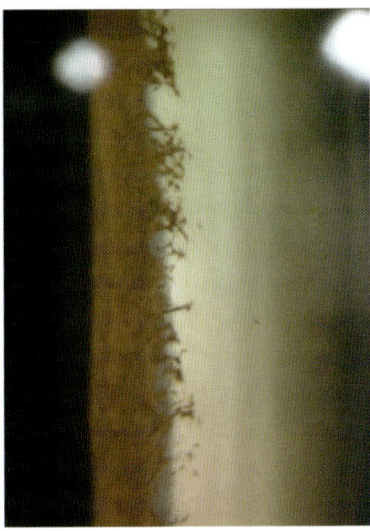

図3 虹彩突起
強膜岬を越えて線維柱帯に伸びるのこぎり状の突起をいい，鼻側に多い．

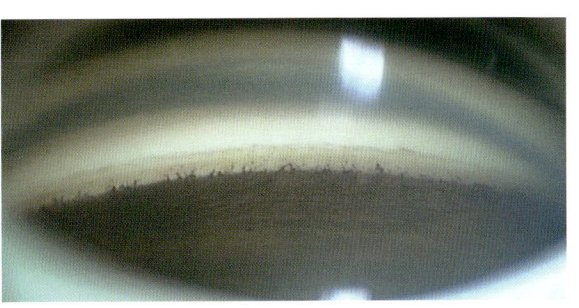

図4 遅発型発達緑内障の隅角鏡所見
毛様体帯が狭い．

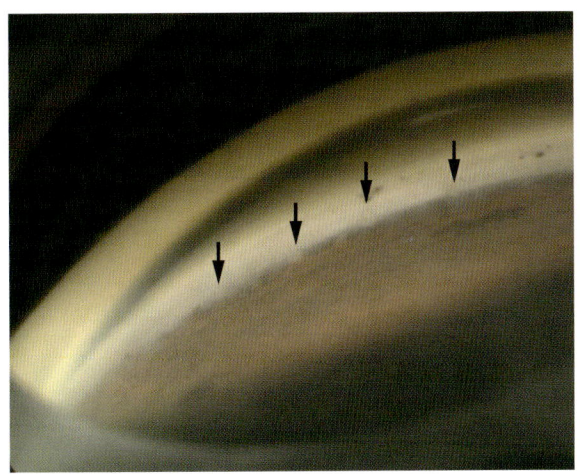

図5 サルコイドーシスの隅角鏡所見
白い米粒状の結節とテント状周辺虹彩前癒着がある．

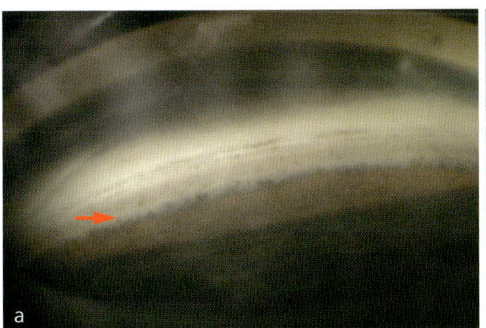

図6 落屑緑内障の隅角鏡所見
僚眼（a）に比べて，落屑緑内障眼（b）では線維柱帯の色素沈着が強く，Schwalbe線前方の波状の色素沈着をSampaolesi線（白矢印）とよぶ．赤矢印は強膜岬．

3. 新生血管

　増殖糖尿病網膜症，網膜中心静脈閉塞症，眼虚血症候群などに合併して，前眼部虚血が起こると，隅角に新生血管が発芽する．新生血管を見落とすことのないよう，無散瞳下での隅角鏡検査が重要である．虹彩あるいは隅角に新生血管があっても眼圧が上昇していない時期を前緑内障期とよぶ．やがて，虹彩および隅角に線維血管膜ができ，房水流出抵抗

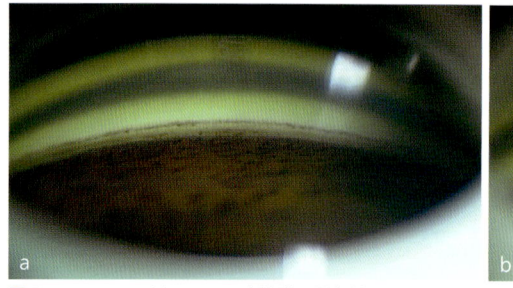

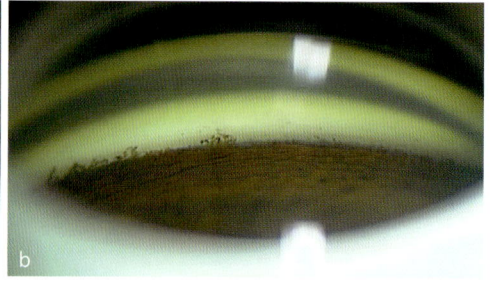

図7 Posner-Schlossman症候群の隅角鏡所見
僚眼（a）に比べて、患眼（b）では線維柱帯の色素沈着が薄い。

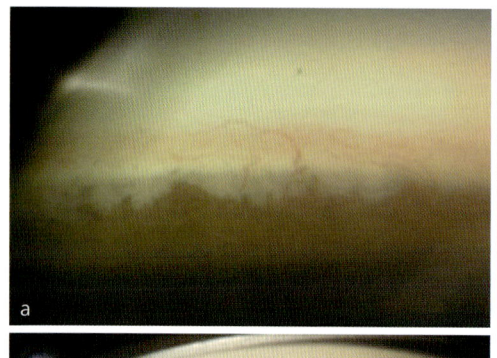

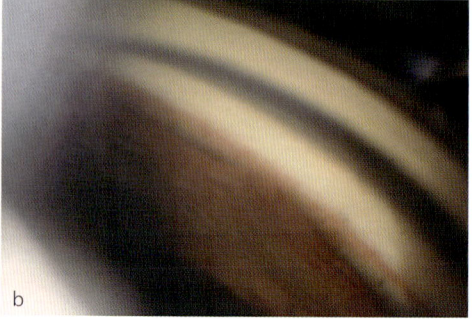

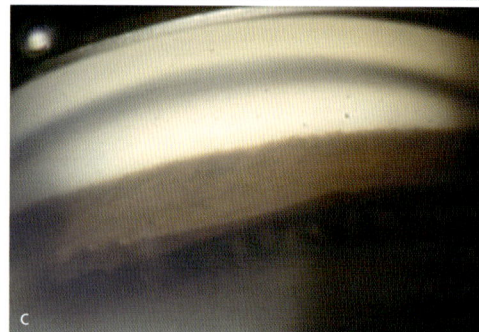

図8 血管新生緑内障の隅角鏡所見
a：線維柱帯に新生血管が発芽しているが、周辺虹彩前癒着（PAS）はない状態。
b：線維血管膜の形成によりPASが形成されている状態。
c：PASが広範囲に形成され、ぶどう膜外反が生じ、毛様体が見えている。

が増大して眼圧が上昇してくるが、明らかな周辺虹彩前癒着がないときを開放隅角緑内障期とよぶ（図8a）。さらに、線維血管膜の収縮によって周辺虹彩前癒着が起こる時期を閉塞隅角緑内障期とよび（図8b）、さらには瞳孔偏位やぶどう膜外反が生じるようになる（図8c）。

4. 外傷後の隅角所見

　大量の前房出血を伴うような鈍的眼外傷では、隅角離開を生じていることが多く、一時的に眼圧が安定したとしても、経過とともに眼圧が上昇してくることがある。

　隅角離開は、虹彩毛様体の根部が裂けたり、後方にずれたりすることで起こり、強膜岬から後方にある毛様体縦走筋が付着していることが観察される（図9a）。虹彩離断は、虹彩切除術をしたように虹彩の一部が裂けることをいい、毛様突起が観察される（図9c）。さらに強い外傷が加わって毛様体解離になると、隅角検査で強膜の白い部分が観察できる（図9e）。通常、低眼圧、浅前房を伴って、経過とともに低眼圧黄斑症を発症する。

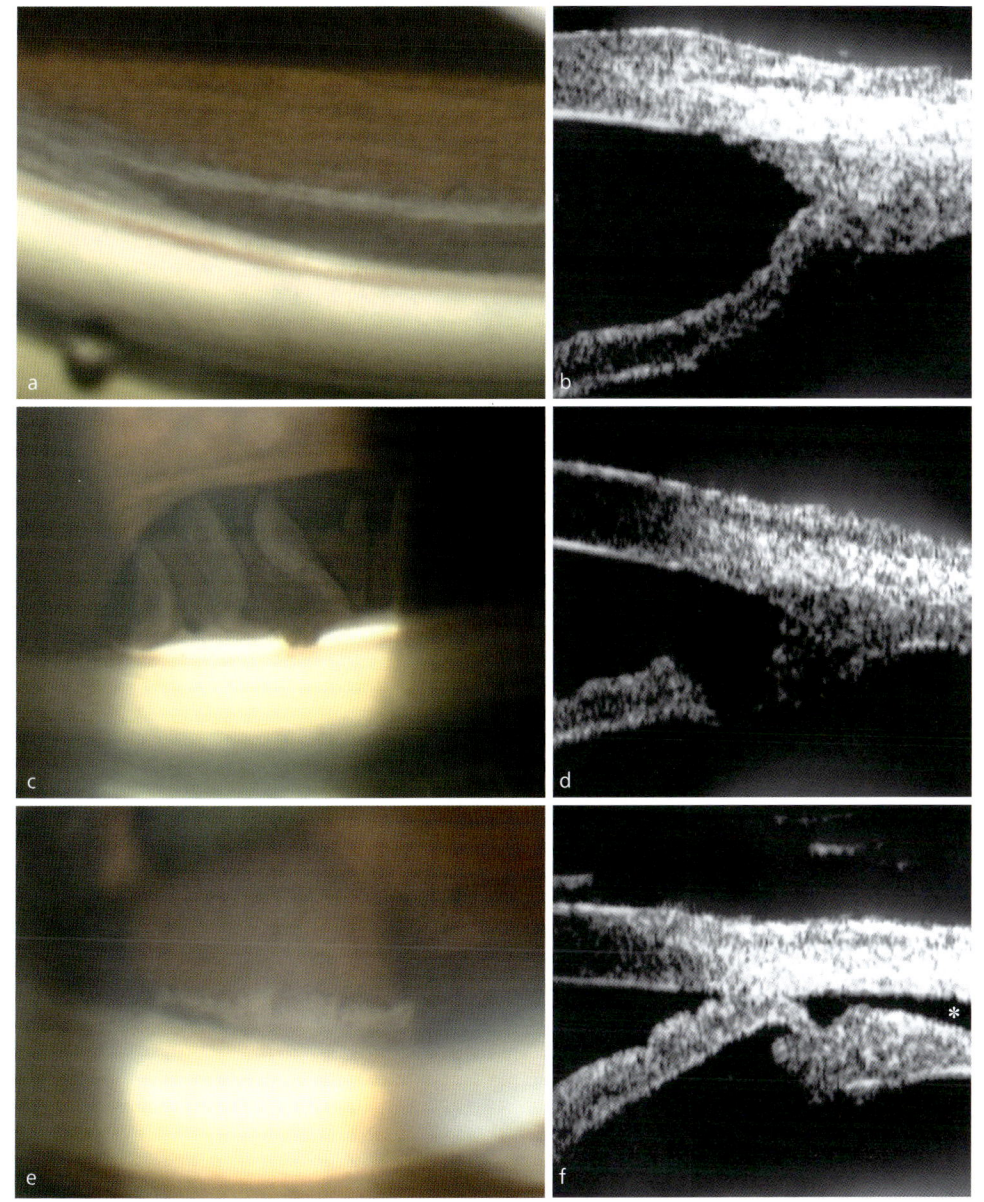

図9 外傷眼の隅角鏡所見と超音波生体顕微鏡所見
a, b：隅角離開，毛様体帯が著明に広く，毛様体縦走筋が見えている．
c, d：虹彩離断，虹彩根部が裂けて毛様体が見えている．
e, f：毛様体解離，毛様体が強膜から解離しており，強膜が見えている．超音波生体顕微鏡では上強膜腔に房水が貯留していることがわかる（＊）．

III. 閉塞隅角眼での隅角鏡検査のポイント

1. 原発閉塞隅角緑内障の分類

　隅角閉塞のスクリーニング法としては，van Herick法がある（van Herick, et al, 1969）．スリット光を外側60°から入射し，輪部付近の周辺角膜厚に対する周辺前房深度比をとる

表1 ISEGOによる原発閉塞隅角緑内障の分類

Acute primary angle closure：APAC 急性原発閉塞隅角症	急性緑内障発作 & GON（－）
Acute primary angle closure glaucoma：APACG 急性原発閉塞隅角緑内障	AAC & GON（＋）
Primary angle closure suspect：PACS 原発閉塞隅角症疑い	PAS（－）& GON（－），隅角の3/4周以上で線維柱帯が観察できない
Primary angle closure：PAC 原発閉塞隅角症	PAS（＋）& GON（－），眼圧上昇の有無は問わない
Primary angle closure glaucoma：PACG 原発閉塞隅角緑内障	PAC & GON（＋）

ISEGO：International Society of Geographic and Epidemiological Ophthalmology, PAS：peripheral anterior synechiae, GON：glaucoma optic neuropathy

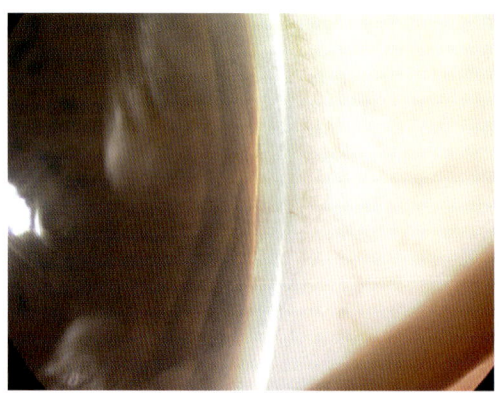

図10 van Herick 法
スリット光を外側60°から入射し，輪部付近の周辺角膜厚に対する周辺前房深度比をとる．van Herick 法1度．

（116頁の表1, 図10）．van Herick 法2度以下では，隅角鏡検査をすべきである．線維柱帯と周辺虹彩のなす角度を観察するShaffer 分類も広く用いられているが，van Herick 法2度がShaffer 分類2度（角度20°）におおむね相当する．隅角鏡診断による隅角閉塞を欧米ではoccludable angleとよんでいる．International Society of Geographical and Epidemiologic Ophthalmology（ISEGO）で作成された2002年のFoster 分類（Foster PJ, et al, 2002）によると，隅角閉塞とは「Goldmann 二面鏡を用いた第1眼位での隅角鏡検査で，線維柱帯色素帯が3/4象限（270°）以上にわたって観察されず虹彩線維柱帯間の接触が推測される（iridotrabecular contact：ITC）」として定義することが提唱されているが，範囲を180°以上または少しでも閉塞があれば，と定義すべきとの意見もある．

ISEGO の原発閉塞隅角緑内障の分類（表1）に基づき，緑内障診療ガイドライン（第3版）では，原発性の隅角閉塞があり，眼圧上昇もPASも緑内障性視神経障害も生じていない，すなわち非器質的隅角閉塞（機能的隅角閉塞，appositional angle closure）の状態をprimary angle closure suspect（PACS，原発閉塞隅角症疑い）とよぶとしている．また，原発性の隅角閉塞があり，眼圧上昇またはPASがあり，緑内障性視神経障害のないものをprimary angle closure（PAC，原発閉塞隅角症），さらに，原発性の隅角閉塞があり，緑内障性視神経障害があるものをprimary angle closure glaucoma（PACG，原発閉塞隅角緑内障）と分類している．

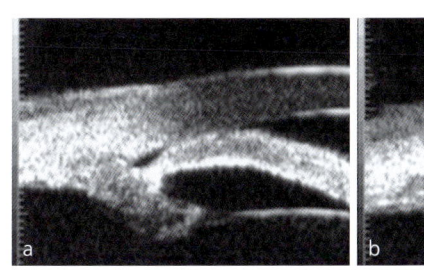

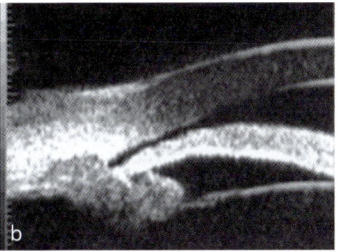

図11　機能的隅角閉塞の超音波生体顕微鏡所見
明室下では隅角は開放しているが(b)，暗室下では虹彩が線維柱帯に接触している(a)．

　近年，機能的隅角閉塞が隅角閉塞の機序に重要な役割をしていることが示唆されている．機能的隅角閉塞があるかどうかは，超音波生体顕微鏡(ultrasound biomicroscopy：UBM)で確認することが重要であるが(図11)，隅角鏡検査でもスリット光をできるだけ狭めて隅角底にあて，瞳孔に光を入れないようにすると暗室状態での隅角閉塞がある程度観察できる．PASのない閉塞隅角眼でのUBMでの検討では，明所で57.5％，暗所で85％にそれぞれ機能的隅角閉塞をみとめ，上方と下方での機能的隅角閉塞の頻度が高いと報告されている(Kunimatsu, et al, 2005)．

2. 圧迫隅角鏡検査の原理と手技のコツ

　圧迫隅角鏡検査は機能的閉塞と器質的閉塞を見分けることができる重要な隅角鏡検査法である．間接型隅角鏡にはGoldmann型隅角鏡とZeiss型四面鏡(Sussmanレンズ)があり(図12)，どちらも検査前に点眼麻酔が必要であるが，前者はメチルセルロースを必要とし，後者はメチルセルロースを必要としない．Sussmanレンズは角膜に接する部分が小さく，第1眼位で角膜の中央部を軽く圧迫して水晶体と虹彩を押し下げることで隅角底を見ることができるが，角膜に歪みが生じると見えにくいので圧迫する力加減を調整する必要がある(図13)．隅角鏡検査では対光反応による縮瞳の影響をできる限り受けないようにするため，スリット光の光源を絞って検査を行うように心がける．圧迫隅角鏡検査は，Sussmanレンズなどの圧迫隅角検査専用の隅角鏡を用いることが基本であるが，初心者には観察しづらい．眼瞼裂が狭い患者さんでは，フランジ付レンズのほうが初心者には観察しやすい．一般的に普及しているGoldmann型隅角鏡では眼球の位置をコントロールしないと閉塞隅角眼では隅角底を見ることは困難である．そこで，「みたいほうのミラーをみてもらう」(みみみの法則)を覚えておくと便利である．下方の隅角を見たい場合には上方の隅角鏡を使う．第1眼位で下方隅角底が見えなければ眼球を見たいほうのミラー，すなわち上方を見てもらうと下方隅角底が見やすくなる(図14)．レンズを360°回転させて，隅角所見をPASの範囲，隅角色素の程度に気をつけながら記載していく．隅角鏡で得られた所見を180°回転させて記載したほうが直感的にわかりやすい．隅角は上方が最も狭く，下方，鼻側，耳側の順に広くなる．閉塞隅角眼では上方から上鼻側に注意してPASの形成がないかを見ることがポイントである．線維柱帯の色素が多い場合には機能的隅角閉塞を生じている可能性を考慮する(図15)．やがて，器質的閉塞が進行すると線維柱帯

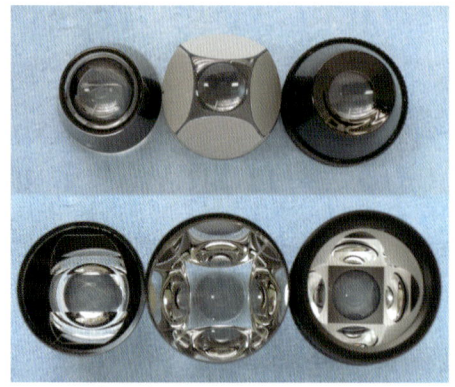

図 12 間接型隅角鏡
左から Goldmann 型隅角二面鏡，Zeiss 型四面鏡（Sussman レンズ），フランジ付フォーミラーミニゴニオレンズ．角膜の接触面は Sussman レンズが最も小さく，観察レンズは二面鏡が最も大きい．

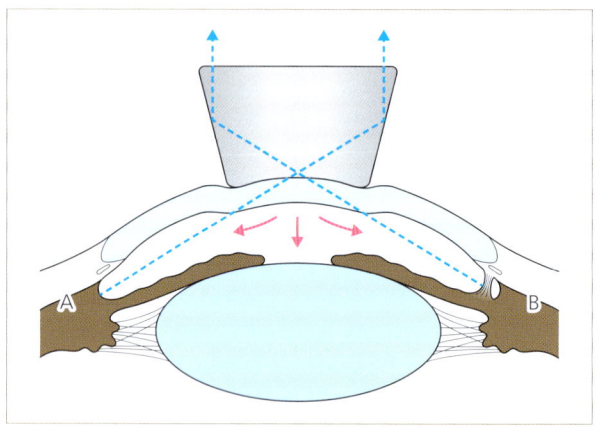

図 13 圧迫隅角鏡検査の原理
角膜の中央部を軽く圧迫することで水晶体と虹彩を押し下げることで隅角底を見ることができ，機能的隅角閉塞（A）と器質的隅角閉塞（B）を見分けることができる．圧迫隅角鏡検査専用の隅角鏡（Zeiss 型四面鏡など）を用いるのが基本である．

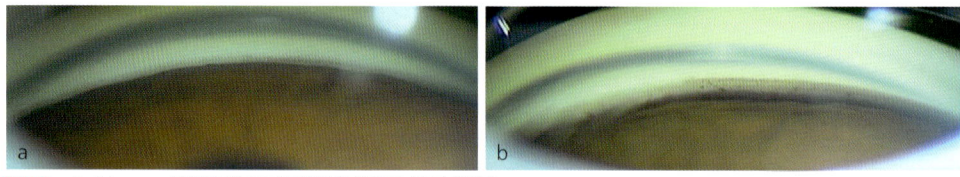

図 14 Goldmann 型隅角鏡での圧迫隅角鏡検査（下方隅角）
第 1 眼位では隅角底は見えないが（a），検者が見たいほうのミラー（上方）を見てもらうと下方の隅角底が見えてくる（b）（みみみの法則）．

が開放している部分と閉塞している部分がわかりやすくなる（図 16）．

　　隅角鏡検査は，閉塞隅角眼の診断に必須の検査ではあるが，閉塞隅角眼の診断のみに有用な検査ではない．開放隅角眼で高眼圧の患者さんをみた場合に，安易に緑内障点眼薬を処方するのではなく，なぜ眼圧が上昇しているのかを探るために隅角鏡検査をすることに

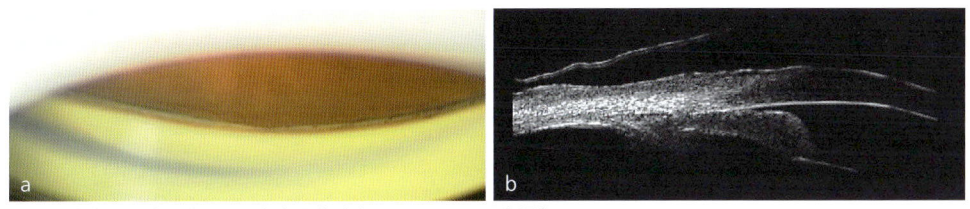

図15 機能的隅角閉塞により色素沈着が強くなっている閉塞隅角眼
線維柱帯色素沈着が強い閉塞隅角眼(a)では，超音波生体顕微鏡で機能的隅角閉塞があり(b)，一部中央部分で周辺虹彩前癒着が形成してきている．

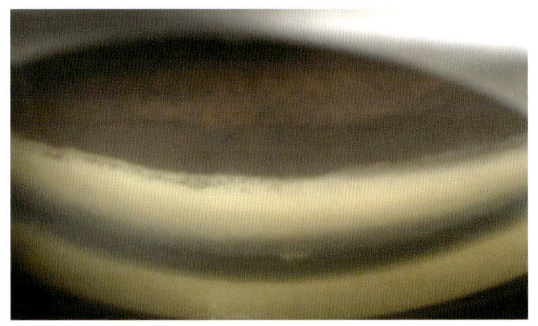

図16 器質的隅角閉塞
周辺虹彩前癒着が広範囲に形成されると隅角閉塞している部分（左側）と隅角が開放している部分（右側）がわかりやすくなる．

より病態を踏まえたうえで診断や治療方針を決めていくことが重要である．

参考文献

1) van Herick W, Shaffer RN, Schwartz A：Estimation of width of angle of anterior chamber. Incidence and significance of the narrow angle. Am J Ophthalmol 68：626-629, 1969
2) Foster PJ, Buhrmann R, Quigley HA, et al.：The definition and classification of glaucoma in prevalence surveys. Br J Ophthalmol 86：238-242, 2002
3) Kunimatsu S, Tomidokoro A, Mishima K, et al.：Prevalence of appositional angle closure determined by ultrasound biomicroscopy in eyes with shallow anterior chambers. Ophthalmology 112：407-412, 2005

〔大鳥安正〕

Topics

Scheimpflug カメラ

　Scheimpflug（シャインプルーク）カメラとは，近距離にあるものと遠距離にあるものの両方同時にフォーカスをあわせることができるカメラであり，この技術を用いて光学的に前眼部形状解析ができるようになった．初期のものは一次元的な観察のみが可能であったが，光源を180°回転させることにより複数の像（25または50画像）を撮影できる回転式Scheimpflugカメラによって3次元的に前眼部形状解析ができるように開発されたのがオクルス社製のPentacam®である（図1）．非接触，非侵襲であり，撮影時間は1スキャン2秒程度である．オーバービューディスプレイには，Scheimpflug画像，前眼部3次元解析表示，角膜形状解析，角膜厚，水晶体デンシトメトリー，前房容積，前房深度，隅角角度などが表示される（図2）．

　岡らは，レーザー虹彩切開術（laser iridotomy：LI）前後のPentacam®での検討により，中心前房深度は変化しないが，周辺前房深度および前房容積が有意に増加することを報告している．図3はLI前後のPentacam®での変化を示しているが，前房深度は1.70 mmから1.78 mmへとほとんど変化ないものの，前房容積は68 mm³から107 mm³に増加し，右眼の下鼻側の周辺前房深度が深くなっていることがカラーマップ表示からもわかる（図3矢印）．ただし，隅角角度はハレーションを起こしており，閉塞隅角眼では必ずしも正確ではないことが知られており，隅角の直接的な評価は困難であると言わざるをえない．閉塞隅角眼での前房深度測定では，超音波生体顕微鏡（UBM）との比較検討がなされており，Pentacam®での前房深度は，UBMのそれよりも0.08 mm大きいと報告されている．また，Kuritaらは前房深度のカットオフ値を2.58 mmとした場合のShaffer分類2度以下の閉塞隅角眼のPentacam®での検出率は，感度100%，特異度87.1%であったと報告している．相対的瞳孔ブロックによる閉塞隅角眼の検出率は高いが，プラトー虹彩形状による閉塞隅角眼の検出は困難であると考えられる．

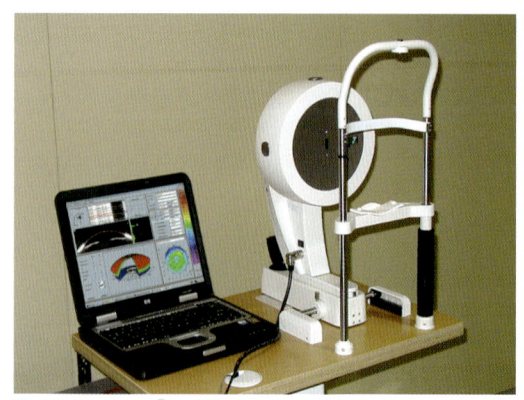

図1 Pentacam®の外観

参考文献
1) 岡　奈々，大鳥安正，岡田正喜，他：前眼部3D解析装置Pentacam®における閉塞隅角緑内障眼の前眼部形状．日眼会誌 110：398-403, 2006
2) Kurita N, Mayama C, Tomidokoro A, et al.: Potential of the Pentacam in screening for primary angle closure and primary angle closure suspect. J Glaucoma 18：506-512, 2009
3) Liang J, Liu W, Xing X, et al.: Evaluation of the

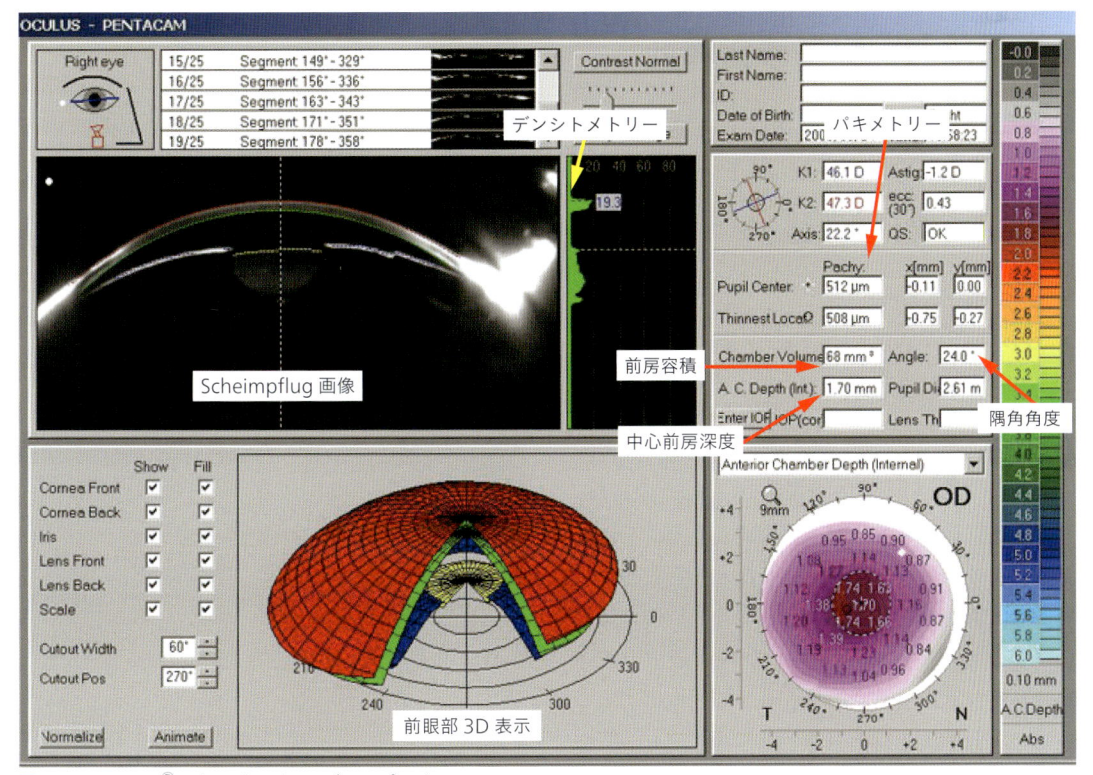

図2 Pentacam®のオーバービューディスプレイ

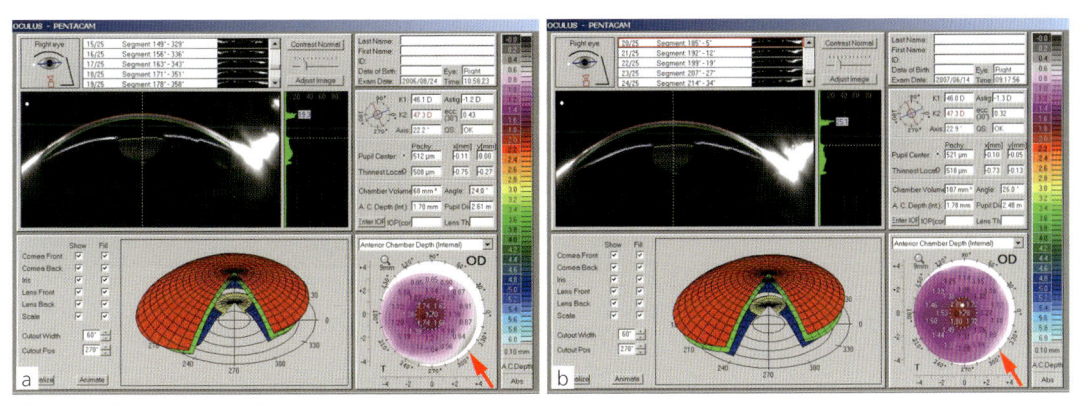

図3 レーザー虹彩切開術前後の前眼部形状変化
レーザー虹彩切開術前(a)およびレーザー虹彩切開術後(b)を比較すると，前房深度は 1.70 mm から 1.78 mm へとほとんど変化ないものの，前房容積は 68 mm^3 から 107 mm^3 に増加し，右眼の下鼻側の周辺前房深度が深くなっていることがカラーマップ表示からもわかる(矢印).

agreement between Pentacam and ultrasound biomicroscopy measurements of anterior chamber depth in Chinese patients with primary angle-closure glaucoma. Jpn J Ophthalmol 54：361-362, 2010

(大鳥安正)

Topics

前眼部光干渉断層計

❶特徴

前眼部光干渉断層計(前眼部OCT)は，非接触，非侵襲的に前眼部形状の断面を撮ることができる装置であり，隅角，虹彩，強膜などを客観的で定量的な計測をすることができる．また，患者は座位で測定でき，UBMと比較して短時間で眼球の動きによるアーチファクトも少なく，検査員でも行うことができる利点がある．これらの点で，集団検診において閉塞隅角を診断する際の有用な装置として期待されている．

❷測定機能

前眼部OCTによって得られた画像は，内蔵されたソフトウェアにより前眼部のさまざまな箇所を測定することができる．隅角部では，強膜岬(SS)を目印にして，trabecular-iris angle(TIA)，angle-opening distance(AOD)，angle recess area(ARA)，trabecular-iris space area(TISA)が測定できる(図1)．また，虹彩厚，虹彩面積，虹彩体積，前房面積，前房体積なども測定解析ソフトを用いて計算できる．前眼部OCTは，眼球の180°を1枚の画像として撮ることができる(上部-下部，耳側-鼻側)のも特徴の1つである．隅角閉塞と強い相関をもつとされる水晶体膨隆度(lens vault)やanterior chamber widthなどもこれらの画像から得ることができ，これらは原発閉塞隅角緑内障と有意に関連があるといわれており，その診断などに役立つ(図2)．

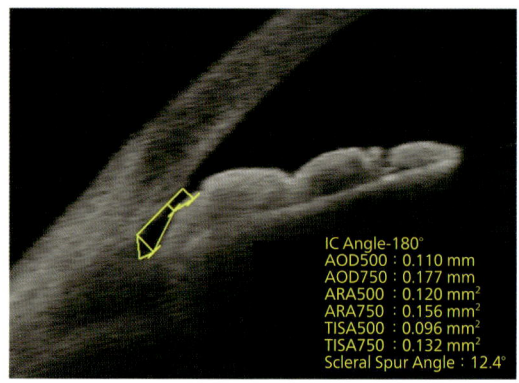

図1 隅角部での測定

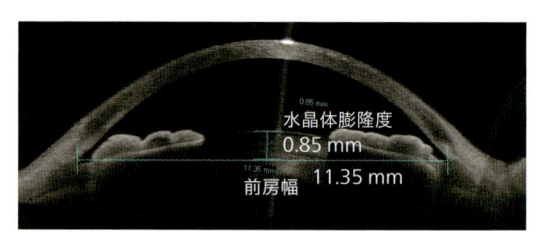

図2 水晶体膨隆度と前房幅

❸閉塞隅角に対するAS-OCTの利用法

閉塞隅角の診断は，隅角鏡を用いてなされるのが一般的である．前眼部OCTでの閉塞隅角は，虹彩根部と角膜内壁との接触の有無によって判断することができる．圧迫隅角検査は，視認性が悪いことが多く，技術的にも難しいことが多い．したがって，とくに機能的隅角閉塞の診断は，圧迫隅角検査と比較して前眼部OCTを用いるほうが診断しやすい(図3)．

前眼部OCTでは，最初にSSを指定することができなければ隅角に関する測定はできない点が大きな問題点である．Sakataらによれば，Visante™

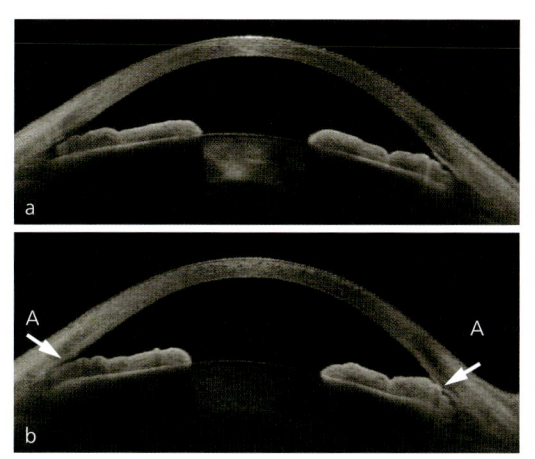

図3 機能的隅角閉塞
a：明室，b：暗室．矢印は irido-trabecular contact

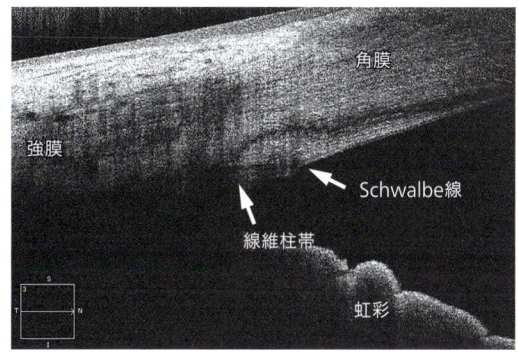

図4 Cirrus™ による前房隅角

では約70％の症例でしか SS は発見できず，狭隅角の症例ではさらにその発見は難しいとしている．しかし，最近の新しい swept-source OCT（CASIA）での SS の発見率は99.8％との驚異的な報告があり，さらに詳細な研究がなされている．

前眼部 OCT と隅角鏡を用いた所見の差は興味がもたれる点である．隅角鏡で閉塞隅角と診断された症例を前眼部 OCT を用いて診断した時の感度は98％で特異度は55.4％であったと報告されている．このように隅角鏡を使用した時よりも前眼部 OCT がより狭く隅角を評価すると考えられる．この理由は，隅角鏡を用いた検査のほうが，細隙灯の光による縮瞳と隅角鏡の圧迫による隅角の歪みなどの影響を受けやすいためとしている．

Spectral-domain OCT

後眼部用に開発された Cirrus™ HD-OCT 4.0（図4），RTVue®，Spectralis® は最近アップグレードされて前眼部も撮影することができるようになった．しかし，Visante™ と違って UBM と同様な1象限のみしか撮影することができない．しかし，93.3％の症例で Schwalbe 線をきれいに描出することができるようになり，今後この線を基準とした測定ができるのが期待される．しかし，これらを用いた画像は完全なものを撮りにくいのが欠点でもある．

Swept-source OCT

トーメイから発売されている CASIA™ は，組織深達度の高い波長1,310 nm を使用している．スキャンレートは1秒あたり30,000A-スキャンであり，360°で隅角の3次元画像を疑似隅角鏡表示として得ることができるのが特徴である．

参考文献

1) Nongpiur ME, He M, Amerasinghe N, et al.：Lens vault, thickness, and position in Chinese subjects with angle closure. Ophthalmology 118：474-479, 2011
2) Nongpiur ME, Sakata LM, Soda M, et al.：Novel association of smaller anterior chamber width with angle closure in Singaporeans. Ophthalmology 117：1967-1973, 2010
3) Sakata LM, Lavanya R, Friedman DS, et al.：Assessment of the scleral spur in anterior segment optical coherence tomography images. Arch Ophthalmol 126：181-185, 2008
4) Tun TA, Baskaran M, Zheng C, et al.：Assessment of trabecular meshwork width using swept source optical coherence tomography. Graefes Arch Clin Exp Ophthalmol 251：1587-1592, 2013
5) Nolan WP, See JL, Chew PT, et al.：Detection of primary angle closure using anterior segment optical coherence tomography in Asian eyes. Ophthalmology 114：33-39, 2007

（溝口尚則）

Topics

走査式周辺前房深度計

　従来，周辺前房深度の評価は，細隙灯や隅角鏡を用いてきたが，医療機器の進歩に伴い高精度の客観的・定量的測定が可能となった．この結果，周辺前房深度が関与する眼疾患の病態解明が深まっている．現在前房深度の客観的・定量的評価が可能な機器としては，Scheimpflugカメラ，超音波生体顕微鏡(ultrasound biomicroscope：UBM)，前眼部光干渉断層計(anterior segment optical coherent tomography：AS-OCT)などがあげられる．ここでは，われわれが開発している走査式周辺前房深度計(scanning peripheral anterior chamber depth analyzer：SPAC)について記述する．

❶走査式周辺前房深度計（SPAC）とは

　SPACはScheimpflug理論を用いた光学式・非接触式の前眼部撮影装置である．測定・評価はすべて全自動で行われるため，眼科医以外の検者によっても測定が可能である．図1に示すよう外側60°から入射する細隙灯光が耳側へ移動しながら一定の間隔で連続的に画像を撮影し角膜中央部から周辺部まで前房深度を測定する．画像解析は角膜曲率半径，中心角膜厚データをもとにゼルニケ多項式を用いて補正を行っている．撮影された画像の解析はコンピュータにより即座に行われ結果が提示される．最近改良された新型SPAC(図2)は光源を従来の可視光から赤外光に変更し，撮影深達度を増加させ隅角底に近い部分まで撮影が可能となった．また画像撮影間隔が0.2mmと従来の半分となり，従来機よりも周辺前房を精度高く3次元的に評価することも可能となった．本機は明室でも測定が可能なように設計されている．測定される検査項目は，中心角膜厚，中心前房深度，各測定部位別の周辺前房深度，加えて日本人を対象として作成されたデータベースを参考にして，前房深度を12段階に分けたグレード表示(グレード1が最も狭い前房深度，グレード12が最も深い前房深度)，閉塞隅角の危険性の判定結果〔閉塞隅角眼の可能性あり(P)，閉塞隅角眼の疑い(S)〕である(図2)．さらに改良型では，前房容積や虹彩形状の評価，フラッシュ光による虹彩，前房深度の動的変化，さらに複数データの比較解析などを検討することが可能となっている．

❷ SPACの活用法

　前房深度の客観的・定量的解析が可能なSPACは主に以下のように臨床利用することができる．

閉塞隅角眼のスクリーニング

　閉塞隅角眼は，レーザー虹彩切開術や水晶体摘出術などの治療により多くの場合，緑内障発症を予防することが可能ではあるが，いったん緑内障を発症すると高度な視機能障害に至るリスクが開放隅角緑内障の3倍程度高くなる．したがって，閉塞隅角緑内障は閉塞隅角眼の状態でスクリーニングにて検出することが非常に重要である．本機は眼科医以外でも簡単かつ確実に操作を行うことができるためスクリーニング用に適している．われわれが山梨県中央市で行ったSPACを一次検診に用いた地域検診によって，535名中7.1%に原発閉塞隅角症(PAC)もしくは原発閉塞隅

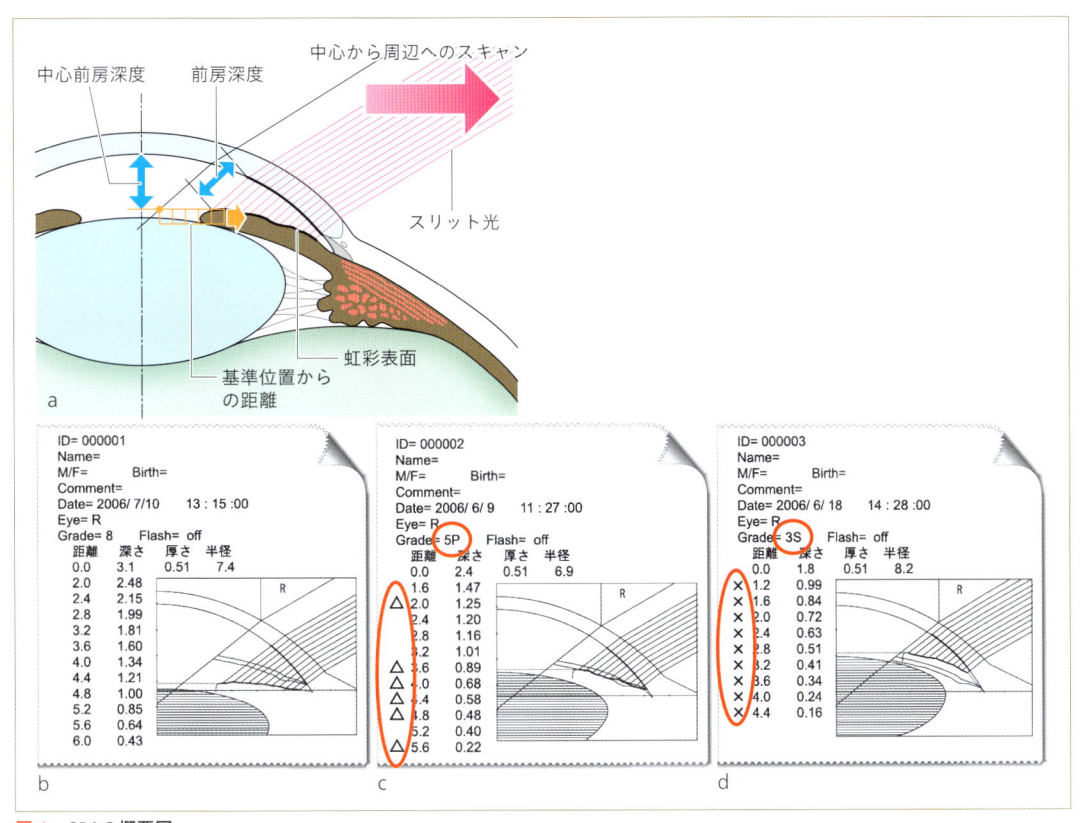

図1 SPAC概要図
外側60°からの細隙灯の光が角膜中心部から周辺部まで移動する際に連続的にイメージを採取して立体的な定量データを測定する．a：測定イメージ．測定画像はデータベースを参照に，深い前房深度をもつ場合(b)，閉塞隅角眼の可能性がある場合(c)，閉塞隅角眼の疑いがある場合(d)に判定される．

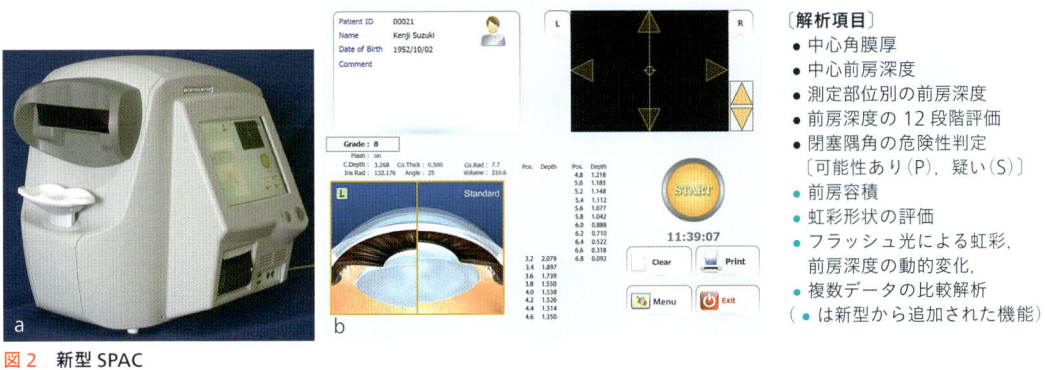

図2 新型SPAC
a：外観図．b：解析結果の表示画面．右に示すような解析項目の評価が可能である．

角症疑い(PACS)が検出された．

前房隅角の加齢性変化の測定

　前房隅角は加齢で変化することが知られている．地域住民検診の結果，40歳以上の5.4%が5年間で閉塞隅角化を示すことが判明した．また開放隅角緑内障患者を対象に検討したところ，5年間でとくに周辺部に有意に浅前房化が進み，浅前房化が強い症例ほど視野進行が強いことがSPACを用いた検討で明らかになった．

前房深度の定量的測定

前房深度は外傷，ぶどう膜炎，白内障手術などのさまざまな要因で変化することがSPACを用いた検討で明らかになった．このため，定量的に前房深度を測定し経時的変化を明らかにすることがさまざまな疾患の病態理解などに重要である．本機は自動測定・結果判定が可能で，患者への負担も少ないことから継続的に測定を行い前房深度の変化を早期にとらえることに有用である．

❸ SPACの課題

1) 現時点においてSPACも含めいくつかの検査機器がスクリーニングの候補検査機器としてあげられるが，いずれも単回の検査で閉塞隅角眼を十分な精度で検出できるまでには至っていない．そのため現実的には複数の検査機器を併用したスクリーニング体制を構築する．継続的に評価を行い危険性が増加してきた症例を検出するなどその運用法には工夫が必要である．

2) SPACは光を光源として用いているため，隅角底などの観察が不可能で，UBMや前眼部OCTに比べ撮影深達性に課題がある．今後さらに高い深達度をもつ装置に改良することが求められる．また評価側は耳側に限定されているため，鼻側などの評価も検討する必要がある．

3) SPACは外側60°から光源を投影して撮影した細隙灯像から独自のアルゴリズムで前房深度の定量化を行っており，ほかの前眼部解析装置との結果の一致性に現状では課題が残る．このためほかの検査機器とのデータの一致性を高める工夫が必要である．

❹ SPACの今後

取り扱いに優れて客観的・定量的なデータの提供が可能なSPACは検診やルーチン検査などで，閉塞隅角緑内障の危険眼や発症眼を検出し適切なタイミングで眼科受診や眼科診療を受けられるように活用していくことが重要である．詳細な検査が必要な症例についてはUBMや前眼部OCTを用いるなどの検査と役割分担を検討することも必要である．前房深度は閉塞隅角緑内障以外の眼疾患においても有用な検査であるため，積極的に外来で評価を行うことが重要である．

参考文献

1) Kashiwagi K, Kashiwagi F, Toda Y, et al.：A newly developed peripheral anterior chamber depth analysis system-principle, accuracy, and reproducibility. Br J Ophthalmol 88：1029-1034, 2004
2) Kashiwagi K, Tsukahara S：Case finding of angle closure glaucoma in public health examination with scanning peripheral anterior chamber depth analyzer. J Glaucoma 16：589-593, 2007
3) Kashiwagi K, Chiba T, Mabuchi F, et al.：Five-year incidence of angle closure among glaucoma health examination participants. Graefes Arch Clin Exp Ophthalmol 251：1219-1228, 2013
4) Pan Z, Furuya T, Kashiwagi K：Longitudinal changes in anterior chamber configuration in eyes with open-angle glaucoma and associated factors. J Glaucoma 21：296-301, 2012

（柏木賢治）

Topics

前眼部写真撮影

 閉塞隅角緑内障において，前眼部および隅角の形状を把握，記録する方法として，超音波生体顕微鏡(UBM)，前眼部光干渉断層計(AS-OCT)，Scheimpflugカメラ，走査式周辺前房深度計(SPAC)などが有用なのは周知のことである．それに対して，前眼部写真撮影は，細隙灯顕微鏡を用いて検査できることから，日常診療において最も簡便な検査方法であり，照明系と観察系との間に自由な角度をつけて観察できることが大きな特徴である．しかし，光源は可視光であることから，中心前房深度，虹彩表面形状，隅角開大度は直接観察できるが，隅角の観察には隅角鏡が必要となる．

 一般の前眼部写真撮影では，スリット光で目的となる局所にピントをあわせ，背景光により全体の画像を撮影することでより多くの情報を得るが，本症においては，逆に背景光を用いないほうがスリット光を鮮明にとらえられることから，より正確な判定ができる．

❶前房深度撮影

 実際の画像を図1に示す．水晶体前面から虹彩前面部にピントをあわせているため角膜中央部はややぼやけて映っているが，中心前房深度が浅いこと，狭隅角眼であることがわかる．しかし，細隙灯顕微鏡では照明系の入射方向を自由に設定できることから，スリット光が角膜の垂線方向に対して斜めに照射されると中心前房深度および隅角開大度が実際より深く評価されてしまうリスクを伴う．

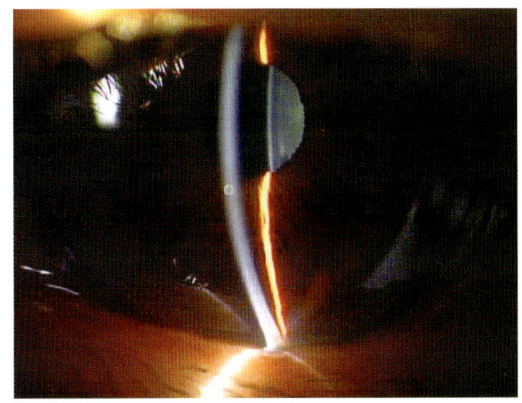

図1 狭隅角眼の前眼部写真

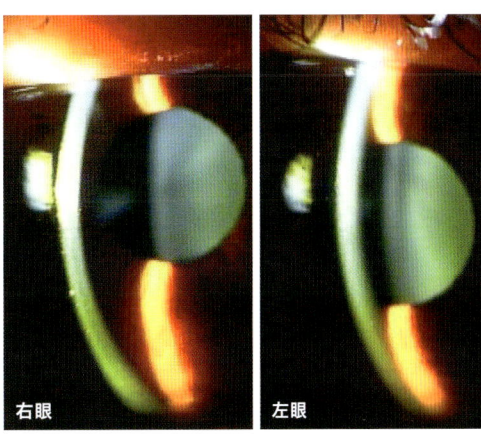

図2 前房深度に左右差がある症例の前眼部写真

 左右眼で前房深度に差がある場合は，照明系と観察系を固定したまま細隙灯顕微鏡を平行移動すれば，その差を正確に把握することができる(図2)．

 角膜周辺前房深度を判定する van Herick 法の詳細については他項に譲るが，本法による撮影でもスリット光を細くし，背景光を用いないこと

135

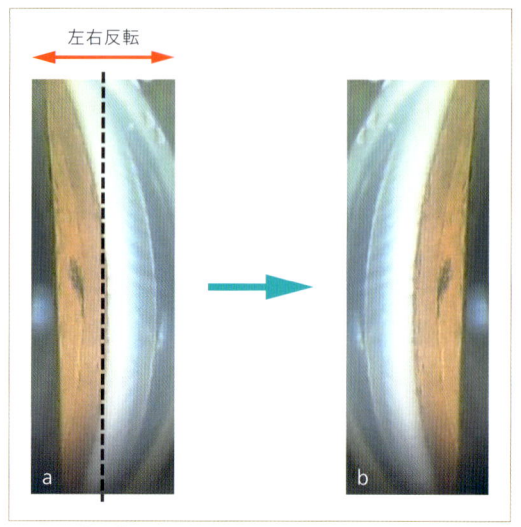

図3 隅角画像
a：右眼の耳側隅角画像．鏡面像であり実際とは左右が逆になっている．
b：aの画像を左右反転した画像．

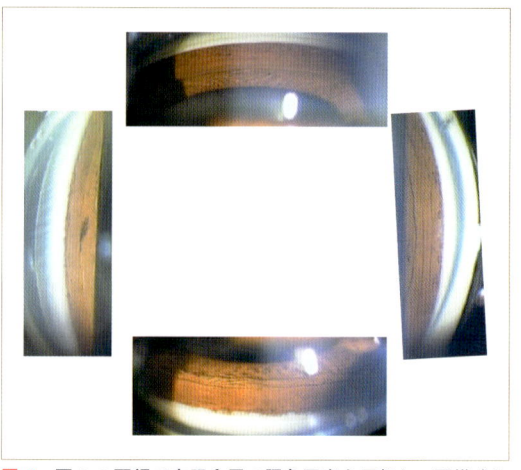

図4 図3の要領で右眼全周の隅角写真を反転し，再構成した画像

で，より正確な程度分類ができる．

❷隅角撮影

　隅角鏡を用いた隅角の観察には，プリズムを用いた直接法と鏡を用いた間接法があるが，隅角写真撮影では間接法が多い．一般撮影に特別な方法はないが，狭隅角眼では隅角鏡やスリット光の方向を調節してより明るく鮮明な画像が得られるようにして撮影する．

　圧迫隅角鏡検査においては，Sussman四面鏡などを用いて全周を圧迫すると角膜に歪みが生じやすく視認性が悪くなりやすいが，観察している鏡側の辺縁を圧迫すると対側の隅角が開大する方法を用いると角膜の歪みが少なく視認性が良くなる．

　間接法による隅角画像は1枚で約90°の画像が得られるが，鏡面像であるため，全周の隅角の状態を把握するには頭の中で再構成する必要がある．それに対して近年は，画像ファイリングシステムなどデジタル画像で保存することが一般化しており，撮影した画像の編集が簡便化している．たとえば，得られた画像を中央で反転して再構成することで実際に近い360°画像を得ることができる（図3, 4）．

〔馬場哲也〕

V 負荷試験の有用性と限界

I. 負荷試験とは？

　緑内障領域における負荷試験とは，意図的に眼圧が上がりやすい状況を作り，その後で実際にどの程度眼圧が上昇するかを測定する検査である．この負荷試験の対象となる病型として閉塞隅角緑内障と開放隅角緑内障が想定される．開放隅角緑内障に対する負荷試験は飲水試験などが知られているが，臨床的に行われる機会は少ないと思われる．とくに隅角形態の変化に伴って眼圧が大きく変動する閉塞隅角の診断について負荷試験の有用性が高い．本項では原発閉塞隅角を対象とした負荷試験について解説する．

II. 負荷試験の原理

　原発閉塞隅角眼の高眼圧の原因は，生理的に可逆的な虹彩周辺部と線維柱帯の接触（機能的隅角閉塞）または生理的条件下では非可逆的な周辺虹彩前癒着（器質的隅角閉塞）により隅角が閉塞し，房水流出が阻害されることである．器質的隅角閉塞による眼圧上昇は持続的であり検出しやすいが，機能的隅角閉塞では隅角形態の変化により房水流出抵抗が変わることによって眼圧上昇の程度も変動するため，通常の眼圧検査では検出困難な場合もしばしば経験する．この機能的隅角閉塞による眼圧上昇を判定するために用いられるのが眼圧の負荷試験であり，散瞳試験，暗室試験，うつむき試験に加えて，暗室試験とうつむき試験を組み合わせた暗室うつむき試験などが報告されている．

1. 散瞳試験，暗室試験の原理

　散瞳試験と暗室試験は，ともに散瞳状態を持続させることによって眼圧上昇を誘発する試験である．しかし，散瞳試験は散瞳薬の点眼によって薬理的に散瞳を引き起こすのに対して，暗室試験は暗所での生理的な瞳孔反応によって散瞳させる点が大きく異なる（図1）．散瞳の状態を比較すると，散瞳試験のほうが暗室試験よりも最大瞳孔径は大きくなり，かつ長時間維持される．

　散瞳により隅角が狭小化するメカニズムとして，まず瞳孔ブロックの増強があげられ

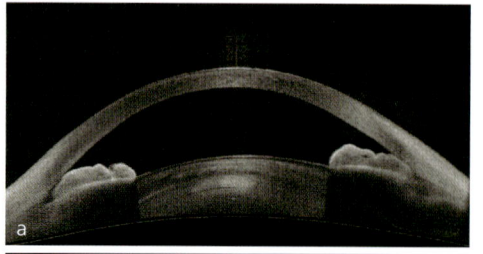

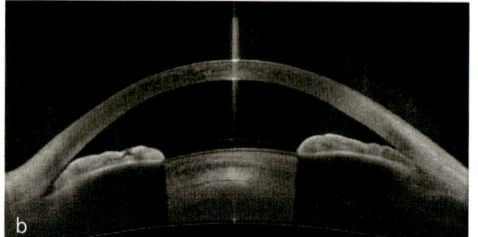

図1 散瞳試験と暗室試験の前眼部光干渉断層計画像
a：散瞳試験．散瞳薬（トロピカミド）点眼により瞳孔径が拡大し，機能的隅角閉塞をみとめる．
b：暗室試験．暗所における生理的な散瞳をみとめるが，aと比較すると瞳孔径は小さい．

図2 明暗での隅角形状の変化
a：明所．隅角は狭いが，開放している．
b：暗所．虹彩根部厚が増大し，隅角が狭小化しており，一部機能的隅角閉塞をみとめる．
(Hirose, et al.：Light-dark changes in iris thickness and anterior chamber angle width in eyes with occludable angles. Graefes Arch Clin Exp Ophthalmol 251：2395-2402, 2013 より改変)

　る．散瞳すると虹彩後部に位置する瞳孔散大筋が収縮するため，瞳孔縁自体が水晶体側へ押さえられ，瞳孔縁での房水流出の抵抗である瞳孔ブロックが強くなる．このため後房から前房への房水の流入が減少し，後房圧がさらに上昇することにより虹彩周辺部の前方弯曲が強くなり，隅角の狭小化が進行すると機能的隅角閉塞が引き起こされる．とくに中等度散瞳時には瞳孔括約筋の収縮作用も加わるため，瞳孔ブロックが助長される．ただし明暗の短時間の瞳孔の変化でも前方膨隆度の増加がみとめられることから，散瞳時に虹彩の前方弯曲が強くなる機序は後房圧の上昇だけではなく虹彩形状自体の変化も影響していると考えられる．また，散瞳すると周辺虹彩の圧縮により虹彩根部厚が増大して角膜に近接するため隅角の狭小化が起こる機序も関係しており（図2），とくにプラトー虹彩形態でその傾向が強い（詳細は第2章II-B「プラトー虹彩」参照，⇒55頁）．
　隅角閉塞の機序は，瞳孔ブロック，プラトー虹彩，水晶体因子，水晶体後方因子（毛様体因子）の4つの隅角閉塞の機序からなっている．これらの機序の中で散瞳試験と暗室試験では瞳孔ブロックとプラトー虹彩の2つが増強して機能的閉塞隅角が進行し，眼圧上昇が起きていると考えられる（図3a）．

2. うつむき試験，暗室うつむき試験の原理

　うつむき試験とは，顔を下に向けるうつむき姿勢を持続することにより眼圧上昇を誘発する試験である．うつむきの状態では，水晶体と房水の比重の違いにより重力の影響で水晶体が前方の虹彩の瞳孔縁に押さえられて瞳孔ブロックが増強する影響と，水晶体が前方へ移動して水晶体前面自体で虹彩全体を前方へ圧排させる力，すなわち水晶体因子が増強する影響によって，機能的隅角閉塞が進行し，眼圧が上昇すると考えられる（図3b）．こ

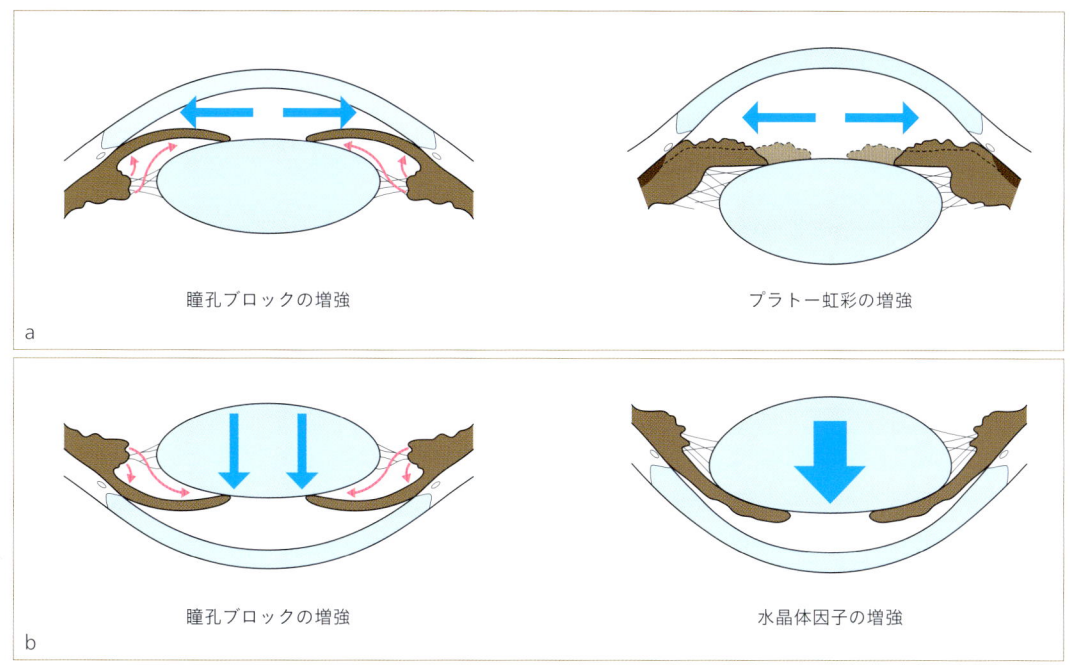

図3　負荷試験と隅角閉塞メカニズム
a：散瞳試験，暗室試験．散瞳により虹彩形態が変化し，瞳孔ブロックの増強と，虹彩根部厚の増大によるプラトー虹彩の増強により機能的隅角閉塞を促進させる．
b：うつむき試験．眼球を下方に向けて維持すると，重力により水晶体が前方へ移動する力が加わり，瞳孔ブロックの増強と，水晶体因子の増強により機能的隅角閉塞を促進させる．

の水晶体の前方移動の傾向はとくに毛様小帯が脆弱な症例で強いと考えられる．

　暗室うつむき試験は暗室試験とうつむき試験を組み合わせた検査であり，既述のとおり暗室では瞳孔ブロックとプラトー虹彩の機序，うつむきでは瞳孔ブロックと水晶体因子の機序を増強させる．暗室うつむき試験ではこれらの効果が相加して，瞳孔ブロック，プラトー虹彩，水晶体因子のマルチメカニズムによる機能的隅角閉塞を誘発し，眼圧上昇の検出力を高めている（図3）．

III. 負荷試験の方法と注意点

　どの負荷試験にも共通する重要な注意点は，試験中に眼圧が大きく上昇するリスクがあるという点である．まず負荷試験前に眼圧，視神経，視野の評価を行い，眼圧が負荷前からすでに非常に高い場合や，末期の緑内障と判定され眼圧上昇による緑内障性視神経症の進行リスクが懸念される場合は負荷試験を避けるべきである．この眼圧上昇のリスクについては，検査前に被験者にきちんと説明しておく必要がある．

1. 散瞳試験

1）方法

　まず試験前に基準となる眼圧を測定し，次に散瞳薬トロピカミド（ミドリンM 0.4％点眼

液®など）を点眼した後，眼圧測定を 30〜60 分ごとに施行する．一般に 8 mmHg 以上の眼圧上昇を陽性，6〜7 mmHg の上昇を疑陽性，5 mmHg 以下の上昇を陰性と判定する．陽性と判定すれば，その時点で縮瞳薬ピロカルピン（サンピロ 2％点眼液®など）を点眼し，十分な縮瞳と眼圧下降を必ず確認してから終了する．

2）注意点

　トロピカミドは副交感神経遮断薬として瞳孔括約筋麻痺により散瞳させるため，もし散瞳中に閉塞隅角により急性緑内障発作を起こしたとしても，副交感神経刺激薬であるピロカルピン点眼で拮抗するため，比較的縮瞳させて解除しやすい．しかし交感神経刺激薬であるフェニレフリン（ネオシネジン 5％点眼液®）またはトロピカミドとフェニレフリンの配合剤（ミドリン P 点眼液®など，各成分 0.5％）を使用すると瞳孔散大筋に直接作用するため，眼圧上昇時に副交感神経刺激薬（ピロカルピン点眼）で拮抗することが難しく，急性緑内障発作を解除できないリスクがトロピカミドよりも高い．この安全性の面から，散瞳試験にはトロピカミド点眼の使用が推奨される．

　散瞳試験中に眼圧が最も上昇するタイミングは，最大散瞳時よりもその後瞳孔径が縮小し始めて瞳孔ブロックが増強した中等度散瞳時が多い．散瞳薬点眼後は眼圧値がピークアウトし，対光反応が確認できるまで数時間の経過観察が必要であるため，この検査終了予定時間を被験者に確認してから散瞳試験を開始すべきである．

2. 暗室うつむき試験

1）方法

　最初に基準となる眼圧を測定した後に，暗室において座位で自分の上腕の上に額を乗せて眼球を圧迫しないようなうつむき姿勢を維持する（図 4）．1 時間経過した後に眼圧を測定する．一般に 8 mmHg 以上の眼圧上昇を陽性，6〜7 mmHg の上昇を疑陽性，5 mmHg 以下の眼圧上昇を陰性と判定する．

　うつむき試験の原法では腹臥位によるうつむきを行うと報告されているが，全身を横にする腹臥位ではその姿勢だけで座位の眼圧と比較して隅角閉塞とは無関係な眼圧上昇が生じてしまうので，座位によるうつむきで試験を行う．

2）注意点

　被験者が座位でうつむきを維持する時に，スポンジやクッションなどの上に上腕を乗せて，頭部による圧迫を軽減する（図 5a）．被験者は負荷中の 1 時間移動できないため，始める前にトイレを済ませるように促す．そして暗室でうつむきの状況は入眠しやすいが，睡眠中は副交感神経優位となり縮瞳していることが多く，生理的な散瞳を阻害してしまうため，被験者が眠らないように注意する．検査中にはスタッフによる見回り，声かけをして起きているかチェックする必要がある．被験者が負荷中に必要になればうつむきを維持したままスタッフを呼べるように，ワイヤレスの呼び出しベルがあることが望ましい（図 5b）．

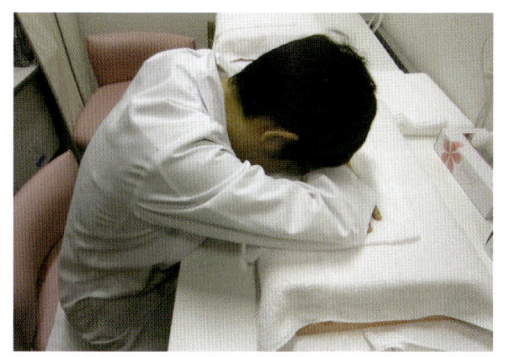

図 4　（暗室）うつむき試験の姿勢
座位で自分の上腕の上に額を乗せる．

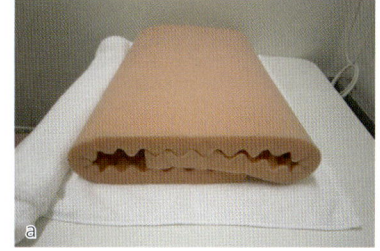

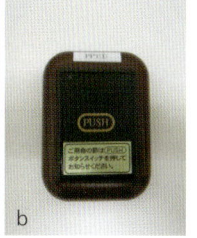

図 5　（暗室）うつむき試験で有用な物品
a：スポンジ．大きめのタオルを巻いて上腕の下に置き，圧迫をやわらげる
b：ワイヤレスの呼び出しベル：試験中に用事があるときに，うつむき姿勢を維持したままスタッフを呼ぶことができる．

　負荷後の眼圧測定時には，入室前に診察室のすべての照明を消して，できるだけ部屋を暗くしておく．負荷後に被験者が診察室まで移動するときは，うつむきと閉瞼を持続しながらスタッフが誘導し，眼圧を測定する直前に顔を上げて開瞼する．姿勢を戻して時間が経つと負荷による眼圧の変化が戻ってしまうため，患者が細隙灯顕微鏡に顔を乗せて開瞼した後には眼圧測定をできるだけ素早く行う必要がある．

　もし著しい眼圧上昇をみとめた場合は，暗室うつむきとは逆の状況である明室，仰向けになり，できるだけ開瞼した状態で休憩させる．これだけでほとんどの場合眼圧は回復するが，それでも眼圧下降が不十分であれば，縮瞳薬ピロカルピン（サンピロ 2％点眼液®など）を点眼し，十分な縮瞳と眼圧下降を必ず確認してから終了する．

IV.　負荷試験の比較と問題点

　それでは眼圧上昇を判定するための負荷試験として，散瞳試験と暗室うつむき試験のどちらを行えばよいのであろうか．散瞳試験のメリットは，散瞳薬の点眼のみで行えるため検査方法自体は容易であり，安静も不要である．また，散瞳中に一般の眼底検査や水晶体の精査を兼ねて負荷試験を行うことができる．しかしデメリットとして散瞳薬点眼を用いた非生理的な検査であり，暗所などの生理的散瞳より散瞳が大きくなるため，日常生活における瞳孔の状況とは異なる．また，散瞳後に縮瞳，対光反応が出るまで眼圧上昇のリスクが残るため，複数回の眼圧測定をしながら散瞳薬の効果が軽減するのを待つ必要があり，検査のために拘束される時間が長い．そして負荷検査中に急性緑内障発作の状態になった場合に，縮瞳させて瞳孔ブロックを解除させがたい場合がありうる．

　暗室うつむき試験のメリットは，散瞳試験とは異なり生理的な瞳孔状態に即した眼圧上昇のリスク評価ができることである．この試験で陽性となれば，日常生活の中でも同様の散瞳状態が起こりうるため，眼圧上昇のリスクはかなり高いと考えられる．また，もし負荷検査中に高眼圧となっても散瞳の解除と眼圧下降が比較的容易であり，安全性が高いことも大きな利点である．しかし暗室うつむき試験は 1 時間のうつむき姿勢の維持による患者の負担が大きいため，患者の理解と協力が必要である．ただし検査が大変なぶんだけ患者の記憶に残りやすいので，患者教育の面からは逆に急性原発閉塞隅角症（APAC）の予

図6 散瞳試験と暗室うつむき試験の検出結果
散瞳試験（a）よりも暗室うつむき試験（b）のほうが，陽性・疑陽性率が高い．

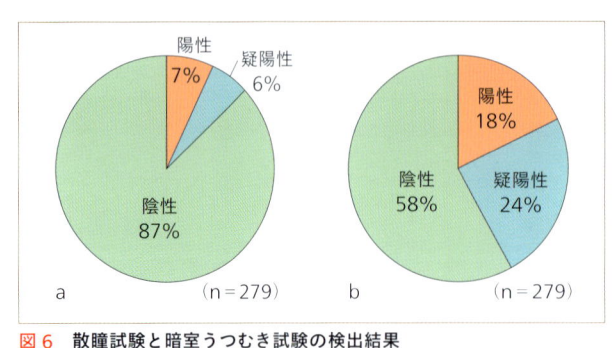

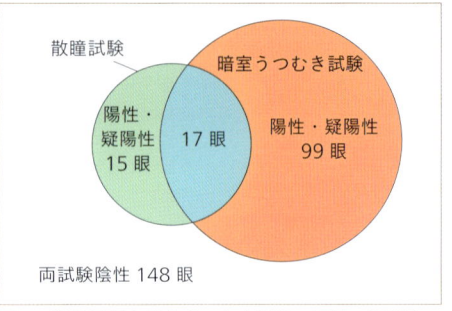

図7 散瞳試験と暗室うつむき試験の陽性・疑陽性の重複

防のためにこの暗室とうつむきの状況を避けるように指導すると効果があると考える．

散瞳試験と暗室うつむき試験の検出結果にはどのような差があるのだろうか．当科で両試験を施行した症例で，レーザー虹彩切開術（LI），周辺虹彩切除術，水晶体再建術などの外科的な治療既往のない原発閉塞隅角症疑い（PACS），原発閉塞隅角症（PAC），原発閉塞隅角緑内障（PACG）症例279眼について検討すると，散瞳試験が陽性7％，疑陽性6％であるのに対して，暗室うつむき試験では陽性18％，疑陽性24％と暗室うつむき試験のほうが陽性・疑陽性率が高かった（図6）．この検出結果の差の理由として，散瞳試験よりも暗室うつむき試験のほうが，誘発する隅角閉塞メカニズムが，瞳孔ブロック，プラトー虹彩，水晶体因子と多因子であるため，眼圧が上昇する症例が多いと考えられる．また各負荷試験の重複については，散瞳試験が陽性・疑陽性であった症例の中で暗室うつむき試験も陽性・疑陽性であった症例は32眼中17眼（53.1％）であるのに対して，暗室うつむき試験が陽性・疑陽性の症例の中で散瞳負荷試験が陽性・疑陽性であった症例は116眼中17眼（14.7％）であった（図7）．すなわち両負荷試験ともに陽性となり重複している症例も存在するもののどちらか一方だけ陽性の症例も多く，可能であれば両方の負荷試験を行えば偽陰性を避けることができ，より精度の高い評価が行えると考える．

V. 負荷試験の有用性

それでは負荷試験は原発閉塞隅角症の診断や治療方針の決定に対して本当に有用なのであろうか．原発閉塞隅角眼の診断には，言うまでもなく隅角鏡検査やUBM，前眼部OCTなどの前眼部画像検査による隅角の形態的な評価は必須である．しかしこれらの隅角の形態的評価では局所的に閉塞隅角があることを確認することはできるが，それが閉塞隅角によって眼圧上昇をきたしている証拠とは限らない．そして広範囲の周辺虹彩前癒着（PAS）をみとめる場合を除いて，その隅角形状が眼圧上昇にどの程度影響しているのか判定するのは難しい．PASをみとめない症例あるいはPASが少ない症例では，隅角の形態的診断だけでは閉塞隅角に対する外科的治療を行うべきか判断に迷う場合がある．このような時に，負荷試験は眼圧によって機能的隅角閉塞を直接的に確認ができることが最も大きな利点である．

原発閉塞隅角において，原則として機能的隅角閉塞を繰り返すことから器質的隅角閉塞に発展する可能性が高く，器質的隅角閉塞まで進行すれば隅角癒着解離術を行う以外には不可逆的である．つまり機能的隅角閉塞を適切な時点で治療することができれば，器質的隅角閉塞の発症も予防できる．そのため隅角にPASをみとめないかまたは少ない段階で負荷試験を行って陽性であれば，機能的隅角閉塞による眼圧上昇があると診断でき，この時点で適切な治療を行えば予後不良な慢性閉塞隅角緑内障への進行を抑えることが可能となる．

　高眼圧の原因が隅角閉塞によるものか否かを鑑別するのにも有用である．たとえば狭隅角と高眼圧をみとめる症例では，原発閉塞隅角症または原発閉塞隅角緑内障〔以下，PAC(G)〕のほかに，高眼圧症に偶然狭隅角を合併している可能性もある．同様に，狭隅角と高眼圧に偽落屑物質やぶどう膜炎，あるいはステロイド使用などほかの要素を合併した症例では，それぞれPAC(G)であるのか，それとも落屑緑内障，ぶどう膜炎による続発緑内障，ステロイド緑内障に狭隅角を合併している症例なのかを判断するのが難しい場合がある．さらに狭隅角，正常眼圧と緑内障性視神経症をみとめる症例では，狭隅角と正常眼圧緑内障を合併しているのか，あるいは眼圧変動型のPACGで，診察時に高眼圧をみとめないだけなのか鑑別診断が難しい．このような時に負荷試験を行うことにより，陽性であれば隅角閉塞による眼圧上昇を起こしている可能性が高く，陰性であれば高眼圧は機能的隅角閉塞以外の原因である可能性が高いと考え，判断材料の1つとして有用である．

VI. 急性原発閉塞隅角症の発症予測と負荷試験

　急性原発閉塞隅角症(APAC)はもし発症すれば症状は急激で，放置すれば視神経への障害も大きく早急な治療が必要となるため，患者側も医師側も発症への不安が大きい．そのため浅前房，狭隅角でAPACのリスクがあると判断された場合は，従来からLIで瞳孔ブロックを解除すればAPACを予防できると考え，LIによるAPACの予防適応は非常に広くとられてきた．しかしLIはリスクフリーの治療ではなく，角膜内皮障害による水疱性角膜症などの安全性に問題がある．近年，ほかのAPAC予防治療の選択肢として水晶体再建術を行う術者も増えてきているが，水晶体再建術の一般的な合併症リスクに加えて，浅前房のため手術手技の難易度が上がり，毛様小帯が脆弱な症例もあるため，やはりリスクのある治療であることは念頭におくべきである．APAC発症の可能性が高ければ，これらの治療による合併症のリスクを予防効果によるベネフィットが上回るので治療適応となるが，APAC発症の可能性が低ければ合併症のリスクを予防効果によるベネフィットが下回るので治療適応とはならない．そのためAPAC発症の可能性を評価することが予防的治療の適応を考えるために大切である．

　当科でAPAC発症前に暗室うつむき試験を行っていた症例9例9眼についてレトロスペクティブに検討した．これらの症例がAPACを起こした背景は，白内障手術待機期間中が4例，散瞳薬点眼後が3例，APAC予防治療を拒否した症例が2例であった．暗室うつむき試験の結果は1例の陰性を除いて，すべて陽性または疑陽性であり（図8），暗室うつむき試験陽性・疑陽性はAPAC発症のリスクファクターであると考えられる．APAC

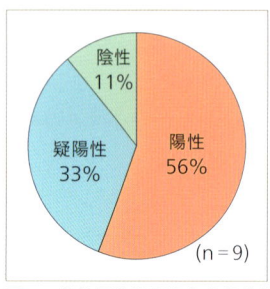

図8　急性原発閉塞隅角症発症前の暗室うつむき試験

は瞳孔ブロックによる機能的隅角閉塞が発症の主要因となっており，その眼圧上昇の予測や治療の必要性，緊急性の評価に負荷試験が有効である可能性が高い．

VII. 暗室うつむき試験の結果

　暗室うつむき試験の病型別の陽性率について，外科的未治療のPACS，PAC，PACG718眼（1症例1眼）について，全症例では陽性17％，疑陽性19％であった（図9a）．PACS，PAC，PACGの病型別に評価すると，PACSは陽性9％，疑陽性17％（図9b），PACは陽性27％，疑陽性21％（図9c），PACGは陽性26％，疑陽性24％となっていた（図9d）．つまり陽性と疑陽性を合わせた陽性・疑陽性の割合は，全症例で約1/3，PACSで約1/4，PAC，PACGでは約1/2であった．

　次にLI既往のある症例で暗室うつむき試験の陽性率を検討すると，全症例で陽性17％，疑陽性21％であり，LIの既往のない症例と陽性，疑陽性率にほとんど差をみとめなかった（図10a, b）．この結果からLIで瞳孔ブロックを解除してもプラトー虹彩や水晶体因子などのほかのメカニズムで機能的隅角閉塞によりある程度の眼圧上昇は起こりうると考えられる．しかし負荷試験が同じ陽性でも，眼圧上昇がたとえば8 mmHgと30 mmHgでは治療の必要性，緊急性が異なってくる．そこで通常の陽性の基準である8 mmHg以上の2倍である16 mmHg以上の眼圧上昇を強陽性と定義して，未治療群とLI群の両群の陽性の中で，強陽性の割合を検討した．すると未治療群では15％が強陽性であったのに対して，LI群では強陽性は全くみとめなかった（図10c, d）．つまりLIによる瞳孔ブロック解除によって大幅な眼圧上昇は抑制され，とくにAPACに対する予防効果が期待できる．

　また，以前当科から行った報告ではLI後に暗室うつむき試験で陽性・疑陽性であった症例に対して水晶体再建術（PEA＋IOL）を施行し，暗室うつむき試験を再度検査するとすべて陰性化した（図11a）．さらにLI未施行で暗室うつむき試験で陽性・疑陽性であった症例に対して水晶体再建術を施行し，暗室うつむき試験を再度検査すると，90％以上の症例が陰性，残りは疑陽性であった（図11b）．LI既往の有無にかかわらず，水晶体が眼内レンズ（IOL）に置換されることにより，機能的閉塞隅角が除去されて隅角が開大し，暗室うつむき試験が陰性化していると考えられる．

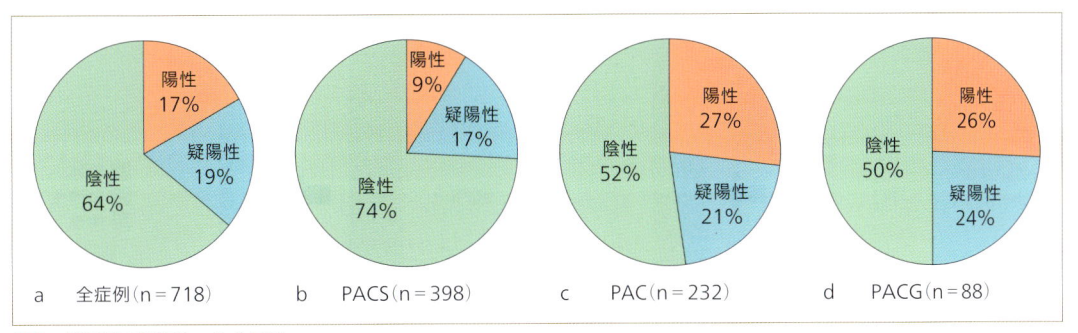

図9　病型別の暗室うつむき試験
PACS：原発閉塞隅角症疑い，PAC：原発閉塞隅角症，PACG：原発閉塞隅角緑内障

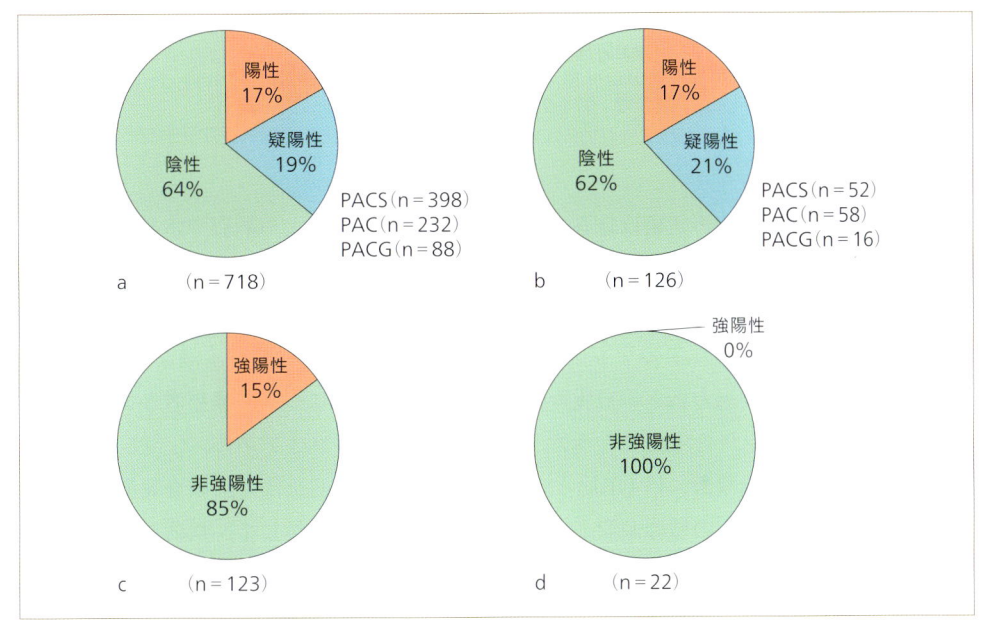

図10　レーザー虹彩切開術(LI)既往別の暗室うつむき試験
a：LI，水晶体再建術，周辺虹彩切除術など外科的に未治療な症例(未治療群)
b：LIのみ既往のある症例(LI群)
c：aの未治療群の中で暗室うつむき試験が陽性であった症例
d：bのLI群の中で暗室うつむき試験が陽性であった症例

VIII. 負荷試験の結果の考え方

　それでは負荷試験で陽性であった場合は，診断や治療方針をどのように考えればよいのだろうか．負荷試験が陽性となれば機能的隅角閉塞による眼圧上昇が起こりうると判断することができる．しかし陽性であってもただちにLIや水晶体再建術の治療適応となるわけではない．LIで治療可能な閉塞隅角の機序は瞳孔ブロックだけであり，プラトー虹彩や水晶体因子に対する治療効果は期待できない．隅角鏡検査やUBM，前眼部OCTなどで隅角，虹彩を含めた前眼部の形態を評価し，瞳孔ブロックが閉塞隅角の主要な機序と判断した場合には，LIも選択肢の1つとなりうると考える．しかしLIによる水疱性角膜症などの合併症リスクを考えたうえで適応を決めるべきであろう．

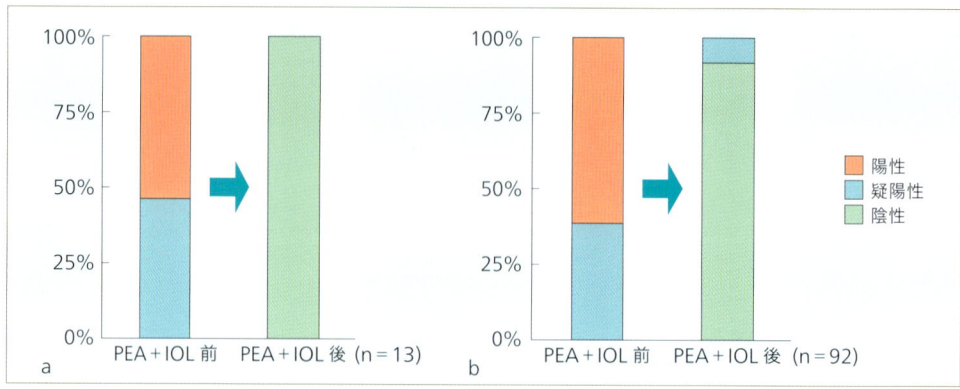

図11 白内障手術（PEA＋IOL）前後の暗室うつむき試験
a：LI 施行後に暗室うつむき試験が陽性・疑陽性の症例
b：LI 未施行で暗室うつむき試験が陽性・疑陽性の症例
(a は Nonaka A, Kondo T, Kikuchi M, et al. : Cataract surgery for residual angle closure after peripheral laser iridotomy. Ophthalmology 112：974-979, 2005 より改変)

　一方，水晶体再建術は瞳孔ブロックだけでなくプラトー虹彩や水晶体因子の機序にも効果があるので，とくに白内障自体に手術適応があれば，負荷試験陽性例には積極的に水晶体再建術を選択すべきであろう．しかし，やはり水晶体再建術自体にも後囊破損や毛様小帯断裂などの合併症のリスクがあり，さらに眼内レンズによる調節力の低下もあるため，白内障による視力低下の自覚が少ない症例や若年者については患者とよく相談し，リスクとベネフィットを考慮したうえで治療適応を判断すべきである．

　閉塞隅角の診断には UBM や前眼部 OCT などの前眼部画像検査装置が有力なツールとなるが，これらの機器が限られた施設にしかないのに対して，負荷試験は特別な装置が不要なので，臨床現場においてどの施設でも検査の導入が容易である．もちろん負荷試験単独で閉塞隅角の診断や治療方針の決定ができるわけではないが，閉塞隅角の病態を把握するための評価材料の1つとして有効に活用すれば，より客観的な診療に結びつけることができるであろう．

参考文献

1) Hirose F, Hata M, Ito S, et al. : Light-dark changes in iris thickness and anterior chamber angle width in eyes with occludable angles. Graefes Arch Clin Exp Ophthalmol 251：2395-2402, 2013
2) Mapstone R : Provocative tests in closed-angle glaucoma. Br J Ophthalmol 60：115-119, 1976
3) Hyams SW, Friedman Z, Neumann E : Elevated intraocular pressure in the prone position. A new provocative test for angle-closure glaucoma. Am J Ophthalmol 66：661-667, 1968
4) Hung PT, Chou LH : Provocation and mechanism of angle-closure glaucoma after iridectomy. Arch Ophthalmol 97：1862-1864, 1979
5) Nonaka A, Kondo T, Kikuchi M, et al. : Cataract surgery for residual angle closure after peripheral laser iridotomy. Ophthalmology 112：974-979, 2005

〔広瀬文隆〕

VI 視野検査における特徴

I. 原発閉塞隅角緑内障における視野障害の多彩さ

　緑内障診療ガイドラインでは，原発閉塞隅角緑内障(PACG)は，ほかに要因がなく，遺伝的背景や加齢変化による前眼部の形態変化などで隅角の閉塞が進行し，それに伴う眼圧上昇によって緑内障性視神経症に至る疾患と記載されている．PACGは隅角の閉塞機序の違いから，相対的瞳孔ブロックによるPACGと，プラトー虹彩機序の関与によるプラトー虹彩緑内障に分類される．さらに発症速度の違いによって，緑内障発作を生じ，急激に高眼圧となる急性型の急性原発閉塞隅角緑内障(APACG)，隅角閉塞が徐々にあるいは間欠的に生じ，眼圧上昇も軽微かつ緩徐な慢性型の慢性原発閉塞隅角緑内障，もしくは亜急性または間欠性に眼圧上昇を生じる中間型など，症例によって臨床経過に大きな違いがある．

　PACGの確定診断に隅角検査は必要不可欠で，視神経や乳頭周囲所見のみでは原発開放隅角緑内障(POAG)との鑑別に限界がある．視野検査に関しても眼底所見と同様で，プリントアウトされた視野からPACGを断定することは難しい．発症機序から考えると，PACGは眼圧依存性が高い緑内障と考えられるが，人種差や地域差がかなりあり，視野に関する研究自体も東アジアを中心とした一部地域に偏っていて，決して十分とは言えない．さらに隅角閉塞を解除することでPOAGよりも進行を抑制できる可能性が高く，同程度の症例でも診断，治療開始の時期によって，視野障害にも大きな差が出ることが予測される．結果として，実際の視野障害のバリエーションも多岐にわたるため，今日までにPACGの特徴的な視野として，明確なコンセンサスが得られない大きな要因になっている．

　本項では，PACGで最も多くみられる視野障害の傾向を把握するために，これまで報告された代表的な研究結果をレビューし，得られた知見からPACGに頻度が高い視野障害パターンや，視野進行の危険因子に関し，その特徴を整理する．

II. 原発閉塞隅角緑内障における視野障害パターン

　PACGとPOAGは，類似した視野障害を呈するとしたGoldmann視野計の報告があるが，より定量的な評価が可能な自動視野計での検討では，両疾患の視野障害パターンは異なるとする研究も多い．BolandらはPACGの視野がPOAGに比べて，よりびまん性に沈下すると述べている(表1)．さらに，その傾向は慢性閉塞隅角緑内障(CACG)に比べてAPACGでより強く，かつ中心視野障害もより強いとする報告(Han Fら，2009)もある．

　障害部位からみた視野の検討では，早期から後期緑内障までのCACG(110例)で，上下半視野ともに鼻側視野が傍中心部や弓状視野領域に先行して障害されやすいとする報告(Lauら，2003)がある(表2)．また自覚症状のある症例に比べ，無症候性のPACGは，受診時の視野が有意に悪かったとする報告(Angら，2004)もあり，POAGと同様にCACG

表1　原発閉塞隅角緑内障(PACG)と原発開放隅角緑内障(POAG)における視野指標の比較

	POAG(n=146) mean±SD	PACG(n=49) mean±SD	P値
MD(dB)	−10±7.5	−9.8±8.7	0.97
PSD(dB)	8.1±3.9	6.4±3.6	0.001

MD：mean deviation，PSD：pattern standard deviation，SD：standard deviation
Humphrey視野のMDは同等なのにPSDはPACGで有意に低かった．PACGはPOAGに比べて全体的に視野沈下する傾向があると思われた．
(Boland MV, Zhang L, Broman AT, et al.：Comparison of optic nerve head topography and visual field in eyes with open-angle and angle-closure glaucoma. Ophthalmology 115：239-245, 2008より一部改変)

表2　慢性閉塞隅角緑内障の病期と視野障害部位の関係

AGISスコア	視野欠損(−)	鼻側領域	傍中心領域	弓状領域	複数領域
上半視野(n=110)					
スコア(1～5)	30.0%	20.0%	6.0%	4.8%	36.0%
(6～11)	7.4%	—	3.7%	—	88.8%
(12～17)	—	—	—	—	100%
(18～20)	—	—	—	—	100%
下半視野(n=110)					
スコア(1～5)	28.0%	30.0%	4.0%	6.0%	32.0%
(6～11)	7.4%	22.2%	—	—	70.3%
(12～17)	—	—	—	—	100%
(18～20)	—	—	—	—	100%

AGIS：Advanced Glaucoma Intervention Study
(Lau LI, Liu CJ, Chou JC, et al.：Patterns of visual field defects in chronic angle-closure glaucoma with different disease severity. Ophthalmology 110：1890-1894, 2003より一部改変)

表3　原発閉塞隅角緑内障(PACG)における自覚症状の有無と視野指標の関係

	症候性PACG mean±SD	無症候性PACG mean±SD	P値
受診時眼圧(mmHg)	50.3±11.7	30.6±8.9	<0.0001
MD(dB)	−13.3±10.1	−19.6±10.3	0.01
CPSD(dB)	5.3±4.0	6.6±3.8	0.09

MD：mean deviation，CPSD：corrected pattern standard deviation，SD：standard deviation
(Ang LP, Aung T, Chua WH, et al.：Visual field loss from primary angle-closure glaucoma：a comparative study of symptomatic and asymptomatic disease. Ophthalmology 111：1636-1640, 2004より一部改変)

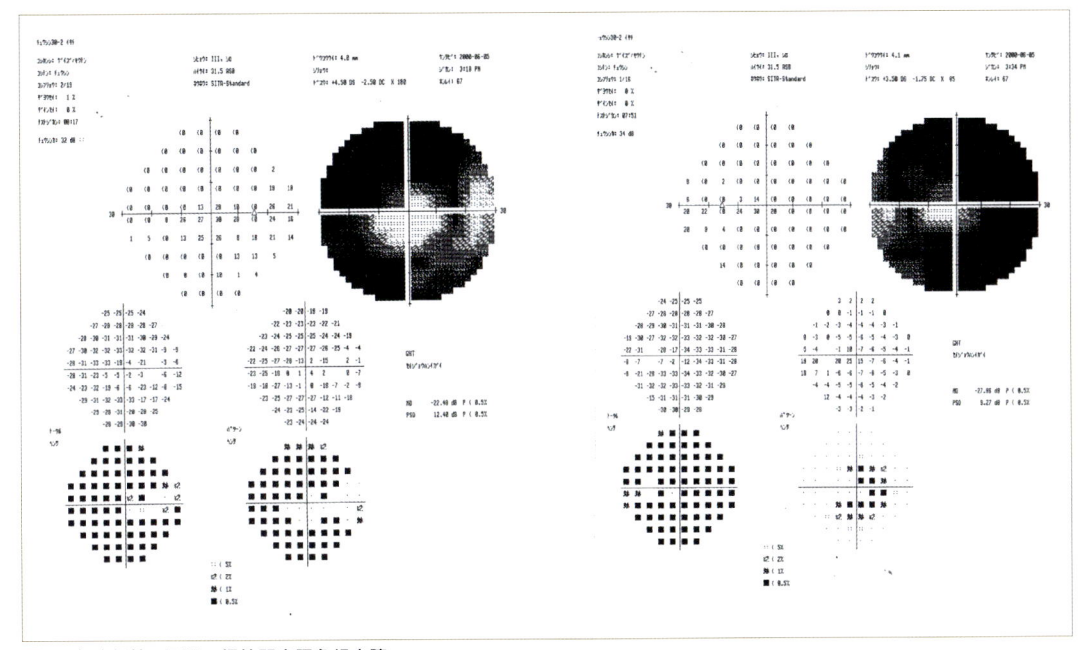

図1 無症候性の両眼の慢性閉塞隅角緑内障
症例は67歳女性．無症候性の慢性閉塞隅角緑内障で，受診時は，すでに両眼とも深刻な後期緑内障であった．

も早期発見が失明予防の重要な課題だと指摘している（**表3, 図1**）．

　視野の左右差に関する検討では，CACGはPOAGに比べて片眼性の視野障害の頻度が2～3倍高かったとする一般住民を対象とした疫学調査（Foster PJ, 2001）がある．この傾向は臨床研究でも同様で，CACGは正常眼圧緑内障や狭義POAGに比べて有意に視野の左右差があるとされ（**図2**），さらに手術適応となったPACGは，僚眼に比べて術眼の術前視野がPOAGに比べて有意に悪かったとする報告（Wang JC, 2004）もある．

III. 原発閉塞隅角緑内障における視野進行の危険因子

　PACG（43例）とPOAG（31例）の比較検討では，PACGは未治療時眼圧が高いとPOAGよりも視野が悪い傾向にあったとする報告（Gazzardら，2003）がある．またHongらは，トラベクレクトミーと水晶体再建術の同時手術例で，術後13年間にわたり眼圧が18 mmHg未満にコントロールされたCACG（162眼）を，経過観察中の眼圧のばらつき（標準偏差≦2, >2）で2群に分けたところ，眼圧の変動幅が大きい群は視野進行も速かったと報告している．また眼圧コントロールが良好なCACGを角膜厚（<540 μm, ≧540 μm）で2群に分けたところ，角膜厚の薄い群は視野進行が速かったと報告（Hong Sら，2007）している．またQuekらは10年以上経過観察が可能であったPACG（87例137眼）の後ろ向き研究で，対象集団の1/3に視野進行が確認され，治療にもかかわらず7％が失明に至ったと報告している．さらにAdvanced Glaucoma Intervention Study（AGIS）スコアを用いた視野進行の判定基準を用い，進行群（27眼）と非進行群（56眼）の背景因子について比較検討したところ，統計学的に有意であったのは，全観察期間における平均眼圧の高さと緑内障発作

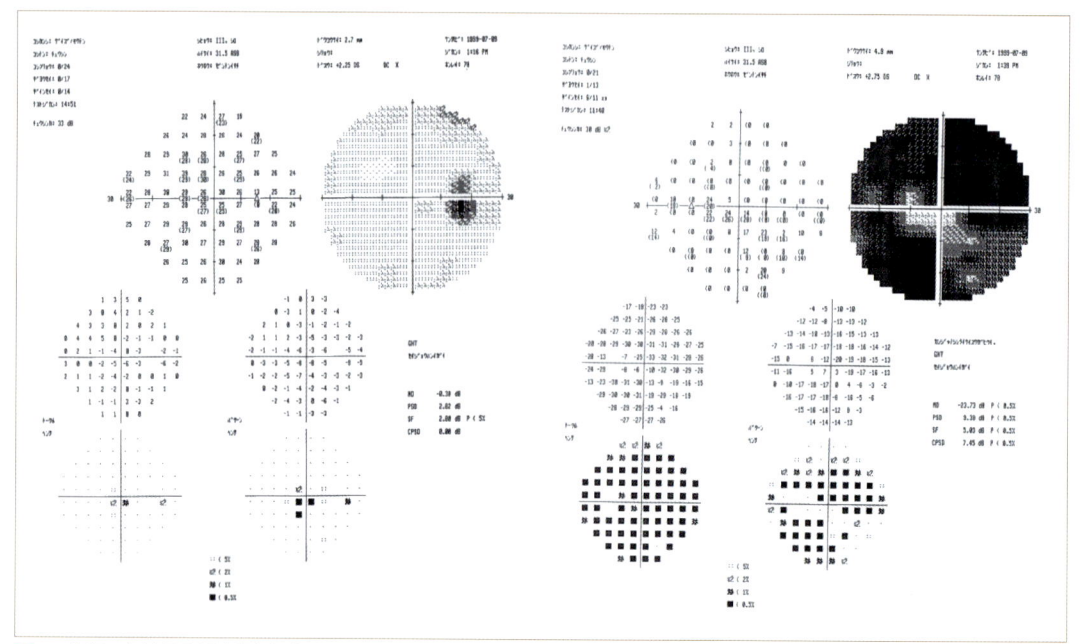

図2　右眼の急性原発閉塞隅角緑内障と左眼の慢性閉塞隅角緑内障
症例は78歳女性．右眼の緑内障発作で来院した．レーザー虹彩切開術を施行後，眼圧は速やかに正常域となった．術後視野は右眼は発作の影響と思われる中心視野障害がみられたが，自覚症状がなかった左眼が進行した後期緑内障であった．左眼は無症候性に進行した慢性閉塞隅角緑内障と思われる．視野障害の左右差は大きい．

の既往のみであり，両群間で眼軸長や前房深度，初診時眼圧に差はなかったと報告している．これに対してFanらは平均経過観察が5年以上の同様な対象群に対する研究(89例89眼)で，視野進行に相関があったのは，眼軸長の短さのみだったと報告している．先行研究との相違に関しては，症例数の少なさ以外に視野進行の基準としてCollaborative Initial Glaucoma Treatment Study(CIGTS)スコアを採用した点や，緑内障発作の既往が7％とQuekらの35％と明らかに頻度が異なること，APACGの評価の違いなど，研究デザインの相違，限界を理由としてあげている．

　以上，文献的な考察をもとに，PACGの特徴的な視野について言及した．PACGにおける視野のバリエーションは，診断が下されるまでの眼圧の積算値(最高眼圧，未治療期間，変動幅など)が大きく影響する可能性が高い(図3)．そのため運よく早期発見された場合は，適切な処置によって予後良好となる可能性も高く(図4)，初診時の診断が非常に重要である．また経過観察中のPACGにおいて，眼圧変動の大きい症例や角膜厚の薄い症例，眼軸長の短い症例や，過去の緑内障発作の既往がある症例などは，視野進行が速い可能性が高く，要注意である．さらに，すでにPOAGの診断がついた症例であっても，長期の通院期間中に，加齢変化を伴ってPACGの要素が加わった混合型緑内障に移行する症例もある．視野検査を読影する際は，他疾患の合併とともにPACGにも注意を払うことが重要で，時に俯瞰的に視野の全体像を見直すことも大切である．一度緑内障の確定診断がつくと，隅角検査を行う機会はかなり少ないことが予想されるが，とくに視野障害の左右差が大きい症例や，白内障がほとんどないにもかかわらず，視野がびまん性に悪化した症例

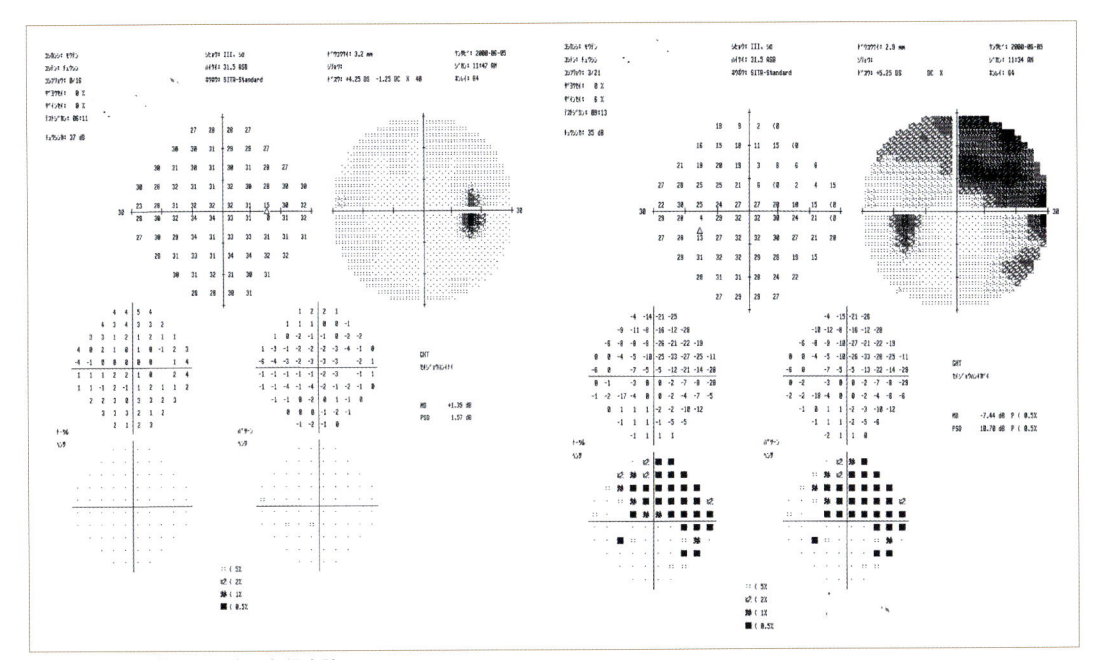

図3 　左眼の急性原発閉塞隅角緑内障
症例は64歳女性．左眼の緑内障発作に対して，レーザー虹彩切開術を施行したが，発作前も無症候性に視野障害が進行していたと思われる．上半視野はすでに全体的に障害され，下半視野も鼻側領域が障害されていた．

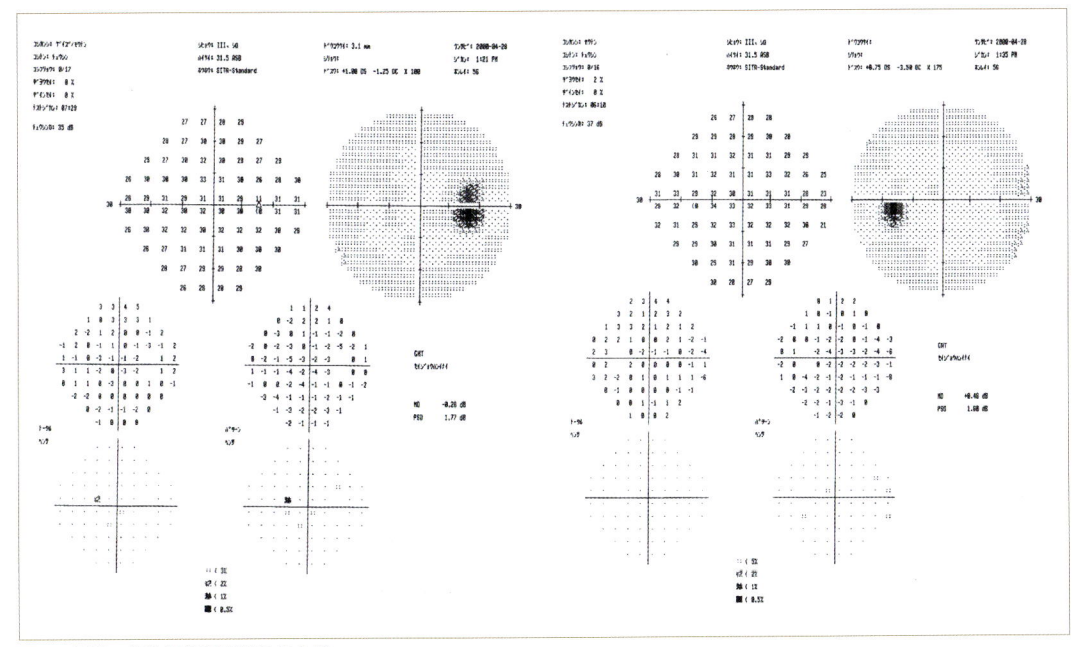

図4 　両眼の急性原発閉塞隅角緑内障
症例は56歳女性．両眼は緑内障発作に対して，レーザー虹彩切開術を施行している．発作後，敏速に診断，治療ができたため，視野を温存することが可能であった．

などでは，速やかに隅角精査を行い，PACGの要素がないか再確認することも重要であろう．

VI　視野検査における特徴　151

参考文献

1) Boland MV, Zhang L, Broman AT, et al.：Comparison of optic nerve head topography and visual field in eyes with open-angle and angle-closure glaucoma. Ophthalmology 115：239-245, 2008
2) Huang P, Shi Y, Wang X, et al.：Interocular asymmetry of the visual field defects in newly diagnosed normal-tension glaucoma, primary open-angle glaucoma, and chronic angle-closure glaucoma. J Glaucoma 2013 Apr 29.［Epub ahead of print］
3) Hong S, Seong GJ, Hong YJ：Long-term intraocular pressure fluctuation and progressive visual field deterioration in patients with glaucoma and low intraocular pressures after a triple procedure. Arch Ophthalmol 125：1010-1013, 2007
4) Quek DT, Koh VT, Tan GS, et al.：Blindness and long-term progression of visual field defects in chinese patients with primary angle-closure glaucoma. Am J Ophthalmol 152：463-469, 2011
5) Fan NW, Hwang DK, Ko YC, et al.：Risk factors for progressive visual field loss in primary angle-closure glaucoma：a retrospective cohort study. PLoS One. 2013 Jul 8：8(7)：e69772

〔中野　匡〕

第4章
原発閉塞隅角緑内障に対する治療

I 原発閉塞隅角緑内障の治療概論

1. 原発閉塞隅角緑内障治療の考え方

　閉塞隅角緑内障は隅角の閉塞に伴う疾患であり，治療の目的はこれを解除することにある．隅角閉塞の機序は瞳孔ブロック，プラトー虹彩，水晶体因子，毛様体因子などに分けられているが，これらの機序は虹彩，水晶体，毛様体，眼軸長などさまざまな解剖学的要素が深く関与している．したがってこれらを解除するための治療手段としては，患眼の解剖学的問題を解決するような治療が求められる．レーザー虹彩切開術は，瞳孔ブロックを解除することができる．レーザー隅角形成術はプラトー虹彩による隅角を開大させる．また，水晶体を摘出して厚さがより薄い人工水晶体に入れ替えれば，閉塞隅角緑内障に関係する解剖学的要素の多くは解消できる．このように閉塞隅角緑内障の治療は，解剖学的な問題を解決することが求められるため，薬物治療よりも外科的治療が中心になると考えられる．しかしここで問題になるのは，治療に伴うさまざまなリスクファクターと治療の必要性を秤にかけて方針を決定することである．したがって薬物治療が全く不要というわけでもない．症例によって治療方針を検討していく必要があるのは，開放隅角緑内障と同様である．

　閉塞隅角緑内障の分類の中で，急性閉塞隅角や原発閉塞隅角緑内障は手術の適応となることが多いが，原発閉塞隅角症疑いはすぐに手術適応とはならない．白内障があれば早めに水晶体再建術を行うことが有効だと考えられるが，クリアレンズをどうするかについては学会の中でも完全な意見の一致はみていない．また，レーザー虹彩切開術もかつては急性閉塞隅角の第一選択治療であり，原発閉塞隅角症疑いについても将来の発作予防のために行われていたこともあった．しかし，この治療による水疱性角膜症のリスクが取り上げられてからさまざまな議論がなされている．このように，閉塞隅角に関しては外科的治療が中心となるとはいえ，どこまで行うかについてはまだ結論は出ていない．

　閉塞隅角緑内障の薬物治療に関しては，手術治療までの術前処置にあたる急性期治療も重要であるし，急性期脱出後や外科的治療の適応が微妙な症例に対する長期治療についても考える必要がある．

II. 薬物療法

　急性期の治療に関しては、レーザー虹彩切開術、水晶体再建術いずれの場合もまずは発作時の角膜浮腫を軽減させる必要がある。高張浸透圧剤点滴によってできるだけ一時的にでも眼圧を下降させて手術的処置にもっていくことが望まれる。そこからレーザー虹彩切開術の場合は縮瞳させる必要があるし、水晶体再建術の場合は散瞳させる必要がある。また、毛様体因子による閉塞隅角緑内障は悪性緑内障ともいわれているが、アトロピン点眼液が一時的に有効であるケースもある。これで毛様体ブロックが解除されることもあるが、一般的に効果は一時的なことが多い。

1. 閉塞隅角に対する散瞳薬と縮瞳薬の効果

　ピロカルピンはかつて緑内障治療薬として使用されていたが、プロスタグランジン（PG）製剤などが広く使われている現在、この薬剤を長期に投与する例は激減していると思われる。散瞳薬によって緑内障発作が誘発される例があることはよく知られているため、縮瞳薬は閉塞隅角に有効であるという考えが現在も残っているが、筆者はその考えは必ずしも正しくないと考えている。図1に示すように確かにピロカルピンによる縮瞳は虹彩の厚みを薄くして隅角を開大させる。そして散瞳することによって虹彩の厚みは増して隅角は狭くなっている。しかしピロカルピンが広く使われている時代には、ピロカルピンで緑内障発作が誘発される例があることが知られており、「逆説的隅角閉塞」ともいわれていた。これは図2, 3に示すように、縮瞳薬、散瞳薬は副交感神経作用によるものであり、虹彩と同時に毛様体筋にも作用して水晶体の位置、厚みにも影響を与えるからである。すなわち、ピロカルピンは虹彩と毛様体筋に作用し、水晶体を厚くして前方に移動させ、縮瞳させる。これは近方調節という作用を考えれば理にかなっているが、閉塞隅角への作用を考

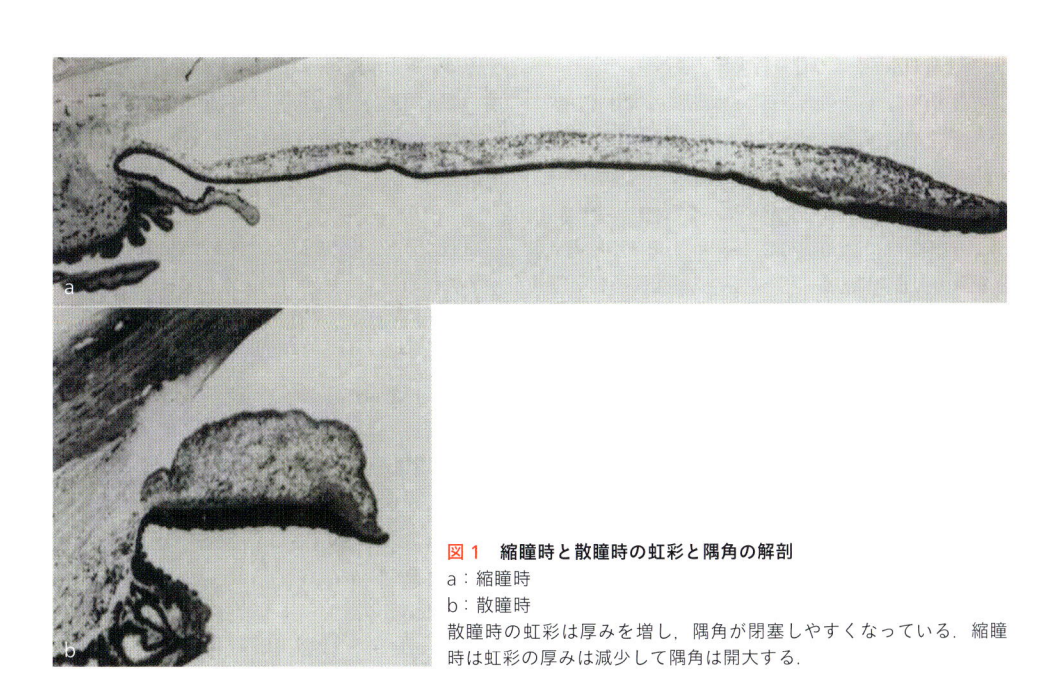

図1　縮瞳時と散瞳時の虹彩と隅角の解剖
a：縮瞳時
b：散瞳時
散瞳時の虹彩は厚みを増し、隅角が閉塞しやすくなっている。縮瞳時は虹彩の厚みは減少して隅角は開大する。

I　原発閉塞隅角緑内障の治療概論

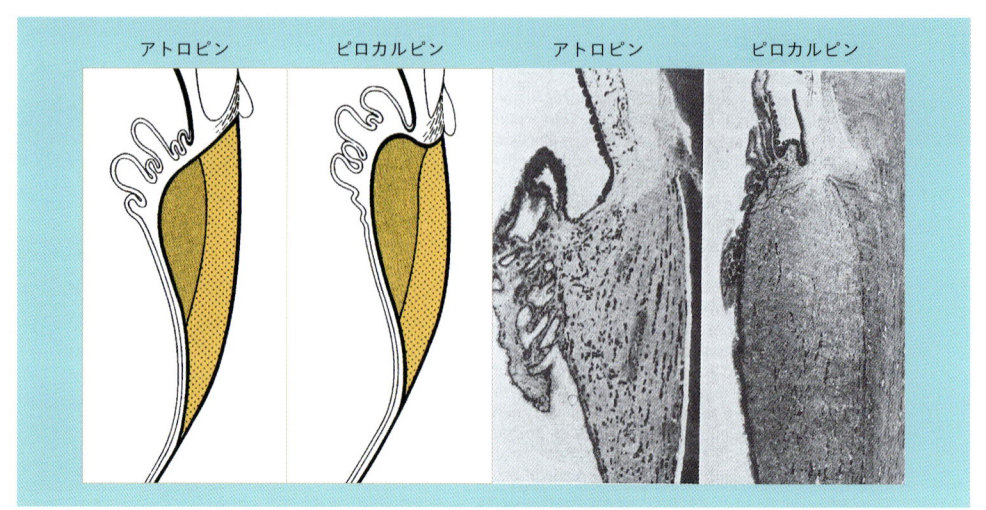

図2 アトロピンとピロカルピン投与時の毛様体の形態変化(サルの実験)
毛様体の位置はピロカルピンで前方に偏位している.
(Lütjen-Drecoll E, Tamm E, Kaufman PL : Age-related loss of morphologic responses to pilocarpine in rhesus monkey ciliary muscle. Arch Ophthalmol 106 : 1591-1598, 1988 より)

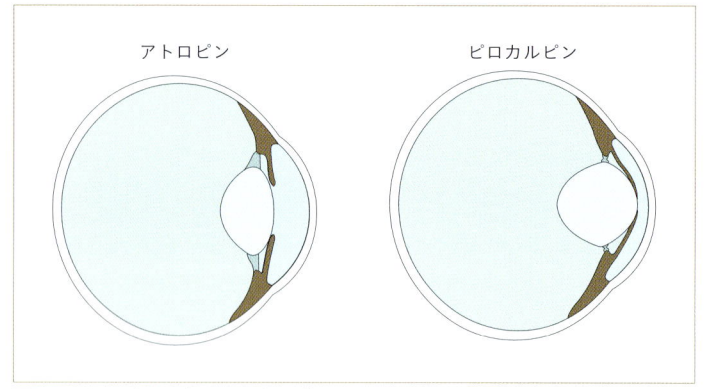

図3 アトロピンとピロカルピンの作用
ピロカルピンは水晶体の厚みを増し,前方に移動させる.つまり前房は浅くなる.

えれば虹彩への作用と毛様体筋への作用は矛盾しているのである.アトロピンはこの逆の作用であり,毛様体因子の閉塞隅角緑内障にとっては水晶体を後方移動させる作用があるので有効であると考えられる.しかし虹彩への作用は隅角を狭くしてしまう作用であるので,瞳孔ブロックやプラトー虹彩にとっては良くないと考えられる.

このように考えると,閉塞隅角緑内障の中でも,瞳孔ブロックやプラトー虹彩に対してはピロカルピン,水晶体因子や毛様体因子に対してはアトロピン,という考え方もできるがそう簡単ではない.そもそも個々の閉塞隅角症例を考えれば,その因子は1つではなく,いろいろな要素が重複して存在していることがほとんどである.したがってどちらの薬剤も閉塞隅角に対してプラスとマイナスの両作用がある.このように考えると,この2つの薬剤は個々の症例で1つの因子を解除することを目的として短期的に利用することが求められると考える.

2. 閉塞隅角緑内障に対する長期薬物治療

　では，急性期脱出後や外科的治療の適応が微妙な症例に関する長期治療についてはどのように考えるべきだろうか．このような症例に関して筆者は開放隅角と同じように考えてよいと考えている．すなわち，なるべく低い眼圧に保って視神経の障害を少なくしていくというコンセプトである．ただし，ピロカルピンは閉塞隅角に対する作用が複雑なので避けたほうがよいと考えている．すなわち，縮瞳していれば隅角が閉塞しにくいように感じるかもしれないが，先に述べたように水晶体は厚みを増すとともに前方に移動し，隅角が閉塞しやすい状態にする作用もあるからである．そして長期観察で注意すべきは，外来で眼圧が落ち着いていても，外来受診以外の時期に一過性の眼圧上昇が発生している可能性に常に注意を払うことである．これが疑わしい場合はやはり早期の外科的治療が必要であると考える．

III. レーザー療法

　レーザー虹彩切開術はとくに急性閉塞隅角では古くから広く行われている方法で，その有用性に疑いはないが，近年ほかの選択肢（水晶体再建術）が注目されている．レーザー虹彩切開術によって瞳孔ブロックが解除されれば，図4のように隅角も少し開大する．しかし，前房深度にほとんど変化はなく，解剖学的改善は限局的である．レーザー虹彩切開術後の眼圧調整についてはいくつかの報告があり，術後3～5年で線維柱帯切除術などの二次的の手術治療が必要であった症例は15～60％程度までさまざまな報告がなされている．いずれにしてもレーザー虹彩切開術だけで長期的にコントロールできない症例も多いことは念頭におくべきである．また，角膜移植（術）を要する患者の20％がレーザー虹彩切開術後に発生したとする報告にもあるように，水疱性角膜症の発生はこの処置の大きな問題点である．この発生機序についてはさまざまな議論が行われている．当初はレーザー照射が過剰になされることによって角膜内皮が傷害されることが原因であると考えられていた．しかし，レーザー虹彩切開術後数年を経て進行性に水疱性角膜症が広がってゆく症例など，この論理では説明できない現象から，最近では虹彩に開けた小さな孔からの水流が角膜内皮に常時圧力をかけることによって生じるというジェット噴流説などが注目を集めている．レーザー虹彩切開術と水晶体再建術の比較を行った論文によると，水晶体再建術のほうが眼圧の調整に優れていたとされている（図5）．このようにレーザー虹彩切開術は限られた効果，水疱性角膜症のリスクなどの問題点はあるが，外来で短時間に施行できること，手術設備や体制が整っていない施設でも対処できるメリットは大きい．救急の現場では，すべての施設で患者に緊急で水晶体再建術を行うことは不可能であるため，患者の状態や施設の状況によってはこれからも必要な手技であると考えられる．

　一方，レーザー隅角形成術はプラトー虹彩形状を虹彩根部にレーザー照射することによって改善する治療であり，解剖学的に虹彩の形状を改善して隅角癒着を予防する効果もある．

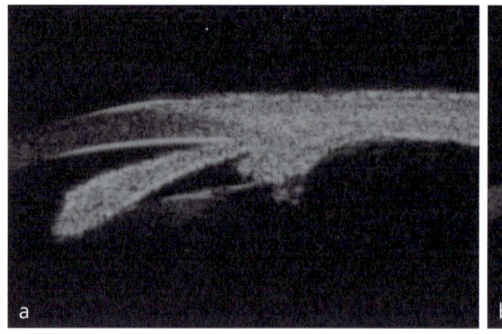

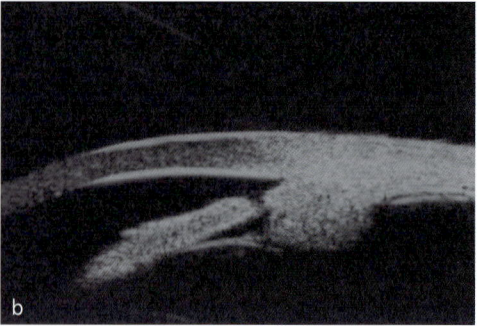

図4 レーザー虹彩切開術前後の前眼部超音波画像
a：術前，b：術後

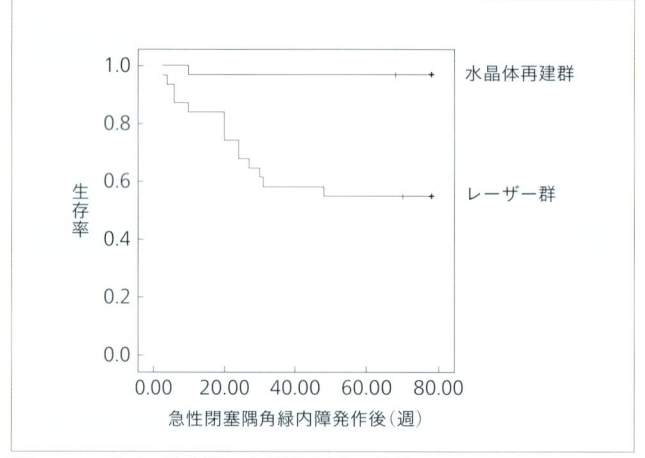

図5 レーザー虹彩切開術と水晶体再建術の比較
水晶体再建術のほうが眼圧の調整に優れていた．
(Lam DSC, Leung DYL, Tham CCY, et al.：Randomized trial of early phacoemulsification versus peripheral iridotomy to prevent intraocular pressure rise after acute primary angle closure. Ophthalmology 115：1134-1140, 2008 より)

IV. 手術療法

　閉塞隅角緑内障の手術療法として水晶体再建術は非常に重要な位置を占める．**図6**に示すように水晶体手術は前房隅角の形態を劇的に変えるため，閉塞隅角緑内障の解剖学的要素を改善するには最も適した手術であると考えられる．水晶体再建術は瞳孔ブロック，プラトー虹彩，水晶体因子に伴う機序には有用であり，ほとんどの隅角閉塞機序に対して適応がある．しかし，注意しなければならないのはこれが万能ではないという事実である．すなわち水晶体再建術も毛様体因子による閉塞隅角には有効ではない．この機序の場合は水晶体再建術後にも発症することがあり，後嚢をレーザー切開することや，硝子体手術が必要になることもある．

　そのほかの術式としては瞳孔ブロック機序による閉塞隅角に対して，角膜浮腫などでレーザー虹彩切開術が行えない場合，周辺虹彩切除術が行われている．どうしてもレー

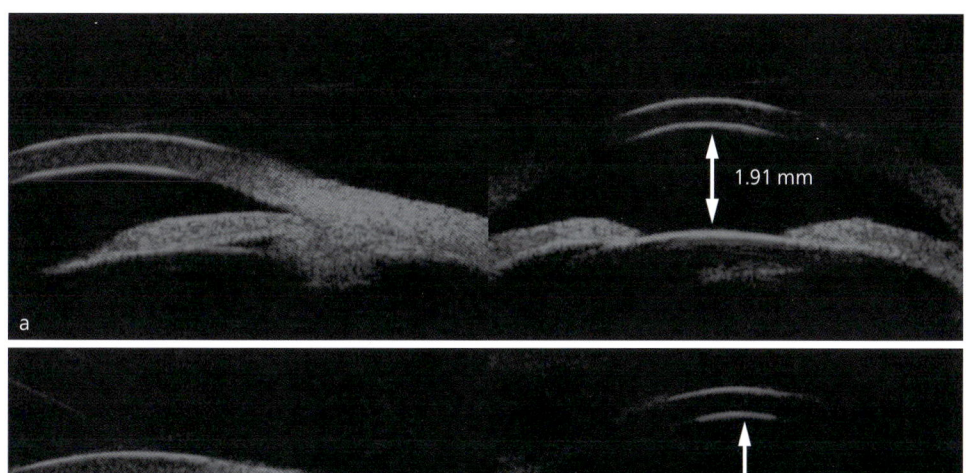

図6 水晶体再建術による隅角と前房深度の変化
a：術前，b：水晶体再建術後．

ザー虹彩切開術を行えない症例に対して短時間ですませることができる緊急手術であり，ある程度の数の症例に必要な術式ではあるが，さまざまな選択肢が広がった現在，例数は減少しているように思われる．

　隅角癒着解離術は，癒着した周辺虹彩を剝離することで，その眼圧下降効果が得られる有用な術式である．水晶体再建術との組み合わせで手術成績が向上することが知られている．

　線維柱帯切除術も，原発閉塞隅角緑内障においては重要な治療選択である．原発閉塞隅角緑内障に対する線維柱帯切除術は浅前房などの合併が多いとする考えもあるが，はっきりとしたデータはない．線維柱帯切除術を行う場合も水晶体再建術と併用した場合と単独手術の結果比較もさまざまな要素が関連して判断が難しい状況になっている．さらに水晶体再建術と隅角癒着解離術の併用と線維柱帯切除術の比較についても大きな差はないとする報告もある．

　このように原発閉塞隅角緑内障に対する手術治療の選択については，隅角閉塞の状況，前房深度，原発閉塞隅角緑内障の発症メカニズムの違いなどのさまざまな要素を鑑みて術式を選択する必要がある．しかし，これらの多くの要素を考慮に入れた前向き研究は完全なものはまだできておらず，今後の進展が望まれる．

V. 治療概論

　閉塞隅角緑内障は解剖学的要素で発症している疾患であり，これを解決する手段として

は手術治療が有用であると考えられる．とくに水晶体再建術は，解剖学的要素のほとんどを解決する有効な手段である．しかし，すべての症例に水晶体再建術を行うかどうかについてはいまだ議論がある．たとえば白内障がほとんどみられないクリアレンズをどこまで対象にするか，という問題もいまだ議論の対象である．原発閉塞隅角緑内障に対する水晶体再建は，目的が白内障と異なるので，クリアレンズであっても積極的に行うべきであるという考えもある．このような考え方が近年台頭してきた背景には，浅前房に伴う手技の難しさなどの問題はあっても，ほとんどの症例では安全に行われるようになった水晶体再建術の術式と器具の進歩によるところが大きい．そして水晶体再建術に併用する術式として隅角癒着解離術と線維柱帯切除術があげられる．これらの術式の選択も隅角閉塞の癒着程度，視野障害の程度によって目標眼圧をどの程度に設定するかが変わってくる．術式の選択はさまざまな要素を考慮して決めなければならないので，術者や施設によってさまざまな考え方があるのが現状である．厳格なプロスペクティブ研究で術式の優劣を検証することが必要と思われるが，施設設備や術者の経験にも左右される難しい問題でもある．

　レーザー治療についても同様にさまざまな要素を考える必要がある．急性原発閉塞隅角の発作時にも症例によってはレーザー虹彩切開術よりも水晶体再建術を選択する施設も増えている．レーザー虹彩切開術は水疱性角膜症も大きな問題である．しかし，レーザー虹彩切開術も不要になることはないと思われる．原発閉塞隅角緑内障の治療にはさまざまな選択肢があるが，どの治療を選択するかについては，おおまかな基準があるのみで，細かい術式の選択は医師個人に任されているのが現状である．厳密な大規模プロスペクティブ比較研究も必要になっているが，現状ではそれぞれの術式，治療について深く理解したうえで，患者さんの立場に立って選択していきたい．

参考文献

1) Lütjen-Drecoll E, Tamm E, Kaufman PL：Age-related loss of morphologic responses to pilocarpine in rhesus monkey ciliary muscle. Arch Ophthalmol 106：1591-1598, 1988
2) Ang LPK, Higashihara H, Sotozono C, et al.：Argon laser iridotomy-induced bullous keratopathy—a growing problem in Japan. Br J Ophthalmol 91：1613-1615, 2007
3) Lam DSC, Leung DYL, Tham CCY, et al.：Randomized trial of early phacoemulsification versus peripheral iridotomy to prevent intraocular pressure rise after acute primary angle closure. Ophthalmology 115：1134-1140, 2008
4) Ritch R, Tham CCY, Lam DSC：Argon laser peripheral iridoplasty（ALPI）：an update. Surv Opthalmol 52：279-288, 2007

〔吉冨健志〕

II 薬物療法
急性期と急性期脱出後の治療指針

　この項では急性原発閉塞隅角症・急性原発閉塞隅角緑内障，慢性原発閉塞隅角症・慢性原発閉塞隅角緑内障の薬物治療について解説する．これらの疾患の根本治療はレーザー治療や手術治療である．薬物治療の位置づけはレーザー治療や手術治療の前にそれらの治療を行いやすくするための治療，レーザー治療や手術治療を行った後に眼圧が高い場合の眼圧コントロールとしてである．

I. 急性原発閉塞隅角症，急性原発閉塞隅角緑内障

　急性原発閉塞隅角症や急性原発閉塞隅角緑内障は，急激に相対的瞳孔ブロックが発症し，隅角が閉塞することで生じる(図1)．治療としては閉塞した隅角を開放させることが必要であり，そのための根本治療は，レーザー虹彩切開術，周辺虹彩切除術，水晶体摘出などのレーザー治療や手術療法である．しかし急性期にレーザー治療や手術療法を行うことは，眼圧が上昇して，角膜が浮腫状になっているために困難である．「緑内障診療ガイドライン第3版」では，レーザー治療や手術治療の前に，薬物治療により眼圧下降，隅角開放，消炎を行うと記されている(図2)．薬物治療に関してはここ数10年間にわたり

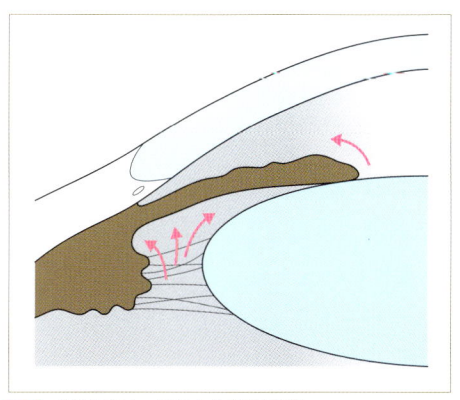

図1　瞳孔ブロックによる隅角閉塞

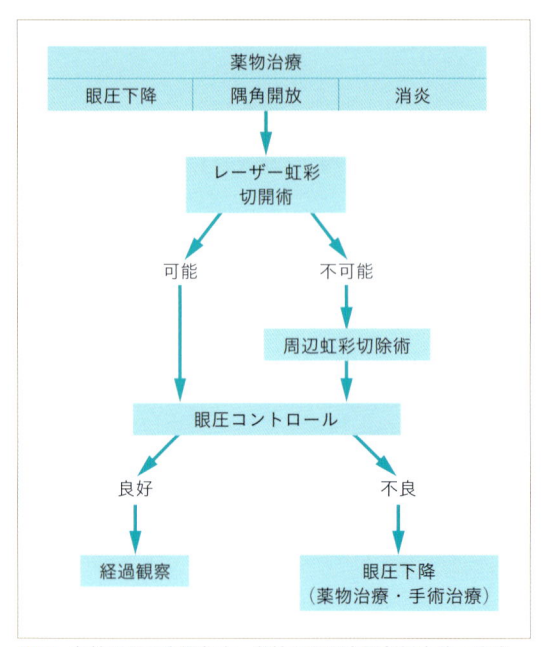

図2　急性原発閉塞隅角症・急性原発閉塞隅角緑内障の治療

　基本的には治療方針に変化はない．しかし新しい点眼薬が数多く使用可能となり，薬物治療は強化された．

　薬物治療を始める前には急性原発閉塞隅角症あるいは急性原発閉塞隅角緑内障の診断を間違いなく行う必要がある．

1. 診断

　臨床症状としては，非常に強い眼痛，視力低下，充血，虹視，霧視などが通常片眼に急激に出現する（図3）．悪心，嘔吐，頭痛を伴うことが多い．また急激な眼圧上昇により虹彩は虚血となり，対光反応は減弱あるいは消失する．瞳孔括約筋も虚血が原因で麻痺するために瞳孔は中等度散大する．眼圧は 50 mmHg を超えることが多く，細隙灯所見として，結膜充血，毛様充血，角膜上皮浮腫，浅前房，前房内炎症，水晶体には前嚢下に灰白色の点状混濁（glaucomflecken）などがみられる．眼底には視神経乳頭の軽度発赤と浮腫や網膜出血がみられることがある．

　遠視で 50 歳以上の女性に好発することも特徴である．相対的瞳孔ブロックは，瞳孔縁で虹彩裏面と水晶体前面が接触することで生じる．接触することで房水が後房から前房へ通過する際に障害をきたす．そして後房圧が上昇し，虹彩根部が前方に圧出され，隅角が閉塞する（図1）．解剖学的に小さい眼球内に厚い水晶体が存在する場合，つまり眼軸長が短く，屈折が正視から遠視の眼で，水晶体の厚さが増加する 50 歳以上で好発する．また女性の眼球は男性に比べて小さいことから女性に好発する．

　鑑別診断としては急激に眼圧が上昇する疾患を考える．ぶどう膜炎による続発緑内障，Posner-Schlossman 症候群，血管新生緑内障，水晶体亜脱臼による続発緑内障，悪性緑内障，原田病に伴う毛様体浮腫による続発閉塞隅角緑内障などがあげられる．片眼性か両眼

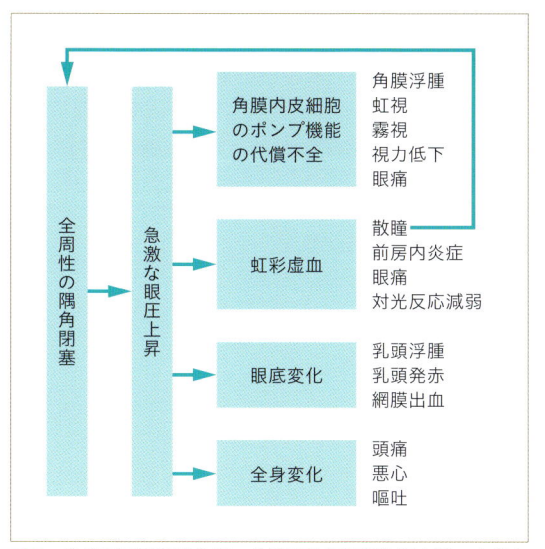

図3 急性原発閉塞隅角症・急性原発閉塞隅角緑内障の症状を引き起こす機序

表1 急性原発閉塞隅角症・急性原発閉塞隅角緑内障の薬物処方例

点眼	2％サンピロ	15分間隔で4回
	コソプト	2回/日
	0.1％リンデロン	4回/日
内服	ダイアモックス(250 mg)	2錠
点滴	20％マンニトール 500 mL	(30～45分間で)

性か，好発年齢，性別，基礎疾患，臨床症状から鑑別を行う．これらの疾患には後述するピロカルピン点眼が症状を悪化させる疾患もあり，鑑別診断は重要である．

2. 薬物治療

前述したように薬物治療は眼圧下降，隅角開放，消炎のために行う．薬物治療として点眼薬，内服薬，点滴製剤を用いる．薬物治療により眼圧を正常化させ，角膜を清明化させ，それ以後に行うレーザー虹彩切開術の施行を容易にする．処方例を表1に示す．

1) 点眼薬

(1) 眼圧下降

隅角が閉塞しているので房水産生抑制作用を有するβ遮断点眼薬や炭酸脱水酵素阻害点眼薬を使用する．ただしβ遮断点眼薬には禁忌症例があり，投与前に呼吸器疾患や循環器疾患の有無についての聴取を行う．近年日本でも使用可能となったβ遮断点眼薬と炭酸脱水酵素阻害点眼薬の配合点眼薬も適している．一方，プロスタグランジン関連点眼薬は，房水排出促進作用を有しており，隅角が閉塞している状態では十分に効果を発揮しない点，ぶどう膜炎を惹起する点より使用は勧められない．

（2）隅角開放

縮瞳薬（ピロカルピン：副交感神経作動薬）により，瞳孔括約筋を収縮させ，虹彩根部を伸展（菲薄）させて隅角を開放し，縮瞳を得る．ピロカルピン点眼では隅角の開放だけでなく，虹彩を伸展させることでレーザー虹彩切開術の施行を容易にさせる効果もある．しかし急激な眼圧上昇により虹彩虚血が進行した症例ではピロカルピン点眼のみでは急性発作は解除できない．反対にピロカルピン点眼で毛様体筋が収縮し，水晶体の前方への移動を促すために瞳孔ブロックが増強する場合がある．また前房内炎症を悪化させる場合もある．そこで麻痺性散瞳が強い症例ではピロカルピン点眼は控えたほうがよい．具体的には1％あるいは2％ピロカルピン点眼薬を15分間隔で点眼する．

（3）消炎

虹彩の虚血により前房内に炎症が生じる．炎症が持続すると周辺虹彩前癒着（peripheral anterior synechia：PAS）の形成が促進される．消炎のためにステロイド点眼薬を使用したり，ステロイドの結膜下注射を併用したりする．

2）内服薬

眼圧下降を目標として房水産生抑制作用を有する炭酸脱水酵素阻害薬を使用する．アセタゾラミド（ダイアモックス®）500 mg を内服する．嘔気，嘔吐のためにアセタゾラミドの内服ができない症例では静脈内投与を行う．嘔吐が続いている場合は，アセタゾラミド内服によりさらに脱水を促進し，体内の電解質バランスが崩れるので，アセタゾラミド内服を行わずに制吐薬を使用する．

3）点滴製剤

高張浸透圧薬を用いる．点滴は仰臥位で行う．高張浸透圧薬の点滴により，急激に血漿浸透圧が高くなり，脱水作用がはたらき，硝子体容積が減少して，眼圧が下降する．硝子体容積の減少により水晶体が後方へ移動して，隅角を開放させるはたらきも有する．

高張浸透圧薬の点滴の問題点は，強力な眼圧下降が即効性に得られるが，その眼圧下降効果が一時的で4～6時間と短い点である．さらに以下に述べる全身性の合併症が出現する可能性を有する．点滴により急激に循環血漿量が増加するために心不全や腎不全を起こしうる．そのため心不全や腎不全を有する患者には禁忌である．前立腺肥大の患者では利尿により尿閉を引き起こす可能性がある．また嘔吐により脱水状態となった患者では高張浸透圧薬の点滴によりさらに脱水状態が悪化する可能性がある．これらの点から高張浸透圧薬の投与前には全身状態の把握が重要である．白内障手術後に眼圧が上昇したためにマンニトールを使用した保存期の腎不全患者で急性腎障害，症状を有する低ナトリウム血症を発症したと報告されており，マンニトール投与にあたっては患者の全身状態に注意を要する．現在，高張浸透圧薬としては以下に述べるマンニトールとグリセロールが主に使用されている．

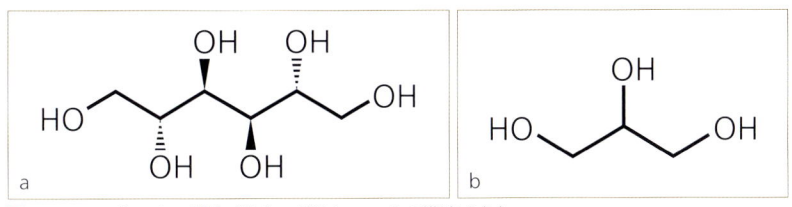

図4　マンニトールの構造式(a)，グリセロールの構造式(b)

(1) マンニトール

　マンニトールは，糖アルコールでソルビトールの異性体である(図4a)．浸透圧比(対生理食塩水)は約5である．手技としては20％マンニトール溶液1.0〜3.0 g/kgを急速(30〜45分)に点滴静注する．眼圧下降は60〜90分後に最大となる．眼圧下降効果の持続時間は4〜6時間である．マンニトールは体内で代謝されずに腎から尿中に排泄される．

(2) グリセロール

　グリセロールは，三価アルコールで甘みのある粘稠な無色の液体である(図4b)．グリセロール高張液(グリセオール®)は，グリセロール10％と果糖5％加生理食塩水で，浸透圧比(対生理食塩水)は約7である．手技としてはグリセオール300〜500 mLを45〜90分で点滴静注する．眼圧下降は30〜135分後に最大となる．眼圧下降効果の持続時間は約5時間である．グリセロールは肝臓で約80％が代謝され，腎臓から20％が尿中へ排出される．1 Lあたり637 kcalの熱量を有するので糖尿病患者では高血糖を引き起こしやすく注意を要する．

(3) マンニトールとグリセロールの比較

　眼圧下降効果はほぼ同等である．眼圧が下降するスピードはマンニトールのほうが急速だが，眼圧下降効果の持続時間はほぼ同等である．副作用は，マンニトールは体内で代謝されず，浸透圧利尿作用が強力なので，心不全，腎不全，電解質異常が出現しやすい．グリセロールは肝臓で代謝されるため，浸透圧利尿作用が弱く，腎障害が発生しづらい．しかしグリセロールでは血糖値が上昇しやすいために糖尿病患者では投与を控えたほうがよい．

3. レーザー治療，手術治療

　薬物治療により眼圧下降，隅角開放，消炎が得られた症例では，レーザー虹彩切開術を行う．角膜の浮腫が十分に軽快しない症例では，レーザー虹彩切開術は施行が困難なので，周辺虹彩切除術や水晶体摘出術を行う．急性原発閉塞隅角症，急性原発閉塞隅角緑内障の根本治療であるレーザー治療や手術治療を行わずに経過観察した場合には再び隅角が閉塞することが多い．安田らはレーザー治療や手術治療が施行されることなく長期に薬物治療が行われていた急性原発閉塞隅角緑内障14眼のうち43％の症例で平均7年後に隅角が再閉塞したと報告している．

表2 残余緑内障の薬物処方例

点眼	キサラタン	1回/日
	0.5%チモプトールXE	1回/日

4. 残余緑内障

　急性原発閉塞隅角症，急性原発閉塞隅角緑内障に対して薬物治療を行い，眼圧下降，隅角開放，消炎が得られた後にレーザー虹彩切開術，周辺虹彩切除術あるいは水晶体摘出術を行う．その後は眼圧コントロールが良好な症例では経過観察となるが，眼圧コントロールが不良な症例では眼圧下降のために薬物治療あるいは手術治療が必要となる．これらの状態は残余緑内障とよばれる．周辺虹彩前癒着(PAS)比が大きいとレーザー治療や手術治療によって瞳孔ブロックが解除しても眼圧が十分に下降しない場合がある．急性原発閉塞隅角緑内障を発症し，レーザー虹彩切開術を施行したアジア人35人の調査では，全員が術後に眼圧コントロールのために緑内障治療薬を必要としたと報告されている．薬物治療としてはレーザー治療や手術治療により隅角は開放しているので原発開放隅角緑内障に準じて行う．処方例を表2に示す．

II. 慢性原発閉塞隅角症，慢性原発閉塞隅角緑内障

　慢性原発閉塞隅角症は原発性の器質的な隅角閉塞を有した状態，あるいは隅角閉塞により眼圧が上昇した状態，あるいは両方を有した状態を指す．慢性原発閉塞隅角緑内障は慢性原発閉塞隅角症に加えて緑内障性視神経症(glaucomatous optic neuropathy：GON)を発症している状態を指す．慢性原発閉塞隅角緑内障は原発閉塞隅角緑内障のうち，急性の自・他覚症状ならびにそれらの既往がない症例である．原発閉塞隅角緑内障の有病率は人種，国，地域により異なる．日本緑内障学会が行った40歳以上を対象とした緑内障疫学調査では，原発閉塞隅角緑内障の有病率は多治見スタディでは0.6％，久米島スタディでは2.2％と報告されている．「緑内障診療ガイドライン第3版」では，原発閉塞隅角症，原発閉塞隅角緑内障の治療方針としてまず第一に隅角閉塞の機序を鑑別することが記されている(図5)．慢性閉塞隅角緑内障の隅角閉塞機序として瞳孔ブロック，プラトー虹彩形状，水晶体因子，水晶体より後方因子が考えられており，おのおのが重複している場合も多い(図6)．

1. 相対的瞳孔ブロックの際の薬物治療

　隅角閉塞の機序としては，相対的瞳孔ブロックの場合が最も多いが，治療は隅角を開放させることである．そのためにレーザー虹彩切開術や水晶体摘出術を行う．薬物治療の位置づけは，レーザー治療や手術治療までの短期的な眼圧下降とレーザー治療や手術治療後の眼圧コントロールである．レーザー治療や手術治療の前には，散瞳作用を有する交感神経刺激薬以外のすべての緑内障薬が使用可能である．プロスタグランジン関連点眼薬はぶどう膜強膜流出路からの房水流出率を上昇させて眼圧を下降させる．隅角が完全に閉塞し

図5 原発閉塞隅角症・原発閉塞隅角緑内障の治療

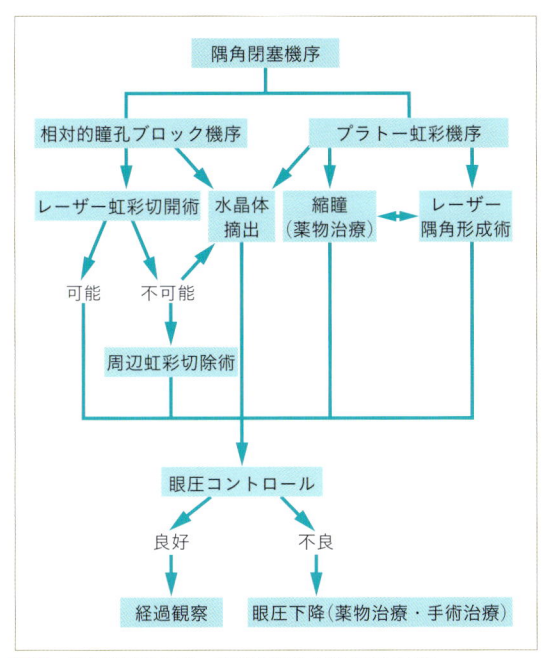

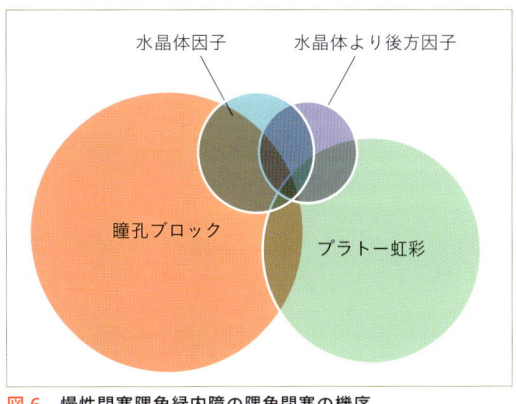

図6 慢性閉塞隅角緑内障の隅角閉塞の機序

ている場合は理論的には眼圧は下降しないはずだが，隅角が一部でも開放していれば眼圧は下降するので臨床的には使用されることが多い．ピロカルピン点眼は隅角を開放させ，著しく眼圧が下降することがあるが，長期的に使用すると，縮瞳し，虹彩後癒着を生じ，白内障を進行させるので長期的な使用は控えたほうがよい．隅角閉塞の程度によってはレーザー治療や手術治療を行わずに薬物治療のみで経過観察が行われる場合がある．しかし安田らはレーザー治療や手術治療を施行せずに長期に薬物治療が行われていた慢性原発閉塞隅角緑内障98眼のうち，急性原発閉塞隅角緑内障が7％に発生し，緩徐な眼圧上昇が47％にみられたと報告している．

2. レーザー治療後の薬物治療

レーザー治療や手術治療後に眼圧コントロールが良好な症例ではそのまま経過観察とする．一方，眼圧コントロールが不良な症例では薬物治療や手術治療により眼圧を下降させる．レーザー治療や手術治療後には隅角は開放しているので，薬物治療は開放隅角緑内障に準じて行う．処方例を**表3**に示す．開放隅角緑内障の場合と同様に，強力な眼圧下降作用，全身性の副作用が少ないこと，1日1回点眼の利便性からプロスタグランジン関連点眼薬が第1選択である．プロスタグランジン関連点眼薬で目標眼圧に到達しない場合は「緑内障診療ガイドライン第3版」に従い薬剤の変更あるいは追加を行う．Chewらはレーザー周辺虹彩切開術施行後の慢性閉塞隅角緑内障275例をラタノプロスト投与群（137例）とチモロール投与群（138例）の2群に無作為に分けた．投与12週間後には両群ともに眼圧は有意に下降した．眼圧下降幅はラタノプロスト群が8.2 mmHg，チモロール群が5.2 mmHgで，ラタノプロスト群のほうがチモロール群に比べて眼圧下降効果が強力だっ

表 3　相対的瞳孔ブロック解除後の薬物処方例

点眼	キサラタン	1回/日
	2%ミケラン LA	1回/日
	エイゾプト	2回/日

た．How らはレーザー周辺虹彩切開術後の原発閉塞隅角緑内障 60 例に対してビマトプロストとラタノプロストを 6 週間ずつ投与した．眼圧下降幅はビマトプロスト投与時（平均 8.9 mmHg）とラタノプロスト投与時（平均 8.4 mmHg）で同等だった．

3. プラトー虹彩形態の薬物治療

　プラトー虹彩形態とは，瞳孔ブロックのような虹彩の前方膨隆をみとめないのに，虹彩付着部の形態異常により隅角が閉塞する状態である．前房深度は前房中央では深い．周辺部は虹彩が平坦なために前房深度が浅くなり，散瞳により隅角閉塞をきたす．「緑内障診療ガイドライン第 3 版」では，プラトー虹彩機序の際の治療として薬物治療では縮瞳，レーザー隅角形成術，水晶体摘出と記されている（図 5）．プラトー虹彩では散瞳時に虹彩が弛緩することで虹彩の厚みが増加して，隅角が閉塞する．そこで薬物治療としては縮瞳作用を有するピロカルピン点眼を行うことで隅角を開放させる．一方，レーザー隅角形成術ではレーザー光線を虹彩に照射し，虹彩根部を平坦化して隅角を開大させる．

4. 水晶体および水晶体より後方因子の薬物治療

　水晶体因子とは水晶体が隅角閉塞の主な原因となっている場合である．加齢とともに水晶体の厚みが増加して前房深度が浅くなる症例，水晶体亜脱臼により水晶体が前方に偏位する症例などである．治療は水晶体摘出術である．瞳孔ブロックやプラトー虹彩を合併することも多く，合併している症例ではそれらに対する薬物治療を考える．

　水晶体より後方因子としては慢性毛様体ブロックがあげられる．濾過手術後にみられる悪性緑内障と同様に，浅前房，高眼圧，隅角閉塞が慢性的に出現する．機序としては，毛様体突起で産生された房水が後房に排出された後に，本来の前房ではなく硝子体腔内に流入し，水晶体よりも後方の圧力が高まる．そして水晶体虹彩隔壁が前方に移動し，浅前房と隅角閉塞をきたす．薬物治療としては悪性緑内障と同様にアトロピン点眼を行う．アトロピン点眼により毛様体筋が弛緩すると慢性毛様体ブロックが解除され，前房深度が深くなる．しかしアトロピン点眼の効果は一時的なことも多い．人工水晶体眼では，YAG レーザーを用いて水晶体後嚢切開術を行い，房水を前房内へ流入させる．根本治療は前部硝子体切除術を行い，硝子体腔からの圧力を減らし，房水流出路を改善することである．

　急性原発閉塞隅角症，急性原発閉塞隅角緑内障は急性に発症し，患者の自覚症状も強いために早急な治療が必要である．根本治療はレーザー治療や手術治療であるが，その前に薬物治療が必須である．自らの施設でレーザー治療や手術治療を行うことができない場合でも，診断後ただちに薬物治療を開始すべきである．慢性閉塞隅角症，慢性閉塞隅角緑内障ではその診断と隅角が閉塞した機序の鑑別が重要である．緊急性はないので隅角閉塞の

機序を見極め，症例に応じて薬物治療，レーザー治療，手術治療を選択し，実行すべきである．

参考文献

1) 日本緑内障学会診療ガイドライン作成委員会：緑内障診療ガイドライン第3版．日眼会誌 116：3-46, 2012
2) 土師陽一郎，山口　真，野村篤史，他：マンニトール投与により急性腎障害と高浸透圧性低ナトリウム血症をきたした1例．日本腎臓学会誌 52：815, 2010
3) 安田典子，景山萬里子：原発性閉塞隅角緑内障の予後 第2報．眼圧に対する長期薬物治療の効果．日眼会誌 92：1644-1649, 1988
4) Alsagoff Z, Aung T, Ang LP, et al.：Long-term clinical course of primary angle-closure glaucoma in an Asian population. Ophthalmology 107：2300-2304, 2000
5) Chew PTK, Aung T, Aquino MV, et al.：Intraocular pressure-reducing effects and safety of latanoprost versus timolol in patients with chronic angle-closure glaucoma. Ophthalmology 111：427-434, 2004
6) How ACS, Kumar RS, Chen YM, et al.：A randomized crossover study comparing bimatoprost and latanoprost in subjects with primary angle closure glaucoma. Br J Ophthalmol 93：782-786, 2009

〔井上賢治〕

III レーザー療法

A レーザー虹彩切開術の適応と手技，成績

I. 適応

　人眼でのアルゴンレーザー虹彩切開術の成功は，1973年にBeckmanによって報告されたが，同年，Khuriが動物実験により2段階照射法の有用性を報告し，また，1979年には，Pollackがサル眼を用いた実験で照射条件を検討し，角膜混濁をきたさず虹彩切開が可能な至適照射条件として50 μm，1～2 W，0.2秒が導かれた．さらに1981年Abrahamが，虹彩に到達するレーザーエネルギー効率を良くするため，虹彩面でのレーザーエネルギーが最大になるレンズを開発した(Abrahamレンズ)．わが国では1982年に白土らにより，30眼中29眼での成功が発表され，普及することとなった．また，1981年には，Mandelkornが照射時間を0.2秒から0.02秒に短縮した方法がさらに安全で確実な方法であると発表し，わが国でも山本らにより短時間照射法として報告された．これにより，アルゴンレーザー虹彩切開術は従来の観血的周辺虹彩切除術に代わる術式として完成された．続いて1983年には，FankhauserがNd-YAGレーザーによる虹彩切開術を開発し，アルゴンレーザーによる虹彩切開術とともに一般化された．

　レーザー虹彩切開術(laser iridotomy：LI)は，相対的瞳孔ブロックに起因する隅角閉塞の解除を目的とし，白内障手術適応のない例では基本的には第1義的に選択される術式である．相対的瞳孔ブロックが存在し，Shaffer分類2度以下の狭隅角かつ白内障手術適応のない場合のレーザー虹彩切開術の絶対的適応として，山本らは，①急性発作眼の僚眼(急性発作眼の僚眼では，5～10年以内に50～75％の例で発作を起こすことが報告されている)，②周辺虹彩癒着の存在，③緑内障性視神経症の存在，高眼圧の存在，④各種負荷試験の陽性，をあげている．近年では稀であるが，観血的周辺虹彩切除術の予後が不良な小眼球症や，周辺虹彩切除術後に悪性緑内障をきたした既往のある症例の僚眼も適応と考えてよい．

表1　レーザー虹彩切開術の適応

I. 適応あり

Shaffer分類grade 2以下でかつ以下の場合：
1. 急性発作眼あるいは既往眼
2. 急性発作既往眼の僚眼
3. 周辺虹彩前癒着の存在
4. 緑内障性視神経症の存在
5. 高眼圧の存在
6. 各種負荷試験の陽性
7. 観血的周辺虹彩切除術の予後が不良な小眼球症
8. 周辺虹彩切除術後に悪性緑内障をきたした既往のある症例の僚眼

II. 比較的適応あり

Shaffer分類grade2以下の"原発閉塞隅角症疑い"で、かつ以下の場合：
1. 定期検査が行えない
2. 発作時にすぐ眼科を受診できないような環境にある
3. 急性閉塞隅角緑内障発作の家族歴がある
4. 眼底疾患で散瞳する機会が多い
5. UBMや前眼部OCTで機能的隅角閉塞を確認あるいは生体計測結果値が正常範囲外

　一方，2007年に行われたわが国の角膜専門家による水疱性角膜症の調査結果では，推定でレーザー虹彩切開術後の1.8％に同症を発症するとの試算があることから，単なる狭隅角，すなわちいわゆるPACS(primary angle closure suspect, 原発閉塞隅角症疑い)に対する予防的レーザー虹彩切開術の適応判断には十分に慎重であるべきである．一応，以下のような場合には，予防的レーザー虹彩切開術を考慮してもよいと考える．すなわち，①定期検査が行えない例，②発作時にすぐ眼科を受診できないような環境にある例，③急性閉塞隅角緑内障発作の家族歴がある例，④眼底疾患で散瞳する機会が多い例，⑤UBMや前眼部OCTによる機能的隅角閉塞確認例や生体計測結果異常例，などである(表1)．ただ，散瞳が必要な例については，狭隅角眼を散瞳した際の急性発作の発症率は，0.6％程度と報告されていることから，隅角閉塞の程度と眼底疾患の重篤性により，適応の判断をすることになる．

　一方，アルゴンレーザー虹彩切除術後の角膜内皮細胞面積の増加，角膜内皮細胞密度の減少はよく知られた事実であり，緑内障発作眼，滴状角膜，Fuchs角膜内皮ジストロフィーなど角膜内皮細胞層の少ない例では術後短期・長期的に水疱性角膜症をきたす可能性がある．このような例では，Nd-YAGレーザー虹彩切開術での水疱性角膜症の報告は，ないわけではないが稀であることから，同光源を用いてレーザー虹彩切開をするなどの配慮が必要である．ちなみに，内皮細胞が1,000以下の症例に対する白内障手術後の水疱性角膜症発症率は約15％で，半数は細胞数が600以下の例であったと報告されている．

II. 手術手技

1. アルゴンレーザー虹彩切開術

　一般に連続発振アルゴングリーンレーザー(514 nm)が用いられている．照射には虹彩切開用コンタクトレンズを用いる．Abrahamレンズは虹彩に到達するレーザーエネルギー

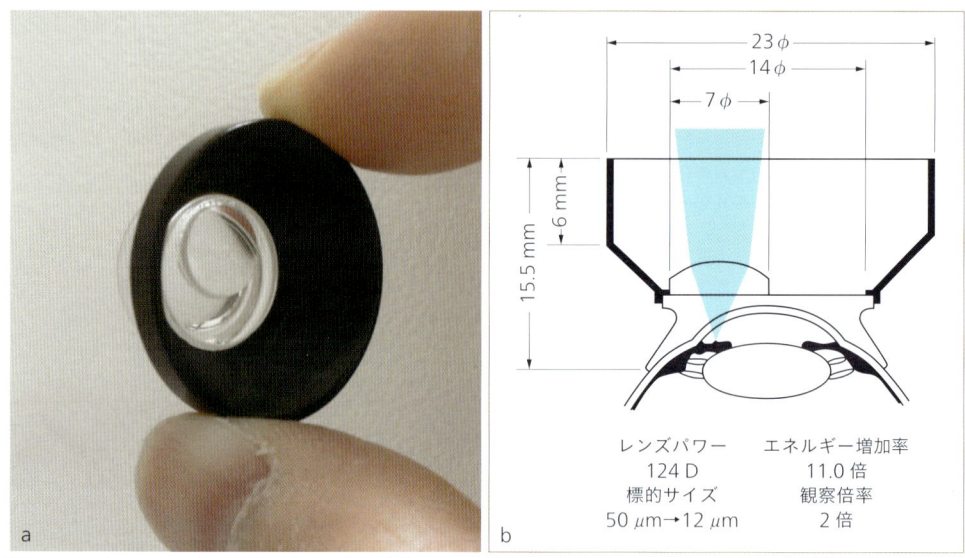

図1　Abraham レンズの外観（a）とその構造（b）

効率を良くするため，レンズ表面に 66 D の小さな凸レンズを中心よりずらして取り付けたものである．このレンズを用いることにより，レーザーのスポットサイズを 50 μm から 12 μm に集光させるとともに，その分相対エネルギー密度が角膜で 1/2，虹彩で 4 倍なるように作られている（図1）．

照射は 2 段階に分けて行う．すなわち，最初，200 μm，200 mW，0.2 秒で穿孔目標部を囲むように数発の照射を行い，引き続き，50 μm，1,000 mW，0.02 秒の条件で穿孔目標部に多重照射する（表2，図2）．第 1 段階照射によって穿孔目標部が菲薄化し，照射部の前房が深まるので，続く第 2 段階照射が容易になる．第 2 段階照射中に油煙状の茶褐色の色素が前房中に湧出し，場合によっては虹彩が後方に移動して急速に前房深度が深くなるのがみとめられたら，色素上皮が穿孔されたことを意味する．その後は照射部位の直径が 200〜500 μm となるまで拡大する．不必要に大きな穿孔は総エネルギーを増加させ，水疱性角膜症のリスクを高める．前後房圧の差を解消するには理論的に直径は 10〜15 μm，臨床的には 150〜200 μm の穿孔で十分であると報告されている．

照射中に気泡が生じた場合は，気泡の角膜よりの頂点を照射すると，照射部位が角膜内皮に近くなり角膜内皮障害の原因となるため，気泡の下や横を照射する．通常，総照射数は 100〜150 発程度である．過剰照射は厳に慎むべきで一度で穿孔が得られないときは無理をせず，後日再度施行する．急性発作時にアルゴンレーザーで穿孔が得られない場合は，一時的に瞳孔ブロックを解除する手段として隅角形成術や瞳孔形成術を行い，緊急回避してから後日レーザー照射を行うことも可能である．ただ，急性発作時にレーザー治療を含めなんらかの外科的手段を行うことは，後の水疱性角膜症のリスクを考えればできるだけ避けたほうがよく，薬物治療にて十分に眼圧下降ならびに消炎を行ってから施行することが望ましい．24 時間以内に，約 90％の症例で急性発作を沈静化させることが可能であったと報告されている．

表2 アルゴンレーザー虹彩切開術の照射条件

	第1段階	第2段階
スポットサイズ(μm)	200〜500	50
照射時間(秒)	0.2	0.02
出力(mW)	200	1,000

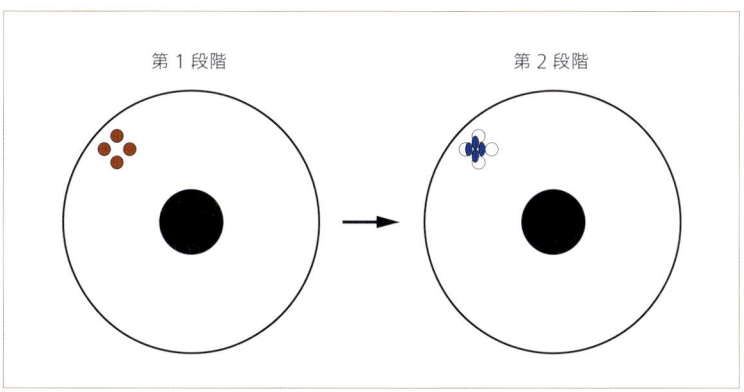

図2 アルゴンレーザー虹彩切開術の説明図
穿孔目標部を取り囲むように第1段階照射を数発行う．ついで，第2段階照射は，第1段階照射の中央部にかさね打ちをしていく．

2. Nd-YAG レーザー虹彩切開術

　アルゴンレーザーによる虹彩切開が熱作用によって虹彩を焼灼・気化し，虹彩に欠損部を形成するものであるのに対し，Nd-YAG レーザーによる虹彩切開はプラズマと衝撃波の形成に伴う光学的破壊によって虹彩に欠損部を形成するもので，両者の原理は全く異なる．近年では，出血が少ないなどのアルゴンレーザーの長所を生かしつつ，総エネルギー量を減らす目的で，アルゴンレーザーと Nd-YAG レーザーを組み合わせて虹彩切開を行うこともよく行われる．

　Nd-YAG レーザーによる虹彩切開では，Nd-YAG レーザー用レンズを用いる．レーザー出力は各機種でのプラズマ発生エネルギーを参考として設定し，1発あたり1〜3パルスの照射を行う．複数パルスで行う場合，最初は 1〜3 mJ でほとんどの場合有効である．単発で行う場合は，ややエネルギーを大きめにセットする．アジア人のような色素が濃く，虹彩が厚い眼の場合は，2〜5 mJ に近いセッティングが必要な場合もある．

　照射にあたっては，十分にピントを合わせることが非常に重要である．レーザーの衝撃波は，焦点部位からオペレーターに向かってくるからである．したがって焦点は，虹彩実質内にあるのが理想的である．そのため，エイミングビームの焦点を虹彩表面にあわせ，実際の Nd-YAG レーザーの焦点はそれより 100 μm ほどずらしたセッティングにしておくとよい．いったん穿孔した部位で十分な大きさの穿孔が得られなかった場合，同一部位に照射すると水晶体を傷つける場合があるので，照射部位を変えたほうが安全である．通常 1〜4 発の照射で穿孔が得られる．穿孔が得られた場合は，開口部から小さな色素塊を含んだ液体の噴出が観察できる．もし，同一部位を照射して孔を拡大する場合，1回の照

射回数とパワーは最初より少なめにする．Nd-YAG レーザーには熱凝固作用がないため，しばしば出血をきたすことがあるが，レンズで眼球を圧迫すると止血する．出血により照射しにくくなった場合は部位を変えて照射する．先にも述べたが，アルゴンレーザーで前凝固を行い，Nd-YAG レーザーで穿孔することで出血を多少阻止できる．

3. 施行箇所

切開は周辺虹彩部で行う．12 時方向は避け，上眼瞼に隠れる上方耳側あるいは鼻側が適している．この理由は，12 時で施行する場合，アルゴンレーザーでは気泡が蓄積した場合，照射の妨げになりやすいことと，Nd-YAG レーザーでは，虹彩から出血が生じた場合，出血が瞳孔領にかかって，術後の一過性視力低下の原因になるからである．また，上眼瞼に隠れる場所を選ぶのは，多瞳孔症状による複視などの視力障害を避けるためである．さらに水晶体を損傷するリスクが減り，虹彩後癒着による切開孔の閉鎖を予防するためにもなる．ただ，老人環や角膜片雲などのある部位は角膜混濁をきたしやすいので避けるべきである．

4. 術前処置

術後眼圧上昇予防のため照射 1 時間前に 1%アプラクロニジン（アイオピジン®）の点眼を行う．また 30 分～1 時間前に 1～2%ピロカルピンを点眼し縮瞳させ，虹彩の緊張と菲薄化を図る．また，当然であるが，虹彩切開用レンズを載せる直前に，点眼局所麻酔薬の点眼を行う．

5. 術後管理

術直後再度アプラクロニジンの点眼を行う．アプラクロニジンの点眼を用いても術後眼圧上昇をきたすことがあるので，3～4 時間は眼圧を測定し，眼圧上昇があれば高浸透圧薬の点滴静注や炭酸脱水酵素阻害薬内服などで眼圧下降を図る．レーザー虹彩切開術後の水疱性角膜症発症のリスク因子として，術後のステロイド不使用があげられていることから，術後の虹彩炎が比較的マイルドであっても，少なくとも 1 週間程度のステロイド点眼が望ましいと思われる．また，術後もピロカルピンを点眼し続けると，瞳孔縁で虹彩後癒着が起こりやすくなるため中止することが望ましい．

III. 成績

本術式は，瞳孔ブロックを解除するものであり，それ以外の理由による隅角閉塞や，隅角線維柱帯以降の房水流出機能が障害されている例では眼圧下降が得られない．富所らが急性閉塞隅角緑内障発作の僚眼と慢性閉塞隅角緑内障眼で比較を行った結果では，前者では眼圧コントロール悪化例はなかったのに対し，後者では術後 1 年間で 24%の症例の症例に眼圧コントロール悪化がみられたと報告している．このことは瞳孔ブロックが解除されても慢性閉塞隅角緑内障での線維柱帯の機能障害の程度により，眼圧コントロールが得られないことを示している．

また，術後の眼圧コントロールと術前因子との関連では，術前眼圧が高く，視野が悪く，周辺虹彩前癒着(PAS)が広く広範囲であると，術後眼圧コントロールが悪化することが知られている．Yamamoto らも PAS の範囲の小さい例ほど術後良好な眼圧コントロールが得られると報告しており，安達らも術後の PAS の増加はほとんどみられず，術前に PAS が多い例ほど術後眼圧コントロール率が低下すると述べている．ただ，これまでの報告は，Foster らが，primary angle closure(PAC，原発閉塞隅角症)の概念を提唱する以前の報告であり，PACS，PAC，および PACG との区別が明確にされていない．近年，Sawada らが，PACS と PAC に対して予防的レーザー虹彩切開術施行後，5年以上経過観察できた 109 眼についてレトロスペクティブにその経過を調査した結果では，平均 10 年の経過観察で，PACS 眼においては 20 mmHg 以上の眼圧上昇は 1 例もなく，PAC 眼では，PAS の範囲に応じて，より広範囲に PAS がある例ほど，眼圧コントロール率が低下したことが報告されている．このことは，過去の報告と一致する．したがって，PAS が広範囲に存在する眼では，手術療法を含め，なんらかの追加治療が必要になることを患者には十分説明しておく必要がある．

　一方，閉塞隅角緑内障例の片眼にアルゴンレーザー，僚眼に Nd-YAG レーザーでレーザー虹彩切開術を行った報告では合併症(眼圧上昇，虹彩後癒着，虹彩変形など)，および切開後の再閉塞ともに Nd-YAG レーザーのほうが少ないことが確認されている．わが国では安達らがアルゴンレーザー，Nd-YAG レーザーでの長期成績について，術前因子の等しい2群を対象に眼圧コントロール，術前後の PAS 量の変化，術前後の投薬スコアを比較した結果，アルゴンレーザー，Nd-YAG レーザーに差はなく，合併症が少なく施術が容易である点から Nd-YAG レーザーのほうが優れていると報告している．

　また，レーザー虹彩切開術後の角膜内皮細胞数に対する影響については，Robin らが 20 眼を対象として片眼にアルゴンレーザー，僚眼に Nd-YAG レーザーでの虹彩切開術を行い，角膜内皮細胞変化を比較した結果では，細胞減少率が前者では 8% であったのに対し，後者では 0% と，Nd-YAG レーザーでの細胞減少率が少ないことが報告されている．一方，Kumar らが，アジア人で両眼 PAC の 230 例に対して，片眼に予防的レーザー虹彩切開術(アルゴンレーザー，Nd-YAG レーザー併用法)，僚眼は無治療で 3 年間経過観察した結果では，レーザー虹彩切開した眼も無治療の眼も継続的に角膜内皮細胞数は減少し，レーザー虹彩切開術後眼のほうが減少率では若干高かったものの(2.1% vs 0.9%)，有意差はなかったことが報告されている．

IV. 合併症と対策

1. 前房出血

　アルゴンレーザーでの出血は稀だが，とくに虹彩ルベオーシスやぶどう膜炎がある眼で前房出血をきたした報告もある．出血した場合，第1段階照射の条件で止血する．Nd-YAG レーザーで出血をきたす頻度は 34.2%～45% といわれている．通常はそのままでも止血してくるが，持続するような場合はレンズで数秒から 1 分ほど眼球圧迫すると

止血する.

2. 虹彩炎

　色素や組織崩壊産物あるいはプロスタグランジンなどの化学伝達物質が放出されまた血液房水柵が破壊されることで，ある程度の虹彩炎は必発である．虹彩炎は通常軽度で，約1週間で治まり，ステロイドの点眼は必ずしも必要ではないが，炎症が数週間も続くこともある．Nd-YAG レーザーよりアルゴンレーザーのほうがより炎症は強く1週間以上続く虹彩炎は Nd-YAG レーザーでは 2.6%，アルゴンレーザーでは 10.5% であったとの報告がある．前房蓄膿や黄斑浮腫などをきたした報告もある．虹彩ルベオーシスやぶどう膜炎による続発緑内障の場合，高度の炎症が生じて穿孔部が再閉塞することがあり，速やかに消炎することが大切である．

3. 眼圧上昇

　アルゴンレーザーや Nd-YAG レーザー虹彩切開術後の早期にみられる最も一般的で場合によっては重篤な合併症の1つである．アルゴンレーザーでは 10 mmHg 以上の眼圧上昇が 30～35% にみられるが，Nd-YAG レーザーでも同程度である．眼圧上昇は，急激な房水産生の減少にともなう房水流出の低下によって生じる．家兎では，二期性の眼圧反応がみられ，最初 30 分から2時間続く眼圧上昇の後，6～24 時間続く長時間の眼圧下降がみられる．家兎におけるこの眼圧反応は，プロスタグランジンやプロスタグランジン様物質が房水中に遊出して血液-房水柵を破綻させ，血漿成分やフィブリンが隅角に蓄積することに関連したものである．サル眼における組織学的検索では，隅角に細かい残渣の集積が確認され，これも眼圧上昇の一因と考えられる．

　臨床的には，一過性眼圧上昇のリスクは総エネルギー量に関連し，慢性閉塞隅角緑内障の存在との関連はないとの報告がある一方で，総エネルギー量との関連はなく，むしろ術前の房水流出率が関連するとの報告もある．このような眼圧上昇を予防する目的で，1.0% アプラクロニジンの術前術後点眼の有効性が確認されている．ただ，アプラクロニジン点眼を用いても Nd-YAG レーザー単独あるいは Nd-YAG レーザーとアルゴンレーザー併用で術後1～2時間に 10 mmHg 以上の眼圧上昇をきたした症例が 1.1% あったとの報告があるので，少なくとも視野障害が高度な例では，術後3～4時間は眼圧測定を怠らず，高度の眼圧上昇をきたした場合は高浸透圧薬点滴静注や炭酸脱水酵素阻害薬内服などにより眼圧下降を図る．アプラクロニジン点眼以外の眼圧下降薬には眼圧上昇予防作用はなく，むしろラタノプロスト前投与が術後2時間以内の眼圧上昇に関連したとの報告がある．ただ，これは，点眼とレーザー処置の間隔が短かすぎて，点眼薬の効果が生じるより先に眼圧上昇が起こったと考えるほうが妥当かもしれない．

4. 白内障

　アルゴンレーザー虹彩切開術においては，切開孔部分に水晶体前嚢および前嚢下に限局性の混濁をみとめることがあるが，一般に非進行性で視力障害には無関係なことが多い．白内障の進行は，観血的虹彩切開術後と同程度であるとされているが，レーザー手術にせ

よ観血手術にせよ，原因と結果の明らかな関連性はいまだ明らかにされていない．透明な水晶体はレーザーの透過性もよく混濁を起こしにくいが，加齢により黄色がかった水晶体は熱を吸収し混濁を起こしやすい．水晶体の変化は，Nd-YAG レーザー虹彩切開術のほうが明らかに少ないが，水晶体前囊破裂を生じた報告もあることから，穿孔部の水晶体の誤照射はあってはならない．ただ，家兎眼に対する実験で，レーザーによる開口部を通して直接追加照射した場合でも，アルゴンレーザー，Nd-YAG レーザーともに，水晶体の障害はみられなかったとの報告がある．一方，サル眼に対する実験で，Nd-YAG レーザー虹彩切開における，水晶体を障害させない最大条件は，6 mJ で単発または 2 連続照射までと報告されている．これ以上のエネルギーでかつ連続 3 発以上であると水晶体の局所的障害が生じうる．

5. 穿孔の不成功

　穿孔が不成功に終わることは稀ではあるが，場合によっては，数日後に再照射しなければならないこともある．ただ，1 時間ほど待てば，前房内の残渣も減少してレーザー照射が十分可能な程度に清明となる．しかしながら，急性隅角閉塞の場合，早急な隅角閉塞の解除が必要であり，不十分な処置に終わることは，炎症を増加させ恒久的な器質的 PAS 形成を増加させるだけになる．もし，レーザー虹彩切開が不成功に終わった場合は，観血的に虹彩切除を行うか白内障手術の適応となる．したがって，急性隅角閉塞の場合，点眼，内服，点滴治療などで十分な眼圧下降と消炎を施したのち，1 回の処置でレーザー虹彩切開を完結するよう心がけるべきである．

6. 虹彩切開孔の閉塞

　虹彩切開孔の大きさは理論的には 15 μm で十分と報告されているが，散瞳により細くなる可能性もあり，臨床的には 150〜200 μm くらいあるのが望ましいが，それ以上大きい必要は全くない．ただ，小さな開口部の場合，後房内に遊出した色素塊が開口部を閉塞する可能性がある．色素の沈着と増殖はレーザー後数週間の間に開口部を縮小させる可能性がある．もし，開口部が閉塞した場合，アルゴンレーザーでも Nd-YAG レーザーでも，エネルギー量を絞った条件で同一部を照射して容易に再開通できる．術後後期の再閉塞は，約 1% 程度であり慢性のぶどう膜炎があるような場合には閉塞しやすい．ぶどう膜炎があることがあらかじめわかっているような症例では，施行後のステロイド点眼を増強するか長めに使用したほうがよいかもしれない．

7. 角膜障害

1）上皮障害

　レーザー虹彩切開では，角膜上皮障害はまれではない．照射エネルギーが高く，角膜表面上にフルオレセインが残っているような場合，あるいは，軽い角膜上皮浮腫がある場合には，小さな白色の混濁が生じる．アルゴンレーザーを用いる場合，術前に色素点眼液を使用した場合は，十分に洗い流されるのを待ってから行う．また，涙液や照射用レンズの

汚れによっても生じる可能性がある．

2）角膜実質障害

　Nd-YAGレーザー虹彩切開の場合，フォーカスが甘い場合や患者が照射の直前に顔を引いた時などにレーザーエネルギーが角膜の実質部に集中することがある．その結果，局所的ではあるが，"角膜気腫"とよばれる劇的な変化を生じさせる．小さな気泡が角膜内に広がり日除けを下ろしたような状況となる．ただ，この状態はとくに後遺症もなく1時間以内くらいで消失する．

3）角膜内皮障害・水疱性角膜症

　レーザー虹彩切開術の普及に伴って，2007年に報告された日本角膜学会の調査結果においてわが国での術後水疱性角膜症の多さが注目され，その予防が重要な課題となってきている．術前の危険因子（糖尿病，滴状角膜，Fuchs角膜内皮ジストロフィーなど）への配慮が足りないことや，過剰照射が主因となっていると思われるものの，虹彩切開窓そのものの存在が，角膜内皮障害を助長させる可能性も指摘されており，術後も慎重な経過観察が望まれる．術前の細隙灯顕微鏡による内皮細胞観察あるいはスペキュラーマイクロスコープでの角膜内皮細胞検査は必須である．

　急性閉塞隅角発作眼での虹彩切開術では水疱性角膜症の発生率が高いが，この理由として，緑内障発作の持続による前眼部の低酸素状態とそれに起因すると考えられる内皮細胞減少があげられる．Nd-YAGレーザーを用いても内皮細胞数は減少するがアルゴンレーザーに比べれば内皮細胞の影響は少ないとされており，危険因子を有する場合は，Nd-YAGレーザーを用いるか，白内障手術も考慮していく．

　術中の内皮への誤照射は，内皮細胞を傷つけ，将来的な水疱性角膜症のリスクになりうると考えられている．内皮混濁は，照射中に生じた気泡を除去する際に，気泡の頂点を照射すると起こりやすい．Nd-YAGレーザーでは角膜混濁は稀であるが，極度の浅前房症例ではプラズマの衝撃波で内皮障害を起こす可能性があるため，まずアルゴンレーザーで弱く照射し照射部位の前房深くしてからNd-YAGレーザーを照射したほうが安全である．

参考文献

1) 山城博子, 白土城照：1. 瞳孔ブロックを解除する手術. 手術療法—レーザー手術. 北澤克明（監）, 白土城照, 新家 眞, 山本哲也（編）：緑内障. pp443-450, 医学書院, 2004
2) Berlin MS：Laser treatment for internal flow block. In：Stamper RL, Lieberman MF, Drake MV（eds）：Becker-Shaffer's Diagnosis and Therapy of the Glaucomas 8th edition. pp439-446, Mosby Elsevier, 2009
3) Allingham RR：Shields Textbook of glaucoma, Cap 36：Surgery of the Anterir Chamber Angle and Iris. pp459-464, Lippincott Williams & Wilkins, 2011
4) Kumar RS, Baskaran M, Friedmadn DS, et al.：Effect of prophylactic laser iridotomy on corneal endothelial cell density over 3 years in primary angle closure suspects. Br J Ophthalmol 97：258-261, 2013
5) 島崎 潤：レーザー虹彩切開術後水疱性角膜症—国内外の状況. あたらしい眼科 24：851-853, 2007

〔富田剛司〕

B　レーザー隅角形成術

　原発閉塞隅角緑内障および原発閉塞隅角症の治療の原則は，隅角閉塞の解除あるいは予防であり，外科的な介入が必要である．従来，瞳孔ブロックを解除するレーザー虹彩切開術(LI)が第一選択で行われてきたが，プラトー虹彩形態を有する症例ではLI後にも散瞳により眼圧上昇がみられることがある．プラトー虹彩形態では，瞳孔ブロックを伴わずに急性発作をきたすことがある．レーザー隅角形成術(laser gonioplasty：LGPまたはargon laser peripheral iridoplasty：ALPI)は，レーザーにより虹彩の形状をかえることによって，直接的に隅角を開大させる治療法であり，プラトー虹彩形態に対する治療法としてとくに有用である．レーザー隅角形成術はプラトー虹彩以外にも適応があり，レーザー隅角形成術の適応と禁忌を整理するとともに，近年原発閉塞隅角緑内障および原発閉塞隅角症の治療の中心になりつつある白内障手術および隅角癒着解離術との位置づけについても整理したい．

I.　適応

1. プラトー虹彩形態

　プラトー虹彩形態による閉塞隅角緑内障は，本邦では稀であると思われていたが，超音波生体顕微鏡(UBM)によって瞳孔ブロックとプラトー虹彩形態が合併している症例が稀ではないことが知られてきている．プラトー虹彩形態では，LI後にも機能的閉塞または隅角閉塞が残存する．LI後に，きちんと隅角が開いているか隅角鏡で確認しておく必要がある．もちろん，UBMなどのある施設ではUBMなどでも確認しておくことが望ましいと思われる．LI後にプラトー虹彩形態が存在していれば，LI後であっても瞳孔ブロックを伴わない眼圧上昇をきたすことがあり注意が必要である(図1)．比較的少ないが，瞳孔ブロックの関与が少ないと考えられ，中心前房が深いが周辺の虹彩が平坦であり最周辺部の隅角狭小のみられるプラトー虹彩形態の場合もLGPが第一選択の1つと考えられる．

　最近では，白内障手術の適応が拡大してきており，プラトー虹彩形態を伴う場合にも白内障手術はよい適応とされているが，瞳孔ブロックよりもプラトー虹彩形態が主体の症例では，調節力が十分に残存している年齢が若い症例の場合がある．その場合は，やはりLGPが第一選択となると思われる．

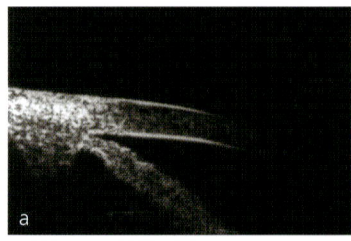

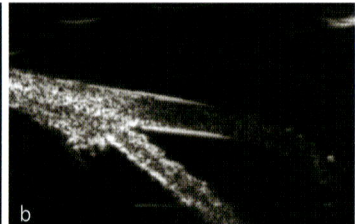

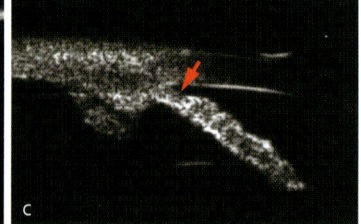

図1 プラトー虹彩形態に対してレーザー虹彩切開術後にレーザー隅角形成術を施行
a, b, c：超音波生体顕微鏡画像, d, e：前眼部OCT画像
a：プラトー虹彩形態＋瞳孔ブロック治療前. 虹彩が前方に弯曲しており, 瞳孔ブロックがみられる.
b：レーザー虹彩切開術後（レーザー隅角形成術前）. 虹彩が平坦化しており, 瞳孔ブロックは解除されている. しかし, 周辺部では隅角は狭い.
c：レーザー隅角形成術後. レーザーした部位の虹彩が薄くなり, 隅角が広くなっているのがわかる（赤矢印）.
d：レーザー虹彩切開術後（レーザー隅角形成術前）. 機能的隅角閉塞がみられる（赤矢印）.
e：レーザー隅角形成術後. 虹彩は隅角に接触しておらず, 機能的隅角閉塞はみられない. 虹彩が薄くなり, 隅角が開大している（赤矢印, 青矢印）.
（東京大学　間山千尋先生のご厚意による）

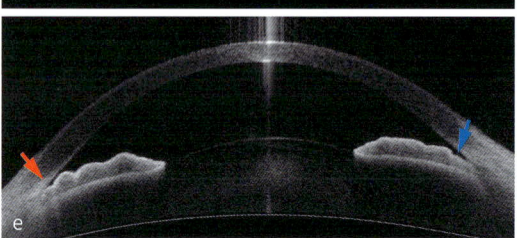

2. 慢性閉塞隅角緑内障

すでに器質的な周辺虹彩前癒着（PAS）をきたしている症例にも行われ, 効果が報告されているが, 広範囲のPASに関しては, 隅角癒着解離術（GSL）が必要である.

3. GSL後の再癒着防止

　GSL術後に再びPASをきたすことがある. LGPはGSL後の再癒着防止に有用である. GSL後の炎症をみながら, 比較的炎症の落ち着いた時期を見計らって術後数日から1週間以内に行う必要がある. 最近は有水晶体眼の場合GSLを行う際には, 白内障手術を併用することが主流と思われるが, 白内障手術を併用しない場合はGSL後のLGPは必須の処置と思われる. また, 白内障手術を併用したGSLにおいてもLGPの有用性が報告されている. 日本の多施設での後ろ向き研究による超音波乳化吸引術を併用したGSLの手術成績の検討でも, 術後にLGPを併用しないことが眼圧コントロール不良の危険因子であることが報告されており, 超音波乳化吸引術を併用したGSL後もLGPを併用することが望ましいようである. とくにプラトー虹彩形態を有する症例では超音波乳化吸引術を併用したGSL後, プラトー虹彩の要素が改善しているが依然隅角の狭い症例を経験するが, このような症例ではLGPは必須と思われる.

4. 水晶体因子

　水晶体因子が原因の閉塞隅角に関しては，現在日本では白内障手術が主流と思われる．しかし，海外のレビューでは水晶体因子に対するLGPの有用性が記載されている．水晶体因子があっても，LI後に機能的閉塞が残存する場合はLGPにより機能的閉塞が部分的または全体的に改善する．また，水晶体因子が関与する急性原発閉塞隅角症（APAC）の場合も，1％アトロピン点眼と0.5％チモロール点眼し，初期治療として速やかにLGPを施行すると，1日で眼圧が下降し，その後問題なく白内障手術が行えたとの報告もある．

5. レーザー線維柱帯形成術の前処置

　隅角が狭いためレーザー線維柱帯形成術の施行が困難な場合はまずはLGPを行い，隅角を開大させてからレーザー線維柱帯形成術を施行する．LGPもレーザー線維柱帯形成術も術後の一過性眼圧上昇をきたしうるので，LGPとレーザー線維柱帯形成術は別の日に施行することが望ましい．

6. 小眼球

　小眼球では，解剖学的に隅角閉塞をきたしやすい．小眼球では，術中術後に毛様体脈絡膜剥離や毛様体ブロックをきたし悪性緑内障となりやすいので，レーザー治療が第一選択となりうる．LI後に機能的閉塞が残存する場合には，LGPが適応となる．しかし，小眼球に対するLI後の網膜剥離の報告があり，予防的LIにもリスクがないわけではない．

7. 急性原発閉塞隅角症（APAC）

　薬物治療に反応しないAPACでは，LIは角膜浮腫のため困難である．その場合海外のレビューではLGPが選択肢にあげられている．しかし，LGPは瞳孔ブロックを解除するわけではないので，眼圧が下降し角膜が透明になった時点でLIまたは白内障手術を行う必要がある．日本では，このような場合には周辺虹彩切除術を行うか，難度は高いが白内障手術が行われている場合が多いようである．われわれの施設でも，術者の技量や患者の状態などをみて適応を決めている．

II. 禁忌

1. 重篤で広範囲の角膜浮腫または混濁

　重篤な角膜浮腫または混濁がみられる場合は，レーザーエネルギーが角膜に吸収されるので，LGPを避けることが望ましい．しかし，急性発作時の中等度の角膜浮腫は禁忌ではない．

2. 極端な浅前房

　極端な浅前房で角膜内皮と虹彩の距離がない場合，角膜内皮を障害するリスクがある．

3. ぶどう膜炎，新生血管緑内障や ICE 症候群などに伴う器質的閉塞隅角

LGP は，主に機能的閉塞を解除するが，ぶどう膜炎，新生血管緑内障や ICE 症候群などに伴う高度の器質的閉塞隅角には無効である．

III. 手術手技

1. 術前処置

術後眼圧上昇を抑制するために，施行1時間前に1％アプラクロニジンを点眼する．術前1時間前くらいから5分ごとに3回程度2％ピロカルピンを点眼して，縮瞳させておく．

2. レーザー照射方法

光源としてアルゴンレーザーまたはカラーレーザーのグリーンイエローを用いる．0.4％オキシブプロカイン塩酸塩点眼にて麻酔を行った後に，Abraham のレーザー虹彩切開術用のコンタクトレンズを用いて行う．Goldmann 三面鏡を用いる場合もある．Abraham に比べて Goldmann 三面鏡のほうがレーザーエネルギーの損失が大きい．しかし，Goldmann 三面鏡は照射部位の隅角の開大を確認できる利点がある．LGP の照射条件は，虹彩色素や用いるレンズなどによって異なってくるので一定のものはない．目安としては，低出力から開始して，気泡が出たり，色素散布が起きない程度のパワーで虹彩が収縮する程度に行う．気泡が出たり，色素散布が起きた場合はパワーを弱くする．虹彩の収縮がみられず周辺前房が深くならない場合はパワーが弱すぎるかその部位が器質的 PAS であるかである．

Abraham レンズでの照射条件は，スポットサイズ 500 μm，照射時間 0.2～1.0 秒，出力 100～200 mW 程度で行う．Goldmann 三面鏡で行う場合は，スポットサイズ 200 μm で行う．日本人は虹彩の色素が多いので，欧米の文献より弱いパワーで十分である．虹彩の色素が薄い場合は，よりパワーが必要である．凝固斑は術後に直径で2倍程度に拡大するので凝固間隔は1～2個分の間を空けて行う．全周で 40～50 発くらいが目安である．

3. 照射部位

基本的にできる限り虹彩の周辺部の虹彩根部に行う．とくにプラトー虹彩では虹彩の最後の隆起により隅角が閉塞するとされているので，虹彩収縮溝の一番外側のすぐ外側の虹彩根部に照射すると効率的に虹彩を収縮させられ，かつ虹彩の最後の隆起を抑えることができるので効果的である（図2）．可能であれば，大きな血管を避ける．老人環の存在は無視しうる．

隅角が非常に狭い場合には，まずできる範囲で周辺に照射して虹彩を押し下げて，それによって隅角が開いた時点でさらに周辺に照射すると角膜への負担が少なく周辺に照射できる．

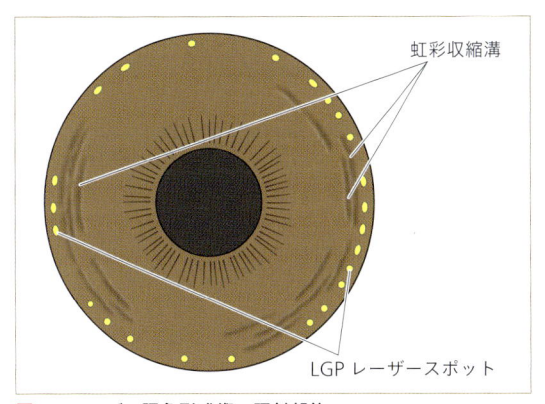

図2　レーザー隅角形成術の照射部位
虹彩収縮溝の一番外側のすぐ外側の虹彩根部に照射すると効率的に虹彩を収縮させることができる．

4. 術後処置

術直後に1％アプラクロニジン点眼を行い，眼圧のモニタリングを行う．術後3～5日間，ステロイド点眼を1日4～6回点眼する．

IV. 合併症

軽度の術後虹彩炎は起こるが，ステロイド点眼でコントロール可能である．極端な浅前房眼にLGPを行った場合，びまん性の角膜内皮熱傷をきたすことがあるが，数日で回復する．ほかの前眼部のレーザー同様一過性の眼圧上昇をきたすことがある．また瞳孔径が拡大することがある．これは，ピロカルピンに反応しないが，数か月で回復するとされている．

V. 術後の経過観察

LGP術後にも再癒着をきたすことがあるので，術後も隅角鏡の経過観察が必要である．再治療が必要な場合は，通常水晶体の厚みが増すなど水晶体因子が関与している場合が多い．その場合は，白内障手術を行う．

閉塞隅角緑内障に対する白内障手術の重要性が増してきているがLGPは調節力の残るプラトー虹彩の症例では第一選択と思われる．また白内障術後や，GSL後の補助的治療としても欠かすことができない治療と思われる．とくにプラトー虹彩形状に対しては，白内障手術やGSLだけでは十分ではない症例もあり，閉塞隅角緑内障に対する白内障手術の重要性が増した現在においても，LGPは閉塞隅角緑内障に対する重要な治療である．

参考文献

1) Ritch R, Tham CC, Lam DS：Argon laser peripheral iridoplasty(ALPI)：an update. Surv Ophthalmol 52：279-288, 2007
2) Tanihara H, Nagata M：Argon-laser gonioplasty following goniosynechialysis. Graefes Arch Clin Exp Ophthalmol 229：505-507, 1991
3) Kameda T, Inoue T, Inatani M, et al.：Long-term efficacy of goniosynechialysis combined with phaco-emulsification for primary angle closure. Graefes Arch Clin Exp Ophthalmol 251：825-830, 2013
4) Meyer JJ, Lawrence SD：What's new in laser treatment for glaucoma? Curr Opin Ophthalmol 23：111-117, 2012
5) 酒井　寛，澤口昭一：レーザー隅角形成術．丸尾敏夫，本田孔士，臼井正彦，田野保雄(編)：眼科診療プラクティス75　眼科レーザー治療のすべて．pp125-129．文光堂，2001

〔大久保真司〕

IV 隅角癒着解離術

A 手術テクニックと手術用隅角鏡,粘弾性物質

　隅角癒着解離術(goniosynechialysis：GSL)は広範囲に器質的な虹彩前癒着(peripheral anterior synechia：PAS)をみとめる原発閉塞隅角緑内障(primary angle closure glaucoma：PACG)に対して行う観血的治療の1つである．手術用隅角鏡を用いて隅角を確認しながらPASを外して線維柱帯を露出させることにより生理的な房水流出路を再建する．閉塞隅角緑内障は白内障手術単独でも眼圧下降を得られる場合があるが，PASが広範囲に及んでいる場合は十分な眼圧下降を得られない．年齢を考慮する必要はあるが，有水晶体眼ではGSLと白内障手術の併用をすすめる．GSLを行う際に必要な手術器具として手術用隅角鏡，隅角癒着解離針がある．GSLに用いる手術器具，粘弾性物質および手術テクニックについて解説する(手術適応と成績，予後要因は次項参照．⇒195頁)．

I. 手術器具

1. 手術用隅角鏡 (表1)

　従来型の手術用隅角鏡としてはSwan-Jacob型隅角鏡(図1)やThorpe型隅角鏡などの直接型隅角鏡が一般的である．Swan-Jacob型隅角鏡は接眼部径10 mm，ハンドル長77.6 mmであり，サイズが小さいので小児の隅角観察にも有効である．隅角鏡で一度に観察できる範囲は隅角全体の約1/4である．手術用顕微鏡下で視軸方向から隅角を観察・操作することが困難であるため，眼球の回旋や頭位変換，手術用顕微鏡自体を傾ける必要がある(図2)．全周の隅角を確認するためには，1象限ごとに顕微鏡，眼球もしくは頭部を目的とする方向へ傾斜させる必要があり，手間がかかるのが欠点である．

　森氏式ダブルミラーゴニオレンズ(森ゴニオレンズ)(図3)は岩崎らによって開発されたダブルミラー隅角鏡のコンセプトをもとに2枚の鏡面を内蔵しており，これによって患者

表1 手術用隅角鏡

	Swan-Jacob型隅角鏡	森ゴニオレンズ
特徴	直像型	ダブルミラー型
観察方向	視軸に対して約45°～60°	視軸方向
眼球および頭位	回旋・傾斜させる必要がある	セッティング不要
全周隅角操作	上下は困難	容易
拡大率	1.0倍	0.8倍
滅菌	オートクレーブ	EOGガス滅菌，グルタルアルデヒド

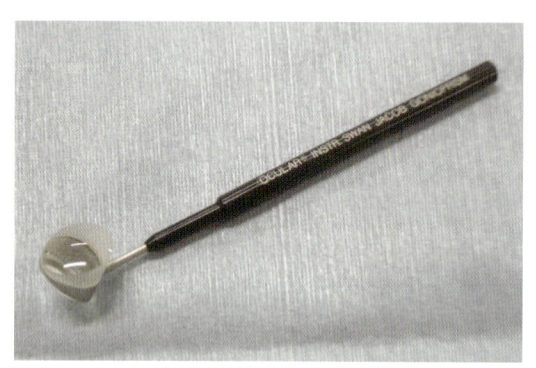

図1 Swan-Jacob型隅角鏡

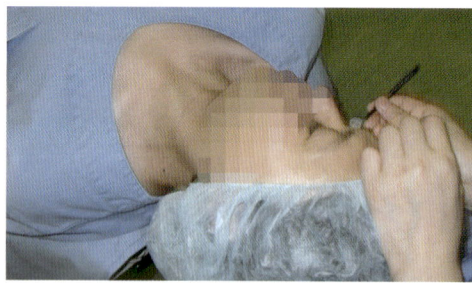

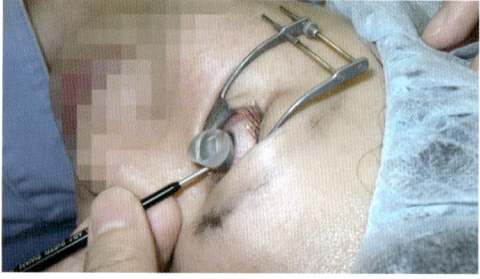

図2 Swan-Jacob型隅角鏡を用いた隅角観察時の頭位変換

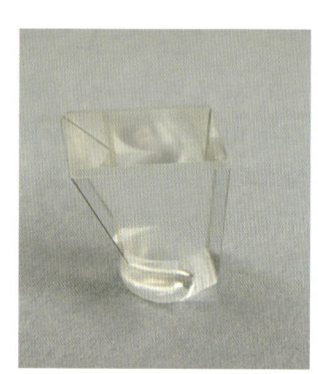

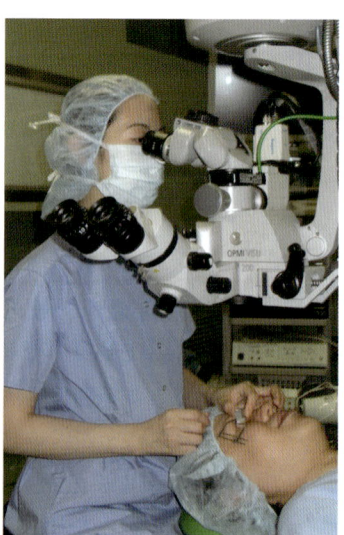

図3 森ゴニオレンズ

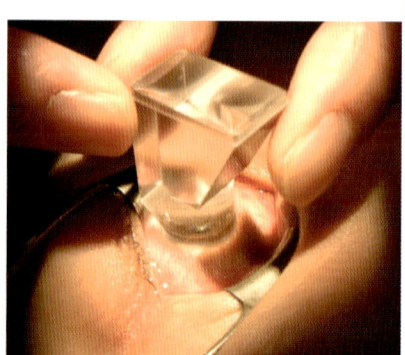

図4 森ゴニオレンズを用いた隅角観察
視軸方向より観察可能

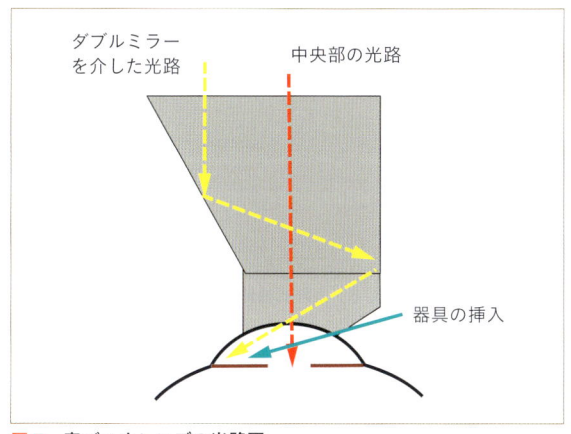

図5 森ゴニオレンズの光路図

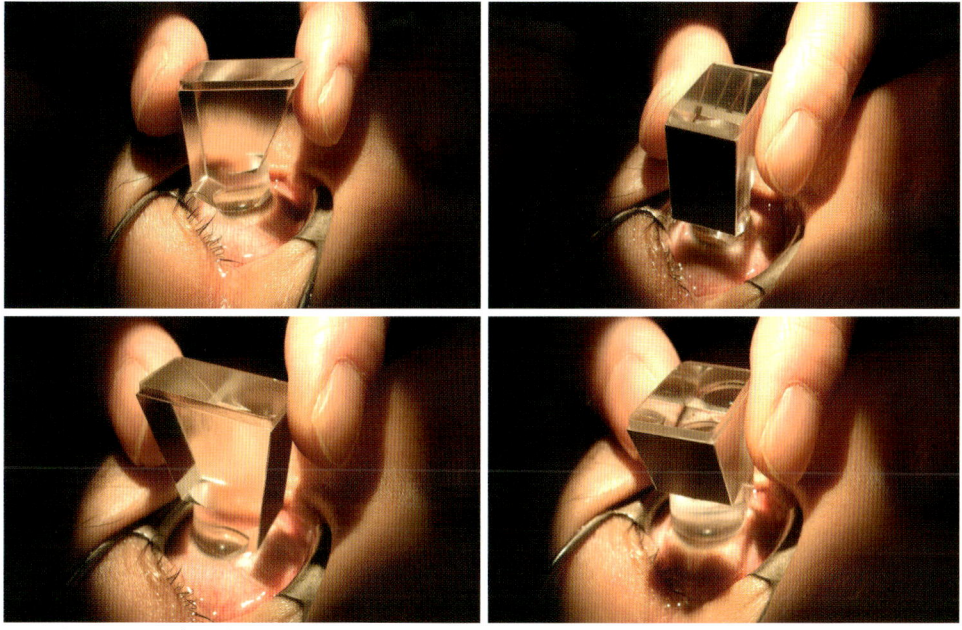

図6 森ゴニオレンズの回転による全周の隅角チェック
角膜上で隅角鏡を回転させて全周の隅角を確認する.

の頭位や眼球,顕微鏡を傾ける操作を行わず,視軸方向から隅角を観察・操作することが可能になっている(図4).接眼部径 11.5 mm,レンズ高 21.6 mm とコンパクトであり,角膜上にレンズをのせるだけで隅角を直像で観察することが可能である.また隅角鏡を回転しても手術器具の位置が確実に把握できるように中央部視野が確保されている.ダブルミラーを介した光路と中央部の光路の2つの光路が存在するため,隅角を明るく照明することができるだけでなく,器具による邪魔な陰影も形成されなくなり,より視認性に優れた隅角像を得ることができる.さらに隅角鏡の角膜接地面に切り込みが入れてあるために,隅角切開刀や隅角癒着解離針などの器具を挿入しても隅角鏡が安定して角膜面に接している(図5).全周の隅角を隅角鏡の回転のみで観察・操作可能であり,非常に有用である(図6).ただし直接型隅角鏡(Swan-Jacob型隅角鏡)と比較して拡大率が 0.8 倍とやや劣るため,手術用顕微鏡の倍率を最大倍率まで拡大する必要があり,全周を確認するためには

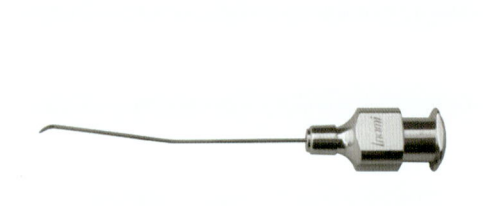

図7 永田氏隅角癒着解離針
22 G 右手用（Inami ホームページより）

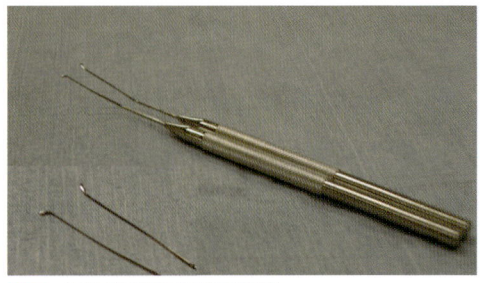

図8 上野式極細隅角癒着解離針

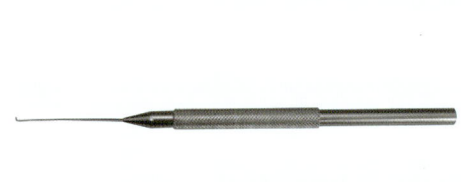

図9 新家氏隅角癒着解離用スパーテル
左手用（Inami ホームページより）

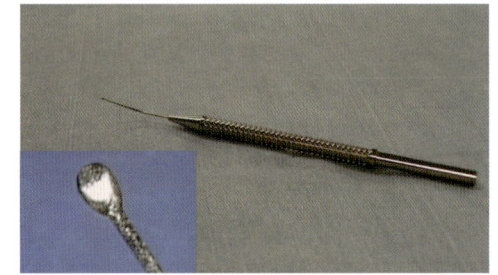

図10 森氏ゴニオスパーテル

輪部に沿って顕微鏡を大きく移動させる必要がある．

2．隅角癒着解離針

　永田氏隅角癒着解離針，上野式極細隅角癒着解離針，新家氏隅角癒着解離用スパーテルなどがある．
　永田氏隅角癒着解離針（図7）は灌流機能付きで，太さは 22 G と 25 G の 2 種類がある．粘弾性物質のシリンジを接続して使用すると術中に出血した場合や前房が浅くなった場合，速やかに粘弾性物質を注入して隅角を押し広げることが可能である．上野式極細隅角癒着解離針（図8）は小切開創からの挿入が容易となっている．
　新家氏隅角癒着解離用スパーテル（図9）はネックシャフト部分が扁平で，術者の好みに曲げて使用することが可能である．また先端部は丸みをもたせてあるため組織障害の危険性が低い．
　いずれもへら部分と針穴の位置関係により右手用と左手用があり，癒着部分と挿入ポートの位置関係に伴う角度によって使い分ける．左手用は反時計回り（6 時→3 時方向），右手用は時計回り（6 時→9 時方向）に使用する．森氏ゴニオスパーテル（図10）は白内障手術用の核分割スパーテルの先端形状を修飾しており，先端部テーパード面で左右どちらでも剥離が可能となっている．

II. 粘弾性物質

　隅角癒着解離針を挿入する際に，粘弾性物質が漏出すると GSL 操作の直前に粘弾性物

質を追加注入する必要がある．また追加注入しても隅角の開大度が不十分だと術中 PAS の把握は術前の圧迫隅角検査時に比べて困難となる．

　前房という限られた空間で器具を操作する必要があるため，粘弾性物質の中でもできれば分子量の大きいものを用い，前房深度を十分に確保することが必須である．通常の白内障手術と同様にヒーロン®やオペガンハイ®を使用するので十分である．サイドポートが大きいと粘弾性物質が漏出しやすくなるため，適切なポート作成を心がける．隅角底まで充填するようであれば低分子量の粘弾性物質でもよい．粘弾性物質を入れすぎると虹彩が凹状になり，PAS が確認しにくくなるため注意が必要である．

　ヒーロン®V は分子量が約 400 万ダルトンと大きく，従来の粘弾性物質と比較して眼内滞留能が良好なため，術中の創口からの漏れが少なく前房深度の保持力が高い．ヒーロン®V を注入するのみで PAS を外せる場合も多い．隅角癒着解離針を挿入する際の漏出が少ないため術中の追加が不要であり，PAS の把握は容易であるが眼内停留能が高いことから術後十分に除去しないと高眼圧をきたす危険がある．

III. 手術手技

1. 術前処置

　術前には圧迫隅角検査を行い，機能的閉塞と器質的閉塞の鑑別を行うとともに，癒着を生じている部位と範囲をよく同定しておく．角膜内皮スペキュラー検査を行い，角膜内皮細胞数が少ない場合には慎重な適応決定が必要である．術前の瞳孔管理として白内障同時手術を行う際には散瞳，GSL 単独手術の際には縮瞳を行う．基本的には有水晶体眼に GSL 単独手術を施行しても再癒着の可能性が高いため，通常はトリプル手術を行う．そのほか，術前の感染予防処置などは白内障手術に準じる．

2. 手技の実際

　従来型の Swan-Jacob 型隅角鏡と森ゴニオレンズを用いた場合について，それぞれ解説する．

1）Swan-Jacob 型隅角鏡

（1）頭位のセッティング

　手術の難易度はいかに良好な視認性を確保できるかによって大きく異なる．従来の直接型隅角鏡を用いる場合には術前のセッティングが非常に重要である．頭部を左右に振ったり顎を上下させる必要があるため，手術前に十分振れるか確認しておく．動きが制限されないような枕を用意する．顔を動かす間に剝がれないように，ドレーピングをしっかりと行う．術者は GSL を行う予定象限の対側に座り，患者の頭部と眼球は GSL を行う象限の方向に大きく傾ける．顕微鏡は本体の角度をできるだけ術者側に傾け，術中にも方向や角度をある程度変えられるように考慮する．

(2) 局所麻酔

従来の GSL では眼球を大きく回転・回旋させるため，眼筋を弛緩させる必要があるとして球後麻酔がすすめられていたが，球後出血や穿孔などのリスクがある．近年は Tenon 嚢下麻酔が主流となっている．

結膜を小さく切開し，2％キシロカイン®による Tenon 嚢下麻酔を行う．GSL では虹彩を操作するため毛様痛を生じやすく，点眼麻酔だけでは不十分である．角膜と隅角鏡の間隙に血液が迷入するだけでも視認性が著しく損なわれるため，麻酔の際にも可能な限り出血させないように心がける．

(3) 制御糸

5-0 絹糸を用いて上下直筋の付着部に制御糸をかける．これにより術中，自由に眼球を回転・回旋させることができる．慢性閉塞隅角眼で最も PAS を形成しやすいのは上方象限であるが，セッティングが難しい．上方象限の操作を行う際は直筋付着部の制御糸を牽引して眼球を回旋させ，上方象限を鼻上側または耳上側に位置させると手術操作を行いやすい．

(4) 隅角の確認

隅角鏡を角膜にのせて解離させる範囲を確認してポート作成位置を決める．圧迫すると角膜が歪んで見えにくくなるので隅角鏡はそっとのせる．

(5) ポート作成

癒着部位の対側に隅角癒着解離針挿入用のポートを作成する．1か所から解離できるのは約 120°であり，ポートは 3 か所あれば全周対応できる．一般的には角膜輪部の 2 時と 10 時の 2 か所に V ランスで前房穿刺を行い，必要に応じて 6 時方向もポートを作成する．

(6) 粘弾性物質による前房形成

サイドポート作成後，癒着解離の操作中に房水が流出し浅前房となるのを防ぐため，可能な限り前房水・後房水を抜去し，前房を完全に粘弾性物質で置換する．粘弾性物質を十分に前房に充填することで隅角を広げ，前房内の操作スペースを確保することができる．また，軽い程度の癒着ならば粘弾性物質のみで解離させることができる．

浅前房での無理な隅角操作は角膜内皮障害のリスクが高くなるだけでなく，術後の炎症を惹起しやすいため，再癒着の頻度が高くなる．とくに有水晶体眼では術野の確保が不十分であると水晶体や角膜内皮に接触する危険があるため，十分に粘弾性物質を注入する必要がある．

前房に大量に粘弾性物質を入れて虹彩を下方へ押し下げすぎると癒着部位が確認しにくくなり，操作が困難となる．虹彩面が平坦になるくらいに粘弾物質を入れるとよい．

(7) 癒着解離

見えにくい状況での操作は不十分な癒着解離となるだけでなく，手術侵襲や合併症の危

険性を高めるため，操作開始前に頭位・眼球・顕微鏡のセッティングが最適であるか再度確認し，調整する．

　視認性確保のため，角膜上に少量の粘弾性物質を置いてから隅角鏡をのせるか，助手に眼内灌流液を角膜と隅角鏡の間に流し続けてもらうなど，接触面に血液が迷入しないようにする．また角膜を圧迫するとDescemet膜皺襞が生じて視認性が損なわれるため，隅角鏡は軽く浮かせた状態で把持する．

　サイドポートより隅角癒着解離針を挿入し，PASに先端を当てゆっくりと虹彩根部を軽く押し下げて解離させる．解離は線維柱帯が露出して強膜岬を鮮明に確認できるところまで行えたら解離針を左右に移動させ，同じ操作を繰り返す．無理に解離を進めると隅角を損傷し出血をきたす危険性がある．出血すると隅角の透見性が悪くなり，その後の操作が困難となる．出血が多い場合は粘弾性物質で押し流すか，ボスミン®入り眼内灌流液で洗浄する．

　耳側の癒着に対しては鼻側からアプローチする必要があるが，鼻が邪魔になって挿入できない場合がある．ポートの位置を上下いずれかの方向へずらし，眼球を外転させて鼻を避けるようにする．また上方の隅角が見えにくい場合，11時から1時の方向は無理に解離を試みない．

(8) 粘弾性物質の吸引

　シムコ針またはバイマニュアルI/Aで粘弾性物質を吸引する．粘弾性物質が残留すると術後高眼圧をきたすため，しっかり吸引・除去する．

(9) 術終了時の処置

　角膜創より房水漏出がないことを確認する．

2) 森ゴニオレンズ

(1) 頭位のセッティング

　通常の眼科手術と同様に，頭位を垂直方向にセッティングを行う（図4）．

(2) 局所麻酔

　2%キシロカイン®によるTenon囊下麻酔を行う．可能な限り出血させないように心がける．

(3) 隅角の確認

　角膜上に隅角鏡を視軸に対して垂直にのせて回転させ隅角を全周観察し，PASの範囲を確認する（図6）．

(4) サイドポートの作成

　角膜輪部の2時と10時の2か所にVランスで前房穿刺を行い，必要に応じて6時方向もポートを作成する．

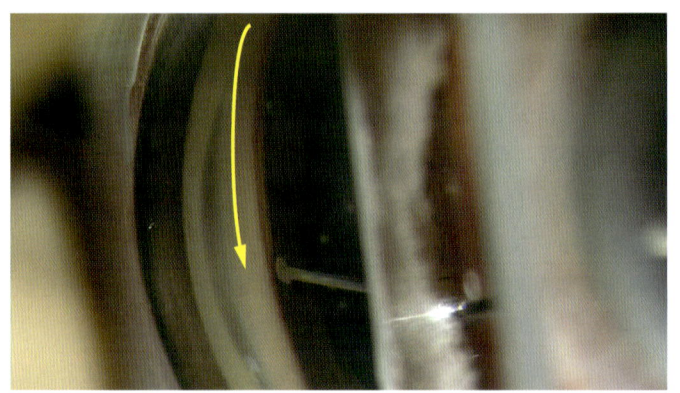

図 11 森ゴニオレンズと森氏ゴニオスパーテルを用いた GSL 操作
矢印の範囲は PAS を外せているのがわかる．

　可能な限り前房水・後房水を抜去し，前房を完全に粘弾性物質で置換する．前房に大量に粘弾性物質を入れて虹彩を押し下げすぎると癒着部位が確認しにくく操作が困難となるため，虹彩面が平坦になるくらいに粘弾性物質を入れる．

(5) 癒着解離

　視認性確保のため，角膜上に少量の粘弾性物質を置いてから隅角鏡をのせるか，助手に眼内灌流液を角膜と隅角鏡の間に流し続けてもらうなど，接触面に血液が迷入しないようにする．隅角鏡は必ず視軸に対して垂直にのせる必要があり，傾けてのせた場合にはダブルミラーを介した像ではなく，シングルミラーの像が見えてしまうことがある．サイドポートから隅角癒着解離針を挿入し，PAS に先端を当てゆっくりと虹彩根部を軽く押し下げて解離させる（図 11）．解離は線維柱帯が露出して強膜岬を鮮明に確認できるところまで行えたら解離針を左右に移動させ，同じ操作を繰り返す．無理に解離を進めると隅角を損傷し出血をきたす危険性がある．出血すると隅角の透見性が悪くなり，その後の操作が困難となる．出血が多い場合は粘弾性物質で押し流すか，ボスミン®入り眼内灌流液で洗浄する．

(6) 粘弾性物質の吸引

　シムコ針またはバイマニュアル I/A で粘弾性物質を吸引する．粘弾性物質が残留すると術後高眼圧をきたすため，しっかり吸引・除去する．

(7) 術終了時の処置

　角膜創より房水漏出がないことを確認する．

IV. 白内障手術の併施について

　GSL と白内障手術を同時に行う場合にどちらを先に行うべきか，それぞれのメリットとデメリットについて述べる．

- GSL を先に行うメリット
  角膜浮腫がない良好な状態であるため，隅角の視認性に優れている．
- GSL を先に行うデメリット
  前房が極端に浅い症例では前房形成が難しい場合がある．
  （高分子の粘弾性物質を用いるとたいていは GSL の操作に支障のない前房深度を確保できる．）
- 白内障手術を先に行うメリット
  前房が深くなり GSL の操作が容易になる．
- 白内障手術を先に行うデメリット
  角膜の透見性が低下する．
  角膜切開ではほとんど出血しないが，強角膜切開では止血を十分に行わないと術野に血液が迷入してさらに透見性が低下する．

V. 術中合併症と対策

　合併症として角膜内皮障害と炎症に伴う隅角再癒着がある．前房形成が不十分な状態で無理な操作を行うと角膜内皮障害をきたしやすい．さらに本来の虹彩付着部を越えて過剰な癒着解離を行った場合には前房出血を生じるだけでなく，医原性毛様体解離をきたして高度の炎症を惹起する．これらの合併症は十分な視認性の確保を行わないまま隅角癒着解離した場合に生じやすく，術後には意外と眼圧がよく下がるので術者に対してフィードバックがかかりにくい．通常，GSL のみで眼圧 10 mmHg 以下に下降することはきわめて稀であり，そのような症例が続くときには手術手技をよく見直す必要がある．

　対策としては視認性の確保が最も重要である．隅角構造をしっかりと視認して操作を行うことにより，隅角を損傷することなく癒着解離を行い，過器具接触による角膜内皮障害も防止可能である．また白内障同時手術例では白内障手術前に隅角操作を行ったほうが角膜の透見性が良く，視認性に優れるため安全性が高いと考える．

VI. 術後管理

　術後の安静度は一般の内眼手術に準じる．術後は白内障単独手術に比べて炎症がでやすい．炎症が強い場合はステロイド点眼回数を増やしたり，場合によってはステロイドの内服を追加する．ステロイド点眼と非ステロイド点眼は通常よりも投与期間を長めに設定する．GSL による PAS 解除後もプラトー虹彩形状を呈している場合や有水晶体眼では，PAS 予防目的で数日後にレーザー隅角形成術（LGP）を施行する（全例に行うべきであるとの意見もある）．

　GSL は手術部位の適切な視認性を確保したうえで，片手で隅角鏡を把持・操作し，他方で隅角癒着解離針を操作する必要であり，経験と技術を要する手術である．しかし濾過手術に比べて術中・術後の合併症が少なく，眼圧下降も期待できるため，ぜひ習得しておきたい手術である．ただし適応の選択には術前の隅角評価が重要であり，常日頃から隅角

検査に慣れ親しんでおく必要がある．

　森ゴニオレンズは隅角観察時に眼球や頭位の変換，手術用顕微鏡を傾ける手間がなくなり，一般的な眼科手術と同じ姿勢で，視軸方向から隅角を全周に観察・操作できるため従来型の手術用隅角鏡よりも手術部位の視認性確保が容易となっており，非常に有用と考えられる．

参考文献

1) Iwasaki N, Takagi T, Lewis JM, et al.：The double-mirror gonioscopic lens for surgery of the anterior chamber angle. Arch Ophthalmol 115：1333-1335, 1997
2) Mori K, Ikushima T, Ikeda Y, et al.：Double-mirror goniolens with dual viewing system for goniosurgery. Am J Ophthalmol 143：154-155, 2007

〈張　佑子，森　和彦〉

B 手術適応と成績，予後要因

I. 隅角癒着解離術の手術適応

　隅角癒着解離術は，隅角癒着を解離し生理的な房水流出路からの房水流出を促進し眼圧下降を得ることを目的とする術式である．隅角癒着とは周辺虹彩前癒着(PAS)が形成され器質的閉塞隅角となっている状態であり，PASの程度が180°を超えると眼圧が上昇するとされる．

　閉塞隅角は水晶体機序，瞳孔ブロック機序，プラトー虹彩機序のマルチメカニズムの発症原因によるものと考えられてきており，閉塞隅角による眼圧上昇を解除する方法としてレーザー虹彩切開術や外科的周辺虹彩切除術，レーザー隅角形成術あるいは水晶体再建術がこれらの機序に奏効するとされ，閉塞隅角の解除を目的としてまず試みる治療法である．しかし，これらの治療法は機能的隅角閉塞を解除することを目的としており，機能的隅角閉塞の解除を行ってもすでにPASが生じて器質的閉塞隅角になっている眼に対しては，眼圧下降を十分に得られないことがある．そのような眼に対して器質的閉塞隅角を解除することを目的として隅角癒着解離術が適応となる．

　閉塞隅角の原因となっている機序を取り除かずに隅角癒着解離術のみを行っても長期的には再び隅角癒着に至る可能性が高いので，それぞれの機序に応じた隅角閉塞の解除も行う必要があり，レーザー虹彩切開術やレーザー隅角形成術，水晶体再建術などが併用される．

　器質的閉塞隅角が進行すると線維柱帯以降の房水流出機能も低下すると考えられており，そのような眼に対しては隅角癒着解離術により隅角癒着を解離するのみでは十分な眼圧下降を期待することはできない．したがって，隅角癒着解離術はPASがすでに形成され器質的閉塞隅角となっているが，線維柱帯以降の房水流出機能が残っていて，PASを解除することで生理的な房水流出路からの房水流出が促進され眼圧下降を得ることが期待できる場合が適応となる．

　隅角癒着解離術は生理的房水流出経路からの房水流出を促進させる．実際に隅角癒着解離術術前後のトノグラフィによる房水流出率の変化を調査した研究で，隅角癒着解離術は房水流出抵抗を低下，改善させることにより眼圧下降をもたらすことが示されている．

　隅角癒着解離をしても線維柱帯以降の房水流出機能が低下していて十分な眼圧下降が期待できない場合は，線維柱帯切除術などの濾過手術が必要となる．しかしながら，閉塞隅

角眼に対する濾過手術は開放隅角眼と比較すると，術後の浅前房や悪性緑内障などの合併症の発生率が高いとされている．隅角癒着解離術は結膜を温存することができるので，将来的に濾過手術が必要となる場合にも有利であり，隅角癒着解離術で眼圧下降が見込まれる場合にはまず行ってもよいと考えられる．

II. 水晶体再建術併用隅角癒着解離術の適応

　水晶体は閉塞隅角の発症原因として重要であり，水晶体の前方移動，あるいは水晶体の厚みの増加により水晶体機序として閉塞隅角を誘発する原因となる．水晶体機序は，ほかの瞳孔ブロック機序，プラトー虹彩機序とともに複数関与して(マルチメカニズム)閉塞隅角を誘発するが，水晶体を摘出することにより，水晶体機序の解消のみならず，瞳孔ブロック機序，プラトー虹彩機序の解消にも有効であるとされる．したがって，閉塞隅角機序の解除を行うために水晶体再建術を併用することは非常に有効であり，隅角癒着解離術の適応となるような器質的閉塞隅角があり，有水晶体眼の場合は水晶体再建術併用隅角癒着解離術が適応となる．白内障による視力低下がある場合はもちろん適応となるが，水晶体の混濁をみとめない，あるいは混濁が軽度で視力低下の原因となっていない場合においても，閉塞隅角の発症原因として水晶体機序の関与が強く考えられる場合は，閉塞隅角機序に対する根治的治療という意味で水晶体再建術を行ってよいと考えられる．もちろん眼内レンズに変えることになることで調節力がなくなってしまうことに対する十分な説明は必要となる．また，同時手術ではなく，閉塞隅角機序の解除を目的として，まず水晶体再建術を行ったのちに器質的閉塞隅角による眼圧上昇の関与を評価し，その後に器質的閉塞隅角解除を目的に隅角癒着解離術を追加で行うというように複数回に分けて手術を行ってもよい．

　水晶体再建術併用隅角癒着解離術は，水晶体を眼内レンズに変えることにより隅角癒着解離術を行う際に十分なスペースができるため操作が行いやすくなることと，有水晶体眼に対する隅角癒着解離術単独手術と比較して水晶体再建術併用隅角癒着解離術は，隅角癒着解離術で解離した部位の再癒着が少なくなることが期待される．

III. 隅角癒着解離術の成績

　原発閉塞隅角緑内障に対する隅角癒着解離術の有効性はCampbellら(1984年)，永田ら(1985年)によって報告され，その後水晶体再建術を併用することで成績がさらに良好になると報告されている．水晶体摘出術を同時に行ったほうが隅角が開大し，虹彩の再癒着が少なくなることが理由として考えられている．Taniharaらは，無水晶体眼・眼内レンズ挿入眼では術後5年までの眼圧コントロール率は82.6％と良好であったとしている．Teekhasaeneeらは超音波乳化吸引術を併用することで術後52眼中47眼(90.4％)において20 mmHg未満の眼圧を得られたと報告している．現在水晶体再建術は超音波乳化吸引術と眼内レンズ挿入術が一般的となっており，手術機器の進歩によってより低侵襲に手術を行うことができるようになった．超音波乳化吸引術併用隅角癒着解離術についての安藤ら

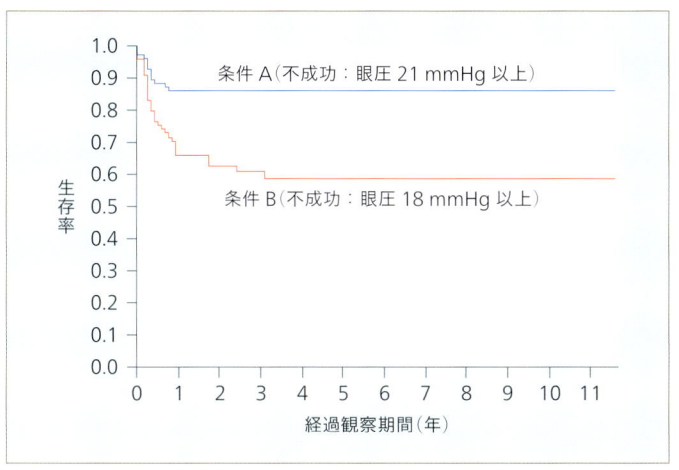

図1 原発閉塞隅角症・原発閉塞隅角緑内障に対する水晶体再建術併用隅角癒着解離術の生命表解析

術後眼圧が連続2回21 mmHg以上（条件A），18 mmHg以上（条件B）となったものを死亡と定義したKaplan-Meier曲線．条件Aでは長期にわたり良好な成績を得られている〔85.9％（1年），85.9％（5年）〕．条件Bにおいても比較的良好な成績である〔66.2％（1年），59.0％（5年）〕．
（Kameda T, Inoue T, Inatani M, et al.：Long-term efficacy of goniosynechialysis combined with phacoemulsification for primary angle closure. Graefes Arch Clin Exp Ophthalmol 251：825-830, 2013 より一部改変）

による報告では，術後1年で14.9 mmHg，3年で15.2 mmHg，5年で14.6 mmHgと長期にわたって眼圧は良好にコントロールされ，点眼治療下での20 mmHg以下への眼圧コントロール率は術後1年で92.2％と良好で，その後も同様のコントロール率を保つ．

筆者の施設を含めた多施設における原発閉塞隅角症・緑内障症例109眼に対する水晶体再建術併用隅角癒着解離術の生命表解析を**図1**に示す．術後2回以上眼圧が21 mmHg以上となった場合を死亡とした時の術後5年生存率は85.9％と良好であり長期にわたり維持された．より眼圧を低く設定して術後眼圧が18 mmHg以上となった場合を死亡としたときの術後5年生存率は59.0％となり，比較的良好な成績であった．しかし緑内障性視野障害が強い症例など術後眼圧をより低くしたい場合には，慎重に経過観察を行い眼圧下降治療を追加で行う必要があるかどうかを検討する必要がある．

隅角癒着解離術後にレーザー隅角形成術を追加すると術後の眼圧コントロールが良好となる．レーザー隅角形成術は虹彩の再癒着を予防し，とくにプラトー虹彩機序を伴っている場合には有効である．

急性閉塞隅角緑内障発作の既往眼についても非既往眼と同様に術後PAS率は低下する．緑内障発作後早期については術後炎症反応が強く起こり，再癒着が起こることが予想されるので，発作後炎症が落ち着いてから手術を行うほうがよいとされる．術後にフィブリンの析出を3割程度でみとめるが，術後眼圧経過に影響はない．

IV. 隅角癒着解離術の予後要因

筆者の施設を含めた多施設研究で40歳以上，眼圧20 mmHg以上の原発閉塞隅角症・

緑内障症例に対する水晶体再建術併用隅角癒着解離術施行連続109眼の予後要因について生命表解析を用いて行った検討では，若年であること，術前眼圧がより低値であること，また術後レーザー隅角形成術を行っていないことが予後不良因子であることがわかった．

若年であることは術後炎症が強くなることが予想される．術前眼圧がより低値であることが予後を悪くする因子であることは，慢性的な閉塞隅角が続いているような症例においては，より自覚症状がでるタイミングが遅くなり癒着の解離を行ってもすでに線維柱帯より後方の房水流出機能の低下が起こっている可能性も考えられる．

また隅角癒着解離術後レーザー隅角形成術を行うことは，再癒着による隅角閉塞を予防することで成績を向上させることがわかった．

器質的閉塞隅角が長期間にわたると線維柱帯以降の房水流出機能が低下し，術後成績が不良となるのではないかとの報告もあるが，実際に慢性閉塞隅角緑内障においては隅角癒着を生じた時点を正確に把握することは困難である．閉塞期間がより確実に把握しやすい急性緑内障発作既往眼においても発作以前に慢性閉塞隅角緑内障や，自覚症状がないような軽度の発作を起こしている可能性もある．診断がついてから手術までの期間について検討したトノグラフィによる検討では，閉塞期間と隅角癒着解離術の成績との間に有意な関係をみとめなかったとされており，必ずしも長期の隅角閉塞期間は線維柱帯以降の房水流出機能の低下をもたらさない．

参考文献

1) Campbell DG, Vela A：Modern goniosynechialysis for the treatment of synechial angle-closure glaucoma. Ophthalmology 91：1052-1060, 1984
2) 永田　誠，禰津直久：隅角癒着解離術 第1報．臨眼 39：707-710, 1985
3) Tanihara H, Nishiwaki K, Nagata M：Surgical results and complications of goniosynechialysis. Graefes Arch Clin Exp Ophthalmol 230：309-313, 1992
4) Teekhasaenee C, Ritch R：Combined phacoemulsification and goniosynechialysis for uncontrolled chronic angle-closure glaucoma after acute angle-closure glaucoma. Ophthalmology 106：669-674；discussion 674-675, 1999
5) 安藤雅子，黒田真一郎，永田　誠：閉塞隅角緑内障に対する隅角癒着解離術と白内障同時手術の長期経過．眼科手術 18：229-233, 2005

〔亀田隆範〕

V 流出路再建手術
トラベクロトミーと類縁手術

I. 閉塞隅角の機序と流出路再建手術の位置づけ

　原発閉塞隅角緑内障(primary angle closure glaucoma：PACG)では，周辺部虹彩が線維柱帯に接触，もしくは癒着して隅角を直接閉塞し，房水流出路の主経路が閉塞され眼圧上昇をきたす．結果，病期が進めば緑内障性の視神経障害，視野障害に至る疾患である．

　このような閉塞隅角をきたす最大の危険因子は浅前房と狭隅角で，眼軸長が短い，遠視眼，高齢者，女性に多いなどがそのほかの危険因子としてあげられる．虹彩が線維柱帯に接触し閉塞隅角が生じる機序としては，従来から主な機序と考えられていた(相対的)瞳孔ブロック，プラトー虹彩，水晶体そのものに起因する水晶体因子のほか，近年では水晶体よりさらに後方の毛様体，脈絡膜，硝子体などに起因する水晶体後方因子(第四の機序)の関与などに分類されている．実際の症例ではこれらさまざまな機序が複雑に混ざりあっており，単独の機序による場合は少ないと考えられているが，この中でも加齢に伴う水晶体厚の増加とそれに伴う水晶体の前方移動は大きく関与している．

　隅角閉塞には虹彩が線維柱帯に接触しているだけの機能的隅角閉塞と，虹彩と線維柱帯が癒着してしまった器質的隅角閉塞があり，通常，機能的隅角閉塞が先行し，閉塞が持続することにより器質的隅角閉塞を生じると考えられている．基本的には早期に正しく診断して，適切な治療が行われた場合，視機能を脅かすことなく経過させることが可能な病態である．

　隅角閉塞はほとんどの場合，虹彩，毛様体，水晶体といった前眼部構造物の相対的あるいは絶対的な位置異常，もしくはサイズの異常に起因しており，治療としては隅角部分の解剖学的修正が必要となる．レーザー虹彩切開術もしくは観血的手術を施行して，機能的隅角閉塞を解消するのが第一となる．機能的隅角閉塞を解消しても器質的隅角閉塞をきたしてしまっている症例では，その程度によって隅角癒着解離術による器質的隅角閉塞の解消を図る必要がある．機能的にも器質的にも隅角閉塞を解除しても高眼圧が残る場合は，線維柱帯に二次的変化を生じて房水流出能が低下していると推測され，残余緑内障(residual glaucoma)という二次的な開放隅角緑内障として，開放隅角緑内障に準じた治療をしていくことになる．

現在，最も広く行われている緑内障手術であるトラベクレクトミーは，開放隅角，閉塞隅角を問わず施行可能で眼圧下降効果も強力だが，とくに PACG では合併症のリスクが高く，適応は慎重にならざるをえない．近年，強い眼圧下降効果を有する薬物の登場に伴い，眼圧下降効果では劣るが合併症のリスクが低く安全な流出路再建手術に注目が集まっており，結膜への侵襲を避けた小切開創からの新たな術式なども開発されてきている．通常は原発開放隅角緑内障（primary open angle glaucoma：POAG）が主な適応と考えられているが，閉塞隅角緑内障で隅角閉塞を解除したのちの二次的開放隅角緑内障に対しても流出路再建手術は有効であると考えられる．

　本稿では，流出路再建手術としてトラベクロトミーおよび類縁手術をまとめ，その閉塞隅角緑内障への適応について述べたい．

II. 原発閉塞隅角症，原発閉塞隅角緑内障の病態

　閉塞隅角緑内障の治療方針は隅角所見に加えて，緑内障性視神経症の程度や白内障の程度などを加味して決定される．房水流出路である隅角が常に開放しているか（狭隅角），常に閉塞しているか（周辺虹彩前癒着，器質的隅角閉塞），あるいは状況によっては閉塞することがある（機能的隅角閉塞）のかの判断，そしてその所見が隅角のどの範囲にみとめられるかが治療方針の決定に非常に重要となる（表1）．

　原発閉塞隅角症（primary angle closure：PAC），PACG の隅角閉塞機序は，従来考えられていたような瞳孔ブロックのみではなく，さまざまな機序が関与していることか明らかになってきた（表2）．治療としてはまずは機能的隅角閉塞の解消を目指す．具体的な症例では瞳孔ブロックにプラトー虹彩形状などを合併していたり，多くの場合，水晶体因子も合併していたりする．

　近年，閉塞隅角眼（緑内障）での白内障手術の有用性が強調されるようになった．閉塞隅角の機序に加齢に伴う水晶体厚の増加は大きく関与しており，水晶体を摘出することにより，急性でも慢性でも隅角の開大が得られ，眼圧下降が期待できる．

　また，隅角に直接アプローチして器質的癒着をはがす手術である隅角癒着解離術は白内障手術と併用することで，さらに安定した結果が得られることが報告されている．

　治療の選択肢として，瞳孔ブロック解消の治療として広く行われてきたレーザー虹彩切開術（LI）と，白内障手術のどちらを選択するかはいまだに議論されるところであり，詳しくは他項を参照されたいが，白内障手術の有用性はきわめて高いものの，LI は簡便に外来で施行できるメリットがある．瞳孔ブロックが主な原因と考えられるような症例では，まずは瞳孔ブロックの解除を試みるのも1つのリーズナブルな選択といえる．

　PACG で，LI などで瞳孔ブロックが解除され，切開部位で水晶体との虹彩後癒着がないにもかかわらず眼圧下降が得られない場合，①隅角が周辺虹彩前癒着（PAS）で器質的にふさがっている，②開放隅角緑内障に準じるような隅角線維柱帯の機能異常により眼圧が上昇している〔残余緑内障（residual glaucoma）〕，③プラトー虹彩や水晶体異常で眼圧が上昇している，④悪性緑内障，⑤眼内炎症の持続による続発緑内障，などの可能性が考えられる（表3）．

表 1　閉塞隅角の分類

原発閉塞隅角症疑い（primay angle closure suspect：PACS）
静的隅角鏡検査にて 3 象限以上にわたって線維柱帯色素帯が観察できない状態．眼圧は正常，緑内障性視神経症はない．

原発閉塞隅角症（primary angle closure：PAC）
PACS の隅角形状に周辺虹彩前癒着（器質的閉塞），眼圧上昇のいずれか，あるいは両方を伴うもので緑内障性視神経症はない

原発閉塞隅角緑内障（primary angle closure glaucoma：PACG）
原発閉塞隅角症に緑内障性視神経症を伴うもの

・急性発作は急性 PAC もしくは急性 PACG のいずれかに分類される．
（日本緑内障学会緑内障診療ガイドライン作成委員会：緑内障診療ガイドライン 第 3 版，2012 より）

表 2　原発閉塞隅角症の隅角閉塞機序

1. 瞳孔ブロック
2. プラトー虹彩：虹彩の形態異常
3. 水晶体因子：水晶体の前進，膨隆（加齢による増大も原発性の隅角閉塞発症に関与，瞳孔ブロックにも関与）
4. 毛様体因子：uveal effusion が原発閉塞隅角緑内障に存在し，浅前房・毛様体ブロックと関連

表 3　瞳孔ブロック解除後も高眼圧が持続する原因

① 広範な周辺虹彩前癒着による眼圧上昇
② 残余緑内障（residual glaucoma）
③ プラトー虹彩や水晶体異常で眼圧が上昇している
④ 悪性緑内障
⑤ 眼内炎症の持続による続発緑内障

　虹彩周辺部と隅角の間に，いったん器質的癒着である PAS が形成されると，瞳孔ブロックが解除されてもこの部位の隅角は開放されることはない．隅角線維柱帯は 1/4 周が健常なら，健常な房水流出機能が保たれると考えられているが，隅角検査で隅角全周の 3/4 以上に PAS があり，器質的に線維柱帯が閉塞している場合は，①の PAS による器質的隅角閉塞による眼圧上昇と考える．器質的癒着がみられる場合，レーザー隅角形成術（LGP）あるいは隅角癒着解離術（GSL）で隅角の癒着を解離する必要がある．ただし，LGP 単独で器質的癒着を解離できるのは器質的癒着が弱い症例に限られる．

　隅角の 1/4 以上が機能していると考えられるにもかかわらず眼圧が高い場合は，②の残余緑内障による眼圧上昇の可能性があると考えられる．白内障手術後で隅角が開大しているにもかかわらず，眼圧が高い場合もこれにあたる．③に対しては LGP や白内障手術が著効し，④に対しては硝子体手術か硝子体内 YAG レーザー照射，白内障術後眼では水晶体の YAG レーザー後嚢切開が有効である．⑤に対してはまずは消炎治療を行う．

III.　原発閉塞隅角緑内障での房水流出路の機能変化

1. 隅角閉塞の解除

　PACG では機能的隅角閉塞が解除された時点で，器質的隅角閉塞が残存するのか，残余する高眼圧があるのかにより，あらためて新たな治療方針を検討することとなる．

　急性原発閉塞隅角症，あるいは急性原発閉塞隅角緑内障〔APAC(G)〕では，瞳孔ブロッ

クの機序によるものがほとんどで，瞳孔ブロックによる急性発作では，線維柱帯の全幅が容易に閉塞しうる．隅角全周にわたってこの閉塞が生じると，急激な眼圧上昇をきたして急性発作を呈する．APAC(G)では瞳孔ブロックの解除に確実な効果を示すようなLI，観血的周辺虹彩切除術，もしくは水晶体乳化吸引術（PEA）＋眼内レンズ（IOL）を選択することになる．原発閉塞隅角症の初期では線維柱帯の機能は基本的には正常である場合が多いと推測できる．したがってAPAC(G)では初期，および急性期のほとんどで，瞳孔ブロックの解消によって隅角閉塞が解除できた場合には眼圧は正常化することが多い．

一方，プラトー虹彩形状による隅角閉塞は隅角底からゆるやかに進行し，線維柱帯全域が閉塞することは稀である．慢性閉塞隅角緑内障や慢性閉塞隅角症〔CAC(G)〕では急激な眼圧上昇には至らないものの，間欠的あるいは部分的な虹彩と線維柱帯の接触による隅角閉塞が慢性化した病態を呈し，瞳孔ブロック以外にプラトー虹彩形状などを合併していることが多い．閉塞隅角緑内障では，病期の進行に伴いPASの進展に伴って房水流出路に機能不全が生じると考えられている．したがって，CAC(G)では瞳孔ブロックが解消し，隅角閉塞がある程度解除できたとしても，眼圧は高いままであることも多くなり，線維柱帯より後方で房水流出抵抗が高いことが推測される．結果，隅角閉塞機序の解消後も高眼圧が遷延する場合が多く，POAGに準じて房水流出路の再建手術もしくは濾過手術により眼圧下降が必要となることがある．

2. 閉塞隅角緑内障での隅角・線維柱帯の房水流出機能変化

房水流出路には大きく分けて2つの経路がある

1つは古典的経路，主経路といわれ，線維柱帯（trabecular meshwork）からSchlemm管，集合管を介して上強膜静脈へと至る経線維柱帯流出路である．もう1つは副経路といわれ，虹彩根部から毛様体筋・毛様体上腔へと至るぶどう膜強膜流出路である．ヒトでは主経路が総流出量の80〜90％を占めるとされている．緑内障病態での眼圧上昇機序としては，主経路の流出抵抗増加によるものが多いとされているが，副経路は眼圧下降薬の作用ターゲットとして重要である．

POAGの眼圧上昇機序は，房水流出率の低下によるものとされている．主な房水流出抵抗は線維柱帯からSchlemm管内壁にあり，とくに線維柱帯の傍Schlemm管組織にあると考えられている．開放隅角緑内障で傍Schlemm管組織にみとめられる異常所見として，① 線維柱帯網にコラーゲンやエラスチンなどが沈着し線維柱帯内の間隙が狭小化，② 線維柱帯内皮細胞の減少と貪食能の低下，③ Schlemm管内壁の巨大空胞の減少，④ Schlemm管内壁内皮細胞poreの大きさ，密度の減少，⑤ 線維柱帯に細胞外物質の集積，⑥ 集合管の狭小化，⑦ 線維柱帯のアクチンフィラメントの減少などがある．

PACGの中でも，加齢に伴い上記のような隅角線維柱帯の機能異常を併発している症例もあるかもしれず，また眼圧上昇発作の反復や慢性的な眼圧上昇により，隅角の機能的閉塞，器質的癒着が繰り返され，線維柱帯細胞に上記に類似の二次的な障害が起こることが報告されている．急性閉塞隅角緑内障眼では，隅角・線維柱帯の浮腫が強く，著明な細胞浸潤，色素沈着，線維柱帯網へのコラーゲンやエラスチンなどの沈着，線維柱帯ビームの融合，などが報告されている．慢性閉塞隅角緑内障眼では，線維柱帯間隙の狭小化，細

胞浸潤，色素沈着，線維柱帯ビームの融合・増大，Schlemm管内壁の巨大空胞の減少，Schlemm管内壁内皮細胞の減少などが報告されている．Schlemm管自体は急性でも慢性でも開通していることが多いという報告と，PAS近傍で閉塞している部位が観察されるという報告などまちまちである．これらの線維柱帯の二次的変化はPASと離れた部位でも生じており，線維柱帯細胞の機能低下をきたし，線維柱帯より後方での房水流出抵抗の増大が生じていると推測されている．今後さらなる研究が望まれる．

　線維柱帯およびSchlemm管は360°にわたって存在するが，房水流出は均一に流れるわけではなく，集合管付近の線維柱帯・Schlemm管で房水流出量が多いことが報告されている．Schlemm管とつながる集合管は約30本存在し，放射状に走行して房水静脈・上強膜静脈へと至るが，その分布も偏りがあると考えられている．したがって，流出路再建手術ではその術式にもよるが，施行部位により集合管との位置関係も成績に影響が及ぼすと考えられている．

3．房水流出路再建手術の位置づけ

　一般的に最もよく行われている緑内障手術であるトラベクレクトミーは，PACGにおいても，表3に示すうちの①②⑤など，多くの原因に対して有効である．しかし濾過手術であるがゆえに，術後の浅前房，脈絡膜剝離，白内障の進行，眼内炎などさまざまな合併症のリスクがあり，PACGではとくに，術後合併症としてPASの悪化，悪性緑内障などに注意が必要となる．トラベクレクトミー術後合併症の中でも最も重篤な濾過胞感染は失明につながる恐れのあるものであり，近年の本邦および海外の大規模スタディにおいても，年間0.7〜2％という高い発症率が報告されている．

　一方，房水流出路再建手術は濾過手術と比較するときわめて合併症が少ない手術であるが，トラベクレクトミーと比較すると眼圧下降効果に限界がある．また，手術手技の難易度からも海外では普及せず，わが国で独自に発展し安全性と有効性が評価されてきた．

　しかし，緑内障薬物治療が進歩し，ある程度クリアな眼圧下降が薬物療法で得られるようになったため，合併症の少ない術式にも注目が集まるようになり，欧米でもcanal surgeryとして注目され，新しい流出路再建手術が報告されている．

　従来より行われ，現在も広く行われている観血的房水流出路再建手術としては，隅角切開術（goniotomy），隅角癒着解離術（goniosynechialysis），本邦では成人でもよく行われているトラベクロトミー（線維柱帯切開術，trabeculotomy），深層強膜弁切除術（deep sclerectomy），ビスコカナルストミー（viscocanalostomy）などがある．

　近年登場した術式としては眼内から線維柱帯にアプローチするTrabectome®やiStent®，糸をもちいて全周の線維柱帯切開を行う360°スーチャートラベクロトミー変法，非穿孔性の経線維柱帯流出路再建手術としてカナロプラスティ（canaloplasty），経ぶどう膜流出路再建手術とされるgold micro shuntなどがある．結膜侵襲を避け，小切開創からアプローチする術式はmicro invasive glaucoma surgery（MIGS）として注目されてきている．

　上記の術式は経ぶどう膜流出路再建手術以外は，主経路の中のSchlemm管内皮前房側での房水流出抵抗を減少させて眼圧下降を図る術式であるため，Schlemm管外壁以降の流出抵抗には効果がなく，術後の眼圧下降も理論的には12〜13 mmHg程度，実際には

表4 トラベクロトミーの適応

適応	初期の原発開放隅角緑内障，ステロイド緑内障，発達緑内障，偽落屑緑内障
比較適応	白内障との同時手術（白内障による視力低下を伴う緑内障），原発閉塞隅角緑内障（白内障同時手術，白内障術後），高齢者の緑内障（余命，ADL，術後フォローが可能かどうか）
適応外	炎症眼，血管新生緑内障，無水晶体眼，残存視野不良例（術後一過性眼圧上昇が危険な場合），進行した緑内障

15 mmHg 程度が限界である．したがって正常眼圧緑内障や低めの目標眼圧設定が必要な症例への適応は難しい．しかし，近年欧米で報告されている術式の多くは経角膜手術で，結膜・強膜が温存でき，白内障手術に併用することで前房が深くなる利点もあるため，海外では白内障手術の併用術式として普及しつつあるようである．

　Gold micro Shut などの経ぶどう膜流出路再建手術は上脈絡膜腔への房水導入手術だが，近年，濾過胞を伴わない手術として注目を集めている．Canal surgery の弱点である Schlemm 管後方の流出抵抗残存もなく，理論上は強い眼圧下降効果が期待できるが，これまでのところ臨床的にはそこまでの眼圧下降効果は報告されておらず，術後眼圧は 15 mmHg 程度のようである．表4 に示すトラベクロトミーの適応のように，一般的に上記の経線維柱帯流出路再建手術および経ぶどう膜流出路再建手術はともに，基本的には開放隅角緑内障がよい適応であるが，白内障手術後，もしくは白内障同時手術など，隅角閉塞機序が解除されある程度隅角が開大した PACG，もしくは PAS がそれほど広範でないような PACG でも，Schlemm 管内皮および外壁以降の流出抵抗が残存する高眼圧の原因として疑われる場合，十分適応になる術式でもある．また，術後管理が容易な術式であるので，高齢者でもよい適応といえる．

III.　トラベクロトミー

1. トラベクロトミーの適応

　トラベクロトミー（trabeculotomy，線維柱帯切開術）は，線維柱帯流出路の中で房水流出抵抗が高いとされる傍 Schlemm 管結合組織および Schlemm 管内皮を切開し，房水流出障害を改善する手技であり，生理的流出路を再建する緑内障手術の代表的手術である．

　基本的には開放隅角緑内障，偽落屑緑内障など，隅角検査では開放隅角であるが線維柱帯の機能不全や構造変化により間隙の減少をきたし，眼圧上昇をきたしているような症例がよい適応である．本来開放隅角緑内障に対して良い適応であるトラベクロトミーであるが，PACG でもよい適応となる症例はある（表4）．

　上述のように PACG で LI 施行，もしくは白内障手術によって瞳孔ブロックが解除された後も高眼圧が遷延するような症例では，隅角はある程度開放しているものの，隅角線維柱帯の機能的異常が合併していると考えられ，トラベクロトミーが奏効する可能性は高い．また，PAS が残存し房水流出が障害されているような症例でも，トラベクロトミーのトラベクロトームを回転させる手技により，PAS を線維柱帯とともに落とし，Schlemm 管を開放させて房水の流れを再建して眼圧を下降させることは可能である（図1）．どの程

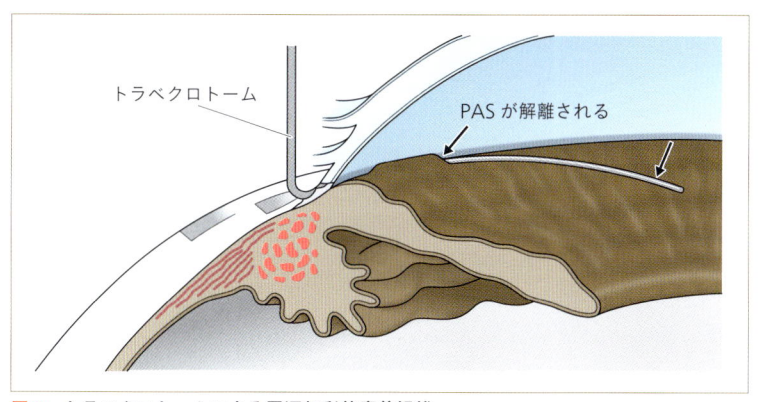

図1 トラベクロトームによる周辺虹彩前癒着解離
トラベクロトームの回転により周辺虹彩前癒着(PAS)が解離される.

度のPASの範囲までトラベクロトミーが適応となりうるかについては明確な報告はないが，少なくとも隅角の1/3を超えるようなPASが広範にみられる症例でなければ，トラベクロトミーを施行する部位を検討し，適応となりうる．それ以上のPASを伴う症例では隅角癒着解離術＋PEA＋IOLにさらにトラベクロトミーを併用してもよい．

また，トラベクロトミーは白内障と同時手術で成績が向上すること，PACGでは水晶体摘出を施行することで閉塞隅角緑内障の原因である虹彩と水晶体の解剖学的形態異常を解決してくれるので，トラベクロトミー＋白内障手術は**表3**の①②③に有効な手術といえる(**図2**).

手術手技としては，トラベクロトミーは12時で行うのが最も容易ではあるが，後の追加手術の可能性も考慮し，結膜瘢痕を上方に残さないため，可能であれば耳側もしくは耳下側から行うのがよい．

2. PACGでのトラベクロトミーの手術成績

Taniharaらは，LIもしくは周辺虹彩切除術(PI)で瞳孔ブロック解除後の症例で，緑内障薬物治療でも眼圧下降が得られない症例でトラベクロトミーもしくはGSLを行った報告をしている．

通常，瞳孔ブロック解除後のPACGで高眼圧が遷延する場合，濾過手術が第一適応となるが，この報告ではGSL(＋PEA＋IOL)もしくはトラベクロトミーを施行，トラベクロトミー後の95％，GSL後の92％で21 mmHgに眼圧コントロール可能であった．トラベクロトミー施行群では術前眼圧30 mmHg，GSL施行群では34 mmHg．最終受診時眼圧はそれぞれ16.4 mmHgと15.2 mmHgであった．

この報告では，狭隅角であっても，PASが3/4以下の症例でトラベクロトミーを施行しており，隅角癒着解離の効果を有するとしている．一方，PASが3/4以上の症例ではGSLを施行している．

3. 360°スーチャートラベクロトミー変法

360°スーチャートラベクロトミー変法は，2006年に発表された6-0プロリンを用いて

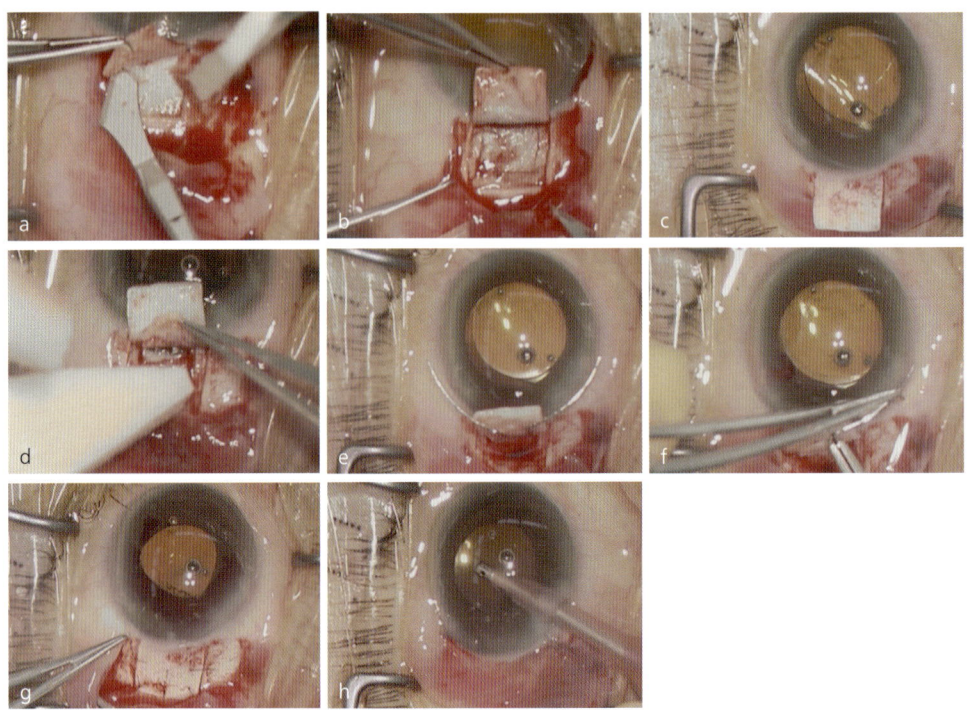

図2 トラベクロトミー・白内障同時手術の手術手技
この症例は周辺虹彩前癒着(PAS)が散在しており，PASが少ない耳側に切開をおいた．円蓋部基底結膜切開で，強膜を露出させた後，ゴルフ刀を用いて，4×4 mmの1/3の強膜フラップを作成する(a)．内側フラップを，深さは脈絡膜が透けるくらいの深さで，外側フラップの内側に作成し，Schlemm管外壁を切開，Schlemm管を同定しておく(b)．角膜創からPEA＋IOLを施行，オビソート®で縮瞳する．粘弾性物質は適量留置しておく(c)．Schlemm管を再度確認し，トラベクロトームをSchlemm管に平行に挿入(d，e)．トラベクロトームを回転し，線維柱帯を切開すると，逆流性の前房出血が確認できる(f)．強膜フラップを10-0ナイロンで縫合する(g)．結膜を縫合し，前房内の粘弾性出血と前房出血をI/Aで吸引する(h)．眼圧はやや高めに調節して手術を終了する．

行う方法を，近年Chinらが5-0ナイロン糸を用いた方法に変更し，またトラベクロトミーでよく用いられる通常の二重強膜弁を用いた方法としている．原法とは異なり，線維柱帯・Schlemm管内壁(ウィンドウ)の穿孔を最小限にするために，ウィンドウ両側からの糸の先端を一度前房中に穿孔し，対側の角膜サイドポートから引き出して，切開している．この方法によりPASが存在するような症例でも安全に切開可能となっている．

通常の金属プローブを用いたトラベクロトミー(120°切開)と360°スーチャートラベクロトミーを比較すると，POAGおよび続発開放隅角緑内障で術後1年では有意にスーチャートラベクロトミーが優れていた．術後合併症は従来のトラベクロトミーと同じで，重篤な合併症はみられていないが，通常のトラベクロトミーと同様，術後の一過性眼圧上昇には注意を要する．集合管の分布は均一ではないため，360°線維柱帯を切開可能なこの術式は，理論的には120°しか線維柱帯を切開しない従来のトラベクロトミーと比較すると，より効率的に眼圧下降効果が得られる可能性がある流出路再建手術と考えられる．

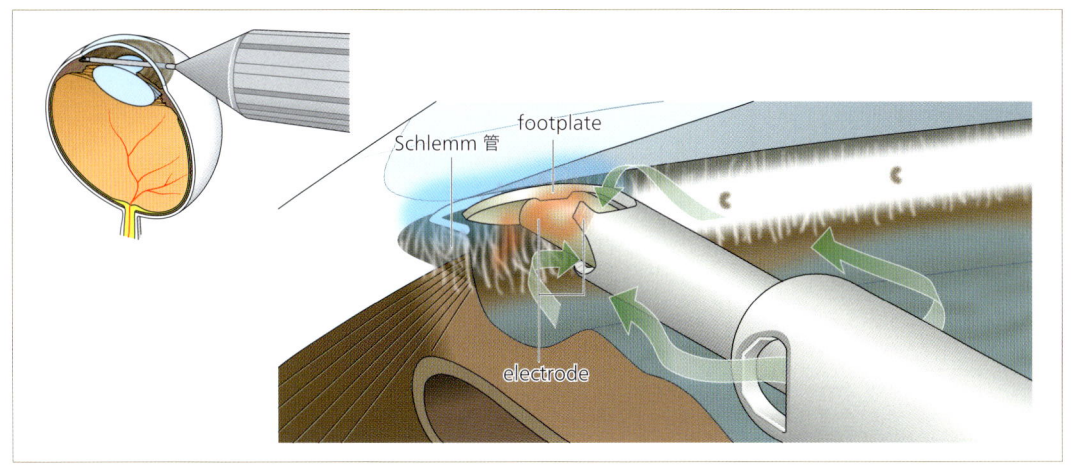

図3　トラベクトームによる線維柱帯の焼灼
ハンドピースにより線維柱帯は焼灼切除される．Schlemm管外壁は鈎型のfootplateにより保護されている．
（トラベクトーム手術研究会より許可を得て転載）

IV. 新しい流出路再建手術

1. トラベクトーム

　トラベクトーム（Trabectome®，NeoMedix Inc., USA）は角膜小切開創口からアプローチして線維柱帯・Schlemm管内壁を切開する手術で，goniotomyの進化型ともいえる．Goniotomyがメスで線維柱帯・Schlemm管内壁を切開するのに対して，ジアテルミーのように電気焼灼・切除する．トラベクトームは米国で開発され，2004年にFDAに認可された．その後，わが国にも導入され，2010年9月に厚生労働省の認可がおりた．

　専用のハンドピースの先端は，焼灼電極が直接Schlemm管外壁の集合管開口部に触れないように，鈎形の絶縁部（footplate）が備わっており，隅角鏡下でハンドピース先端の鈎形footplateをSchlemm管に引っかけるように刺し，少しずつ移動して焼灼する（図3）．従来のトラベクロトミーと異なり，結膜・強膜弁を作成する必要がなく，また確実に直視下でSchlemm管内皮が切開可能な簡便な術式として優れている．

　1つの角膜サイドポートから60〜120°の線維柱帯を焼灼切除可能で，POAGで13 mmHg，白内障との同時手術を含む症例の術後2年の成績では平均眼圧が16.6 mmHg，抗緑内障点眼薬数は1.2剤，術後の重篤な合併症は報告されていない．PACGでの手術成績は報告がないが，白内障手術後で隅角が開大してり，広範なPASがないような症例では直視下でSchlemm管切開が可能な利点がいかされ，よい適応になると考えられる．

2. iStent®

　iStent®はわが国では未認可だが，米国で2004年に開発された．内径120 μmのチタニウム製L字型ステントで，Schlemm管に挿入し，前房からSchlemm管に至るバイパスを

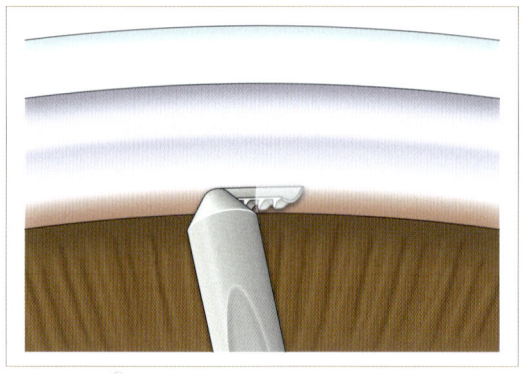

図4　iStent®のSchlemm管への挿入
iStent®は専用のホルダーを角膜ポートから挿入，線維柱帯にひっかけるようにして，Schlemm管へ挿入される．

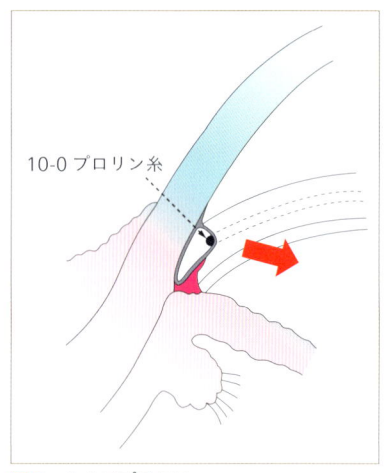

図5　カナロプラスティ
Schlemm管全周を通した糸はSchlemm管内壁を締めつけ，前房に凸となるように縫合する．

作って，房水の流出量を高める術式である．理論的には1本のステントで13％，2本のステントで26％の房水流出増強効果があると考えられている．術式としては，角膜サイドポートから専用ホルダーを挿入し，隅角鏡下でSchlemm管内にステントを差し込みリリースする（図4）．ステントが正しくSchlemm管に挿入されると，血液逆流が観察できる．Schlemm管とつながる集合管の分布には偏りがあるため，ステントの挿入部位と集合管との位置関係も成績に影響が及ぼすと考えられている．POAGで白内障との同時手術症例での術後2年の成績では，平均眼圧が16.6 mmHg，抗緑内障点眼薬は平均0.5剤，術後の重篤な合併症はみられていない．PACGでの手術成績は報告がないが，白内障手術後で隅角が開大している症例ではよい適応になると考えられる．

3. カナロプラスティ

　カナロプラスティ（canaloplasty）は非穿孔の流出路再建手術であり，viscocanalostomyの進化型といえる．ウィンドウからSchlemm管内に房水を導き，拡張させたSchlemm管を通って集合管から房水流出して眼圧が下がるという機序である．理論的にはSchlemm管管腔内径を100 μ 程度に拡大すると管内環状流の増加で房水流出が増加すると考えられている．通常どおりの二重強膜弁を用いることが多い．Schlemm管を同定したのち，特殊なカテーテルをSchlemm管内に全周挿入し，出てきた先に10-0プロリン糸を結び付けて再度引き抜くことでプロリンを留置する．このプロリン糸を締め付け，Schlemm管内壁を前房内に突出させ，Schlemm管の拡張，Schlemm管組織に間隙を生じさせることで房水流出を増やそうとする術式である（図5）．白内障との同時手術で成績が良く，術後2年の成績で平均眼圧13.4 mmHg，点眼数は0.2剤，重篤な合併症は報告されていない．

　流出路再建手術は眼圧下降効果には限界があるが，安全に施行可能な術式である．閉塞隅角緑内障および閉塞隅角症の隅角閉塞機序が解除された後，とくに水晶体再建術後で隅

角が開大している症例であれば良い適応と考えられる．また，多少PASが残存しているような場合でも，トラベクロトミーおよびその変法は小さなPASであれば外す効果も期待でき，また近年開発されている結膜・強膜に侵襲を加えない形の流出路再建手術は，直視下でSchlemm管を切開するため，症例ごとに対応が可能であろうと考えられる．

視神経障害・視野障害が進行しておらず目標眼圧をそれほど低く設定しなくてもよい症例では，まず試してみてよい術式であり，今後さらなる報告が期待される．

参考文献

1) 日本緑内障学会緑内障診療ガイドライン作成委員会：緑内障診療ガイドライン 第3版．日眼会誌 116：3-46, 2012
2) Jacobi PC, Dietlein TS, Luke C, et al.：Primary phacoemulsification and intraocular lens implantation for acute-angle closure glaucoma. Ophthalmology 109：1597-1603, 2002
3) Tanihara H, Negi A, Akimoto M, et al.：Long-term results of non-filtering surgery for the treatment of primary angle-closure glaucoma. Graefes Arch Clin Exp Ophthalmol 233：563-567, 1995
4) Hamanaka T, Kasahara K, Takemura T：Histopathology of the trabecular meshwork and Schlemm's canal in primary angle-closure glaucoma. Invest Ophthalmol Vis Sci 52：8849-8861, 2011
5) Saheb H, Ahmed II：Micro-invasive glaucoma surgery：current perspectives and future directions. Curr Opin Ophthalmol 23：96-104, 2012

（本庄　恵）

VI トラベクレクトミー

A 手術テクニックのコツと落とし穴

I. 原発閉塞隅角症・原発閉塞隅角緑内障に対するトラベクレクトミー

　原発閉塞隅角緑内障（PACG）に対してトラベクレクトミーを施行する適応は比較的限定されている．急性原発閉塞隅角緑内障（APACG）もしくは急性原発閉塞隅角症（APAC）に対しては，レーザー虹彩切開術，周辺虹彩切開術もしくは水晶体再建術が行われるのが通常であり，慢性のPACGもしくは原発閉塞隅角症（PAC）に対しては隅角癒着解離術が通常第一選択になり，またその多くの場合で水晶体再建術が併用される．したがって，PACGおよびPACに対してトラベクレクトミーを施行する場合というのは，基本的にすでに上記のレーザー虹彩切開術や隅角癒着解離術，そして水晶体再建術が行われているにもかかわらず眼圧コントロールが不良か，あるいは視神経障害が進行する場合となる．ごく稀にPACGの発見が遅れて，きわめて視神経萎縮が進行している場合に眼圧下降効果を優先して隅角癒着解離術ではなくトラベクレクトミーを選択することもある．

　以上のように，PACGおよびPACに対してトラベクレクトミーを行う場合の多くはすでに水晶体がない症例が多い．一方，水晶体がある症例にトラベクレクトミーをしなければならない場合は水晶体再建術を同時に行うのが原則となる．前房が浅い状態でトラベクレクトミーを単独で行うと術後の前房維持が困難になり，浅前房で苦しむことが多くなるし，PACGおよびPACの成因の一部として白内障が関与するため，同時手術をすることは理にかなっている．そして何よりもPACGおよびPACになるような短眼軸眼においてトラベクレクトミーを単独で行うと悪性緑内障になる確率が比較的高く，もしそうなった場合，有水晶体眼では対処手段に窮して治療がきわめて困難となる危険性がある．これらのことより，PACGおよびPACに対するトラベクレクトミーは，①人工水晶体眼に対する手術，②無水晶体眼（しばしば前房内硝子体脱出例であることがある）に対する手術，③有水

晶体眼での水晶体再建術との同時手術の 3 つの場合に分けられる．

II. 人工水晶体眼に対する手術

　基本的に通常のトラベクレクトミーと変わるところはなく，とくに注意すべき点もない（図1）．強いて言えば，術後の悪性緑内障の発症を考慮し，後から硝子体カッターを用いた前部硝子体切除がやりやすいように，大きめに虹彩切除を行っている．術後はやはり前房が浅くなりやすい傾向はあるものの，特別に心配するほどのことでもない．過度に術後浅前房を警戒して強膜フラップ縫合を調節するよりは，通常どおりのトラベクレクトミーを行って，術後管理をしたほうが成績は良くなるであろう．

III. 無水晶体眼に対する手術

1. 後嚢が保たれている場合

　基本的に眼内レンズ挿入を同時に行うことになるが，その場合はトラベクレクトミーで前房内に入る前に挿入する必要がある．同一創からももちろんできるが，無理して同一創を使わないほうが術式も容易で，かつマイトマイシンC（MMC）の角膜内皮への影響も少なくなるであろう（図2）．手術はまずトラベクレクトミーから始め，結膜切開，強膜フラップ作成，MMC塗布，洗浄までを行い，そこでいったん手術を止め，適当な部分（通常は耳側）より角膜切開して粘弾性物質を眼内に注入し，それぞれの眼内レンズ用インジェクターでfoldable眼内レンズを挿入し，シムコ針もしくは通常の白内障機器の吸引モードを用いて粘弾性物質を除去し，角膜創は10-0ナイロンで縫合する（図3）．術後低眼圧になるので無縫合手術は不可である．その後，挿入創から人工前房水を注入して眼圧を上げておいてトラベクレクトミーに戻り，強膜フラップの下で線維柱帯 and/or 角膜周辺部にメスもしくはパンチで強角膜ブロック切除を行う．エクスプレス™緑内障フィルトレーションデバイスを使うこともできるが，PACGは適用外なので原則的には使用しない．強角膜ブロック切除を行った後は虹彩をしっかり鑷子で保持して眼外に引き出し，先に述べたように大きめに虹彩切除を作成する．後は通常どおりの強膜フラップ縫合，結膜縫合，ステロイド結膜下注射で手術終了となる．

2. 後嚢が保たれていない場合

　術式としてはやや難しい手術となる．後嚢が十分に残存している場合を除き，挿入する眼内レンズは縫着ないし強膜内固定する必要がある．縫着・固定部位はトラベクレクトミーと干渉しない部分に置くことが望ましいが，トラベクレクトミーが初回手術であった場合，再手術の可能性を考慮して結膜温存のため，あえてトラベクレクトミーの近傍に縫着・固定部位を置くこともあろうし，なによりこのような症例の場合は使える結膜部位が限られるため，個々の症例によって，どこにトラベクレクトミーを行い，どこに縫着・固定部位を作成するかをあらかじめしっかりデザインしておくことが必要になる（図4）．縫

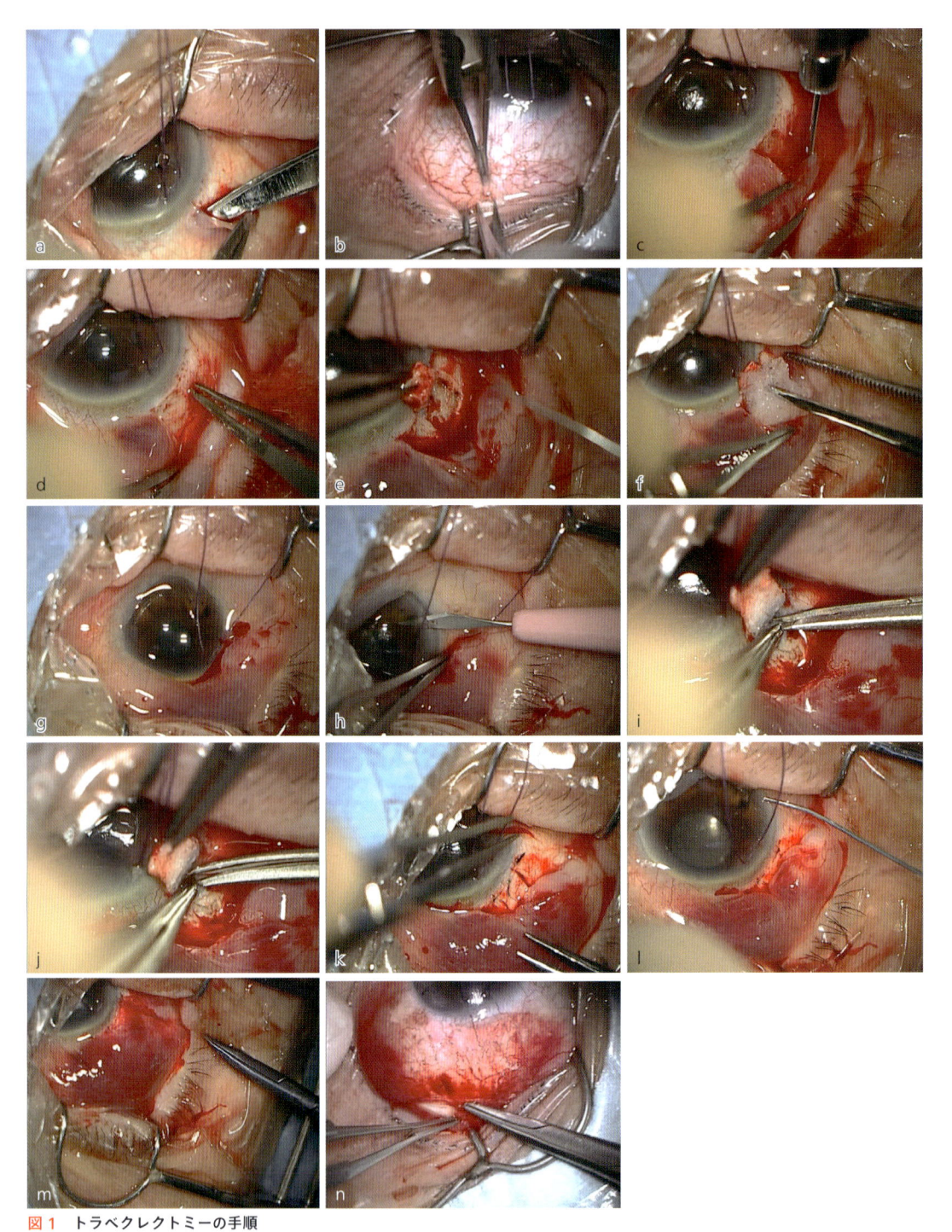

図 1 トラベクレクトミーの手順
a：円蓋部基底結膜切開，b：輪部基底結膜切開，c：Tenon 囊下麻酔，d：止血，e：強膜フラップ作成，f：マイトマイシンC塗布，g：洗浄，h：前房穿刺，i：強角膜ブロック切除，j：周辺虹彩切除，k：強膜フラップ縫合，l：眼圧の調整，m：結膜縫合（円蓋部基底結膜切開の場合），n：結膜縫合（輪部基底結膜切開の場合）

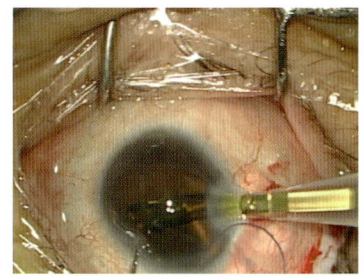

図2　別切開創による眼内レンズ挿入

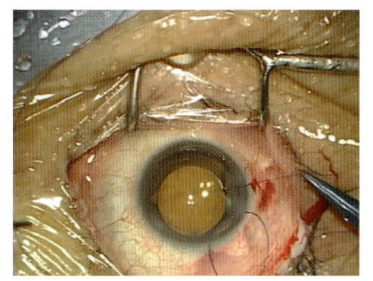

図3　必ず角膜縫合する

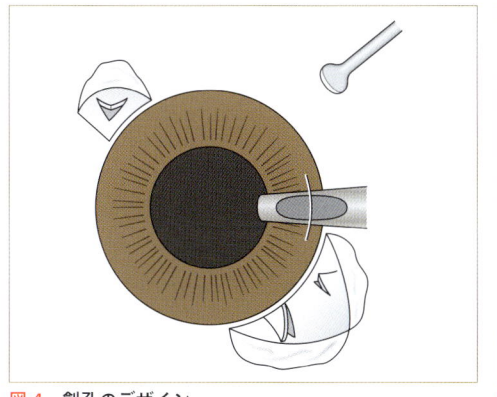

図4　創孔のデザイン
トラベクレクトミーの位置，眼内レンズ挿入創の位置，眼内レンズの縫着・固定の位置をよく考えて決定する必要がある．

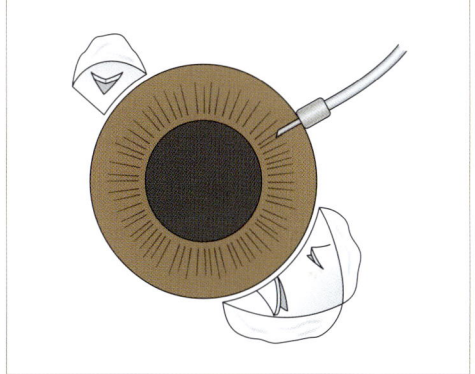

図5　角膜輪部での灌流チューブ設置

着・固定部位の作成と強膜フラップ作成，MMC塗布・洗浄はどちらを先に行ってもよい．それらを施行した後，眼内レンズ挿入に移るが，まず前房保持のために毛様体扁平部もしくは角膜輪部で手術の邪魔にならない部位に灌流チューブを設置し（図5），持続灌流する．その後，眼内レンズ挿入用の（強）角膜創およびサイドポートを作成し，サイドポートから粘弾性の低い粘弾性物質を注入して角膜内皮層を保護，硝子体カッターで前房内および前部硝子体を切除吸引除去する．眼内レンズの種類・固定方法は各症例の水晶体嚢の残存状態や術者の得意・不得意などで変わってくると思われるが，将来的な手術可能性を考えると，やはりできる限り結膜を温存できる手法が望ましい．眼内レンズが無事挿入できれば，あとは粘弾性物質を吸引除去し，角膜創縫合，その後通常のトラベクレクトミーへと進めていくことになる．

IV. 有水晶体眼での水晶体再建術との同時手術

　水晶体再建術は，手術侵襲を少なくするという意味でも，結膜を可能な限り温存すべきという意味でも，超音波乳化吸引術で施行することが望ましい．また，切開創も手術の容易さおよびMMCの角膜内皮への影響を最小限にするという意味から，トラベクレクトミーとは別の角膜創を作成して小切開白内障手術を行うことが望ましい．どうしても嚢外摘出術が必要であったり，もしくは毛様小帯脆弱例で結果的に嚢内摘出術となってしまっ

た場合は，強角膜層の一部にトラベクレクトミーを行うことになるが，手術の難度は一気に上がることになる．

　前項の無水晶体眼で後囊が保たれている場合に対する手術の場合と同様に，手術はトラベクレクトミーから始め，結膜切開，強膜フラップ作成，MMC塗布，洗浄までを行ったら，白内障手術に移る．適当な部位（通常は耳側）に角膜切開して超音波乳化吸引術，眼内レンズ挿入が首尾よく終われば（少々の破囊はきれいに処理できていれば問題にならない），角膜創を縫合してトラベクレクトミーに戻り終了となる．PACGおよびPACの白内障手術で問題になるのは小瞳孔，虹彩後癒着，毛様小帯脆弱などで，それらに対して適切な対処をする必要がある．詳細は第5章を参照のこと．さて，問題は首尾よく終わらなかった場合で，それぞれ工夫が必要となる．

1. 破囊して大きな核片が残ってしまった場合

　破囊して大きな核片が残ってしまった場合は別に強角膜創を開けて核片を取り出す必要がある．その場合のアプローチとしてはトラベクレクトミー部位から離れた部分で強角膜創を作り，そこから処理する方法（図6）と，トラベクレクトミーの強膜フラップ下強角膜ブロック切除部位から連続させた強角膜創を作成して，そこから処理する方法（図7）が考えられる．手術としては前者のほうが単純になるが，再手術を考えた場合，前者では結膜切開範囲が広くなってしまうため，後者のほうが望ましい．その場合は強角膜ブロックの前縁切開を強角膜切開に続ける形で切開創を広げて（図8）核片を処理し，硝子体切除後，眼内レンズを挿入，強膜フラップ以外の部分を先に強角膜創を10-0ナイロンで縫合し（図9），粘弾性物質を除去する．もし眼内レンズをon the bagに固定できない場合は，縫着もしくは強膜内固定が必要になるので，それらの処理も行う必要がある．強角膜創を強角膜ブロック切除部位から連続させて作成した場合は強角膜ブロック切除はパンチを使って行ったほうがやりやすい．虹彩切除はしっかり行い，万一そこから硝子体が脱出してしまった場合は，レクトミーホールから虹彩切除部へ硝子体カッターを入れて十分に硝子体切除する．

2. Zinn小帯が一部外れてしまった場合

　PACGおよびPACでは毛様小帯脆弱例が多いため，超音波乳化吸引中に毛様小帯が一部外れてしまうことがある．その場合は，まずはサイドポートを追加してカプセルエクスパンダーで水晶体囊を保持し，超音波乳化吸引および皮質吸引を完遂することが大事である．キャプスラーテンションリングを使う方法もある．皮質吸引が終わった時点である程度毛様小帯が保持されていたり，カプセル縫合糸の追加でなんとかなりそうであれば，眼内レンズを挿入して通常どおりのトラベクレクトミー同時手術として終わらせることができるが，もしそれが無理なら水晶体囊を諦めて眼内レンズ縫着もしくは強膜内固定を行わなければならない．このような場合，気持ちとしてはここで白内障手術は終えておいて，トラベクレクトミーを完成させて手術を終了し，後日眼内レンズ挿入のみの手術をしたいところだが，話はそう簡単ではない．濾過胞のある目に対して濾過胞を避けて眼内レンズ縫着もしくは強膜内固定術を行い，濾過胞機能を維持させようというのは頭の中でシミュ

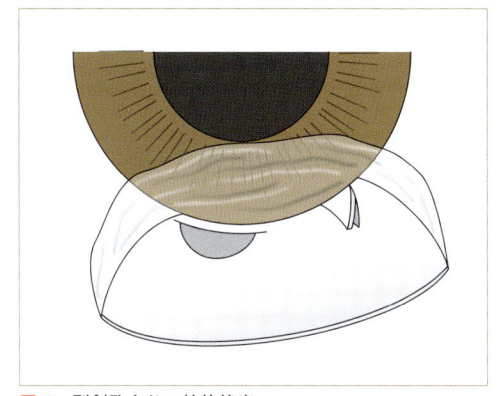

図6　別創孔よりの核片娩出
別切開創から核片娩出を行うのはわかりやすいが結膜切開範囲が広くなってしまう．

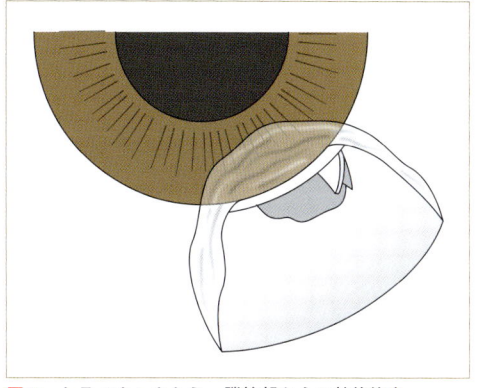

図7　トラベクレクトミー隣接部からの核片娩出
強角膜ブロック切除部位から連続させた角膜切開創のほうが結膜切開範囲は狭くてすむ．

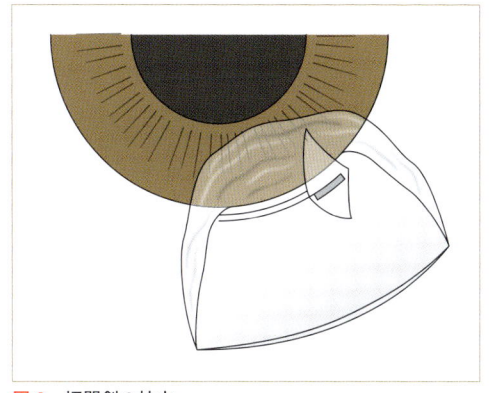

図8　切開創の拡大
強角膜ブロックの前縁切開を強角膜切開に続ける形で切開創を広げる．

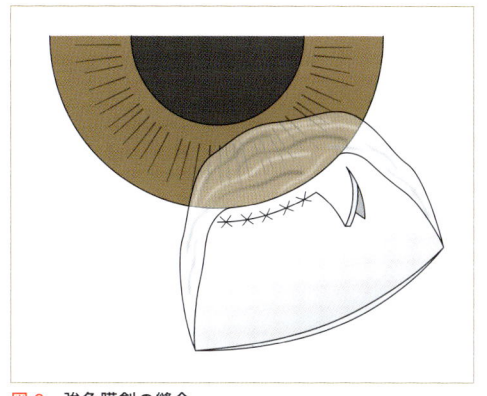

図9　強角膜創の縫合
強膜フラップ以外の強角膜創を先に縫合する．

レーションしてみればわかるが，きわめて大変なことである．その場で処理できるなら処理してしまうべきである．幸いすでに水晶体は処理されているわけであるから切開創を大きく広げる必要はない．眼内レンズ縫着・固定部位をなるべく将来的なトラベクレクトミーと干渉しないことを考えながら作成し，粘弾性の低い粘弾性物質を注入して角膜内皮層を保護，水晶体嚢を除去して硝子体切除，眼内レンズ挿入と進む．角膜切開創をあまり広げないでよいことから挿入する眼内レンズはfoldableのものが望ましい．センタリングを考えてPMMAレンズを選択する場合には破嚢して核片が残ってしまった場合と同様，強膜フラップ下強角膜ブロック前縁切除部位から連続させた強角膜創を作成して挿入する必要がある．角膜切開創を過度に広げるのは非常に強い乱視を作ってしまうため避けるべきである．眼内レンズ挿入後は粘弾性物質を吸引除去，（強）角膜創縫合，トラベクレクトミーへと戻る．

3. 毛様小帯がきわめて脆弱な場合

　超音波乳化吸引中に毛様小帯がきわめて弱く，もう乳化吸引が続けられなくなることもある．その場合は，全摘手術を行う．まずは毛様体扁平部に灌流ポートを作成し，何が

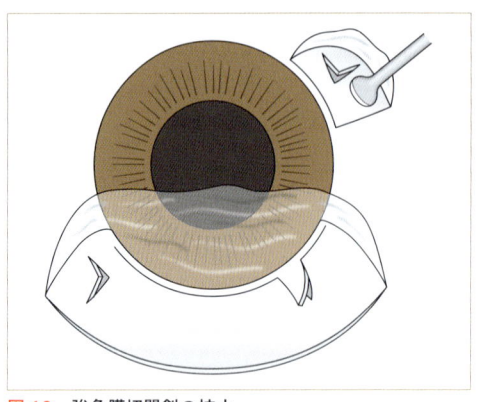

図 10　強角膜切開創の拡大
水晶体嚢内摘出術になってしまった場合は強膜フラップの両側に強角膜切開創を広げる必要がある．

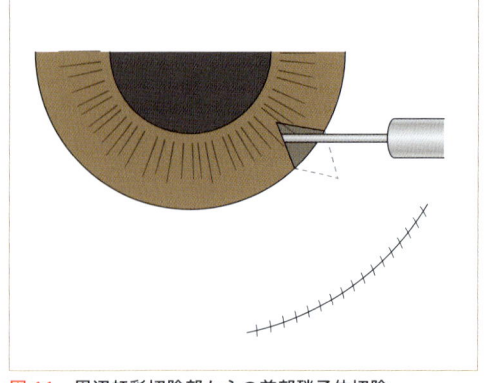

図 11　周辺虹彩切除部からの前部硝子体切除
周辺虹彩切除部位に硝子体カッターを入れて切除し，硝子体腔と前後房を連絡させる．

あっても大丈夫な状態にし，それが無理なら下方角膜輪部にサイドポートを開けて水晶体を娩出し，強角膜創をいったん閉じた後に灌流チューブを入れられるようにしておく．次に眼内レンズ縫着・固定部位も作り，強角膜切開創はトラベクレクトミーの強膜フラップの両側に広げて(図10)十分な幅にする．強角膜創に前置糸をかけ，スプーンで水晶体を丸ごと娩出する．皮質の一部は残るだろうし，嚢の一部も残存するかもしれないが，それはやむをえない．取れるものを取ったら前置糸を結んで処理していけばよい．眼内レンズを挿入固定し，強角膜創縫合までできれば後は同様にトラベクレクトミーを行う．この場合も強膜パンチが重宝する．

4. 水晶体嚢外摘出術との同時手術

最後に核が非常に硬く，超音波乳化吸引は無理と考えられることがある．その時は，嚢外摘出術を選択する．やはり強膜フラップまで作って MMC 塗布，洗浄した後，強膜フラップ下の強膜ブロック前縁切開から続ける形で強角膜創を作成し，水晶体嚢外摘出術および眼内レンズ挿入術を行う．万一水晶体嚢ごと取れてしまったら上記の嚢内摘出の場合と同じになる．強膜フラップ部位以外の強角膜創を縫合し，トラベクレクトミーを完成させる．

V.　術後管理・注意事項

基本的に通常のトラベクレクトミーと変わるところはない．ただし悪性緑内障の発症にはとくに注意が必要で，浅前房にもかかわらず眼圧が下がらないもしくは上がっている状態になったら早々に対処したほうがよい．治療としては散瞳薬および眼圧下降薬による保存的療法がまず行われるが，あまり有効でないことが多く，レーザー治療として虹彩切除部位への YAG レーザーによる前部硝子体膜切開もしくは YAG レーザーによる後嚢切開術(&前部硝子体膜切開術)が比較的有効である．それでも不十分であれば角膜切開して虹彩切除部位に硝子体カッターを入れて切開し，さらに奥まで入れて前部硝子体の一部を切除

するのがよい(図11).どうしてもコントロールできなければ硝子体手術により前部硝子体を徹底的に切除して,後房と房水を連絡させることが必要である.

参考文献

1) Shahid H, Salmon F：Malignant glaucoma：a review of the modern literature. J Ophthalmol 2012：2012：852659. doi：10.1155/2012/852659. Epub 2012 Mar 27.

〈鈴木康之〉

B 手術適応と成績，予後要因

I. 原発閉塞隅角緑内障にトラベクレクトミーがなぜ必要か？

　原発閉塞隅角緑内障に対する手術治療の第一選択は，相対的瞳孔ブロックが関与している急性緑内障発作の場合，虹彩切開術や虹彩切除術によって瞳孔ブロックを解除することである．また，プラトー虹彩機序が主体であれば，レーザー周辺部虹彩形成術で隅角を開大させる．白内障を合併する症例に対しては，水晶体再建術を行うと隅角が開大するため，機能的隅角閉塞であれば有効な手術である．

　しかし，レーザー虹彩切開術やレーザー周辺部虹彩形成術さらには水晶体再建術を行っても，なおかつ緑内障治療薬を併用下で正常値以上の眼圧値で推移する症例や，さらに目標眼圧を低めに設定する必要がある症例に対しては，トラベクレクトミーを選択する余地があると言える．このような症例は，慢性閉塞隅角緑内障とよばれる病型であり，機能的隅角閉塞による眼圧上昇ではなく，むしろ器質的な隅角閉塞によって眼圧上昇が生じている．日本では，隅角癒着解離術を行い，レーザー周辺部虹彩形成術を追加する施設が多いが，海外ではむしろトラベクレクトミーを施行することが一般的である．

　原発閉塞隅角緑内障のトラベクレクトミーで得られた線維柱帯組織標本を観察した濱中らの報告によると，Schlemm管腔が狭窄または閉塞している．さらに隅角鏡で器質的な隅角閉塞がみられる慢性閉塞隅角緑内障の症例ではSchlemm管が閉塞している場合が多い．これは，隅角癒着解離術を行ってもすでにSchlemm管が閉塞して房水流出が回復しない症例があることを示唆している．このように，慢性閉塞隅角緑内障の中には，トラベクレクトミーなどの濾過手術が必要な症例が存在していると言える．

II. トラベクレクトミーは有効か？

　手術治療を有効であるかどうかを評価する目安として，比較すべきコントロールを設定しなければならない．トラベクレクトミーがゴールドスタンダードの手術治療である原発開放隅角緑内障と比較して，原発閉塞隅角緑内障のトラベクレクトミー術後の眼圧下降と合併症の頻度についての報告がある．また，ほかの術式として，水晶体再建術と比較した臨床試験，水晶体再建術とトラベクレクトミーとの同時手術と比較した臨床試験が近年報告されているので，これらを中心に解説したい．

1. 原発閉塞隅角緑内障 vs 原発開放隅角緑内障

　香港で行われた後ろ向き調査で，31 眼の原発閉塞隅角緑内障と 34 眼の原発開放隅角緑内障との比較が行われた．原発閉塞隅角緑内障は，2 象限以上隅角が閉塞している症例が対象となった．すべてのトラベクレクトミーは，超音波乳化吸引術での水晶体再建術が併用された．マイトマイシン C は 18 眼の原発閉塞隅角緑内障と 8 眼の原発開放隅角緑内障に使用された．平均 21 か月後の最終受診時に 21 mmHg 未満であった率は，原発閉塞隅角緑内障が 87％，原発開放隅角緑内障が 71％で，原発閉塞隅角緑内障が上回ったが統計学的には有意な差はみとめられなかった．

　同様に 2011 年にインドから報告された後ろ向き研究では，代謝拮抗薬を用いないトラベクレクトミーが行われ，緑内障点眼薬なしで 21 mmHg 未満に維持できた場合に成功と定義した Kaplan-Meier 曲線での成功率では，原発閉塞隅角緑内障が 72.1％，原発開放隅角緑内障が 56.1％で原発閉塞隅角緑内障のほうが高い成功率を示したが有意な差はみられなかった（P＝0.06）．原発閉塞隅角緑内障のほうが，有意に眼圧下降幅は大きく，術後の緑内障点眼薬数も少なかった．

　前房が狭い原発閉塞隅角緑内障にトラベクレクトミーを行うと，前房消失が生じやすく，術後合併症が原発開放隅角緑内障と比べて頻発するという先入観があるかもしれない．シンガポールのグループが，トラベクレクトミーの術後合併症を原発開放隅角緑内障と比較した多数の症例の後ろ向き調査を 2011 年に報告している．446 人の原発閉塞隅角緑内障患者と 816 人の原発開放隅角緑内障患者が比較された．原発閉塞隅角緑内障のうち，112 人がトラベクレクトミー単独を行われ，334 人が水晶体再建術との同時手術を行われた．一方，原発開放隅角緑内障のうち，208 人がトラベクレクトミー単独を行われ，608 人が水晶体再建術との同時手術を行われた．全例マイトマイシン C かフルオロウラシルが使用された．原発閉塞隅角緑内障は，周辺虹彩前癒着の有無にかかわらず，圧迫せずに 180°以上隅角が閉塞している症例と定義されており，機能的隅角閉塞のみの症例も含まれていると考えられる．原発閉塞隅角緑内障と原発開放隅角緑内障との間では術後合併症の頻度に差はみられなかった．また，トラベクレクトミー単独よりも水晶体再建術との同時手術のほうが，原発閉塞隅角緑内障，原発開放隅角緑内障ともに，有意に術後合併症の頻度が低かった（表 1）．多変量解析の結果として，ブレブからの房水漏出，過剰濾過

表 1　トラベクレクトミー合併症頻度：原発閉塞隅角緑内障 vs 原発開放隅角緑内障

術式	病型	合併症頻度	95％信頼区間	PACG vs POAG	トラベクレクトミー単独 vs 水晶体再建術＋トラベクレクトミー
トラベクレクトミー単独	PACG	8.0％	4.3〜14.6％	P＞0.99	P＝0.003
	POAG	8.7％	5.5〜13.3％		
水晶体再建術＋トラベクレクトミー	PACG	5.1％	3.2〜8.0％	P＝0.31	
	POAG	3.5％	2.3〜5.2％		

PACG：原発閉塞隅角緑内障，POAG：原発開放隅角緑内障
（Tan YL, Tsou PF, Tan GS, et al.：Postoperative complications after glaucoma surgery for primary angle-closure glaucoma vs primary open-angle glaucoma. Arch Ophthalmol 129：987-992：2011 より改変）

表2 水晶体再建術との同時手術と比較したトラベクレクトミー単独手術の合併症リスク比

術式	リスク比（単独/同時手術）	P値
低眼圧による合併症	2.68	0.02
濾過胞感染	3.41	0.04
全ての合併症	2.07	0.02

による低眼圧，濾過胞感染がトラベクレクトミー単独手術に多かった（表2）．

　これまでのトラベクレクトミーの原発閉塞隅角緑内障と原発開放隅角緑内障との比較研究の結果をまとめると，原発閉塞隅角緑内障にトラベクレクトミーを行うと眼圧下降は原発開放隅角緑内障よりもむしろ有効であり，合併症の頻度も同等であると言える．

2. トラベクレクトミー＋水晶体再建術 vs 水晶体再建術

　機能的隅角閉塞のみであれば，原発閉塞隅角緑内障の手術治療は水晶体再建術のみで十分である．しかし，器質的隅角閉塞を伴い，レーザー虹彩切開術を行っても高眼圧が遷延する慢性閉塞隅角緑内障には，トラベクレクトミーも併用すべきかもしれない．したがって，慢性閉塞隅角緑内障に対して，トラベクレクトミーと水晶体再建術との同時手術が，水晶体再建術に比べて，有意に良い術後成績を得られるか，合併症の頻度が許容できる範囲で収まるのか，という命題について，海外では比較試験が行われてきた．

1）眼圧がコントロールされている症例の臨床試験

　香港のThamらは，点眼治療が行われている慢性閉塞隅角緑内障患者を水晶体再建術単独とトラベクレクトミー＋水晶体再建術同時手術とに無作為割り付けを行った．180°以上の隅角閉塞がみられ，レーザー虹彩切開術が施行済みであり，3剤以下の緑内障点眼薬で21 mmHg以下に眼圧がコントロールされている症例が対象になった．すべての症例が白内障を伴っている慢性閉塞隅角緑内障の症例で，白内障の治療目的で水晶体再建術を行う際に，水晶体再建術だけを行うのか，それともトラベクレクトミーも同時に行うのかが検討されたわけである．すべての症例が初回手術であり，72人が対象となり，単独手術群に35人，同時手術群に37人が割り付けられた．水晶体再建術は将来の濾過手術の可能性を考慮して角膜切開で行われており，トラベクレクトミーには0.4 mg/mLの濃度でマイトマイシンCが2分間使用された．ただし，瞳孔癒着のある症例や40歳未満の患者，僚眼のトラベクレクトミーが不成功に終わった既往歴のある症例，点眼により結膜の状態が悪いと判断される症例にはマイトマイシンCが3分間使用された．術前眼圧は両群とも平均16.3 mmHgであったが，術後1か月目と3か月目に同時手術群は単独手術群に比べて有意に眼圧が下降した．その後2年間の経過観察中，同時手術群のほうが眼圧は低めで推移したが統計学的有意な差はみとめなかった．緑内障点眼薬は，術前に単独手術群が平均2.2剤，同時手術群が平均2.3剤であったところ，術後2年間の経過観察期間中すべての観察日で有意に点眼薬数が同時手術群のほうが少なかった．術後視力は両群で有意に改善していたが，両群間に差はみとめなかった．単独手術群のうち2眼，同時手術群のうち4眼が術後視力の悪化がみられた．視野検査にて進行がみとめられたのは，

表3　術前眼圧21 mmHg以下の慢性閉塞隅角緑内障の水晶体再建術単独 vs トラベクレクトミー＋水晶体再建術

	水晶体再建術単独群	同時手術群	P値
症例数（人）	35	37	—
術前眼圧平均値（mmHg）	16.3	16.3	0.96
術前点眼薬数平均値	2.2	2.3	0.55
術後1か月眼圧平均値（mmHg）	15.1	11.8	＜0.001
術後3か月眼圧平均値（mmHg）	15.0	12.5	0.01
術後3か月点眼薬数平均値	0.9	0.1	＜0.001
術後6か月眼圧平均値（mmHg）	14.7	13.3	0.09
術後6か月点眼薬数平均値	0.8	0.1	＜0.001
術後1年眼圧平均値（mmHg）	14.3	13.3	0.21
術後1年点眼薬数平均値	0.8	0.1	＜0.001
術後2年眼圧平均値（mmHg）	14.5	13.3	0.12
術後2年点眼薬数平均値	1.1	0.1	＜0.001
術後視力低下（人）	2	4	—
術後視野障害の進行（人）	5	6	—
前房深度（μm）	3,528.4	3,297.8	＜0.001
隅角開大度（μm）	468.0	344.4	＜0.001

単独手術群が5眼，同時手術群が6眼でほぼ同じ程度であった．一方，超音波生体顕微鏡を用いた術後の隅角と前房深度は，両群とも術前に比べて有意に拡大していたが，術後の数値を両群で比較すると，単独手術群のほうが同時手術群よりも有意に大きかった（表3）．

2）眼圧がコントロールされていない症例の臨床試験

　さらに別の無作為臨床試験で，緑内障点眼薬を併用しても21 mmHgを超える白内障を合併している慢性閉塞隅角緑内障患者51人が水晶体再建術単独27人とトラベクレクトミー＋水晶体再建術同時手術24人とに割り付けられた．すなわち，水晶体再建術だけで，慢性閉塞隅角緑内障を治療できるのか，それともやはりトラベクレクトミーも追加しなければ眼圧は治まりきらないのかが検討されたわけである．すべてのトラベクレクトミーに0.4 mg/mLの濃度のマイトマイシンCが使用され，通常2分間塗布させたが，前述のハイリスク症例には3分間塗布された．術前眼圧は，単独手術群が平均24.4 mmHgに対し，同時手術群が平均23.8 mmHgであり，両群間に有意な差はなかった．術後眼圧値の各群の平均値は，24か月の経過観察期間中常に同時手術群が下回り，術後3か月，15か月，18か月で有意な差がついた．緑内障点眼薬は術前では単独群が平均3.3剤，同時手術群が平均3.1剤で有意な差はなかったが，すべての術後観察日で同時手術群のほうが有意に緑内障点眼薬数が少なかった．術後視力は，単独手術群では1眼視力低下をきたしたが，同時手術群では4眼が視力低下をきたしたため，単独手術群では，術後視力が有意に改善したが，同時手術群では有意な改善はみられなかった．視野検査では2年間の経過観察の間に，単独手術群のうち11眼が進行し，同時手術群では9眼が進行した（表4）．

　以上の結果を踏まえると，点眼で眼圧がコントロールされている慢性閉塞隅角緑内障患者の白内障治療において，水晶体再建術を行う際にトラベクレクトミーを併用すれば，術

表4 術前眼圧21 mmHgを超える慢性閉塞隅角緑内障の水晶体再建術単独 vs トラベクレクトミー＋水晶体再建術

	水晶体再建術単独群	同時手術群	P値
症例数（人）	27	24	—
術前眼圧平均値（mmHg）	24.4	23.8	0.72
術前点眼薬数平均値	3.3	3.1	0.45
術後3か月眼圧平均値（mmHg）	17.0	14.0	0.01
術後3か月点眼薬数平均値	1.5	0.3	<0.001
術後1年眼圧平均値（mmHg）	15.5	14.0	0.16
術後1年点眼薬数平均値	1.5	0.3	<0.001
術後1年3か月眼圧平均値（mmHg）	15.4	13.2	0.02
術後1年3か月点眼薬数平均値	1.6	0.3	<0.001
術後1年6か月眼圧平均値（mmHg）	15.9	13.6	0.01
術後1年6か月点眼薬数平均値	1.6	0.3	<0.001
術後2年眼圧平均値（mmHg）	16.1	14.1	0.08
術後2年点眼薬数平均値	1.7	0.5	<0.001
術後視力低下（人）	1	4	—
術後視野障害の進行（人）	11	9	—

後の緑内障点眼薬を減らす程度の眼圧下降は期待できるが，術後視力が悪化する症例がある．また，手術治療で眼圧下降が必要な慢性閉塞隅角緑内障に対して，水晶体再建術にトラベクレクトミーを併用すると，さらなる眼圧下降と緑内障点眼薬数の軽減が期待できるが，術後視力が悪化する症例が出やすい，ということになる．

3. トラベクレクトミー vs 水晶体再建術

　白内障を有しない慢性閉塞隅角緑内障に対しては，トラベクレクトミーを行うのが海外では一般的である．そのような白内障を合併していない症例に対しても水晶体再建術を行うべきかについて，香港のThamらがさらに無作為臨床試験を行った．50人の慢性閉塞隅角緑内障で，レーザー虹彩切開術の既往歴があり，180°以上隅角が閉塞している症例が対象になった．緑内障点眼薬を併用しても21 mmHgを超える眼圧値を有し，白内障を合併していない症例が，水晶体再建術26人，マイトマイシンC併用トラベクレクトミー24人に無作為に割り付けられた．つまり，慢性閉塞隅角緑内障をトラベクレクトミーに頼らずに水晶体再建術で治せるかが検討されたわけである．2年間の術後経過観察期間中，術後眼圧は，術後3か月目にトラベクレクトミー群が有意に低い眼圧値を示したが，それ以降の期間では両群間に有意な差はみとめなかった．しかし，水晶体再建術群のうち3眼が経過観察中にトラベクレクトミーを追加した．また，術後2年目の緑内障点眼薬数は，水晶体再建術群が平均1.5剤であったのに対し，トラベクレクトミー群が平均0.4剤で統計学的有意に水晶体再建術群がより多くの緑内障点眼薬を要した．24か月目の時点で，術後視力低下をきたしていた症例は，水晶体再建術群では4眼あり，1眼が緑内障視神経症の進行によるものであった．一方，トラベクレクトミー群が6眼あり，そのうち3眼が白内障の進行によるものであった．経過観察期間中に水晶体再建術を行い，視力を改善させた症例が5眼あった．術後合併症は，水晶体再建術群では1眼であったのに対し，トラベクレクトミー群では11眼もあり，統計学的有意にトラベクレクトミー群のほうが

表5　白内障を合併していない慢性閉塞隅角緑内障の水晶体再建術 vs トラベクレクトミー

	水晶体再建術群	トラベクレクトミー群	P値
症例数（人）	26	24	—
術前眼圧平均値（mmHg）	24.1	24.8	0.55
術前点眼薬数平均値	3.7	3.5	0.43
術後眼圧	術後3か月目のみ有意に（P＝0.031），トラベクレクトミー群が低い．		
術後2年点眼薬数平均値	1.5	0.4	＜0.001
術後視力低下（人）	4	6	≧0.05
水晶体再建術の追加（人）	0	6	—
トラベクレクトミーの追加（人）	3	0	—
眼圧コントロール不良（人）	5	0	—
術後合併症（人）	1	11	0.001

合併症の頻度が高かった．白内障の進行が8眼（6眼が経過観察中に水晶体再建術を施行），過剰濾過が3眼，切開創からの房水漏出が2眼であった（表5）．

したがって，眼圧下降に関しては，トラベクレクトミーのほうが，緑内障点眼薬を軽減する効果があり，水晶体再建術では，術後にトラベクレクトミーを追加する必要がある症例が出やすい．一方，トラベクレクトミーは白内障が進行しやすく，水晶体再建術が必要になる症例が出やすい．

4. トラベクレクトミー＋水晶体再建術 vs トラベクレクトミー

台湾のグループの後ろ向き研究が2008年に報告されている．75人に水晶体再建術との同時手術が行われ，24人にトラベクレクトミー単独手術が行われた．水晶体再建術は，超音波乳化吸引術以外の嚢外摘出術も含まれた．隅角鏡で3象限以上の閉塞と21 mmHg以上の術前眼圧値のあるレーザー虹彩切開術の既往のある慢性閉塞隅角緑内障が対象となった．すべてのトラベクレクトミーに0.2 mg/mLのマイトマイシンCが3分間使用され，円蓋部基底結膜切開で結膜弁は作成され，水晶体再建術は同一創で行われた．同時手術群のうち，超音波乳化吸引術が40眼あった．術後3年後の眼圧値は，同時手術群が平均11.9 mmHg，単独手術群が平均12.0 mmHgであり，両群間に有意な差はみとめず，緑内障点眼薬数にも両群間に有意な差はみとめなかった．また，20％を超える眼圧下降または15 mmHg未満の術後眼圧を基準にしたKaplan-Meier曲線による成功率も両群間に有意な差はなかった．しかし，単独手術群のうち，3眼で眼圧下降のために追加手術を施行していた．同時手術群のうち，水晶体再建術を超音波乳化吸引術以外の嚢外摘出術で行った症例の成功率は，超音波乳化吸引術で行った症例の成功率を20％下回っていたが，有意な差は得られなかった．一方，術後視力は，同時手術群では有意に改善したが，単独手術群では有意に悪化した．3年間の経過観察中に単独手術群のうち，10眼が水晶体再建術を受けていた．術後合併症の頻度は，同時手術と単独手術の間で有意な差はみとめなかった（表6）．

同様に2012年に中国から報告された後ろ向き研究でも，同時手術群には追加手術は必要なかったが，単独手術群では，前房形成や水晶体再建術の追加する症例がみられた．

これらの結果から，術後眼圧に関しては，トラベクレクトミーに水晶体再建術を併用す

表6 慢性閉塞隅角緑内障のトラベクレクトミー＋水晶体再建術 vs トラベクレクトミー単独の後ろ向き研究

	同時手術	トラベクレクトミー単独群	P値
症例数（人）	75	24	―
術前眼圧平均値（mmHg）	22.9	25.4	―
術前点眼薬数平均値	1.9	1.9	―
術後3年眼圧平均値（mmHg）	11.9	12.0	＞0.05
術後3年点眼薬数平均値	0.6	0.6	＞0.05
術後視力	有意に改善	有意に悪化	―
3年成功率（＞20％眼圧下降 or 15 mmHg 未満）	56％	54％	―
3年成功率（PEA 40人 vs ECCE 35人）	PEA 66％ ECCE 46％	―	0.151
術後水晶体再建術の追加（人）	0	10	―
術後眼圧下降手術の追加（人）	0	3	―
術後早期合併症（人）	16	8	0.232

る場合は，超音波乳化吸引術で行うべきであり，トラベクレクトミー単独手術は前房形成不全が生じやすく，術後白内障も進行しやすいため，のちに水晶体再建術が必要になることが多いということになる．

III. トラベクレクトミーの予後

　トラベクレクトミー術後早期の眼圧値が長期成績と関連があることは以前から指摘されている．中国で行われた強膜弁のリリース縫合の有無で比較された多施設無作為前向き試験の165人の原発閉塞隅角緑内障患者の術後データが再解析され，原発閉塞隅角緑内障においても，同様の結果が報告されている．21 mmHg 以上の術前眼圧値と180°以上の隅角閉塞がみられる症例が対象で，0.3 mg/mL のマイトマイシンCを併用した輪部基底結膜切開のトラベクレクトミーが行われた．術後30日目までの眼圧値が低いほど18か月後の眼圧値がより低くなることが示された．また，年齢，周辺虹彩前癒着の範囲，前房深度，術前の最高眼圧値などは，有意な予後因子ではなく，多変量解析で術後早期の眼圧値のみが独立した予後因子として算出された．15 mmHg を超える眼圧を術後2週間以内に記録した症例に，強膜弁のナイロン糸の切糸や開放，ニードリング，マッサージなどの介入を行って，さらに眼圧を下降させても長期的な眼圧値には有意な相関はみられなかった．つまり，術後早期の眼圧値が高いと術後処置を行っても長期的な眼圧値を低めに維持することは困難ということになる．

　原発閉塞隅角緑内障が急性なのか慢性なのかによって，トラベクレクトミーの手術成績が異なることが台湾のグループから報告されている．後ろ向き研究で，急性緑内障発作の症例15人と慢性閉塞隅角緑内障の症例37人を比較すると，急性緑内障発作の群のほうが，よりブレブが退縮しやすく，術後眼圧値も高く，術後視力も悪化する症例が多いことが示された．

IV. トラベクレクトミー単独，水晶体再建術単独，同時手術の使い分け

2007年に中国から報告された88人97眼の慢性閉塞隅角緑内障の後ろ向き研究で，この3群間の比較が行われた．眼圧下降を基準とした成功率に3群間に差はみとめなかったが，前房深度と隅角は，水晶体再建術単独群と同時手術群で拡大した一方，トラベクレクトミー単独群では有意な変化がみられなかった．術後視力は，水晶体再建術単独群と同時手術群で改善し，トラベクレクトミー単独では有意な改善はみられなかった．

2010年までの国際雑誌と中国で発表された論文を用いたメタアナリシスの結果が2011年に報告されている．前房深度の改善に関しては，トラベクレクトミー単独群に比べて，水晶体再建術単独群と同時手術群が優れていた．眼圧下降に関しては，同時手術＞トラベクレクトミー単独＞水晶体再建術単独の順になった．原発開放隅角緑内障では同時手術のほうがトラベクレクトミー単独手術よりも眼圧下降に劣るもしくは同等であるという報告が多いのと対照的である．これは，原発開放隅角緑内障よりも原発閉塞隅角緑内障のほうが，水晶体再建術での隅角の開大によってもたらされる房水流出抵抗の改善による眼圧下降が，より寄与しているからと考えられる．

これまでの報告をまとめると，トラベクレクトミーの単独手術は，水晶体再建術と同時に行うことよりも，術後眼圧値で有利な面はなく，術後白内障が進行しやすいことや前房消失をきたしやすいという難点があげられる．したがって，有水晶体眼に対して，トラベクレクトミーを行う場合は，水晶体再建術との同時手術を選択すべきである．トラベクレクトミー単独は，水晶体再建術を施行してもなおかつ眼圧が高い症例に対して行うべき術式である．水晶体再建術単独は，術後視力が改善する利点はあるが，トラベクレクトミー単独やトラベクレクトミーとの同時手術に比べて，術後眼圧値が高くなりがちで，術後緑内障点眼薬も併用しなければならない症例も多いので，目標眼圧設定がそれほど厳格である必要のない急性緑内障発作の症例や視神経症が早期である慢性閉塞隅角緑内障に適応すべきであり，視神経症の進んだ症例には，トラベクレクトミーと水晶体再建術との同時手術を選択するという術式の使い分けをお勧めしたい(表7)．

表7 水晶体再建術＋トラベクレクトミー同時手術，水晶体再建術単独，トラベクレクトミー単独の特色と適応

	水晶体再建術＋トラベクレクトミー同時手術	水晶体再建術単独	トラベクレクトミー単独
眼圧下降	著効	弱い	有効
緑内障点眼薬数の軽減	著効	有効	著効
白内障による視力低下	なし	なし	頻発
術後合併症	ある	少ない	多い
術後のトラベクレクトミーの追加	少ない	多い	ある
手術適応	緑内障点眼薬の術後継続が困難な症例，より低い目標眼圧の設定すべき症例	機能的隅角閉塞の症例，緑内障視神経症が軽度な症例	水晶体再建術の既往歴のある症例

参考文献

1) Tham CC, Kwong YY, Leung DY, et al.：Phacoemulsification versus combined phacotrabeculectomy in medically controlled chronic angle closure glaucoma with cataract. Ophthalmology 115：2167-2173, 2008
2) Tham CC, Kwong YY, Leung DY, et al.：Phacoemulsification versus combined phacotrabeculectomy in medically uncontrolled chronic angle closure glaucoma with cataracts. Ophthalmology 116：725-731, 2009
3) Tsai HY, Liu CJ, Cheng CY, et al.：Combined trabeculectomy and cataract extraction versus trabeculectomy alone in primary angle-closure glaucoma. Br J Ophthalmol 93：943-948, 2009
4) Tan YL, Tsou PF, Tan GS, et al.：Postoperative complications after glaucoma surgery for primary angle-closure glaucoma vs primary open-angle glaucoma. Arch Ophthalmol 129：987-992：2011
5) Tham CC, Kwong YY, Baig N, et al.：Phacoemulsification versus trabeculectomy in medically uncontrolled chronic angle-closure glaucoma without cataract. Ophthalmology 120：62-67：2013

〔稲谷　大〕

Topics

原発閉塞隅角緑内障に対するチューブシャント手術

❶チューブシャント手術の適応

　原発閉塞隅角緑内障は一般的に前房容積がせまく前房内でのチューブの角度調整が難しい．しかし，この問題は原発閉塞隅角緑内障におけるトラベクレクトミー手術で，術後よく経験される浅前房→不可逆的な虹彩前癒着→術前以上の高眼圧という最悪のシナリオを考えるとチューブシャント手術も考慮の価値がある．その理由は弁なしタイプのチューブシャント手術では術直後に房水をプレートに導くことはないため，上記のような浅前房は生じない．

　原発閉塞隅角緑内障に対するチューブシャント手術の絶対的必要条件は以前に白内障手術または水晶体摘出術がなされていることである．これは前述したように，原発閉塞隅角緑内障では前房容積が少ないことであり，白内障手術で前房容積の増大が期待できるからである．プラトー虹彩では白内障手術あるいは水晶体摘出術後に顕著な前房容積の増大が期待できる（図 1a）．このような症例にはチューブシャント手術は十分可能と考えられる．

❷原発閉塞隅角症例におけるチューブシャント手術のコツ

　血管新生緑内障などの続発閉塞隅角症例では，隅角閉塞後は後房容積が広くなっているためにチューブを毛様溝に挿入することが勧められるが，原発閉塞隅角症例では後房容積は決して広くないので毛様溝挿入は勧められない．またチューブは閉塞隅角になっている部位からチューブの挿入をしなければならないので，以下のような工夫が必要である．

1）チューブの挿入に関しては輪部から 1.5 mm の所に 22 G 針または 23 G 針の先端を約 30〜

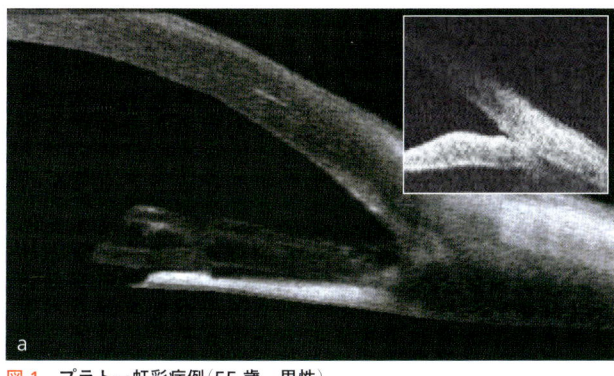

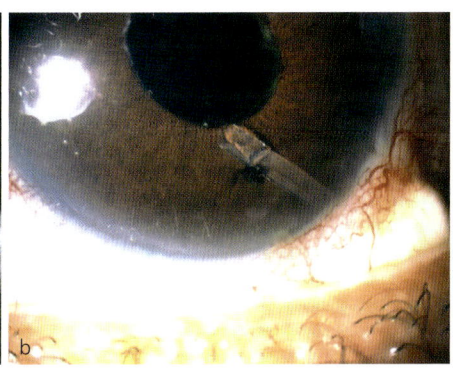

図 1　プラトー虹彩症例（55 歳，男性）
a：前眼部 OCT 画像，b：細隙灯顕微鏡写真．
隅角は閉塞しているが（a の挿入図，チューブ挿入前の 6 時方向 UBM 画像）中央前房深度は深い．このような症例にはチューブを適切に挿入すれば，チューブシャント手術は十分可能である（b）．

45°ぐらいに曲げて前房内に刺入する．この時に隅角は閉塞していることが多いので(図1a挿入図)，粘弾性物質をチューブ挿入部位に入れて，十分に虹彩根部を下げて隅角–虹彩接触・隅角癒着を剥がしておく．わざわざ隅角癒着乖離術を行う必要はない．

2) チューブは虹彩に平行に挿入しなければならない．これは保存強膜パッチを装着した最後の段階でのチューブの走行を意味している．理由は保存強膜パッチ装着前の状態で前房内走行が良くても，保存強膜パッチ装着がタイトに自己の強膜に縫合されるとチューブが角膜側に移動してしまうからである．

3) 水晶体が摘出されているので lens vault による虹彩膨隆は心配ないが，チューブの先端が人工水晶体の光学部辺縁にきて虹彩にのめりこみやすいのでチューブの前房内の長さは少し長めにする(図1b)．

参考文献

1) 緑内障チューブの会(編)，千原悦夫(編集代表)：緑内障チューブシャント手術のすべて．pp34-35，メジカルビュー社，2013

(濱中輝彦)

第5章

緑内障眼における白内障手術

I 原発閉塞隅角症・原発閉塞隅角緑内障に対する白内障手術

　原発閉塞隅角症(PAC)ないし原発閉塞隅角緑内障(PACG)は前房隅角の閉塞に起因する疾患である．したがって，治療の第一義は隅角の閉塞を解除あるいは予防することにある．一般に，本疾患における隅角の閉塞は前房隅角をめぐる解剖学的な問題に起因するので，外科的な治療介入によって解剖学的問題を解決する必要がある．治療手段としては観血的手術とレーザー治療があるが，隅角閉塞を解消する治療選択肢の中で白内障手術（水晶体再建術）は最も汎用性が高く，最強の治療手段である．ただし，PAC・PACG症例の白内障手術では通常の白内障症例における手術に比べて合併症のリスクが高く，合併症に対して適切に対応できなければ重篤な結果をまねく術式でもあるので，その適応には慎重な検討が必要となる．

1. 原発閉塞隅角症・原発閉塞隅角緑内障に対する白内障手術の意義

　白内障手術を施行すると一般に隅角は開大し前房は深くなるが，隅角開大の効果は狭い隅角ではより大きく，前房深化の効果も浅い前房ほど大きい．原発閉塞隅角眼における隅角閉塞の機序は，①瞳孔ブロック，②プラトー虹彩，③水晶体因子，④悪性緑内障因子の4つに分類され(図1)，以前から，これらの機序のうちの，③水晶体因子による隅角閉塞症は水晶体因子の除去を目的として水晶体摘出（白内障手術）の適応とされてきた．しかしながら，水晶体の存在は，隅角閉塞機序の，③水晶体因子だけではなく，①瞳孔ブロック，②プラトー虹彩にもかかわっている．とくに瞳孔ブロックは水晶体の前面が瞳孔部において虹彩を前方に圧排する力への虹彩の反作用に起因するものであり，水晶体が虹彩を前方に押す力がなければ瞳孔ブロックは成立しえない．したがって，水晶体の摘出は瞳孔ブロックを抜本的に解消する効果を有している．また，プラトー虹彩については毛様体突起の前方回旋が原因の1つとなっているが，水晶体摘出は毛様体突起の前方回旋をゆるめる作用を有しているので，水晶体摘出はプラトー虹彩を寛解させる効果がある．すなわち，水晶体再建術は，4つの隅角閉塞機序のうち悪性緑内障機序を除く3つの機序に対して治療効果を有している．水晶体摘出術が有する隅角開大効果はPACの標準治療

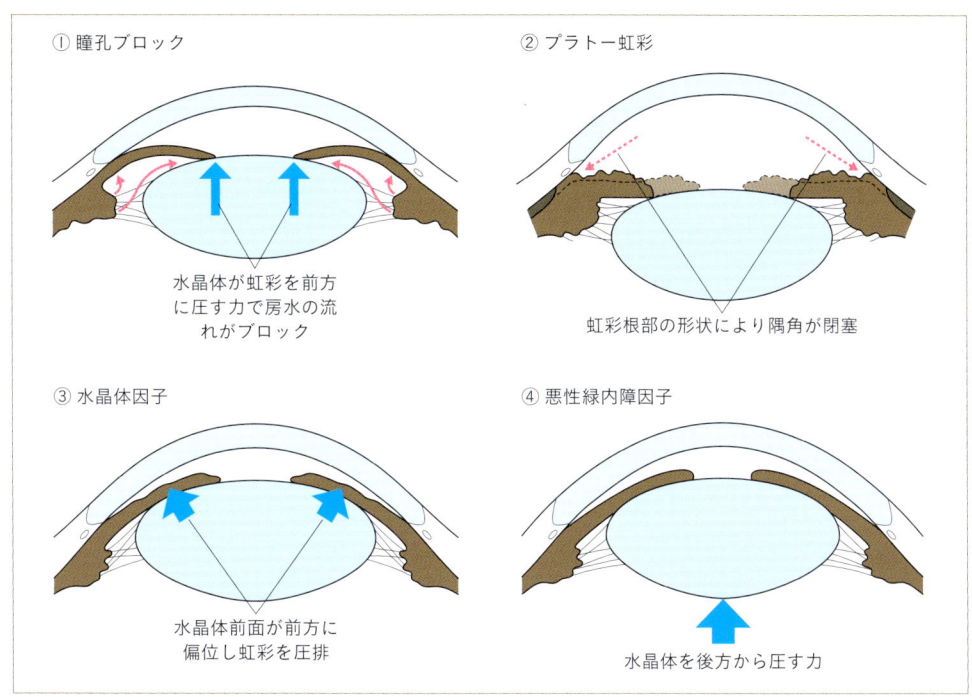

図1 隅角閉塞の機序

① 瞳孔ブロック．水晶体が虹彩を前方に圧す力が原因となり後房から前房への房水の流れが瞳孔でブロックされる（矢印）．このために後房圧が前房圧よりも高くなり虹彩が前方に弯曲，周辺虹彩が線維柱帯に押しつけられる．急性原発閉塞隅症ではこの機序が主である．

② プラトー虹彩．虹彩根部の形状の問題や毛様体突起の前方回転により，周辺部虹彩が線維柱帯に接触する．中心前房深度は正常に近い場合も多く，閉塞隅角が見逃されやすい．

③ 水晶体因子．水晶体の厚みが増大，あるいは亜脱臼など水晶体の問題に起因して水品前面が前方に偏位．虹彩が水晶体に直接押される（矢印）ことで周辺部虹彩が線維柱帯に押しつけられる．④の機序との区別には不明瞭な部分が残る．

④ 悪性緑内障因子．水晶体より後方の圧が高くなり水晶体が後ろから圧迫されて（矢印）前方に移動．虹彩が水晶体に直接押されることで周辺部虹彩が線維柱帯に押しつけられる．この機序は「悪性緑内障」だけには限らないので，水晶体後方因子とよぶほうが正確な表現である．

とされてきたレーザー虹彩切開術よりもはるかに大きく，機能的隅角閉塞に対する治療効果は現行の治療オプションの中で最も強力であると言ってよい．また，実際のPAC症例のほとんどは，隅角閉塞の機序は単一ではなくいくつかの機序がオーバーラップした，いわゆるマルチメカニズムによる．したがって，複数の機序をカバーし汎用性の高い治療方法である水晶体摘出術（白内障手術）は，事実上，ほとんどすべてのPAC症例に対して有効な治療となる．

II. 適応

PAC症例の白内障手術は通常の白内障症例に比べて手術合併症のリスクが高く，しばしば難易度の高い手術となる．PAC症例に対する白内障手術は，たとえ手術適応があっても，合併症に対応できる術者と設備で臨むことが重要である．以下に，PACに対する白内障手術（水晶体再建術）の適応について，対象症例が白内障の治療を目的とした手術適応を有するかどうかに分けて述べる．

1. 白内障の手術適応がある場合

　原発閉塞隅角症疑い（PACS），PAC，PACGのすべての病期において，白内障手術を閉塞隅角治療の第一選択とすべきである．白内障手術による隅角閉塞機序解消の効果は，原発閉塞隅角の第一選択治療とされてきたレーザー虹彩切開術を凌駕し，実際の隅角開大効果もはるかに高い．したがって白内障手術適応のある眼に対しては一期的に白内障手術を施行すべきであり，あえてレーザー虹彩切開術や周辺虹彩切除術を選択するべきではない．速やかに白内障手術を行うべしと言うに尽きる．

2. 白内障の手術適応がない場合

　まずは，そもそも閉塞隅角に対する治療適応があるかどうかを検討する．PACGとPACは原則として外科的治療の適応であるが，PACSについては，急性原発閉塞隅角症（APAC）のリスクが高い一部の症例を除き，慎重な経過観察でよい．治療適応ありと診断されれば，閉塞隅角治療の選択肢の中で，白内障手術が最適な治療手段であるかどうかの検討を行う．

　前述のごとく，原発閉塞隅角眼における隅角閉塞の機序は，① 瞳孔ブロック，② プラトー虹彩，③ 水晶体因子，④ 悪性緑内障因子の4つに分類される．隅角閉塞の機序が異なれば有効な治療方法も異なる．隅角閉塞機序とそれぞれに対して有効な治療オプションとの関係を**表1**に示した．かつては，原発閉塞隅角症・緑内障はすべての症例にレーザー虹彩切開術を施行すべきとされていたが，レーザー虹彩切開術は瞳孔ブロック以外の機序には無効であることを認識しておかなければならない．白内障手術は，① 瞳孔ブロック，② プラトー虹彩，③ 水晶体因子の3つの機序に対して有効であるので，これらの機序に基づく閉塞隅角は白内障手術の適応となりうる．高齢者の原発閉塞隅角はほとんどの症例がいくつかの機序が複合するマルチメカニズムによっているので，複数の機序に有効な白内障手術は良い適応となる．しかし，実際に白内障手術を適応するかどうかは，個々の症例における白内障手術の得失を慎重に評価して決定しなければならない．検討すべき事項としては，閉塞隅角のリスクに加えて，屈折，調節力，手術合併症のリスクなどがある．病期別に適応について述べる．

1）原発閉塞隅角症疑い（PACS）

　この病期は閉塞隅角の疑いであって疾患が発症しているわけではないので，治療の適応には慎重になるべきである．原則として経過観察を行い，PACに進行した時点で治療を検討する．ただし，一部の症例では，PACSの状態からAPACを発症する場合があるので，APAC発症のリスクが高い症例では予防的治療の適応となる．APACの発症を正確に予見することはできないが，筆者の施設における多数例を後ろ向きに見直したうえでのAPACのリスク評価を**表2**に示すので参考にされたい．大雑把な評価として，中心前房深度2.0 mm以下の症例ではAPACを発症するリスクがあり，1.7 mm未満の症例ではAPACのリスクはかなり高い．中心前房深度1.6 mm以下のすべての症例と1.7〜2.0 mmで前眼部画像検査にて強い瞳孔ブロックをみとめるか，暗室うつむき試験で陽性もしくは

表1　隅角閉塞機序と有効な治療方法

	瞳孔ブロック	プラトー虹彩	水晶体因子	悪性緑内障因子
レーザー虹彩切開術	◎	×	×	×
レーザー隅角形成術	×〜◯	◯	×	×
白内障手術	◎	◯	◎	×〜？

◎：著効，◯：有効，×：無効

表2　前房深度と予防的治療の必要性

	APAC発症リスク	治療適応	備考
中心前房深度＜1.7 mm	APACを起こすリスクが高い	予防的治療が必要	瞳孔ブロックを解消する治療方法（白内障手術，レーザー虹彩切開術など）を選択
1.7 mm≦中心前房深度≦2.0 mm	APACを起こすリスクがある	精査のうえ適応を決定	画像検査で瞳孔ブロックが強い，もしくは暗室うつむき試験陽性症例は上記と同様に治療
2.0 mm＜中心前房深度	APACを起こすリスクは低い	原則として予防的治療は不要	経過観察を行い，PACに進行すれば治療を検討

APAC：急性原発閉塞隅角症，PAC：原発閉塞隅角症

疑陽性を示す症例では予防的治療を検討する．なお，APACの隅角閉塞機序は原則として瞳孔ブロックである．レーザー虹彩切開術は瞳孔ブロックの解消とAPACの予防という点からはきわめて有効なので，治療方法としてはレーザー虹彩切開術を選択してもよい．ただし，前房深度の浅い症例では遠視を有している場合が多く，高齢者では老視も生じている．こうした症例では，遠視を解消する屈折矯正上のメリットも考慮して，白内障手術を選択するメリットがある．また，わが国で多数の事例が報告されているレーザー虹彩切開術後の水疱性角膜症を避けるため，あるいは慢性原発閉塞隅角緑内障への進行を防ぐために長期的な観点から白内障手術を優先的に選択すべきと考える専門家が多く（筆者もその1人であるが），どの治療を優先するかについては議論がある．高齢者のPACS症例では程度の差はあれども白内障をみとめない症例はないので，白内障手術とほかの治療方法を比較したメリットとデメリットおよびリスクをよく説明し，患者と相談のうえで治療方法を決定するのがよいだろう．

2）原発閉塞隅角症（PAC）

PACはすでに明らかな閉塞隅角が生じており，放置すれば緑内障性視神経症を発症してPACGに進行する可能性が高い．したがって，原則として治療適応である．ただし，隅角所見にてPACに分類される症例でもベースライン眼圧が正常で負荷試験などを行っても眼圧の上昇をみとめない症例については，慎重な経過観察でもよい可能性がある．治療方法については，瞳孔ブロックが支配的な症例ではレーザー虹彩切開術，プラトー虹彩が主体の症例ではレーザー隅角形成術を選択してもよいが，屈折矯正上のメリットや長期的予後の観点から白内障手術を行うほうがよいという考え方があるのはPACSの項で述べたごとくである．プラトー虹彩が主体の症例の中には，年齢が若くて白内障をほとんどみとめず十分な調節力が残存している症例もある．そうした症例では，水晶体再建術を適応する前に低濃度ピロカルピン点眼やレーザー隅角形成術を施行し，その効果を見極めた

うえで水晶体再建術の適応を検討するのがよい．一方，高齢者のマルチメカニズムによる PAC 症例では白内障手術を第一選択に考えたほうがよいと筆者は考えている．

3）原発閉塞隅角緑内障（PACG）

　PACG は原発開放隅角緑内障と比べて失明のリスクが 3 倍とされており，リスクの高い緑内障病型である．適切な治療が行われなければ，短期間に緑内障性視神経症が進行することも珍しくない．機能的隅角閉塞に対して最も汎用性が高く強力な治療法である白内障手術を第一選択にすべきと筆者は考えている．ただし，十分な調節力を有している若い症例については，緑内障性視神経症が軽度で視野にまだ余裕があるならば，まずほかの治療を施行し，その経過をみたうえで水晶体再建術の適応を検討するのもよいだろう．また，緑内障性視神経症が進行し，視野障害が末期に至っている症例では，より低い術後眼圧を得るために濾過手術との同時手術を検討する必要がある．

III. 術前管理

1. 受診から手術日までの管理

　受診時において眼圧コントロール不良な症例では速やかに手術を施行すべきなのは当然であるが，外来受診時には眼圧が正常な症例であっても早めに手術を施行すべきであることに変わりはない．PAC・PACG の症例ではしばしば眼圧の変動が大きく，診察時に眼圧が正常であっても短期間に緑内障性視神経症が進行することもある．通常の白内障手術では長い待機期間のある施設でも早めに手術を行えるようにスケジュールを調整することが望まれる．とくに APAC を発症するリスクが高い症例では，手術の待機期間中に APAC を発症することがないように，診断がついたら準緊急くらいのつもりで可及的速やかに手術を施行するべきである．

　また，手術までの待機期間中は，眼圧上昇や APAC の発症を予防するために，日常生活でもいくつかの点に留意してもらう．瞳孔ブロックやプラトー虹彩による眼圧上昇を防ぐために，覚醒した状態で暗い環境で長時間過ごしたり長時間のうつむき位をとることは控えてもらい，散瞳作用を有する薬物の使用は原則として禁止する．

2. 術前処置

　術前点眼などの処置は通常の白内障手術に準ずる．ただし，散瞳処置によって瞳孔ブロックを悪化させ APAC をきたすリスクもあるので，手術のための散瞳薬投与は，執刀開始時間と厳密にリンクさせる必要がある．散瞳させた状態で手術を待っている間に APAC を発症したという事例は複数の施設で実際に経験されている．筆者の経験では，散瞳点眼開始後 1 時間以内に執刀を開始できればまず問題はない．したがって，術前処置に際しては，執刀予定時間の 1 時間前までは絶対に散瞳薬の点眼を開始しないように厳格に指示を出す．執刀開始時間が不確実な場合には，執刀医からの指示を待って術前点眼を開始するようにする．

APAC症例に第一選択治療として白内障手術を適用する場合には，術前に高浸透圧薬の点滴や炭酸脱水酵素阻害薬の投与を行い，可及的に眼圧を下げておく．APAC症例の白内障手術は眼圧を正常値まで下げたうえで施行しても合併症リスクが高いが，高眼圧のままで行うとさらに難易度の高い手術となる．薬物治療により眼圧が十分に下降しない場合には，術者の技量や経験を鑑みたうえで，場合によっては，一期的な白内障手術の施行にこだわらずに術式を周辺虹彩切除術に変更することも考慮する．

IV. 手術手技

　ひとくちにPACと言っても，白内障手術のリスクや難易度はさまざまである．隅角閉塞の機序としてプラトー虹彩が主体で水晶体の位置や形状に問題がない症例では前房深度も正常に近く，白内障手術のリスクも通常の白内障症例とほぼ同様に考えてよい．一方，前房が著しく浅い症例には，手術にあたって留意すべき点が多々ある．とくに注意を喚起しておきたいのは，水晶体振盪などの異常をみとめることなく散瞳良好で角膜の状態もよい，一見すると通常の白内障症例とあまり変わりがなさそうにみえる浅前房症例である．こうした症例ではしばしば合併症のリスクが見誤られ，経験の浅い術者が執刀に及んで難渋することになる．著しい浅前房をみとめる症例では毛様小帯になんらかの問題があることを予期しておいたほうがよい．また，APAC，レーザー虹彩切開術，ピロカルピン長期間投与などの既往がある症例，あるいはこれらがなくても，長期にわたって保存的治療にて経過した慢性隅角閉塞症例では，角膜内皮減少や散瞳不良を伴う場合も多く，隅角閉塞機序がいずれであるかを問わず，白内障手術の施行にあたっては十分な配慮が必要である．狭隅角ないし浅前房症例における白内障手術の危険因子を表にまとめた（表3）．

　前房が極端に浅い症例でしばしばみとめる毛様小帯脆弱症例の白内障手術はとくに対応が難しく，本書では別項（245頁）を設けてあるのでそちらを参照されたいが，以下に，PAC・PACGの白内障手術において一般に留意すべき事項をポイントごとに述べる．

1. サイドポート

　前房が著しく浅い症例では，角膜輪部よりも水晶体表面のほうが前方に位置している場合も多い．したがって，通常の白内障症例と同じように輪部から水平に前房穿刺を行うと虹彩や水晶体を突いてしまうことがある．サイドポートの位置を通常よりもやや角膜中心よりに設け，前房に刺入したランスの先端が虹彩や水晶体に触れないように慎重にコントロールしながらサイドポートを作製する（図2）．

表3　原発閉塞隅角症・緑内障症例における白内障手術の危険因子

水晶体前面の強い前弯（凸面）
大きな水晶体容積
脆弱な毛様小帯
小瞳孔
角膜内皮の消耗
aqueous misdirectionの合併

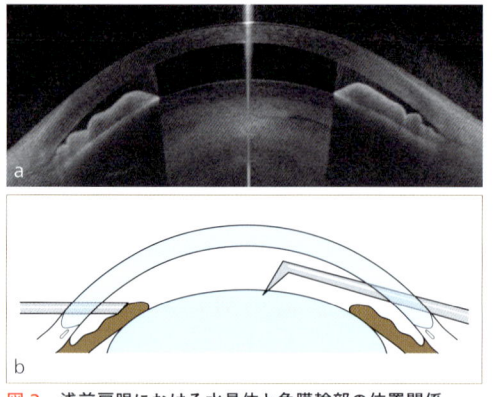

図 2　浅前房眼における水晶体と角膜輪部の位置関係
a：前房がとくに浅い原発閉塞隅角症症例の前眼部 OCT 画像．水晶体前面は角膜輪部よりも前方に位置している．
b：サイドポートを作製する際には，図中の左側のように角膜輪部から水平に前房に刺入すると虹彩や水晶体を傷つけてしまう．右側のように水晶体や虹彩を傷つけないような刺入を心がける．

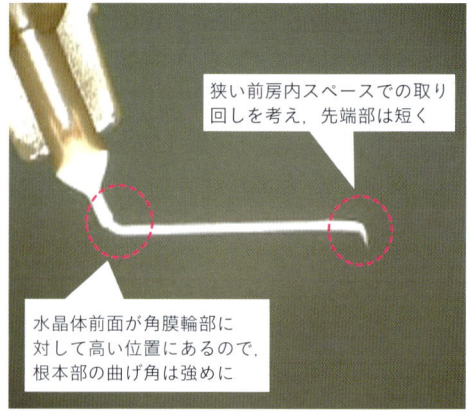

図 3　浅前房眼に対応したチストトームの作製
浅前房症例では前房内操作のワーキングスペースが狭い．チストトームの先端部が長いと前房内での取り回しが難しく角膜内皮を損傷しやすい．チストトームの先端部は短めに作成し，根本部の曲げ角は強めにすると前房内操作が容易になる．

2. 粘弾性物質

　原発閉塞隅角症・緑内障症例ではすでに角膜内皮が減少している症例も多く，浅前房のため，あるいは術中の虹彩処置のために，術中操作でも角膜内皮が傷みやすい．角膜内皮のためにソフトシェルテクニックなどを考慮する．著しい浅前房眼ではヒーロン V®などの高分子量の粘弾物質を用いると術中の前房スペースの確保が容易になる．ただし，悪性緑内障メカニズムなどにより硝子体圧が本格的に高い症例では粘弾性物質に何を用いても前房を確保することは難しく，後述のようにコアビトレクトミーの併用を検討する．

3. 小瞳孔に対する処置

　虹彩後癒着があればこれを外し，癒着部の膜状組織を除去する．それでも小瞳孔のために術施行が困難であれば，瞳孔括約筋切開を行うか，虹彩フックや瞳孔拡張器を用いて手術操作に必要な瞳孔領を確保する．

4. チストトーム

　注射針でチストトームを作製する場合には，先端部をやや短めにする（図 3）．先端部の屈曲させた部分が長いと浅い前房内での取り回しが難しく，角膜内皮に接触しかねない．また，根本部の角度は通常よりも大きめに曲げる．

5. 連続円形切嚢（CCC）

　原発閉塞隅角症・緑内障では水晶体前面の曲率が強い症例が多い．こうした症例では CCC が周辺に流れやすい．一方，毛様小帯脆弱例では，その後の術操作による毛様小帯への負担を最小限にするために，大きめの CCC が望ましい．細心の注意を払って最適な大きさの CCC を作製する努力を払うべきである．

6. コアビトレクトミーの併用

　硝子体圧が高くて粘弾性物質による前房の確保が難しい場合，あるいは術前から悪性緑内障メカニズムの関与が強く疑われる症例では，コアビトレクトミーの適応を検討する．25 G など小切開硝子体手術のトロッカー・カニューレシステムを用いた経毛様体扁平部1ポートビトレクトミーを行うのがよい．なお，悪性緑内障メカニズムは，単なるコアビトレクトミーだけでなく前部硝子体剝離もしくは前部硝子体膜の穿破まで作製しないと解消できないが，白内障手術完遂前の時点でそこまでの手技を行うのは後囊破損の危険が高いので，白内障手術後の経過をみて必要があれば YAG レーザーによる前部硝子体膜と後囊の穿破もしくは経毛様体扁平部2ポート（3ポートでもよい）ビトレクトミーによる前部硝子体の処理を行う．

7. 角膜切開か強膜切開か

　浅前房眼，あるいは散瞳不良眼では角膜切開のほうが手技的に有利である．また，後に濾過手術が必要となる可能性もあるので，角膜内皮障害が高度な例を除き，原則として角膜切開にて白内障手術を行う．なお，原発閉塞隅角症・緑内障では角膜径の小さめな症例も多く，通常の症例に比べて角膜切開による術後乱視への影響が大きい．とくに鼻側では角膜輪部から角膜の光学的中心までの距離が短く同部での角膜切開が角膜乱視弱主経線と一致すると思わぬ大きな角膜乱視が惹起されることがある．右利きの術者が左眼の手術を行う場合であっても切開創が鼻側に寄らないよう，上方から耳側の間に術創を設けるのが望ましい．

8. 水晶体乳化吸引術（PEA）および眼内レンズ（IOL）挿入

　眼軸の短い原発閉塞隅角症・緑内障症例では一般に水晶体が厚い傾向があるが，中には驚くほど厚い場合がある．核処理に手こずらないように核の分割に際しては深さによく注意する．また，このような症例では水晶体囊の容積が大きいので IOL 挿入時の粘弾性物質の量が不足しないように注意する．粘弾性物質の使用量を惜しんで通常症例と同量で済まそうとすると，十分にバッグが広がらずに後囊に皺が寄って IOL 挿入時に IOL のハプティクスで引っかけて破囊の原因になる．

V. 術後管理

　原発閉塞隅角症・緑内障であっても多くの症例の術後管理は通常の白内障手術と同様でよく，ステロイド，抗菌薬，および NSAID の点眼薬を投与する．

　白内障手術時に虹彩後癒着や小瞳孔に対する処置を行った症例では術後に強い炎症が生ずる場合もあるので，術後炎症をしっかりモニターし，必要に応じてステロイドの増量などを検討する．

　多くの症例では，水晶体摘出による隅角開大の効果により術後の眼圧は術前に比べて下降するが，虹彩処置を行った症例などでは術後早期に一過性眼圧上昇をみる場合がある

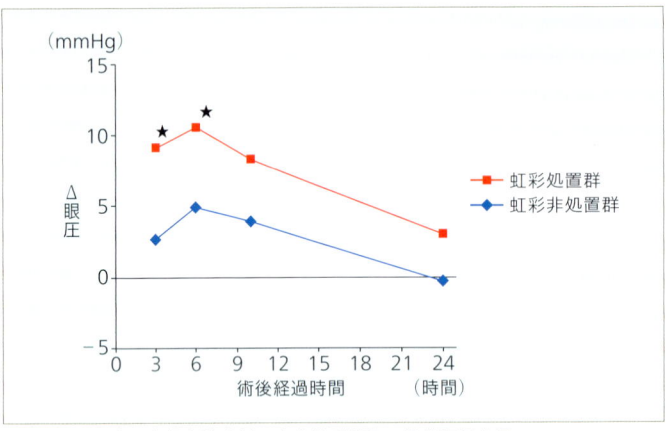

図4 原発閉塞隅角緑内障症例の白内障手術後一過性眼圧上昇
原発閉塞隅角緑内障症例に対する白内障手術後24時間の眼圧経過を虹彩処置の有無に分けてプロットした．虹彩後癒着剥離や瞳孔拡大などの虹彩処置を行った症例では術後早期の眼圧上昇に注意が必要．★：両群間で有意差あり（P＜0.05）．
（栗本康夫，朴真紗美，竹内 篤，近藤武久：緑内障患者における小切開創白内障手術後24時間の眼圧経過．あたらしい眼科13：1915-1919，1996より）

（図4）．また，広範囲の周辺虹彩前癒着をみとめる症例や長期にわたる機能的隅角閉塞により線維柱帯の機能が低下し続発性の開放隅角緑内障機序を生じている症例でも，術後高眼圧をきたしうる．こうした症例では，術当日から翌日にかけての眼圧をこまめにモニターするか，それが難しければ予防的眼圧下降薬の投与を行う．術中合併症を起こした症例や，合併症にまでは至らなくとも手術施行時の条件が悪く，十分な粘弾性物質除去ができていない可能性がある症例でも，やはり眼圧上昇には注意を払う．

VI. 合併症と対策

　原発閉塞隅角症・緑内障症例の白内障手術では通常の白内障症例における同手術よりも合併症の頻度は高い．原発閉塞隅角症・緑内障症例の白内障手術においてとくに頻度の高い合併症について述べる．筆者の施設において多数術者により施行された原発閉塞隅角症例の水晶体再建術連続532眼の検討では，術中および術後早期合併症の頻度として一過性高眼圧（25 mmHg以上）が最も多く，ついで毛様小帯断裂であった．同時期に同じ多数術者により施行された通常の白内障手術の合併症との比較を表4に示した．

1. 術後一過性高眼圧

　緑内障性視神経症が進行した症例や角膜内皮が減少している症例において術後一過性高眼圧を見逃してしまうと視野のwipe-outや水疱性角膜症など重篤な結果を招きかねない．ハイリスク症例では，術後の眼圧をモニターし，必要に応じて眼圧下降薬を投与する．術後高眼圧の危険因子としては，術中の虹彩処置，破囊や毛様小帯断裂などの術中合併症，広範な周辺虹彩前癒着の存在，長期にわたる機能的隅角閉塞による線維柱帯の機能低下などがあげられる．術後24時間のこまめな眼圧モニタリングが望ましいが，難しければ眼圧下降薬の予防的投与を行う．

表4 原発閉塞隅角症・緑内障症例における白内障手術の術中および術後早期合併症

合併症	原発閉塞隅角群（532眼）	対照群（447眼）	p値（Fisher's exact test）
毛様小帯断裂	8眼（1.5％）	1眼（0.2％）	0.045
後嚢破損	3眼（0.6％）	2眼（0.4％）	n.s.
虹彩脱出	5眼（0.9％）	0眼（0.0％）	n.s.
IOL挿入不可	6眼（1.1％）	1眼（0.2％）	n.s.
一過性高眼圧（IOP≧25 mmHg）	30眼（5.6％）	4眼（0.9％）	<0.0001
一過性低眼圧（IOP≦5 mmHg）	5眼（0.9％）	0眼（0.0％）	n.s.

IOL：眼内レンズ，IOP：眼圧，n.s.：有意差なし

2. 毛様小帯断裂

　著しい浅前房眼では毛様小帯が脆弱である可能性を予期すべきである．術前に水晶体振盪や亜脱臼などの異常所見をみとめていなくても，毛様小帯が異常に脆弱な場合は，前嚢切開を開始した時点でそれと察知できるので，この時点で対策を講じるべきである．対策の詳細は他項に譲るが，術中の対策としてCCC完遂直後に虹彩リトラクターを前嚢のCCCのエッジにかける，あるいはハイドロダイセクション後に毛様小帯に負担をかけないように少しだけ核処理を行い嚢内にスペースができた段階でカプセルエキスパンダーを設置するとよい．これらの方法により，毛様小帯脆弱症例でも多く場合は手術の完遂が可能となる．毛様小帯の断裂が軽度にとどまっている症例ではIOLを嚢内固定してもよいが，術後の水晶体嚢収縮はほぼ必発なので，圧縮荷重に耐えられるように支持部が強いIOLを選ぶべきである．支持部がやわらかい素材で作られたアクリルワンピースIOLは挿入操作が楽であるものの，術後中長期的な水晶体嚢の収縮に伴いIOLが変形してしまうことがある（図5）．一方，硝子体脱出をきたすような本格的な毛様小帯断裂が生じてしまった場合には水晶体嚢の温存は諦め，二期的に硝子体手術とIOL縫着術を行うほうがよいだろう．後嚢破損に伴う硝子体脱出の場合も同じであるが，白内障術創からA-ビットで硝子体処理するよりも，経毛様体扁平部で硝子体処理を行ったほうが角膜への負担も軽く，良い結果が得られる．

VII. 術後成績

　PAC・PACGに対する白内障手術（PEA＋IOL）の成績は同疾患治療のゴールドスタンダードとされてきたレーザー虹彩切開術に比べ，概してとても良い．APACを対象に前向き検討を行ったLamらによれば（Ophthalmology, 2008），PEA＋IOLの術後に追加治療を要しない生存率はレーザー虹彩切開術のそれと比べ，3.3％対46.7％と大きく上回っていた．
　一方，慢性のPAC・PACGについては，現在，PACSに対する白内障手術とレーザー虹彩切開術の国際多施設ランダム化前向き比較試験が進行中でその結果が待たれる．後ろ向きの検討としては，本邦のHayashiらは（J Cataract Refract Surg, 2001），PEA＋IOL術2年後の眼圧値は平均14.5 mmHgで平均下降値は7.2 mmHg．21 mmHg以下への眼圧コントロール生存率は91.9％と良好な成績を発表している．筆者の施設におけるPACG，

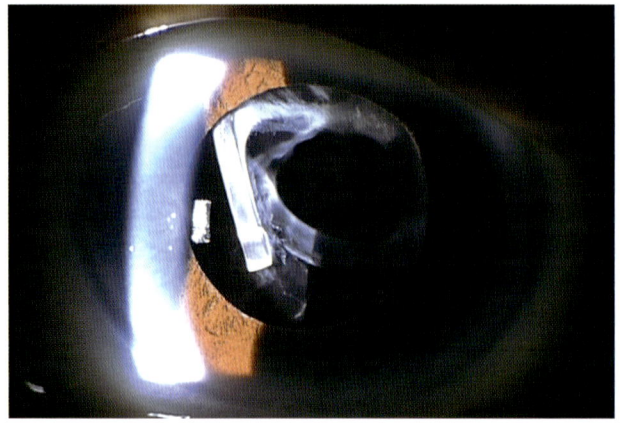

図5 毛様小帯脆弱症例における術後水晶体囊収縮とIOLの変形
著しい浅前房症例では毛様小帯が脆弱である場合が多い．術後に水晶体囊の収縮のために支持部の強度が弱いタイプのIOLは変形してしまうことがある．

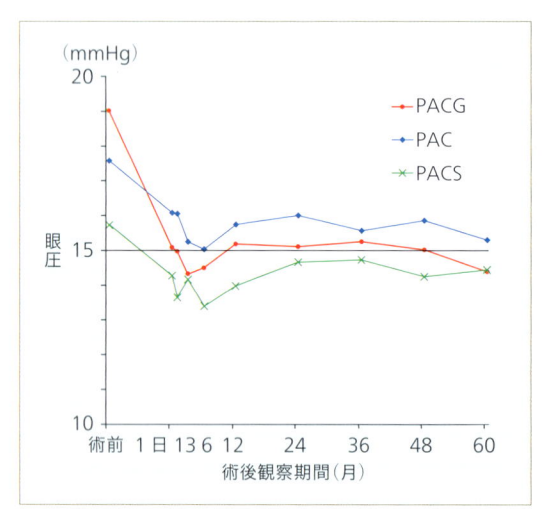

図6 原発閉塞隅角症例に対する白内障手術後の眼圧経過
筆者の施設における原発閉塞隅角症例連続231眼の白内障術後眼圧経過．平均すると，PACG（73眼），PAC（81眼），およびPACS（77眼）のいずれの群でも術後長期にわたり良好な眼圧経過が得られている．

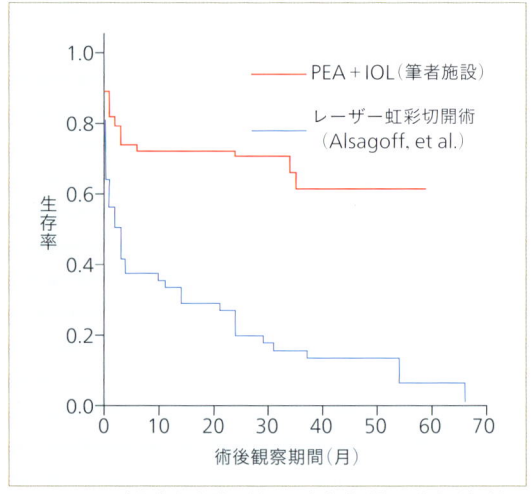

図7 原発閉塞隅角緑内障に対する白内障手術の生命表解析
術後に追加治療（緑内障点眼を含む）を要した場合を死亡と定義したKaplan-Meier生命表解析の成績を当科の白内障手術（実線）とAlsagoff（Ophthalmology, 2000）らのレーザー虹彩切開術（破線）で比較した．異なる施設の比較ではあるが，水晶体再建術の成績が圧倒的に優れている．

　PAC，PACS計231眼に対する白内障手術後5年間の眼圧経過を図6に示した．また，Alsagoffらが行った原発閉塞隅角緑内障症例に対するレーザー虹彩切開術の生命表解析による長期成績（Ophthalmology, 2000）を同じ条件にて筆者らのPEA＋IOLの成績と図7に比較図示した．異なる施設の成績ではあるが，水晶体再建術の成績が圧倒的に良い．

　白内障手術は原発閉塞隅角症・緑内障における機能的隅角閉塞を解除する治療としては最強とも言える治療手段で，病初期に施行すれば事実上の治癒にもち込むことが可能である．その一方で手術のリスクは通常の白内障症例よりも高く，手術合併症のために，緑内

障進行例では視神経が致命的なダメージを受けかねない．白内障手術の効力を原発閉塞隅角緑内障診療で存分に発揮するためには，個々に症例に応じて適応とリスクをていねいに検討すると同時に，術者の技量や手術設備と術後管理体制についても手術の実施にふさわしいかどうか慎重に吟味することが重要である．

(栗本康夫)

Topics

水疱性角膜症―レーザー虹彩切開術と水晶体摘出の功罪

❶水疱性角膜症の原因（図1）

　Shimazakiらによって行われた，横断的全国調査によれば，本邦の水疱性角膜症(BK)963眼のうち，白内障手術が原因と考えられる症例が45％，レーザー虹彩切開術(LI)が原因と考えられる症例(図2)が23％であったと報告されている．この中で，LIが原因とされた症例の約半数は予防的LIであった．Angらは，角膜移植術を施行したBKのうち，LIが原因であったものが20％(その約6割が予防的LI)で，シンガポールの1.8％，英国の0％と比較して高率であったことを報告している．原発閉塞隅角症(PAC)・原発閉塞隅角緑内障(PACG)への手術的介入を行う場合，結果として角膜障害を引き起こす可能性を念頭におく必要がある．

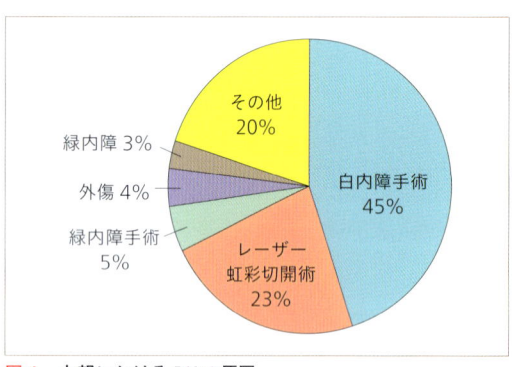

図1　本邦におけるBKの原因
(Shimazaki J, Amano S, Uno T, et al. : National survey on bullous keratopathy in Japan. Cornea 26 : 274-278, 2007 より改変).

❷閉塞隅角緑内障眼における水疱性角膜症発症の危険因子

1）緑内障による角膜内皮減少

　Shimazakiらの調査によれば，BKの5％が緑内障手術，3％が緑内障そのものに原因があるとされている．とくに，眼圧上昇発作を繰り返した

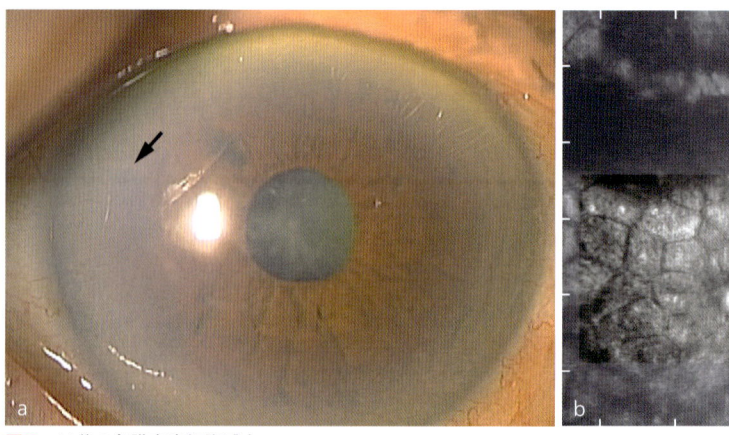

図2　LI後の角膜内皮細胞減少
a：LI切開窓(矢印)．b：角膜内皮スペキュラー像．
内皮細胞密度は約500個/mm^{2}に減少，中心角膜厚は670μmに増加．

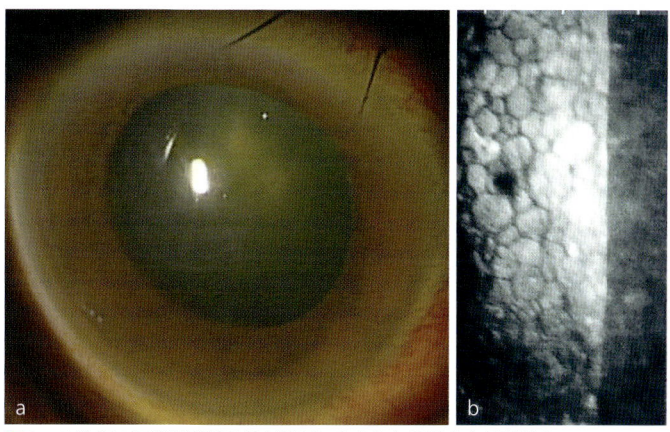

図3 未治療の原発閉塞隅角緑内障眼にみられた角膜内皮細胞減少
a：角膜 Descemet 皺襞．b：スペキュラー像．
内皮細胞密度は約 1,000 個/mm² に減少．

と考えられる PAC では，自然経過の中で内皮減少がみられることがある（図3）．また，偽落屑症候群，外傷既往眼，毛様小帯断裂などに関連した緑内障でも，角膜内皮が減少している可能性がある．

2）角膜内皮脆弱眼

滴状角膜は BK 発症の危険因子である．緑内障治療開始前の内皮検査で確認しておく必要がある．また，糖尿病患者も，角膜内皮そのものが脆弱である．

3）LI による角膜内皮障害

LI 後 BK のほとんどが，アルゴンレーザーを使用した症例に発症する．そのため，アルゴンレーザーを用いた場合の過剰なエネルギーによる直接的あるいは房水温度上昇を介した熱損傷が，LI 後 BK の原因である可能性が推測されている．LI を施行する場合は，可能な限り YAG レーザーを用いるべきである．LI 後 BK は数年の経過の後に発症すること，あるいは，LI 施行部位から離れた下方角膜から内皮障害が進行する例が散見されることから，LI 施行時の組織障害だけではなく，血液房水柵破綻による慢性炎症や，LI 切開窓からの持続的な房水噴出（シェアストレス）による内皮脱落の可能性も指摘されている．

4）水晶体摘出による角膜内皮障害

PAC における水晶体摘出では，操作空間が狭く，散瞳が不良で，核硬化度が高く，毛様小帯が脆弱といった理由で，手術操作そのものが高難度であることが多い．そのため，手術による角膜内皮損傷が，通常の白内障手術と比べて大きくなる可能性がある．術者の白内障手術に関する技量は，治療法選択において考慮すべき重要な点である．一方，シェアストレスによる内皮脱落は，虹彩面と角膜内皮までの距離が遠くなるほど障害度が低下すると予想されるため，水晶体摘出のほうが LI と比較して長期的な内皮減少の度合いが小さい可能性がある．

❸ 功罪を見極めた治療選択

急性 PAC・PACG の解除には，LI，周辺虹彩切除，水晶体摘出が適応となりうる．角膜の混濁度，縮瞳薬への反応性，手術環境などに応じて，適切な術式を選択する必要がある．LI は，相対的瞳孔ブロック機序の解除を目的とした治療法であるため，プラトー虹彩機序や水晶体・毛様体の位置異常による隅角閉塞，あるいは，器質的周辺虹彩前癒着に対しては無効である．LI 施行にあたっては，不必要な施行による角膜内皮障害を避けるためにも，隅角閉塞機序に関する診断に努める必要がある．一方で，慢性に経過する PAC・PACG，

あるいは，急性 PAC 解除後の長期経過について，水晶体摘出を行うほうが LI よりも眼圧コントロール成績に優れることが，複数の研究により報告されている．水晶体摘出は，相対的瞳孔ブロック以外の隅角閉塞機序に対しても効果が期待できるため，その適応が広がりつつある．PAC 疑いへの急性 PAC 発症予防を目的とした LI・水晶体摘出については，とくに慎重に適応を見極める必要がある．急性 PAC の僚眼への予防的治療は，多くの場合正当化されるが，その場合には，白内障がある症例では水晶体摘出を選択するほうが治療効果・合併症に関するリスク・ベネフィットのバランスが良い．

参考文献

1) Shimazaki J, Amano S, Uno T, et al.：National survey on bullous keratopathy in Japan. Cornea 26：274-278, 2007
2) Ang LP, Higashihara H, Sotozono C, et al.：Argon laser iridotomy-induced bullous keratopathy a growing problem in Japan. Br J Ophtalmal 91：1613-1615, 2007

〔谷戸正樹〕

II 浅前房眼の白内障手術における注意点

A 毛様小帯の脆弱性，高硝子体圧，眼窩

I. 毛様小帯の脆弱性

　まず手術をするにあたって，毛様小帯の脆弱性があるか否かを診断しておく必要がある（表1, 2）．毛様小帯の脆弱性が前もって確認できていたならば，それなりの準備をしておけば術中にあわてることもない．

　脆弱性の程度により対処法も異なってくる．できるだけ小侵襲（小切開）で手術を行いたいが，脆弱性の程度により，
　①超音波乳化吸引術が可能かの判断
　②超音波乳化吸引術を行う場合の注意点
　③嚢外摘出を選択する場合
　④嚢内摘出を選択する場合（当然IOL縫着術が必要となる）
で術式が変更され準備する器具も異なってくる．

表1　毛様小帯の脆弱性が予想される症例
1) 偽落屑症候群
2) 閉塞隅角緑内障（PACS, PAC）
3) 外傷既往
4) 硝子体手術既往
5) 網膜色素変性症
6) ぶどう膜炎
7) 症候性（Marfan，Marchesani，ホモシスチン尿症，その他）
8) 無虹彩症
9) 脈絡膜コロボーマ
10) 超高齢者（85歳～）

表2　毛様小帯の脆弱性が疑われる所見
1) 前房深度が浅く，左右差がある（両眼性の場合もある）
2) 水晶体振盪がみとめられる（軽度の場合は無散瞳下のほうが確認しやすい）
3) 散瞳下で
　・水晶体の前方移動が確認できる
　・水晶体赤道部が見える
　・毛様小帯の断裂が確認できる
　・水晶体の位置が傾いている
　・硝子体脱出をみとめる
　・水晶体嚢に損傷をみとめる

1. 超音波乳化吸引術を行う場合

　超音波乳化吸引術で手術を完遂しようとする場合，前嚢切開時に連続円形切嚢（CCC）の完成が必要条件となる．CCC が完成されたならば，超音波乳化吸引術で行える可能性が高くなる．

1）CCC を完成させるために

　CCC を行う場合，チストトーム，前嚢鑷子いずれの場合も，前嚢を切開した後にフラップを翻転する時，力をかけすぎると水晶体全体が動いて毛様小帯が切れる心配がある．CCC を完遂するためには，水晶体が動かないように反対の手で切開した水晶体嚢の一部を把持し，水晶体を固定しながら片方の手で CCC を行うと完成しやすい（図 1）．また，CCC を理想的な大きさにできなくても，IOL を挿入した後に拡大すれば（ダブルCCC）よいので，とにかく超音波乳化吸引術が行えるだけの大きさに完遂することが重要である．

2）水晶体嚢を保持する方法

　CCC が完成したならば，超音波乳化吸引術を行うために水晶体嚢を保持する方法としてカプセルエキスパンダー（capsule expander：CE）（図 2），レギュラータイプの水晶体嚢拡張リング（capsular tension ring：CTR）（図 3），Cionni ring：CTR（1 G），CTR（2 L）（図 4），Malyugin capsular tension ring：CTR（10 L）（図 5），capsular tension segment：CTR（6 D）（図 6）などがある．CE や capsular tension segment を使用する場合でも，水晶体嚢の収縮に対してレギュラータイプの CTR を併用すると毛様小帯への影響が少なくなる．

3）水晶体嚢を保持するためにどの方法を選択するか

　水晶体嚢を保持するために選択する方法は，毛様小帯の脆弱性の程度により使い分ける．

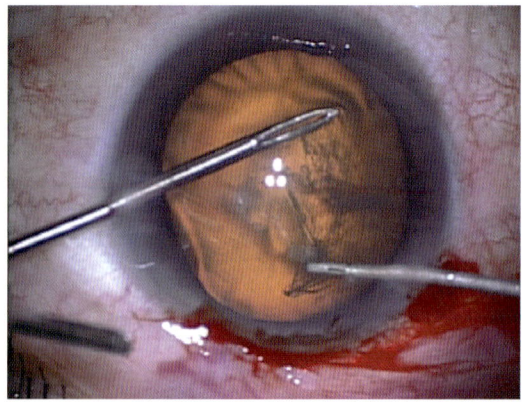

図 1　鑷子で水晶体嚢を固定しながらの CCC
角膜ポートから ILM 鑷子を挿入し，切開された水晶体嚢の外側を把持し水晶体嚢を固定する．反対の手で，翻点した水晶体嚢をつかみ CCC を続ける．

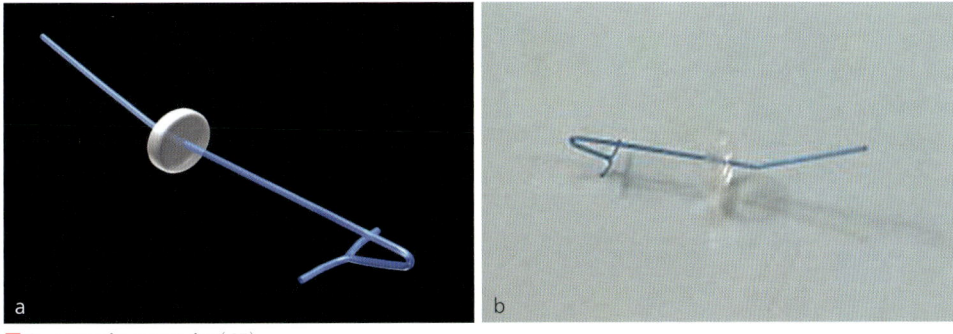

図2 capsule expander（CE）
a：イラスト，b：写真

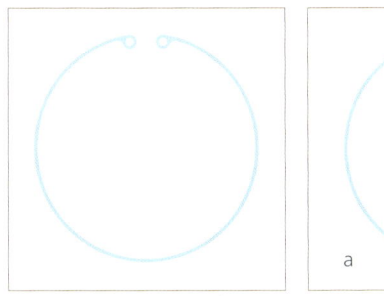

図3 レギュラータイプのcapsular tension ring（CTR）

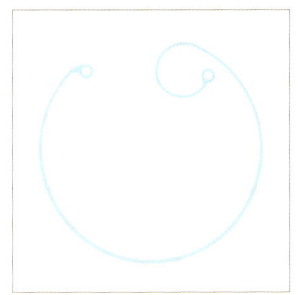

図4 Cionni ring
a：CTR（1 G），b：CTR（2 L）

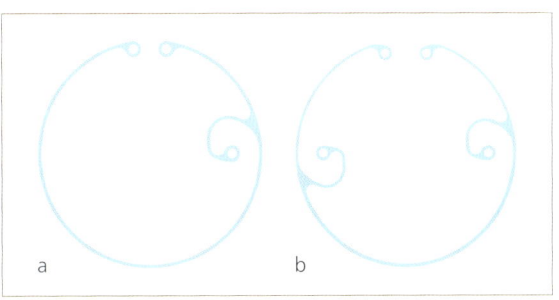

図5 Malyugin capsular tension ring：CTR（10 L）

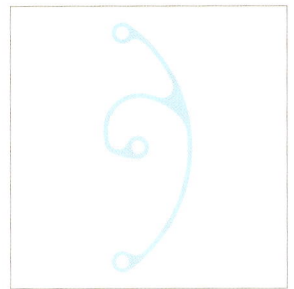

図6 Malyugin capsular tension segment：CTR（6 D）

（1）毛様小帯の脆弱性が軽い場合

　毛様小帯がゆるんでいるだけで，大きな断裂をみとめていない場合はCEのみで超音波乳化吸引術が可能であるが，レギュラータイプのCTRを併用すればより安全と思われる．CEを使用する時点としては，CCCが完成した後が無難であるが（図7），超音波乳化吸引を行った後，それ以降の操作が無理と判断した場合に使用してもよい（図8）．CEを強く引っ張りすぎるとCCCに亀裂が入るので引っ張る強さを加減することも重要である．CTRを水晶体嚢内に挿入する方法はCTRインジェクターがあれば挿入は容易であるが，インジェクターがない場合は超音波乳化吸引を行ったトンネルや角膜ポートから挿入する．トンネルや角膜ポートの前房側を挿入方向に広げ（図9），CTRの挿入角度が角膜輪部の接線方向になるようにする（図10）．Sinskeyフックの先をCTRの穴に引っかけて，

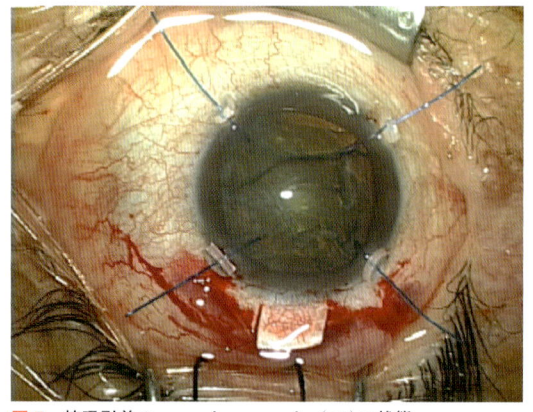

図7 核吸引前の capsule expander(CE)の状態
4方向から capsule expander(CE)の先を前嚢の下に挿入し，水晶体嚢を固定する．核はまだ吸引される前．

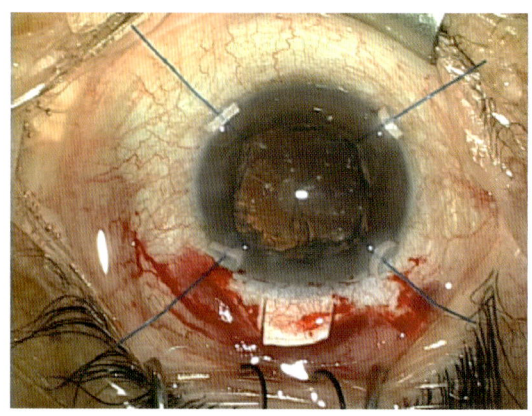

図8 核吸引後の capsule expander(CE)による水晶体嚢の状態
4方向からの capsule expander(CE)で水晶体嚢は固定されている．核を吸引した後で皮質は残っている．

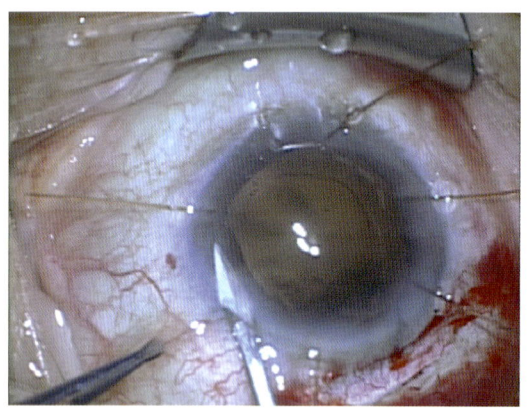

図9 CTR 挿入時の角膜ポート作成方法
MVR ナイフで角膜ポートの前房側を CTR の挿入方向に拡大する．

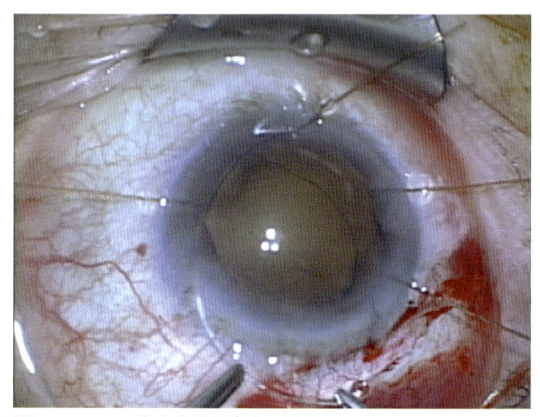

図10 CTR の先を水晶体嚢内に挿入
角膜ポートから CTR を挿入している．挿入角度が水晶体嚢の接線方向になっているので CTR を挿入しやすい．

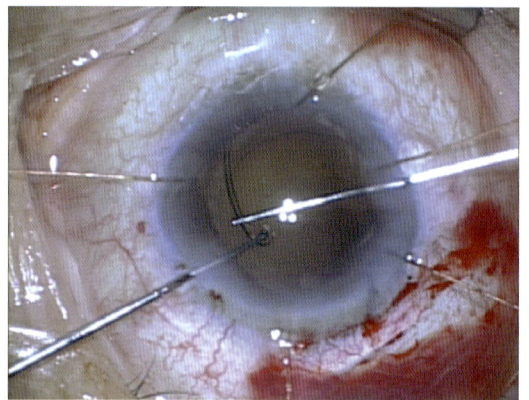

図11 CTR 全体を水晶体嚢内に挿入
Sinskey フックを CTR の先の穴に入れて CTR 全体を水晶体嚢内に押し込んだ状態で，反対側からスパーテルで CTR を下方に押し下げて Sinskey フックから外す．

　CTR の先が水晶体嚢を突き破らないように水晶体嚢内に挿入していく．十分に挿入されたことを確認してから，反対側の角膜ポートからまっすぐなスパーテルで CTR を下方に押し下げて Sinskey フックの先を CTR の穴から外す(**図11**)．

(2）毛様小帯が一部断裂している場合

　毛様小帯が一部断裂している場合は CE＋レギュラータイプの CTR か Cionni ring，Malyugin CTR，capsular tension segment などを状況に応じて使用する．

　これらの器具を使用する時点は，当然 CCC が完遂されていることが前提となるが，毛様小帯の断裂が確認され，その後の手術が遂行できないと判断した時点となる．前もって，毛様小帯断裂が確認されている場合は，CCC が完遂されるか否かで，これらの器具の使用による手術の遂行を決める．毛様小帯断裂が一部の場合 capsular tension segment を使用するとよい．真ん中の穴に虹彩レトラクターの先を挿入して水晶体囊を角膜方向に引っ張り固定する（図 12）．最後にこの穴に糸を通し強膜に固定する（詳しくは，B：毛様小帯断裂と硝子体脱出のトラブルシューティングの項目を参照）．

　どの方法も，毛様小帯が完全に断裂してしまった後では使用不可能となるので，先を見越して前もって使用しておくほうがよい．

2. 超音波乳化吸引術を行う場合の注意点

1）水晶体囊と皮質：皮質と核の分離

　まず，水晶体囊と皮質，皮質と核の分離が確実に行われていることが絶対条件である．ハイドロダイセクション，ハイドロデラミネーションを十分に行うが，分離が不完全と思われた場合は，粘弾性物質を用いて分離するビスコダイセクションや 2 本のフックを用いて核を回すダブルフックローテーション（図 13）により分離を確実に行うことが必要である．

2）灌流圧

　灌流圧はできるだけ低くして，毛様小帯へストレスを加えないようにすることが必要である．

3）核分割

　核を削る場合にも，チップで強く押さないようにしなければならない．チップを押すことなく潜り込むように核内に進入させて分割していく．分割方法は，divide & conquer，フェイコチョップのどちらでもよいが，確実に行える自分の得意な方法で行うとよい．

　核を全部吸引した後，チップを前房から引く抜く際に，CTR を挿入していない場合では，水晶体囊が縮んで毛様小帯が切れてしまうことがあるため，反対の手で角膜ポートから粘弾性物質を注入し水晶体囊が縮まないようにすることも重要である．

4）皮質吸引

　超音波乳化吸引が完遂できたならば，ほとんど皮質吸引は可能である．CTR を挿入している場合は，CTR により皮質が水晶体囊に押し付けられているため，吸引しにくくなるが，ゆっくりと斜め方向に吸引すれば十分可能である．

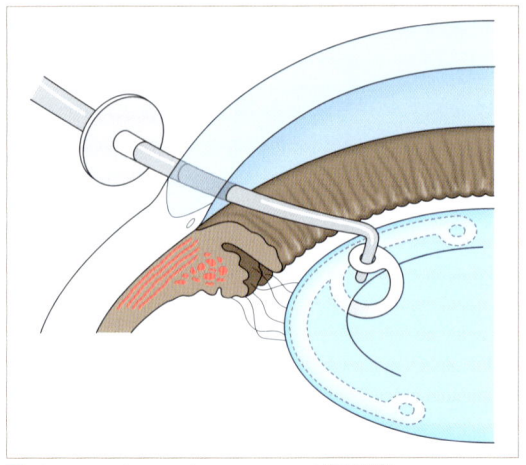

図 12　capsular tension segment の使用状態
前嚢の下に capsular tension segment を挿入し，真ん中の足の部分を前嚢の上に出す．この真ん中の足の穴に iris retracter の先を直角にして引っかけ，虹彩レトラクターを外側に引っ張り水晶体嚢を固定する．

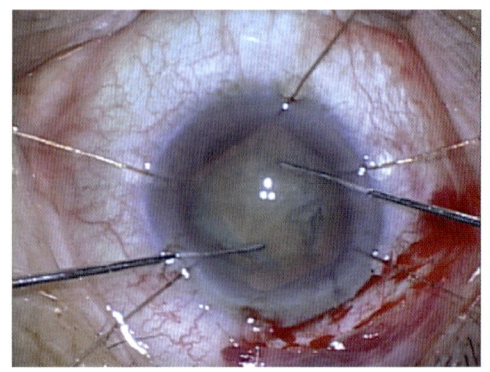

図 13　核を回旋させて水晶体嚢内で脱臼
対側 2 か所のポートより Sinskey フックを挿入し，核の端を反対方向に押すことで核を回転させ皮質と分離する．硝子体側に強く押さないようにしなければならない．

5）眼内レンズ（IOL）挿入

　皮質吸引まで完遂できたなら，IOL 挿入は十分可能である．CTR を挿入していない場合，将来水晶体嚢の収縮により IOL 変異が危惧される場合は，必ず CTR を挿入してから IOL を挿入する．IOL の種類は CTR が挿入されている場合はどの種類でもよいと思うが，筆者は水晶体嚢の収縮に対して抵抗性のある指示部の硬い IOL を好んで使用している．

3. 嚢外摘出術を選択する場合

　CCC が完遂できない場合は，嚢外摘出術や嚢内摘出術を選択せざるをえない．嚢外摘出術のほうが切開創も小さくし硝子体脱出も少ないため，できるだけ嚢外摘出を試みる．

1）強膜切開

　自己閉鎖創の作成が可能ならば，自己閉鎖創を作成する．フラウン，直線切開，弧状切開いずれでも，自分の得意な方法を選択する．
　自己閉鎖創が作成できない場合は通常の輪部 4 面切開を行う．

2）前嚢切開

　前嚢切開は can opener 法で行うことになるが，一部分だけ CCC となってもよい．

3）核娩出

　核を前房側に脱臼させた後，ビスコエクストラクションや輪匙，ビスコサンドイッチ法を用いて核を娩出させる．

4）IOL 挿入と皮質吸引

　核の娩出後の水晶体嚢の状態を確認し，IOL の嚢内固定が可能か，嚢外固定が可能か，IOL 縫着が必要かを決定する．

（1）嚢内固定が可能と判断した場合

　レギュラータイプの CTR の挿入を試みる．レギュラータイプの CTR や Cionni ring：CTR（1 G）CTR（2 L），Malyugin CTR：CTR（10 L）の挿入が可能ならば〔部分的 CTR（6D）で水晶体嚢の一部を固定するだけでよい〕IOL の嚢内固定も可能となる．CTR を挿入できない場合，IOL を嚢内固定することは非常に難しい．

（2）水晶体嚢がなんとか残ったが，CTR が挿入できない場合

　残った水晶体嚢の状態で嚢外固定が可能かどうかを判断する．皮質吸引後も硝子体脱出をみとめず，水晶体嚢の安定がよいと判断した場合は IOL を嚢外に固定してもよい．毛様小帯が一部断裂している場合は（断裂部位が小さくても），将来的に嚢外固定した IOL が硝子体中に落下する場合もある．したがって，嚢外固定に確信がもてない場合には IOL 縫着を選択したほうが予後がよいと思われる．

（3）皮質吸引

　皮質吸引は角膜ポートからバイマニュアルや Simcoe 針を用いて皮質を吸引するが，嚢内固定する場合は IOL を嚢内に挿入した後に，嚢外固定する場合は皮質吸引を行ってから IOL を嚢外に固定する．

4. 嚢内摘出術を選択する場合

　核を娩出したのち，毛様小帯の断裂が大きく，IOL の嚢内固定も嚢外固定も不可能と判断した場合は嚢内摘出を選択する．IOL 縫着が必要となるのは言うまでもないが，カプセルの残った状態で，片方のみの縫着か両方の縫着かを決める（詳しくは IOL 縫着術の項参照）．

II. 高硝子体圧

　術前に高硝子体圧が予想される疾患としては**表 3** の疾患があげられる．いずれの疾患も術前の診断は可能であるため，前もって起こる可能性のある高眼圧に対して準備しておくことが必要である．

1. CCC の作成

1）前房の確保

　いずれの疾患においても CCC が完遂できるか否かが，白内障手術が成功する条件とな

表3　高硝子体圧が予想される症例

1）遠視眼：狭隅角眼（小眼球）
2）閉塞隅角緑内障（発作眼も含め）
3）悪性緑内障
4）眼内腫瘍（Sturge-Weber 症候群など）がある場合
5）眼窩内に占拠性病変がある場合
6）内頸動脈海綿静脈洞瘻（CCF）

る．CCC 作成時，前房が維持できない程度の高硝子体圧をみとめている場合，高分子の粘弾性物質を使用して前房を確保する．

2）高分子粘弾性物質を用いても前房が確保できない場合

表3の1）～3）の疾患に対しては，core vitrectomy を行う．Pars plana から硝子体カッターを水晶体を傷つけないように挿入し，ゆっくりと硝子体を吸引していく．反対の手で眼圧が下がったことを確認し，前房が十分に形成可能な程度まで吸引する．

最近ではトロカールを用いてカニューラを硝子体内に挿入した後，硝子体切除を行うことが多い．カニューラは手術の最後に抜去し，硝子体からの漏出があれば縫合する．

表3の4）の場合には，脈絡膜下出血が危惧されるため，あえて硝子体切除は行わないほうがよい．もし施行するならば，急激な眼圧下降に十分な注意が必要である．

表3の5），6）の場合，原疾患が治療可能ならば手術前に治療しておくことは言うまでもない．未治療で手術を行う場合は，急激な眼球圧の低下により，球後出血などの重篤な併発症が起こる可能性があるため，ゆっくりと眼球圧の低下に注意し，安全を確認しながら操作を進めなければならない．

いずれの方法でも，硝子体圧が下降し，前房さえ確保できれば，CCC はチストトームでもカプセル鑷子のいずれでも可能である．

2. 超音波乳化吸引術

超音波チップを挿入するポートは，やや狭く作成し，灌流液が漏れないようにすることが必要である．通常のスリットナイフよりサイズを小さくしてもよい．術中の前房形成の状態から，必要なら灌流液の高さ（液圧）を上げて前房を十分保つようにする．また，チップはゆっくりと抜いていき前房が消失しないように注意する．必要ならチップを抜去する際粘弾性物質を前房内に注入し，前房を確保してから次の行程に進む．

3. 皮質吸引～ IOL 挿入

超音波乳化吸引術が遂行できれば，それ以降の操作は可能と思われるが，前房の確保には十分注意しなければならない．前房保持がよい高分子の粘弾性物質を必要に応じて使用する．とくに IOL 挿入時には，十分に前房を確保することが必要である．

Infusion misdirection syndrome（IMS）

超音波乳化吸引術中に，高硝子体圧の場合と同じように後囊が持ち上がってきて前房が

浅くなり，前房内操作が困難になる IMS 現象をみとめる場合がある．
　これは，灌流液が毛様小帯部位を通過して硝子体腔に回り後嚢を押し上げることにより生じる現象である．
　IMS は以下の疾患の場合に発生しやすいので注意しておく必要がある．
　1）偽落屑症候群
　2）硝子体手術後
　3）外傷性毛様小帯断裂
　4）LI 施行眼
　5）閉塞隅角緑内障発作既往眼
　この場合，しばらく時間をおくと（1～2時間以上）硝子体内に回った灌流液が前房側へ流れて前房が深くなるので，前房内の操作が可能となり，手術を継続できる．

III. 眼窩：小瞼裂

　小眼球などに伴う deep set eye やいわゆる奥目の場合，さらに小瞼裂により術野が十分確保できない場合の白内障手術は，手術器具の操作が制限されることにより難易度が高い手術となる．さらに小眼球の場合は浅前房を伴っているため，より難易度が上がることになる．
このような症例に対して問題となる点は
　1）十分な視野が確保できない
　2）器具の操作が限定される
　3）切開創をどのように作成するか
　4）灌流液の貯留をどうするか
の 4 点が考えられる．

1. 十分な視野の確保

　1）眼瞼の形状に合った適当な開瞼器を選択する
　2）顔を傾けることで眼球の向きと眼瞼の状態を調節する
　3）制御糸をかけて眼球の向きを調節する．上下に制御糸を掛け眼球を上方に引っ張り上げる
　4）外眼角切開を行う

2. 器具の操作

　Deep set eye に対して，器具操作がしやすい方向からアプローチすることを試みる．
　1）耳側からのアプローチ
　2）顔の位置は顎を上げた状態とし，眼窩縁に器具が当たらないようにする．また，利き手側に切開創を作成すると眼球方向への器具の操作がしやすくなる（10：30 または 1：30 方向）．

3. 切開創の作成

　小眼球などの浅前房の症例に対しては，前房を維持するためやや狭い切開創を作成したほうがよいが，創口熱傷を起こさないように注意する必要がある．また，切開創が長くなると角膜が歪み視認性が悪くなるので，より適正な長さの切開創を作成しなければならない．さらに，切開創を角膜寄りに作成すると角膜の歪みは少なくなる．

4. 灌流液の貯留

　1）顔を傾ける
　2）吸引開瞼器を使用する
　3）ガーゼなどを，内・外眼角部位に置いて，灌流液を外に導く
　4）助手に吸引してもらう

　上記に示した方法で，灌流液が術野に溜まらないようにして，術者の安全と思われる視野が確保されてから手術器具を操作する．

　以上に述べた，難症例のいずれの状況においても，1工程ずつ確実にゆっくりと安全を確認しながら手術を進めていくことが重要であることを再度強調しておきたい．

〔黒田真一郎〕

B 毛様小帯断裂と硝子体脱出のトラブルシューティング

I. 白内障手術における毛様小帯の役割

　近年の白内障手術の進歩は目ざましく，超音波水晶体乳化吸引術（phacoemulsification and aspiration：PEA）と foldable 眼内レンズ（intraocular lens：IOL）による小切開白内障手術によって完成度の高い術式となり，質の高い術後視機能が得られるようになった．しかし時に PEA が困難な症例に遭遇することがあるが，毛様小帯脆弱症例もその1つである．毛様小帯は毛様体または毛様体扁平部を起始として，大部分は水晶体囊へ接着するが，水晶体は毛様小帯により 360°懸架されているため，毛様小帯が脆弱であれば水晶体を瞳孔領の中心部に固定できなくなる．水晶体固定が不安定であれば，連続円形切囊（continuous curvilinear capsulorhexis：CCC）を行う際には水晶体前囊の張力を得にくくなり，PEA や灌流吸引（irrigation and aspiration：I/A）を行う際には水晶体囊を誤吸引しやすくなり，さらに毛様小帯にダメージを与えてしまう危険性がある．また，たとえ IOL を挿入することができても術後経過に伴って，囊内固定であれば囊ごと，囊外固定であれば IOL のみが硝子体腔内に落下する可能性は回避できない．したがって毛様小帯の性状は安全に白内障手術を行えるか否かを大きく左右する．

II. 毛様小帯脆弱の術前診断

　毛様小帯が断裂している症例に手術を行う際に，術前からそのことを認識している場合とそうでない場合では，物心ともに準備に差が出る．また術前の患者への説明に関しても重要である．まずは術前に毛様小帯が断裂している可能性のある症例を見つけるためには，リスクとなる既往を聞き出すことが大切である．術前に毛様小帯脆弱が明らかにみとめられない症例こそ，既往歴の聴取は重要である．どのような症例に危険があるのかを表1に提示する．浅前房眼は急性緑内障発作に対する治療やその予防を目的として，レーザー虹彩切開術（laser iridotomy：LI）が施行されることがある．この場合は毛様小帯脆弱が緑内障発作の誘因と考えられると同時に，LI 自体によって毛様小帯の脆弱化をきたしてしまっている可能性がある．毛様小帯がなんらかの原因で脆弱化していると水晶体が球状になり，その結果球面度数が近視化し，柱面度数も増加することがある．白内障の性状に左右差がないにもかかわらず，片眼のみが近視化している場合にはとくに注意が必要であ

表1 毛様小帯脆弱が疑われる代表的な疾患と素因

疾患	閉塞隅角緑内障（発作既往眼） 偽落屑症候群 網膜色素変性症 Marfan症候群 Weill-Marchesani症候群 Ehlers-Danlos症候群 ホモシスチン尿症 アトピー性皮膚炎 ぶどう膜欠損 眼外傷
要因	高齢者 強度近視 小眼球症

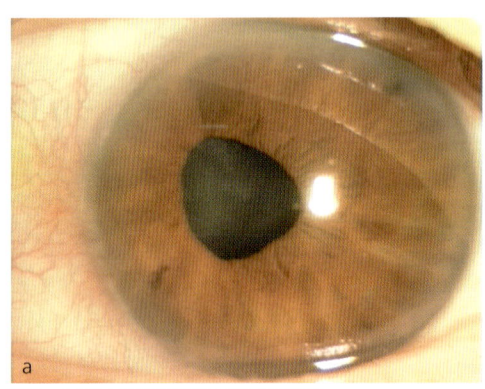

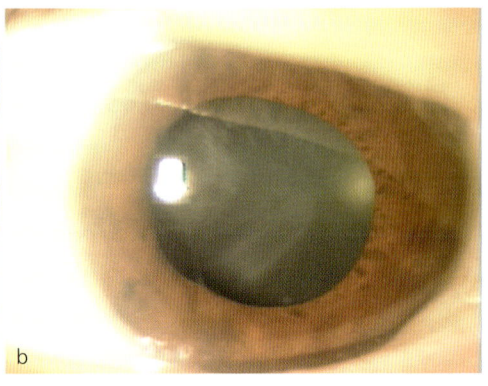

図1 毛様小帯断裂症例の前眼部所見
本症例は左眼の耳側に毛様小帯断裂を術中にみとめたが，散瞳前（a）は瞳孔不整と耳側虹彩の隆起をみとめるが，散瞳後（b）は瞳孔不整と虹彩の隆起はわかりづらくなっている．

る．このような場合，片眼だけ眼鏡があわなくなるなど患者が訴えることがあるので注意する．

　細隙灯顕微鏡検査を行う場合は，必ず散瞳前の所見も十分に観察する．未散瞳状態では水晶体震盪を観察する症例でも，散瞳後に水晶体震盪がみとめられないことがある．この場合は散瞳によって毛様小帯が伸展することにより水晶体震盪が消失しているだけである．前房深度に左右差のある浅前房症例も，毛様小帯脆弱によって水晶体が前方に移動している可能性を疑う．逆に瞳孔縁と水晶体前嚢との間に著明な間隙をみとめる前房が深い症例は毛様小帯が伸展することにより生じている可能性がある．また前房深度や隅角の広さが不均一であったり，瞳孔縁と水晶体前嚢との距離が場所によって異なっていたり，虹彩の一部に膨隆をみとめた場合も同様である（**図1**）．毛様小帯断裂が疑われる場合は患者に眼球を左右に動かしてもらうと，虹彩震盪として観察されることがある．浅前房眼では急性緑内障発作をきたしてしまう危険性を考慮して，術前に散瞳検査を行わないことがあるが，この場合も水晶体震盪や前房深度・瞳孔縁と水晶体前嚢との距離の不均一性の観察を行う．水晶体震盪がはっきりしない場合でも，眼球の動きと水晶体の動きが完全に一致しているかを観察する．眼球の動きに対して水晶体の動きが一歩遅れる場合は毛様小帯が脆弱であることを疑う．

白内障手術を行う患者の毛様小帯が脆弱であると疑われた場合は，術前に必ず患者を仰臥位にして診察する．その際には，手術用顕微鏡や手持ち式の細隙灯顕微鏡を用いて観察する．座位では明らかでなかった前房深度の不均一性が観察されることがある．また水晶体亜脱臼が明らかであってもこの検査は行うべきである．なぜならば前房からの水晶体全摘出術を予定していざ手術を行おうとすると，かろうじて上方の毛様小帯のみで懸架された水晶体が虹彩の裏面に沈み込んでしまい，硝子体手術に変更せざるをえなくなる可能性もあるからである．このような症例で術前診察において仰臥位にて水晶体が手術用顕微鏡で全く観察できなくなったら，双眼倒像鏡を用いることで虹彩の下に隠れた水晶体の性状を観察しやすくなる．この時は通常の眼底検査時のようにレンズを用いないで行う．レンズを用いてしまうと拡大されすぎて水晶体の全容がつかみにくくなる．

III. 毛様小帯脆弱の術中早期発見

　前述の術前検査において明らかな毛様小帯断裂を疑う所見がないにもかかわらず，いざ手術を開始すると術中に明らかになることもある．毛様小帯断裂の所見に気が付かずに，術操作を進めてしまうと，さらに断裂を拡大して，水晶体核の硝子体腔内への落下や硝子体脱出などを生じてしまう．さらにはそれらに適切に対処できないと，術後視機能を低下させてしまうような重大な合併症を生じる可能性がある．したがって，術中の眼内所見を的確に判断して，毛様小帯断裂をみとめた際には，それに対する適切な対応を行うことがさらなる合併症を誘発しないという面でも重要である．

1. 創口作成

　創口作成時に前房水が漏出して前房が虚脱するが，毛様小帯が脆弱な場合には水晶体の動きが普段よりも大きくなることや，対称性が低下することがある（図2）．したがって，創口作成時には，切開創のみに注意を払うのみならず，前房内の状態，とくに水晶体の挙動にも注意する必要がある．この時点で毛様小帯断裂が疑われる場合は，ophthalmic viscosurgical devices（OVDs）を前房内に充填した後に，手術時間の延長や手術操作の追加を考慮して，Tenon囊麻酔を行ってから次の操作に進むようにする．またこの際に用いるOVDsは，毛様小帯断裂部位からの硝子体の前房内への脱出を防ぐ目的で，空間保持能の高い凝集型と合わせて眼内操作により眼外に漏出しにくい分散型も使用する．

2. 前囊切開

　術前診察では検出できないような毛様小帯断裂でも，前囊切開時にはチストトームや前囊鑷子を用いて水晶体に触れることにより，毛様小帯断裂が明らかになることがある．毛様小帯断裂があると，毛様小帯による水晶体前囊に対する張力が減弱しているため，チストトームで前囊穿刺を試みても前囊が沈み込むだけになり穿刺が困難になる．この際には水晶体前囊にチストトームによる皺が形成される（図3）．毛様小帯断裂が重篤な場合は，チストトームにより水晶体自体が全体的に偏位する．チストトームや前囊鑷子で前囊を牽引しても，毛様小帯による水晶体の牽引が減弱している場合は，抵抗が少なく，水晶体囊

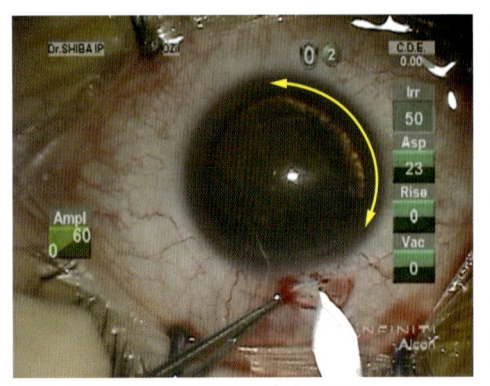

図2 毛様小帯断裂症例の創口作成時の所見
創口作成時には前房水が漏出して前房が虚脱し、水晶体の対称性が低下している（矢印の範囲）。同部位に毛様小帯断裂をみとめた。

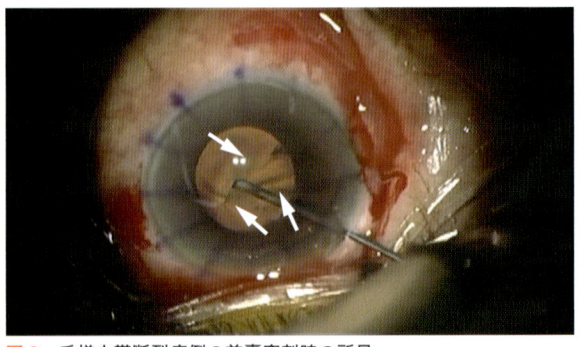

図3 毛様小帯断裂症例の前囊穿刺時の所見
毛様小帯断裂症例では、毛様小帯による水晶体前囊に対する張力が減弱しているため、チストトームで前囊穿刺を試みても前囊が沈み込むだけになり穿刺が困難になり、水晶体前囊にチストトームによる皺が形成される。

を後述するような器具を用いて術中に牽引することがあるが、この際にはCCCの完成が必須となる。まずはできるだけ水晶体を術操作により動かさないために、高分子量凝集型やviscoadaptive型の空間保持能力が高いOVDsを用いて、水晶体を硝子体腔側へ抑え込むようにする。また毛様小帯断裂部位から硝子体が前房内へ脱出しているような重篤な症例では、術操作により除去されにくい分散型OVDsを断裂部位に脱出硝子体を硝子体腔内に押し戻すような感覚で注入してから、凝集型もしくはviscoadaptive型のOVDsを注入する（図4）。

水晶体前囊にチストトームを用いて穿刺する際には、強く水晶体前囊をチストトームで穿刺しても、水晶体囊が沈み込むだけで、かえって毛様小帯に負荷をかけてしまうため、毛様小帯断裂の反対側から断裂部方向に向かって、針のベベル面の側方で切るように穿刺する（図5）。もしも断裂部から反対側に向かって切ってしまうと、断裂部を牽引する力がはたらいてしまい、より毛様小帯に損傷をきたしてしまうため、術操作の方向に注意が必要である。水晶体前囊を切開してCCCを続行するが、チストトームを用いたのでは水晶体を硝子体腔側に向けて押す力が発生してしまい、毛様小帯が脆弱な症例では、術操作によってさらに断裂を広げてしまう危険性がある。それに対して前囊鑷子は、水晶体前囊を角膜側に牽引するため毛様小帯への侵襲はチストトームを用いる場合に比べて軽度である（図6）。それでも毛様小帯への侵襲が皆無というわけではないため、前囊切開を進めていく方向は毛様小帯断裂部位と反対側から断裂部位に向かって開始する。前囊を牽引するのに伴って、水晶体が大きく動いてしまうほど重篤な毛様小帯断裂がみとめられる症例の場合は、両手に前囊鑷子を持ち、前囊を牽引しないほうの鑷子は、前囊切開縁を把持して水晶体が動かないように固定する（図7）。

CCCが作成できたのであれば、後述のとおりPEAを続けていくが、上記の方法で前囊切開を行うことが不可能であればPEAを行うことはできないため、水晶体囊内摘出術（intracapsular cataract extraction：ICCE）に術式を変更する。

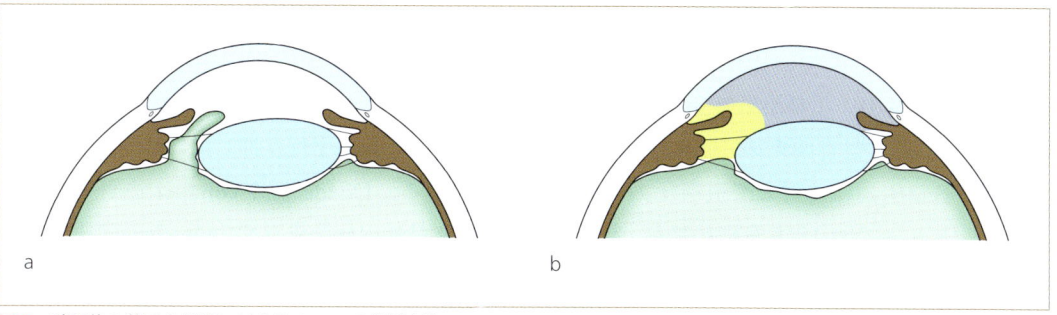

図4　硝子体の前房内脱出に対するOVDsの使用方法
毛様小帯断裂部位から硝子体が前房内へ脱出している場合(a)は，術操作により除去されにくい分散型OVDs(黄)を断裂部位に脱出硝子体を硝子体腔内に押し戻すような感覚で注入してから，凝集型もしくはviscoadaptive型のOVDs(紫)を注入する(b).

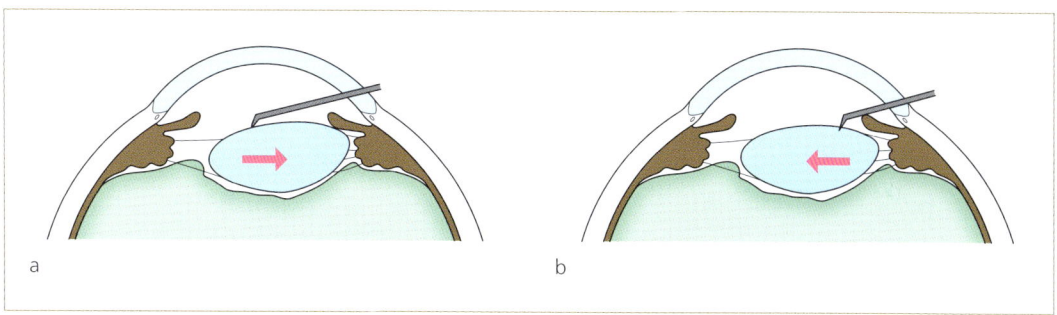

図5　毛様小帯断裂症例の前囊穿刺法
毛様小帯断裂症例では，断裂部から反対側に向かって切ってしまうと，断裂部を牽引する力がはたらいてしまい，毛様小帯に負荷をかけてしまう(a).　毛様小帯断裂の反対側から断裂部方向に向かって，針のベベル面の側方で切るように穿刺する(b).

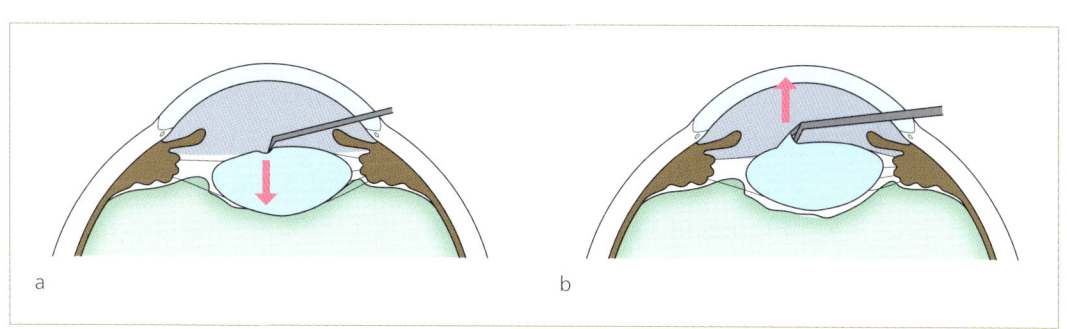

図6　チストトームと前囊鑷子の毛様小帯に対する影響の違い
チストトームでCCCを行うと(a)，水晶体を硝子体腔側に向けて押す力が発生してしまう．前囊鑷子では(b)，水晶体前囊を角膜側に牽引するため毛様小帯への侵襲はチストトームを用いる場合に比べて軽度である．

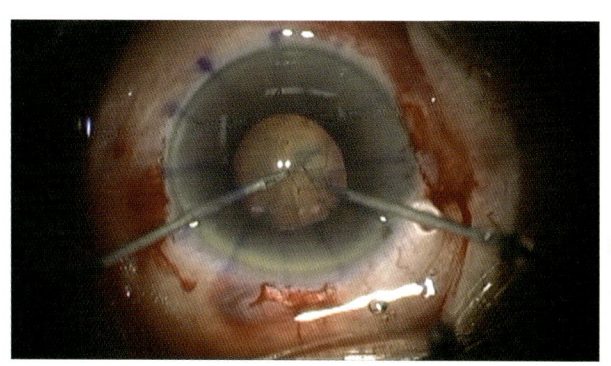

図7　重篤な毛様小帯断裂症例に対するCCC
重篤な毛様小帯断裂がみとめられる症例に対しては，両手に前囊鑷子を持ち，前囊を牽引しないほうの鑷子は，前囊切開縁を把持して水晶体が動かないように固定してCCCを行う．

3. PEA

　PEA 時に毛様小帯断裂が判明することがあるが，想定される場面は 2 つに大別される．1 つ目は超音波チップを前方に移動させながら超音波発振を行う押し掛け時であるが，これは水晶体に対して直接圧力をかける場面である．Divide and conquer 法やフェイコチョップ法のどちらにしても，核処理の最初は水晶体前面の皮質や epinucleus を吸引除去することが多い．この時に超音波チップの動きに伴って水晶体全体が動くときは，毛様小帯断裂を疑うとともに，どの部分が断裂しているかを観察する．さらに divide and conquer 法の場合は，溝を掘る時に押し掛けの操作が多いため，さらにその傾向は顕著になる．2 つ目の場面は超音波発振を行いながら超音波チップを手前に引いてくる引き掛け時で，水晶体への影響は主に PEA 装置の吸引に起因する．普段と同様の灌流量，吸引圧の設定で手術を行っているにもかかわらず，水晶体の挙動が大きい場合には毛様体が脆弱である可能性がある．毛様小帯断裂があっても，水晶体の核や epinucleus が水晶体囊を内側から支えることにより，ある程度核処理が進んで，水晶体囊の内容が少なくならないと，毛様小帯断裂が判明しないことがあるので注意が必要である．核分割を行う際には，毛様小帯断裂をきたしている場合は水晶体囊のテンションが低下しており，通常どおり核分割を試みても水晶体核が水晶体囊に沈み込んでしまい，核分割が困難になることがある．また PEA の最中に前房が不安定になった場合は，毛様小帯断裂部位より灌流液が硝子体腔側へ流れ込み，infusion misdirection syndrome を発生している可能性を疑う．さらに超音波発振を行い，十分に吸引圧が上がっているにもかかわらず核が吸引できない場合は，毛様小帯断裂部位から硝子体が前房内に脱出している可能性を考えて，術操作を中断して現状の観察を行う．実際に硝子体が前房内に脱出している場合は，OVDs を追加注入した後に，前部硝子体カッターを用いて，灌流を行わずにドライビトレクトミー（dry vitrectomy）を行う．またその後に毛様小帯断裂部付近には吸引除去されにくい分散型の OVDs を注入すると，その後の PEA 操作に伴って生じる可能性がある硝子体脱出の再発を予防することができる．

　毛様小帯が脆弱な症例では，水晶体囊と水晶体内容物（核，epinucleus，皮質）をできる限り分離して，水晶体囊と独立した形で水晶体内容物の処理を行う．そのためには，OVDs により水晶体囊と皮質の分離を行うビスコダイセクション（viscodissection）が有用である．この際に使用する OVDs は，水晶体囊内圧の過剰な上昇を防ぐ目的で，低分子量の凝集型が適切である．また，ハイドロデラミネーション（hydrodelamination）も行い，核処理を水晶体囊となるべく独立して行えるようにする．

4. 水晶体囊の固定

　CCC を施行しているときに毛様小帯断裂が判明すれば，PEA 以降の術操作を安全に施行するために水晶体囊の固定を行う．水晶体囊の固定器具はさまざまなものが開発されているが，水晶体赤道部に挿入するリングと，水晶体を牽引する器具に大別される．

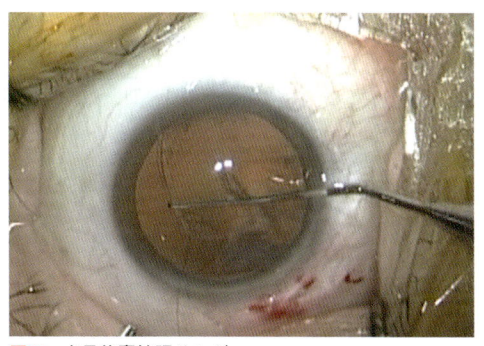

図 8　水晶体囊拡張リング
リングの先端には穴が開いていてリングの操作の補助に用いる．写真では糸を通してあり，術中に問題が生じれば迅速に摘出操作に移ることが可能である．

1）水晶体囊拡張リング（capsular tension ring：CTR）

　細い polymethylmethacrylate（PMMA）製の円形の形状を有する．挿入や摘出を行うために，円形とはいえ不連続な部分があり，各断端の先端には穴が開いていてリングの操作に利用する（図 8，247 頁，図 3 参照）．製品にはさまざまな直径のものがあり，本来であれば症例に合わせて使用することが理想であるが，実際には適切な大きさを決めることは困難である．実際には 12 mm の CTR を使用すればほとんどの症例に対して対応可能である．水晶体囊固定の機序は，水晶体囊内に挿入して水晶体赤道部に固定することによって，水晶体囊内から外側に全周均一にテンションをかけて水晶体囊の形状を維持する．そのため形状は維持できても位置は毛様小帯断裂が広範囲に至るような症例では維持できないため，適応には限界がある．重度の毛様小帯断裂症例に挿入して，手術自体は無事に終了しても数年後に硝子体腔内へ落下することが報告されているため，術前から水晶体震盪をみとめる症例などの重篤な毛様小帯脆弱症例に対しては適応にならない．よい適応は，60°以内の限局的な毛様小帯断裂症例である．また前囊切開に亀裂を生じたり，赤道部へ流れてしまった場合はこの器具は使用できず，CCC が完成された場合にのみ使用可能である．CCC が完成されても小さすぎると挿入が困難であるのみならず，挿入により毛様小帯に侵襲を加えてしまうことになるため，6 mm 程度の直径が必要である．PEA 前や途中でリングを挿入する場合は，前囊と皮質の間を OVDs で剝離してから行うと挿入しやすい．I/A 後にリング挿入を行う場合は，水晶体囊の形状が保てないため，囊内に OVDs を充塡して水晶体囊の形状を形成してから行う．この際に使用する OVDs は空間保持能が高い viscoadaptive 型のものを用いる．CTR は毛様小帯が部分断裂している症例に対しては有効であるが，広範囲の断裂症例に対しては，毛様溝縫着可能な CTR も開発されている．ただしいずれの CTR も現在のところ本邦では未承認である．

2）カプセルエキスパンダー（capsule expander：CE）

　CTR が水晶体囊の位置を維持することができないことに対して，CE では水晶体囊を本来の位置に固定することが可能である．CE はポリプロピレン製の本体と，シリコーン

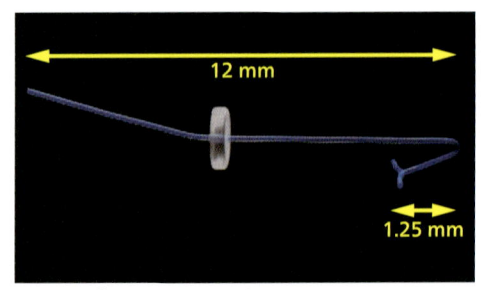

図 9 カプセルエキスパンダー
水晶体赤道部まで先端が届くように全長が長くなっており，その先端は固定を安定させるためにT字型になっている．

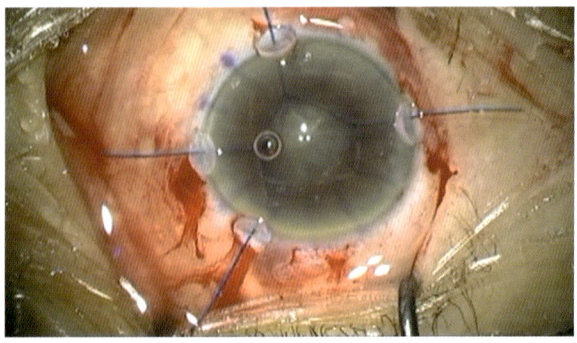

図 10 毛様小帯断裂症例に対するカプセルエキスパンダーの使用
CCC がある程度小さくても設置することが可能であるが，5 mm 以上の直径があったほうが安全に牽引を行える

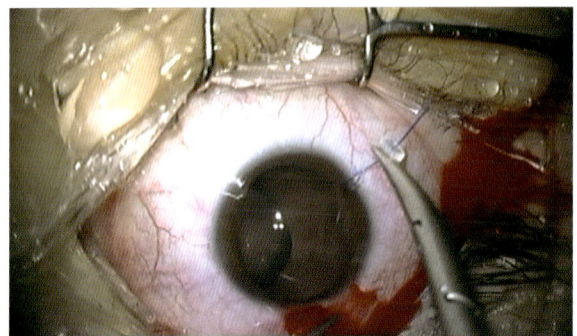

図 11 カプセルエキスパンダーの挿入場面
鑷子で把持したカプセルエキスパンダーは，折り返し部分を先頭部からサイドポートから容易に挿入可能である．

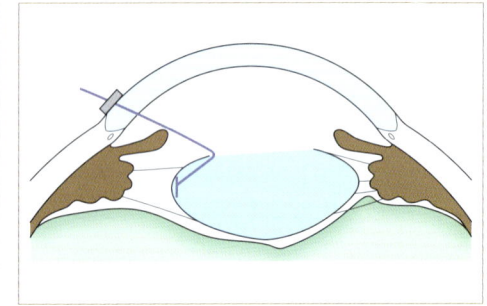

図 12 カプセルエキスパンダーの固定状態
折り返し部分で前囊切開縁を牽引し，T字部分で水晶体赤道部を牽引することによって水晶体囊の固定を行う．

製の固定パッドから構成されている．虹彩リトラクターと似た形状をしているが，CE は水晶体赤道部まで先端が届くように全長が長くなっており，その先端は固定を安定させるためにT字型になっている（図9）．CTR と同様に CE を使用するためには，CCC が完成されていることが条件となる．CCC がある程度小さくても設置することが可能であるが，5 mm 以上の直径があったほうが安全に牽引を行える（図10）．使用に際しては CTR と同様に，前囊と皮質の間を OVDs で剝離してから行う．角膜輪部のサイドポートより先端から押し込んでいくと，容易に前房内に挿入できる（図11）．前囊切開縁まで進めたら，折り返し部分で前囊切開縁を牽引する（図12）．この時前囊切開縁に CE の先端を誘導しづらければ，別のサイドポートから挿入したフックを用いて誘導すると予定している場所に設置することが可能になる（図13）．適切な位置に本体を牽引したら，固定パッドにて固定する（図14）．設置する場所は毛様小帯断裂部だが，断裂の範囲が 1/4 象限以下では 2 か所，1/2 以下で 3 か所，それ以上では 4〜6 か所を目安にする．CE は CTR と異なり使用したら抜去するものであるが，最近になり毛様溝に縫着可能な CE（modified capsule expander：M-CE）も開発されており，従来であれば水晶体全摘出後に IOL 縫着術の適応であった症例に対して，水晶体囊を温存して IOL を囊内固定することが可能になっている．

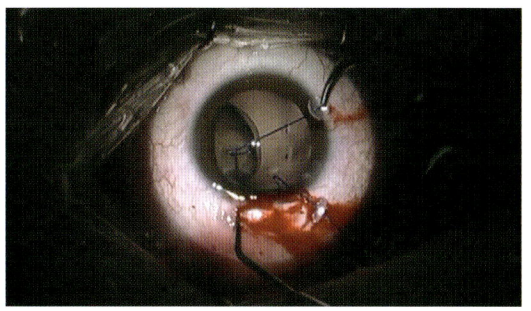

図13　フックによる誘導
前嚢切開縁にカプセルエキスパンダーを誘導しづらければ，別のサイドポートから挿入したフックを用いて誘導すると予定している場所に設置しやすい．

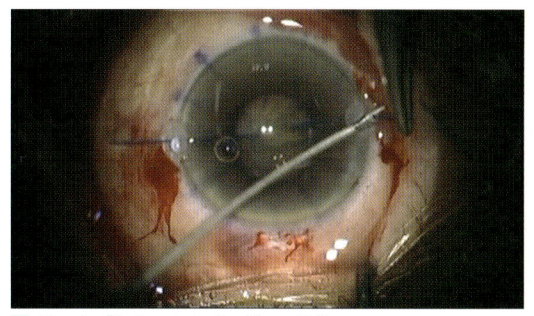

図14　カプセルエキスパンダーの固定
正しい位置に挿入したカプセルエキスパンダーが外れないように，シリコーン製の固定パッドにて本体を固定する．

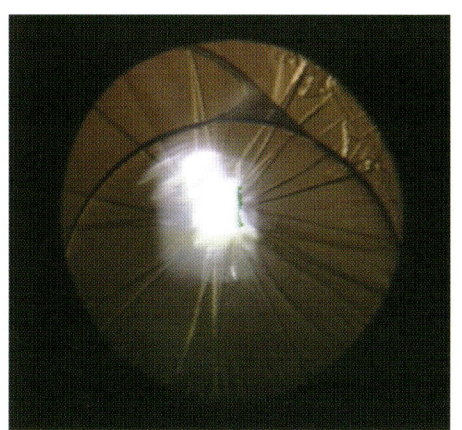

図15　毛様小帯断裂症例に対するIOL囊外固定
毛様小帯断裂症例に対して，IOLを囊外固定すると，術後経過に伴って断裂部位より支持部が硝子体腔内に滑り込んでしまう可能性がある．

5. I/A

　I/Aを施行する時の水晶体囊内はPEA時に比べて当然ながら，水晶体核やepinucleusが少なくなっているため，皮質を吸引する際に吸引圧がより直接的に水晶体囊にかかる．そのため，毛様小帯断裂をきたしていると，後嚢を頻繁に誤吸引したり，前嚢を誤吸引して水晶体赤道部まで瞳孔領内に引っ張ってきてしまうことがあるので，PEA装置の設定を低灌流量，低吸引圧にする．

6. IOL挿入

　IOLの後方の支持部を囊内に挿入する際に，いくらダイアリング法にて行っても先行の支持部は水晶体赤道部で水晶体囊を外側に向かって押す力にもはたらく．毛様小帯が全周健常であれば，この力は問題にはならないが，毛様小帯が脆弱な症例では，水晶体囊に対する毛様小帯の張力が減弱しているために，IOLの支持部が水晶体囊にめり込んでしまい，IOLが囊内で回転しにくくなる．また，この際に無理に力を加えると，毛様小帯

断裂を増悪してしまうので注意を要する．このような現象は，とくにPMMA製の支持部を有するIOLで顕著である．そのためIOL挿入時の水晶体囊への侵襲を抑えることを目的に，ワンピース型のIOLを選択することもある．IOL挿入が困難であるような，重度の毛様小帯断裂をきたしているような症例では，IOLの囊内固定は行わずに縫着術を行う．また毛様小帯断裂症例に対して，IOLを囊外固定することは囊内固定に比べて術操作としては容易であるが，術後経過に伴って断裂部位より支持部が硝子体腔内に滑り込んでしまう可能性があり（図15），このような症例に対する囊外固定は禁忌である．

7. OVDs 除去

IOL挿入までの術操作が滞りなく終了しても，最後のOVDs除去の過程において，毛様小帯断裂が明らかになることがある．OVDsが水晶体囊を内側から押し広げる効果がなくなることと，I/Aチップを抜去した際に前房が虚脱して，相対的に硝子体圧が上がって，毛様小帯断裂部より前房内に脱出することなどによる．

白内障手術が進歩した現在においても，依然として難症例である毛様小帯脆弱症例は，術前診断，術中観察とそれに対する適切な対応を行うことが重要である．

参考文献

1) Mackool RJ, Sirota M：Infusion misdirection syndrome. J Cataract Refract Surg 19：671-672, 1993
2) deLuise VP：Viscodissection as an adjunct to phacoemulsification. Ophthalmic Surg 19：682, 1988
3) Gimbel HV, Sun R, Heston JP：Management of zonular dialysis in phacoemulsification and IOL implantation using the capsular tension ring. Ophthalmic Surg Lasers 28：273-281, 1997
4) Werner L, Zaugg B, Neuhann T, et al.：In-the-bag capsular tension ring and intraocular lens subluxation or dislocation：a series of 23 cases. Ophthalmology 119：266-271, 2011
5) Yaguchi S, Yaguchi S, Asano Y, et al.：Repositioning and scleral fixation of subluxated lenses using a T-shaped capsule stabilization hook. J Cataract Refract Surg 37：1386-1393, 2011

〔柴　琢也〕

Topics

毛様小帯脆弱の術前評価

❶緑内障診療における毛様小帯脆弱

　落屑症候群は散瞳不良以外にも毛様小帯脆弱を伴うことが多く，とくに白内障手術において技術的な対応が必要になることがある．また，毛様小帯の脆弱や断裂は水晶体位置の異常（水晶体亜脱臼）を引き起こすことがある．水晶体の前進は瞳孔ブロックの増強により間接的に，または，水晶体と虹彩が一体となり前進することにより直接的に隅角閉塞の原因となりえる．原発閉塞隅角眼においても，落屑症候群を伴う眼や急性発作眼においては毛様小帯の脆弱が起こりえる．

❷毛様小帯脆弱の術前評価の重要性

　毛様小帯の脆弱が高度な場合には，眼内レンズを囊内に固定することが困難となる．無理に囊内に固定した場合にも経時的に脆弱性が増して眼内レンズの落下などの術後合併症を引き起こす可能性がある．こうした場合，はじめから硝子体手術まで想定して手術を予定することがある．また，毛様小帯の脆弱が中等度の場合，通常の超音波乳化吸引術を行うにしても水晶体囊を保持する器具（カプセルエキスパンダー）などを使用することも想定される．毛様小帯脆弱の有無と程度を術前評価することは安全に手術を行ううえで重要で

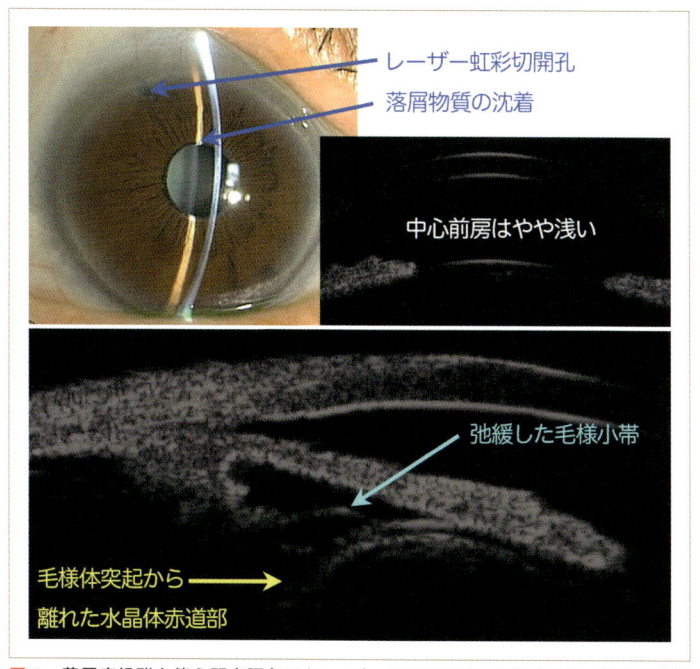

図1　落屑症候群を伴う閉塞隅角眼（レーザー虹彩切開術の既往あり）の細隙灯顕微鏡写真と超音波生体顕微鏡（UBM）所見

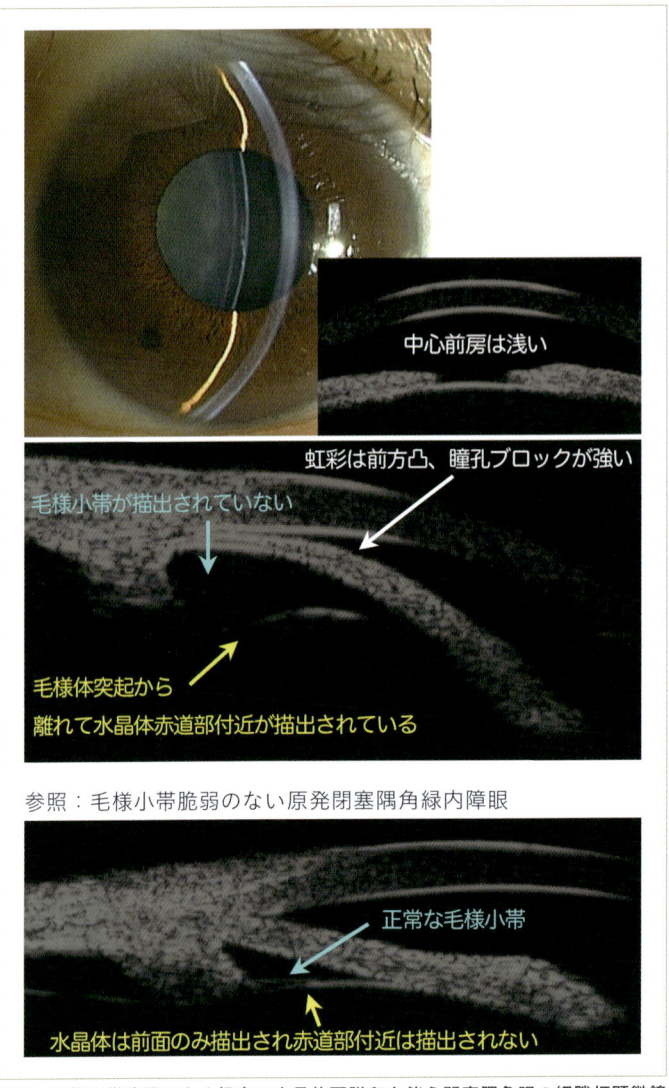

図2 毛様小帯脆弱による軽度の水晶体亜脱臼を伴う閉塞隅角眼の細隙灯顕微鏡写真とUBM所見
（参照：下は毛様小帯の正常な原発閉塞隅角緑内障眼のUBM所見）

ある．毛様小帯の脆弱が軽度の場合には，術前検査では診断がつかず術中所見（前囊切開時など）から診断される場合もある．毛様小帯の脆弱が軽度の場合には手術遂行に対する影響は少ない．

❸毛様小帯脆弱の術前評価の実際

脆弱が高度な場合には，水晶体の動揺が術前診察時に観察されることがある．一方，水晶体の動揺がない眼においても術中に明らかな毛様小帯の脆弱をみとめる場合がある．極端な浅前房，前房の左右差，水晶体前面曲率の減少（水晶体膨隆），落屑物質の蓄積，散瞳不良，屈折の変化（近視化）などでは毛様小帯の脆弱を疑うことが重要である．こうした場合には積極的に画像検査により毛様小帯の診断を行う．毛様小帯の画像診断には，毛様体突起や毛様小帯そのものを描出可能な超音波生体顕微鏡（UBM）が適している．前眼部OCTでは毛様小帯や毛様体突起は描出されないので毛様小帯脆弱の評価は困難である．

❹UBMによる毛様小帯脆弱の所見 （図1, 2）

落屑症候群による毛様小帯の脆弱は，弛緩し

た毛様小帯としてUBM（ultrasound biomicroscope，超音波生体顕微鏡）で描出される．沈着した落屑物質によるものと思われる毛様小帯の高エコー所見も落屑症候群による毛様小帯の脆弱の特徴であり，毛様小帯が正常よりも明瞭に描出される．一方，落屑症候群を伴わない毛様小帯の脆弱（または断裂）部位では毛様小帯の描出が少ないことが特徴である．また，正常眼では水晶体の赤道部付近は描出されないが，毛様小帯の脆弱部位ではよりカーブのきつい赤道部付近が描出される．また，毛様体突起と水晶体との距離が長くなり，水晶体がより前方に描出される．

　水晶体亜脱臼による隅角閉塞は多くの場合には片眼性であり前房深度の左右差や落屑物質の沈着などから原発閉塞隅角と鑑別可能であるが，両眼性に発症した場合には鑑別が困難な場合があるので注意が必要である．UBM検査は毛様小帯の脆弱を術前に評価可能であり，とくに浅前房を伴う眼に対する水晶体再建術の術前評価に有用である．現状では，UBMによる毛様小帯脆弱の評価は一般的に広まっている検査とは言えない．今後，広く利用されるように啓蒙が必要である．

〔酒井　寛〕

III 白内障手術の緑内障手術との併用

I. 同時手術の考え方

　原発閉塞隅角症・緑内障に対する白内障との同時手術の主なものとして隅角癒着解離術（goniosynechialysis：GSL），トラベクロトミー（線維柱帯切開術），トラベクレクトミー（線維柱帯切除術）があげられる．

1. 隅角癒着解離術（GSL）

　GSL は白内障手術と同時に行うことにより，前房が深くなり，再癒着のリスクも減るため，同時手術が勧められる．

2. トラベクロトミー（線維柱帯切開術）

　トラベクロトミーは，周辺虹彩前癒着（PAS）のない部分に適用されるか，PAS を解離する目的でも用いられる．トラベクロトミーは白内障との同時手術の相性もよく，狭隅角眼で開放隅角緑内障の要素もあわせもっているような混合型緑内障である時などで，白内障手術だけでは眼圧下降が得られにくいと予想された時に同時手術がよいと考える．

3. トラベクレクトミー（線維柱帯切除術）

　トラベクレクトミーは，PAS が長期にわたる例，隅角の透見が困難で GSL が施行しがたい例に施行される．白内障手術と同時に行うことで術後前房が深くなり，術後浅前房や悪性緑内障のリスクを減らすことができる．開放隅角緑内障では，トラベクレクトミーと白内障の同時手術は相性が悪く，同時手術で成績が悪いとされているが，閉塞隅角の場合は同時手術のほうが成績が良いと，Deng らのメタアナリシスの結果でも報告されている．水晶体を残してトラベクレクトミーを行うと，術後悪性緑内障のリスクが増すため，トラベクレクトミー単独よりも白内障同時手術のほうがよい．白内障手術を行って眼内レンズ（IOL）にしておけば，悪性緑内障になった場合でも YAG レーザーによる後囊切開など，対応できる処置が増える．

4. 標準的治療

緑内障診療ガイドラインによると，緑内障治療の原則として，治療できる原因があれば原因治療とある．原発閉塞隅角症・緑内障の原因は隅角の閉塞であるので，それをまず改善することから始めるべきである．

よって閉塞隅角の場合は，まずは隅角閉塞を解除することを第一選択とし，その後に残余緑内障があれば，開放隅角に準じた治療をするのが妥当と考えている．

5. PASの程度で分ける （図1）

PAS率50％以下なら，最初は白内障手術〔水晶体乳化吸引術（PEA）+IOL〕のみを施行し，それでも眼圧下降が不十分なら，残余緑内障があると考え，トラベクロトミーかトラベクレクトミーを行う．

PAS率50％以下で，閉塞隅角の要素だけでなく，混合型と考えられるなら，PEA+IOL+トラベクロトミーやPEA+IOL+トラベクレクトミーを選ぶ．

PAS率50％以上なら，最初はPEA+IOL+GSLを行い，隅角を広げ，眼圧が下がらなければ二期的にトラベクロトミーかトラベクレクトミーするというのが第一選択である．

PAS率50％以上で，GSLが不可能な場合は，第二選択として，PEA+IOL+トラベクロトミーやPEA+IOL+トラベクレクトミーを選ぶ．

特殊な状態であるが，PEA+IOL+GSL後に，前房が深くならず，再度PASが形成されてしまう時がある．そのような時は，IOL後方の因子がはたらいていると考え，硝子体手術（vitrectomy）+再GSLを行う．

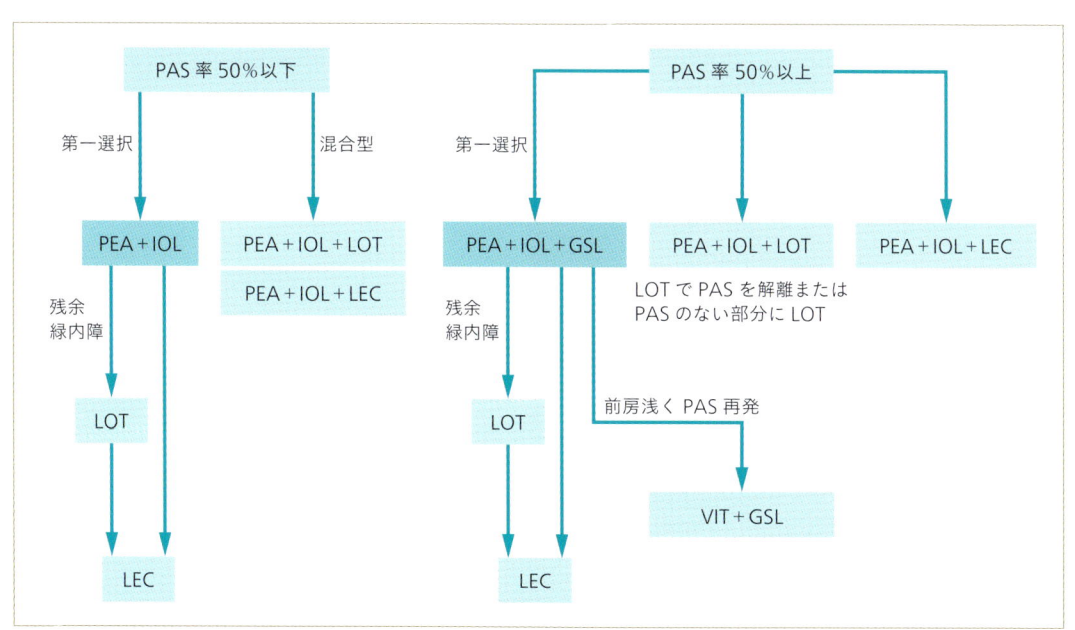

図1 閉塞隅角症・緑内障に対する白内障＋緑内障同時手術の術式選択
PAS：周辺虹彩前癒着，PEA＋IOL：白内障手術，LOT：トラベクロトミー，LEC：トラベクレクトミー，GSL：隅角癒着解離術，VIT：硝子体手術

II. 閉塞隅角における白内障手術のポイント

閉塞隅角における白内障手術のポイントは毛様小帯脆弱，浅前房での操作性の悪さ，内皮への悪影響，高眼圧での角膜浮腫などがあげられる．

1. できるだけ角膜切開を

上方結膜温存を図るため，可能な限り角膜切開で行う．強角膜切開ならばできるだけ耳側を使う．核（硬度）が硬いなどで囊外摘出術にコンバートする可能性があれば，強角膜切開でもやむをえないが，最近の超音波機器では核硬度が高くても PEA で施行できる．もし毛様小帯断裂から IOL 縫着になったとしても，角膜切開創から縫着用レンズを挿入することは可能である．

2. コアビトレクトミー（図2）

閉塞隅角の場合，術前散瞳により急性発作をきたし，手術室で開瞼器をかけた時点で，かなりの高眼圧，角膜浮腫，極度の浅前房になっていることがある．その場合はコアビトレクトミー（core vitrectomy）をする必要がある．25 G の硝子体手術用トロッカーシステムを用いて，灌流ポートなしの 1 ポートでビトレクトミーを行う．指や鑷子で触った感覚で正常眼圧くらいを目指せばよい．あまり低くしすぎるとその後の PEA がやりにくくなる．トロッカーを抜いた後は無縫合でよい．

25 G の硝子体システムがない場合は，20 G の前部硝子体切除用カッターを用いる．この場合は結膜を切開し，20 G の V-lance でポートを作り，強膜創は縫合する必要がある．

3. 確実な前囊切開（CCC，連続円形切囊）

毛様小帯脆弱例では CCC は大きくなりにくい．将来的に CCC は収縮してくるので，可能な限り大きくしておくことが望ましい．

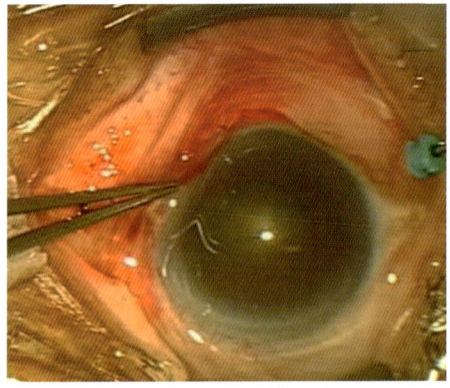

図2 高眼圧による角膜浮腫，浅前房時のコアビトレクトミー
慢性閉塞隅角緑内障に対して，PEA＋IOL＋GSL 予定であったが，手術開始時に高眼圧，角膜浮腫のため，先にコアビトレクトミーを施行した症例．この後 PEA＋IOL＋GSL を予定どおり施行した．

4. ハイドロダイセクションと核回転

　毛様小帯脆弱例でのハイドロダイセクション(hydrodissection)は灌流液が水晶体後方に回りにくい．あまり強く灌流液を注入すると弱い部位の毛様小帯が断裂して硝子体が脱出してくることがある．仮に灌流液が水晶体後方に回ったとしても，核がうまく回転しにくい．この時に無理に力を入れて回転させるのは危険である．核分割をした後に回りにくければ，再度粘弾性物質で前房を満たし，フックなどを用いてゆっくり核を回転させる．

5. 毛様小帯断裂とカプセルエキスパンダー

　毛様小帯断裂に早く気づき，早めにカプセルエキスパンダーをかける．断裂してしまった毛様小帯は回復しないので，できれば断裂する前に早めにかけるほうが望ましい．

6. 超音波中にチップで皮質を吸引しない

　超音波中に超音波チップで6時の皮質を吸引してしまうことがある．皮質は水晶体嚢と強固についているので，安易に超音波チップで皮質を引っ張ると毛様小帯を断裂させてしまう．同様に，皮質吸引時には注意して皮質を吸引しないと危険である．

7. 粘弾性物質注入で前房消失を防ぐ

　超音波チップを抜く時などに，そのまま抜くと，硝子体圧が高いので，脆弱な毛様小帯の部位から硝子体が出てくることがある．超音波チップを抜く時は粘弾性物質を前房内に入れて，前房消失を防ぐ．

III. 白内障手術と隅角癒着解離術の同時手術

1. 適応

　閉塞隅角でPAS率50％以上であれば，PEA＋IOLだけでなく，GSLも同時に施行すべきである．
　用意するもの(図3)
1) 手術用隅角鏡：Swan-Jacob手術用隅角プリズム，ダブルミラー型隅角鏡，最近は内視鏡を用いた報告もされている．
2) 上野氏隅角癒着解離フック，永田氏隅角癒着解離針：従来の22Gよりも細い25Gが便利
3) 粘弾性物質，直筋にかける牽引糸，強膜圧迫子，ライトガイド

　今回呈示するのは，Swan-Jacob手術用隅角プリズムで，上野氏隅角癒着解離フックを用いたGSLの方法である(ダブルミラー型隅角鏡によるGSLは別項を参照，⇒185頁)．

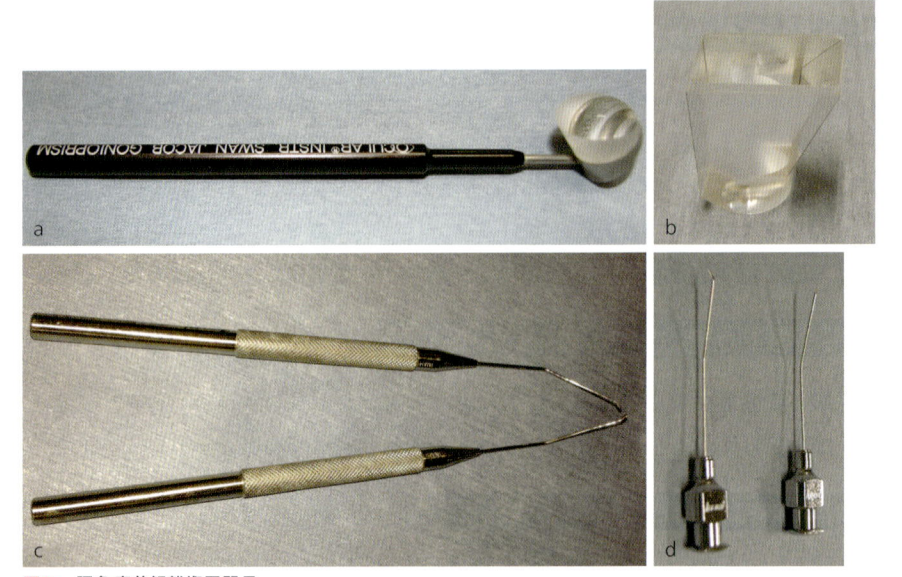

図3 隅角癒着解離術用器具
a：Swan-Jacob 手術用隅角プリズム，b：ダブルミラー型隅角鏡，c：上野氏隅角癒着解離フック，
d：永田氏隅角癒着解離針（25 G）

2. GSL との同時手術

1) 白内障手術が先か GSL が先か：GSL との同時手術において，白内障手術の後に GSL を行うと，角膜切開の部位が混濁し透見性が悪くなる．角膜サイドポートですら視界の妨げになる．白内障があると前房が深くならないと思われるかもしれないが，最近の粘弾性物質は粘性の高いものがあり，それを用いれば前房を深くすることができる．

　一方，先に白内障手術をすると，前房が深くなり，隅角が観察しやすくなる（角膜透見性は落ちる）．術前の圧迫隅角検査で PAS があると思われていた部位でも，白内障手術後に見ると PAS がはずれていることもある．ただし，角膜切開部位はどんなにうまく手術したとしても白く混濁するため，その部位の隅角は見えにくくなる．

　基本的には GSL を先に行うべきであるが，閉塞隅角の白内障手術は，浅前房や虹彩後癒着，核白内障，毛様小帯脆弱例が多く，通常よりも難易度は高い．そういう状況では，熟練者でなければ，先に白内障手術をお勧めする．白内障手術が無事終わった後に GSL をする場合，白内障創の反対側（耳側切開なら鼻側）の半周は白内障手術後でも観察可能であるが，白内障手術創側の GSL はかなり難易度が高くなる．

2) 白内障手術前に GSL を行う場合，可能な限り，前房と後房の房水を抜いて，前房を完全に粘弾性物質で置換する．低分子量の粘弾性物質でも前房形成できるが，高分子量のほうが保持能力は高い．しかし高分子量の粘弾性物質は硬すぎて，隅角の奥にまで入りにくいので，隅角周辺には低分子量のものを入れ，中央には高分子量を入れる．軽い癒着なら，粘弾性物質の注入のみで癒着がはずれることがある．

3) この時に高眼圧になり，前房があまり深くならず，深くなっても角膜が浮腫状になっ

てしまう場合がある．この時は先に白内障手術をするか，コアビトレクトミーする．
4）術者が上方に座ってGSLする場合，最もやりやすい部位は下方である．まず顔の向きを下に向ける．顕微鏡を手前に傾けて角度を変える．隅角癒着解離フックをサイドポートから挿入し，サイドポートを支点に眼球を下転させる．線維柱帯表面をなでるように癒着をはがしていく．
5）耳側と鼻側は，顔を横に傾けて，顕微鏡を左右に振って行う．
6）最も難しいのは上方である．顎を上げてもらい，手前を覗くように顕微鏡を傾けて行うが，そのままでは難しい．上直筋と下直筋に牽引糸をかけて眼球を回旋させると，12時部分が鼻側か耳側に振れるがこれでもかなり難しい．12時方向に関しては術者が耳側に移って，眼球を鼻側に回旋し耳側からアプローチするほうがやりやすい．ほかの部位のGSLができているなら12時方向は無理をせず行わないこともある．
7）角膜上に粘弾性物質をのせて，出血などが入ってくるのを防ぐが，それでも出血が入ってきて視野の妨げになるなら，手術助手にプリズムミラーと角膜の間に灌流液を流し続けてもらう．
8）先に白内障手術を行い，後からGSLする場合，前房が深くなっているので，IOL挿入後に粘弾性物質を抜かずにGSLを行う．その状態で隅角が見えにくい場合は，後房の粘弾性物質をいったん抜いて灌流液に一度置換し，その後に再度粘弾性物質を後房でなく前房内に満たすと，より隅角が開いて隅角が見やすくなる．IOL挿入後は低分子量の粘弾性物質で十分前房形成ができる．その後の粘弾性物質除去も考え，低分子量の粘弾性物質だけでよい．
9）Takanashiらの報告を参考にして，隅角がうまく見えない場合，筆者は手術助手に角膜輪部から2 mmの所を硝子体術者が使う強膜圧迫子などで押して圧迫してもらっている．圧迫できれば器具は何でもよい．圧迫することでより隅角が見やすくなる．圧迫する場所や圧迫の強さは慣れが必要で，圧迫しすぎると角膜がゆがんでかえって見えにくくなることがあるので，前房内圧は粘弾性物質で高めにしておく．ピント合わせも圧迫の度合いによって変えなければならない．介助者との呼吸を合わせるための慣れが必要であるが，ぜひ一度試してほしい手技である．
10）圧迫しても隅角が見えにくい場合は，筆者らは硝子体手術に使うライトガイドを用い，手術助手に角膜輪部から2 mmの所に押し当てて圧迫してもらっている．これにより，圧迫で見やすくなるのに加えて，ライトの光量で明るくなり見えやすくなる．白内障術後の角膜切開創の部位でもなんとか見えるようになる．ライトガイドがある施設ならお勧めである（図4）．

3．術中術後合併症とその対策

1）隅角からの出血

粘弾性物質で移動させて視野を確保する．移動させるのが無理なら一度前房洗浄して再度粘弾性物質を入れる．

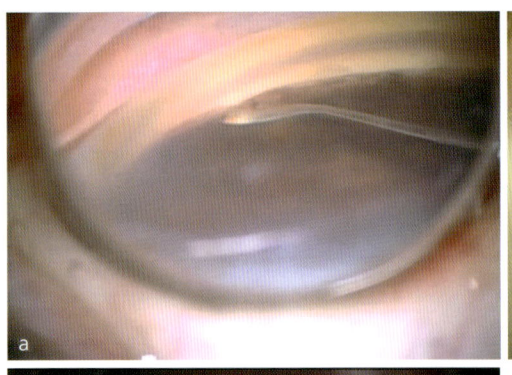

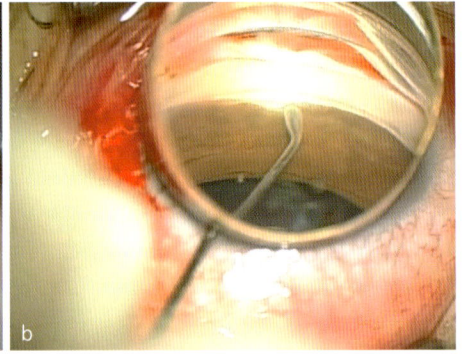

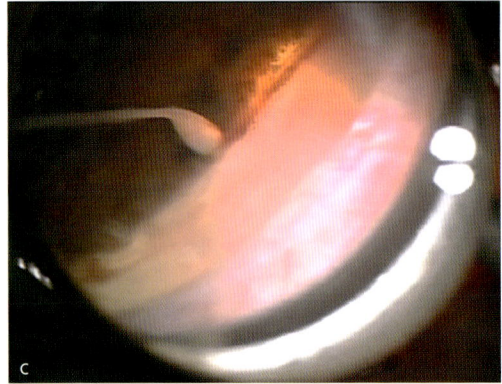

図4　ライトガイドを用いた隅角癒着解離術
a：隅角を観察しやすくするために，ライトガイドを用いて圧迫し，かつ術野照明の補助としても利用している．
b：画像ではハレーションしているが，明るすぎて見えにくいことはない．
c：上方のGSLでも圧迫と照明で観察しやすくなる．

2）レーザー隅角形成術（LGP）

　基本的には再癒着防止にLGPを行っている．プラトー虹彩ではできるだけ行ったほうがよい．術後隅角確認は必須で，再癒着の徴候がなければLGPを省略してもよいが，再癒着し始めているような症例では早めにLGPする．LGPでは瞳孔偏位，一過性眼圧上昇などに注意する．

3）PAS再発

　PEA＋IOL＋GSLしたにもかかわらず，前房が浅く，再度PASになった場合は硝子体因子が関与した毛様体ブロックの要素が強いので，その場合の対策を「Ⅵ．術後の悪性緑内障」（⇒279頁）に記す．
　プラトー虹彩や，長期間PASであったような場合は，前房は深くなったにもかかわらず，LGP後でも再度PASになることがある．眼圧が下降しているならPASは経過観察でよい．眼圧が下降していないなら，再手術を考慮するが，筆者は再度GSLを行い，GSLをした部位にトラベクロトミーを追加している．症例によってはトラベクレクトミーを選択する．

IV. 白内障手術とトラベクロトミーの同時手術

1. 適応

　PAS率50％以下で，開放隅角緑内障の要素もあわせもっている時に行う．主にPASのない部位へのトラベクロトミーが望ましい．PEA+IOLだけでは眼圧下降が得られないと予想された時にトラベクロトミー同時手術を行う．

　PAS率が50％以上の時で，トラベクロトミーでPASをはずす目的で，PEA+IOL+トラベクロトミーを行うこともある．この場合，うまくPASごとロトームではずせればよいが，PASをはずせずにうまくトラベクロトミーできないことがある．筆者はPASがあり，トラベクロトミーを難しくしていると思われる場合は，先にGSLをしてPASをはずしておいてからトラベクロトミーを追加している．

2. トラベクロトミーとの同時手術

　白内障手術を角膜切開で上方から行った後，上方に座ったまま手術を行う．右利きでは，右眼なら耳下側，左眼なら鼻下側でトラベクロトミーを別創で行う．術者の位置が自由に選べる手術場なら，耳下側の同一創からPEAとトラベクロトミーを行ってもよい．いずれにせよ上方結膜は温存するほうが望ましい．先にトラベクロトミーを行い，あとからPEAを行う術者もいる．閉塞隅角のPEAは前房が浅く，毛様小帯も脆弱なことが多いので，まずはPEAを無事に終わらせてからトラベクロトミーをするほうを，とくに初・中級者にはお勧めする．

1) 瞼裂斑を避けて，下方結膜を切開し，Tenon囊下麻酔を行う．
2) 上方から角膜切開でPEA+IOLを行う．粘弾性物質は抜かずにそのままにしておく．
3) 右下方の周辺角膜に牽引糸をかけ，左上方へ引っ張る．
4) 4×4 mmの強膜弁を作製する．トラベクロトミーだけを目的とするなら，厚めの1枚フラップで行っている．もちろん2枚フラップでもかまわない．同一創で白内障手術を行う場合は必ず2重フラップにしている．毛様体が透けるほどフラップを厚めに切れ込んでいくと，Schlemm管内壁が現れる．
5) ロトームをSchlemm管内に挿入する．先端を少しだけ置くよう挿入し，後はゆっくりと早期穿孔しないようにロトームを押していく．
6) 隅角鏡でロトームがSchlemm管内にあることを確認する．
7) ロトームを少し引き戻し，その引き戻したロトームの眼球に近いほうの角を持針器で持つ．持針器でロトームを少し回転させ，ロトームの先だけを前房内に出す．
8) その後，ロトームのSchlemm管挿入部を支点にして回転する（図5）．露出したSchlemm管内壁をロトームで傷つけないように注意する．この時はある程度眼圧が高くないと回しにくく，Descemet膜剝離を起こしやすい．
9) その後必要に応じて，deep sclerectomy，内皮網剝離を追加する．この時は眼圧を低くしたほうがやりやすい．
10) 強膜フラップを10-0ナイロンで縫合し，必要ならsinusotomyを追加して，結膜を

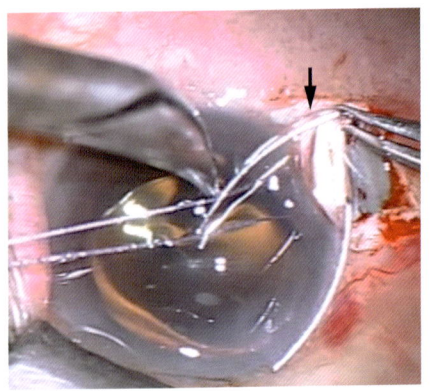

図5 ロトーム回転時の注意点
上方から角膜切開でPEA＋IOL施行後に下方からのトラベクロトミー．矢印の位置でロトームを支点にして回転させる．

縫合する．
11) 粘弾性物質と前房出血を吸引除去する．

3. 術中合併症とその対策

1) Schlemm 管が見つからない場合

　Schlemm管が見つからない場合は，フラップが薄くて強膜が残りすぎていることが多いので，もう1枚フラップを作る．ごく薄くしか強膜が残っていないのにSchlemm管が露出されず，もう1枚のフラップを作るのが難しい時は，Schlemm管の位置が透けて見えることが多いので，その外壁に縦切開を加え，永田氏マイクロ剪刀の片刃だけをSchlemm管内に挿入し，Schlemm管外壁を切開する(図6)．毛様体に切れ込むと毛様体のラインをSchlemm管と間違えることがある(図7a)．ロトーム挿入後に必ず隅角鏡で確認する．

2) ロトームで早期穿孔した場合

　ロトームで早期穿孔した場合は，一度は再挿入を試みる．ロトームをSchlemm管外壁に押しつけて沿わせるように再挿入する．ロトームの曲率半径を大きくするのも一手である．再挿入を試みて無理な場合は，フラップの外側にリカバリーフラップを作る(図7b)．

3) ロトームがうまく回せない場合

　回転時に抵抗が強い時は，外壁の外側に入っている時があるので，再挿入を試みる．ロトーム回転時にPASがあるために虹彩の中にロトームが入り，回せない時がある．無理に回して虹彩根部離断を起こさないように注意する．術前の隅角検査が大事であり，筆者はあらかじめトラベクロトミー予定部位にPASがあるとわかっている場合はGSLを追加している．回しにくい場合は無理に回そうとせず，ロトームを引き気味にして，回せるところまで引いて，狭い範囲での切開を試みる．

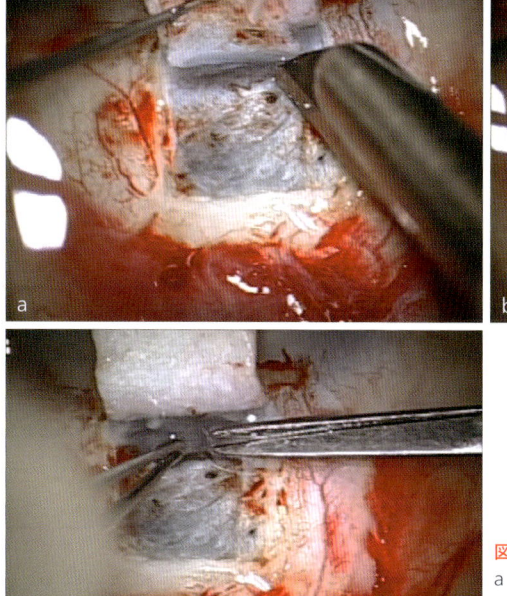

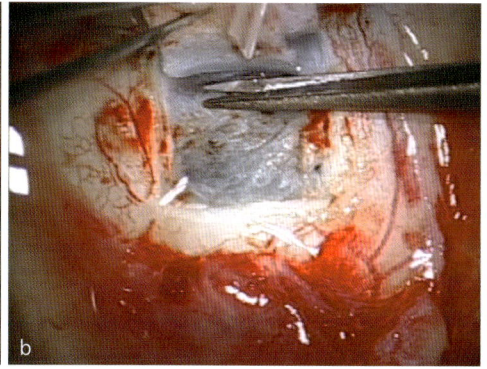

図6　Schlemm 管の外壁切開法
a：Schlemm 管が露出していないので，Schlemm 管の位置に縦切開を加えている．
b：永田氏マイクロ剪刀の片刃だけ Schlemm 管内に挿入し，Schlemm 管外壁を切開する．
c：Schlemm 管外壁を切除する．

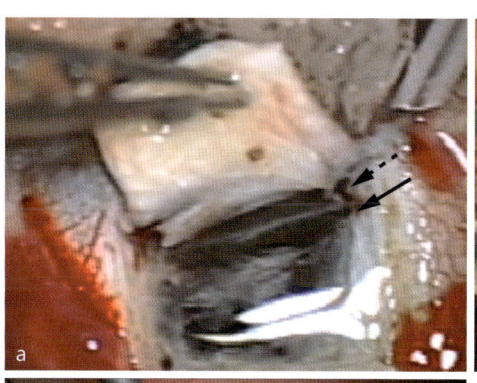

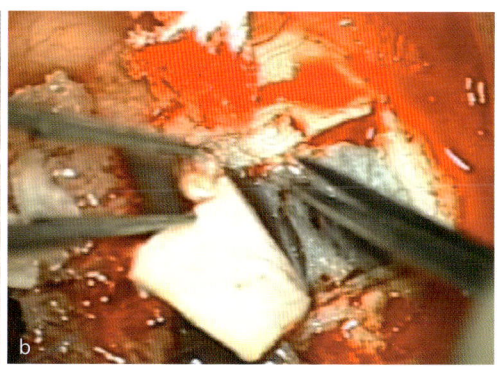

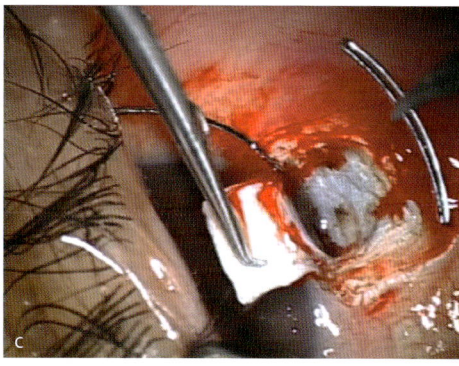

図7　トラベクロトミーの合併症対策
a：実線矢印は毛様体のラインで，点線矢印が Schlemm 管の正しい位置．
b：新たに Schlemm 管を確認するために，フラップの外側にリカバリーフラップを作製している．
c：片側はトラベクロトミーできたが，片側は Schlemm 管内壁を損傷し，トラベクロトミーできなかった．

III　白内障手術の緑内障手術との併用

4）Schlemm 管内壁損傷

フラップを強く引っ張りすぎると，それだけで Schlemm 管内壁が損傷することがある．内壁が裂けても，両サイドは内壁が残っており，ロトーム挿入できることも多い．また，ロトーム挿入時に内壁損傷してしまうことがある．再挿入を試みるのが難しい時は，内壁の残っている片側だけでもトラベクロトミーできるように努める（図 7c）．両側とも挿入できないならリカバリーフラップを作製する．ロトーム回転時に勢い余って内壁を傷つけてしまうこともある．Schlemm 管内壁を損傷してもスリット状に裂けて，虹彩が嵌頓していないならそのままでよい．虹彩脱出して虹彩嵌頓した場合は虹彩切除する．同一創から白内障手術する場合，セカンドフラップは仮縫合して，白内障手術器具の出し入れで Schlemm 管内壁を損傷しないようにする．

5）Descemet 膜剥離

Descemet 膜剥離が起きても軽度ならそのままでよいが，瞳孔領に及ぶなら空気か SF6 で前房置換する．Descemet 膜剥離が閉鎖空間だと Descemet 膜下血腫になることがあるので，必ず前房内に開放する．

4. 術後合併症とその対策

1）前房出血

ほとんどの症例では術後 1 週間以内に消退する．出血が多い場合はヘッドアップの体位での安静を指示する．前房出血が高度の眼圧上昇の原因と考えられる場合や角膜血染の可能性がある場合には観血的な前房出血除去を行う．前房洗浄をすることで，出血が硝子体に回ることもある．粘稠な前房出血は硝子体カッターによる切除が必要である．

2）一過性高眼圧

眼圧スパイクは術後 15〜40％にみとめられるが，多くの場合 3 か月目までには眼圧下降が得られるため，保存的に経過を見る．追加の緑内障手術は 3 か月程度待ってから決定する．眼圧スパイクが残存視野を脅かすほど高度である場合には，躊躇せずトラベクレクトミーを考慮する．

V. 白内障手術とトラベクレクトミーの同時手術

1. 適応

PAS 率 50％以下で混合型緑内障の要因が強い場合が適応の 1 つである．視野障害が進行していて，PEA＋IOL や PEA＋IOL＋トラベクロトミーでは降圧が足りないと予想され，二期的に手術する余裕がない時に行う．

PAS 率 50％以上で，GSL をするのが難しい場合，PEA＋IOL＋トラベクロトミーでも

PASをはずせる見込みが少ない場合，より低い術後眼圧が求められる場合にはPEA＋IOL＋トラベクレクトミーも選択肢となる．

2. トラベクレクトミーとの同時手術

　術式にはさまざまなパターンがある．白内障と同一創とするのか，別創でするのか，結膜切開は円蓋部基底なのか，輪部基底なのか，強膜フラップの形，大きさ，縫合糸の数，マイトマイシンC(MMC)の時間など各施設で術者のパターンで行ってよい．ここでは，筆者が行っている，白内障同一創，円蓋部基底のトラベクレクトミーを一例に示す．あくまで一例であるので，それぞれの術者が一部変更して行ってもらってよい．また閉塞隅角におけるトラベクレクトミーのポイントを次項に示す．

1) 上方の周辺角膜に牽引糸をかけ，円蓋部基底の結膜切開を行う．
2) 二重強膜弁を作製して，セカンドフラップを切除する．
3) MMCを強膜上に3分間(症例によっては5分間)塗布する．眼内灌流液もしくは生理食塩水で洗浄する．その後の白内障手術時に灌流液で洗浄されるのを見越して，洗浄は少なめでよい．
4) CCCを行った後，同一創よりPEAを行う．foldable IOLを挿入する．
5) 粘弾性物質は抜かずに，強角膜ブロック切除と周辺虹彩切除を施行する．
6) 強膜弁を10-0ナイロンで数糸縫合した後，粘弾性物質を吸引する．
7) 濾過量を調節しながら縫合糸を追加する．
8) 結膜輪部を連続縫合，放射状切開部にblock sutureを置き，結膜からの漏出がないことを確認する．

3. 閉塞隅角におけるトラベクレクトミーと白内障同時手術のポイント

1) MMCの前房内への迷入を防ぐため，白内障手術を行う前にMMCを塗布する．
2) 白内障手術時の灌流液で洗浄される効果を考え，最初の洗浄は少なめにする．
3) 強角膜ブロック切除の時，Schlemm管の位置に近い，PASのある部位で行うと，強角膜ブロックに虹彩がついてくることがある．本来，強角膜ブロックはもう少し角膜側で切除すべきであるが，そうなった場合はPASをはずして，虹彩を戻してからまずは強角膜ブロックだけを切除する．虹彩と剝離できなければ，虹彩も一緒に切除してしまうこともある．
4) 別創で行う時は，術後眼球マッサージを想定して，角膜切開創を10-0ナイロンで縫合しておく．
5) 白内障手術には，前房を深くして，隅角を拡大させる意味もあるので，過剰濾過にして，術前より浅前房にしてしまわないように注意する．そのため強膜弁はややタイトに縫合する．術後眼圧が高ければ随時レーザー切糸を行う．
6) トラベクレクトミーの術中術後合併症に関しては，開放隅角緑内障に対して施行した場合とほぼ同様であるが，閉塞隅角の場合は悪性緑内障の危険が開放隅角よりも高いとされている．
7) 術後浅前房であるのに高眼圧を示す時は，悪性緑内障を考える．対処方法は次項に

述べる．悪性緑内障のように急に高眼圧にはならず，20 mmHgを超える程度の高眼圧で浅前房の状態が慢性的に続く時がある．この時もやはり慢性毛様体ブロック緑内障になっており，悪性緑内障と同様に処置をする必要がある．

VI. 術後の悪性緑内障

1. 悪性緑内障の場合，慢性毛様体ブロックで術後も前房が深くならない場合，白内障＋GSL後に浅前房で再度PAS形成した場合

1) まずアトロピン点眼をして，毛様体筋を弛緩させてIOLが後方に戻るようにする．眼圧上昇が高度なら高浸透圧利尿薬の点滴にて硝子体容積を減らし，IOLの後方移動を狙う．
2) YAGレーザーで後嚢を切開する．散瞳が十分であれば，IOLの外側の前嚢と後嚢をともに切開する．散瞳が不十分であれば，周辺虹彩に虹彩切開孔を開けて，その虹彩切開孔と同じ部位の前嚢と後嚢をYAGで切開する．前部硝子体膜もYAGレーザーで切開することが望ましいが，前部硝子体膜を確認できないことも多く，確実に施行するのは難しい．
3) それでも眼圧がコントロールできなければ，硝子体手術をしなければならない．次項に手順を示す．

2. 悪性緑内障に対するビトレクトミー＋周辺虹彩切除＋カプスロトミー＋GSL （図8）

1) 25Gの硝子体手術システムで毛様体扁平部に2ポート（もしくは3ポート）作製する．
2) 前部硝子体切除を行い，ついで前部硝子体膜を切除する（図8a）．
3) ポートにプラグをして，次に角膜サイドポートからカッターを入れて，周辺に虹彩切除(PI)をする．この時虹彩裏面とIOLの間に癒着があればそれもはずす（図8b）．
4) もう一度硝子体に戻って，PIを開けた部位でIOLの外側の前嚢と後嚢の両方を硝子体側から切除する（図8c）．角膜サイドポートから挿入したカッターで，前房側から嚢切除することも可能である．
5) 前房を粘弾性物質で充満させ，GSLを行う．この時点で前房が深くならないようでは，硝子体切除が足りないと思われる．足りていれば硝子体手術用ポートをはずす．
6) 前房の粘弾性物質を吸引して，灌流液に置換する．

VII. 術後成績

1. GSL

Kamedaらの報告した多施設共同の結果では，術後3年で眼圧21 mmHg以下の割合が85.9%，18 mmHg以下の割合が61.0%であった．術後の眼圧下降不十分のリスクファクターとして，年齢が若い，術前眼圧が低い，術後LGPをしないことがあげられていた．

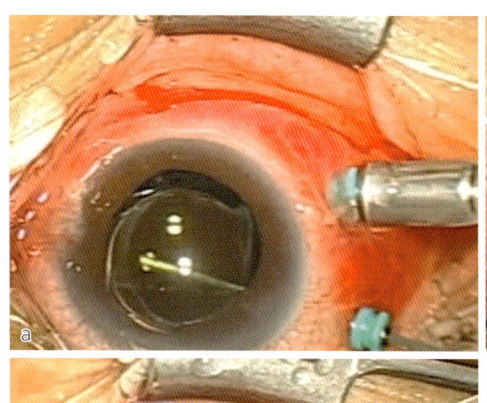

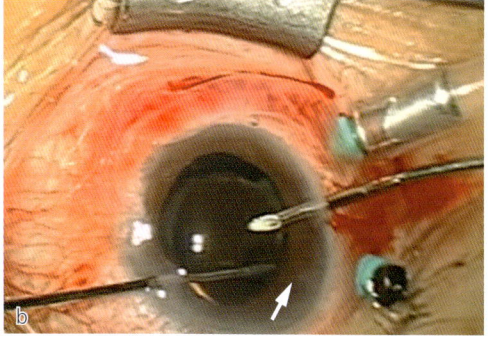

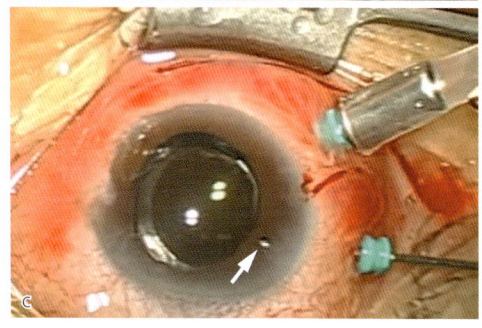

図8 悪性緑内障に対する手術治療
a：2ポート作製し vitrectomy．前部硝子体膜を切除する．
b：角膜サイドポートから硝子体カッターを入れて，周辺虹彩切除（矢印）．
c：周辺虹彩切除した同じ部位（矢印）の前嚢と後嚢をカッターで切除．この後 GSL 施行した．

ほかの報告でも，約10％に眼圧コントロール不良例があり，トラベクロトミーやトラベクレクトミー，時には悪性緑内障で前部硝子体切除が追加されていた．GSL 術後に追加手術が要る症例も存在するが，大半の症例では追加手術なしで降圧が得られていた．

2. トラベクロトミー

Kiuchi らが閉塞隅角緑内障に GSL を併用したトラベクロトミー＋白内障手術の成績を報告しているが，術前眼圧 33.3 mmHg に対して，術後は 11.8 mmHg に低下しており，術後合併症に重篤なものはなかった．閉塞隅角緑内障に対するトラベクロトミー＋白内障手術の成績はどの報告も良好で，多くが 10 mmHg 台前半にコントロールされている．これは閉塞隅角緑内障に対して白内障手術だけでも眼圧下降が得られる可能性があるうえに，トラベクロトミーの効果が上乗せされていると考えられる．症例によっては，トラベクロトミーせず白内障手術だけでも十分な眼圧下降が得られたものも含まれている可能性がある．

3. トラベクレクトミー

2011 年の Deng らのメタアナリシスによる報告では，眼圧下降効果は，トラベクレクトミー＋白内障手術，トラベクレクトミー単独，白内障手術単独の順に大きかった．Tan らの術後合併症に関する報告では，トラベクレクトミー単独がトラベクレクトミー＋白内障手術よりも合併症率が高く，開放隅角と閉塞隅角の比較では合併症率に差はなかった．悪性緑内障はトラベクレクトミー単独群の 1％ に起きていた．以上より閉塞隅角にトラベクレクトミーを行う場合は，白内障同時手術のほうがよいと考える．

参考文献

1) Deng BL, Jiang C, Ma B, et al.：Surgical treatment for primary angle closure-glaucoma：a meta analysis. Int J Ophthalmol 4：223-227, 2011
2) Takanashi T, Masuda H, Tanito M, et al.：Scleral Indentation optimizes visualization of anterior chamber angle during goniosynechialysis. J Glaucoma 14：293-298, 2005
3) Kameda T, Inoue T, Inatani M, et al.：Long-term efficacy of goniosynechialysis combined with phacoemulsification for primary angle closure. Graefes Arch Clin Exp Ophthalmol 251：825-830, 2013
4) Kiuchi Y, Tsujino C, Nakamura T, et al.：Phacoemulsification and trabeculotomy combined with goniosynechialysis for uncontrollable chronic angle-closure glaucoma. Ophthalmic Surg Lasers Imaging 41：348-354, 2010
5) Tan YL, Tsou PF, Tan GS, et al.：Postoperative complications after glaucoma surgery for primary angle-closure glaucoma vs primary open-angle glaucoma. Arch Ophthalmol 129：987-992, 2011

〔家木良彰〕

IV 眼内レンズ縫着
テクニックと予後

　原発閉塞隅角症(PAC)や原発閉塞隅角緑内障(PACG)は，水晶体が大きい，前方移動しているなど水晶体を中心とした前眼部の解剖学的異常に起因するものなので，水晶体摘出から眼内レンズ(IOL)の挿入は有効な治療法である．しかし，解剖学的な異常が，逆に白内障手術の難しさの原因となっている．すなわち，前房が浅い，毛様小帯が脆弱などという点である．毛様小帯が著しく脆弱で，すでに水晶体亜脱臼と言えるような場合や，術中操作で毛様小帯が断裂する場合もある．このような時は IOL を縫着せざるをえないが，通常の縫着と異なった難しさを伴っている．この項では，IOL 縫着の手技と予後について述べる．

I. 原発閉塞隅角症・原発閉塞隅角緑内障における IOL 縫着手術の注意点

　PAC や PACG 眼における IOL 縫着の難しさは，白内障手術自体と共通しているところが多い．とくに縫着において注意を要する点について述べる．

1. 緑内障への対応

　縫着する場合，IOL を挿入する創口に加え IOL 支持部を強膜に固定する創が必要になる．PAC または PAC suspected(PACS)で，隅角閉塞が軽度で緑内障に至っていない場合は，水晶体摘出をすれば，その後に緑内障が進行することは稀である．そこで，PAC・PACS であれば，将来の緑内障手術のために，強膜・結膜を温存する必要はない．しかし，PACG で隅角閉塞が進行していれば，水晶体摘出後に眼圧が下がらない可能性がある．そこで，将来の濾過手術を考慮して，なるべく強膜・結膜を温存しておくべきである．IOL を挿入する創は，角膜小切開が好ましく，縫着糸の通糸・埋没部も上方～外上方はなるべく避ける．最低濾過手術が一度はできる部分を残して縫着するように，創を作成する．

2. 小角膜・短眼軸長

　PAC・PACG眼は，角膜径が小さい場合が多い．そのため，同じ幅の創であっても惹起乱視量が大きくなりやすい．とくに倒乱視の患者が多いので，倒乱視が強くならないよう，上方に作成した創はなるべく縫合するほうがよい．また，PAC・PACG眼は，眼軸長が短い場合が多い．そこで，毛様体扁平部に灌流ポートを置く場合は，眼軸長を考慮して若干前方に作成する．同様に，縫着糸の通針部もやや前方にしたほうがよい．

3. 角膜内皮減少

　PAC・PACG眼では，レーザー虹彩切開術(laser iridotomy)を施行している場合が多く，角膜内皮細胞密度が減少している場合が多い．縫着にならない場合は，内皮細胞数が800個/mm² 以上，中央角膜厚(CCT)が 550μm 以下であれば，水疱性角膜症に至ることはまずない．しかし，縫着では前房内操作が多いので，内皮を傷害する程度が強いことは考慮しなければならない．そこで，縫着になる可能性がある症例は，内皮数が1,000個/mm² 未満であれば要注意である．術前に，水疱性角膜症に陥る可能性があり，そうなると角膜移植が必要になることを説明しておく．

4. 落屑症候群の合併

　PAC・PACG眼で，落屑症候群を伴っている眼がある．PAC・PACGのみであれば，たとえ毛様小帯が脆弱であっても，術後に脆弱化が進行することはあまりない．一方，落屑症候群を伴っていると，手術時に嚢内挿入が可能でも，しだいに毛様小帯が脆弱化・断裂していく．そこで，数年後にIOLが嚢内脱臼を起こしやすい．すなわち，PAC・PACG眼に落屑症候群を伴う眼は，積極的に縫着するほうが好ましい．さらに，落屑症候群を伴っていると，当然緑内障も進行しやすい．なるべく線維柱帯切除術ができる部分を残すように，手術プランを立てておく．

5. 角膜曲率の測定

　急性発作(acute PAC)で角膜浮腫が強いと，IOL度数計算のための角膜曲率の測定が困難な場合がある．浮腫でK値が正確に測定できない時は，僚眼のK値を代入するしかないが，度数は近視よりを目標にしておくほうがよい．測定可能な場合は，発作直後であっても，大きな誤差はない．縫着では，IOL度数は嚢内固定より，0.5〜1.0ジオプター(D)少ない度数のIOLを選択する．

II. IOL縫着の適応—縫着が必要かどうかの判断

　PAC・PACG眼で，毛様小帯が脆弱な場合，どの程度であれば縫着するほうがよいかは迷うところである．術前・前嚢切開時と皮質吸引終了後に判断することが多いので，その時点での判断基準を述べる．

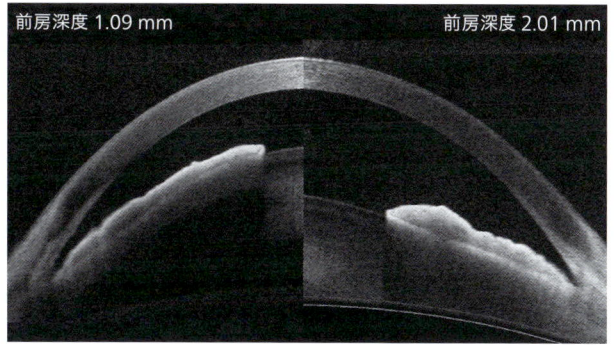

図1 毛様小帯脆弱による水晶体亜脱臼の前眼部光干渉断層計像
両眼ともに前房は浅いが，両眼の深度に 0.2 mm 以上の差があれば，浅いほうの眼は水晶体亜脱臼と考えて，縫着の準備をしておく．

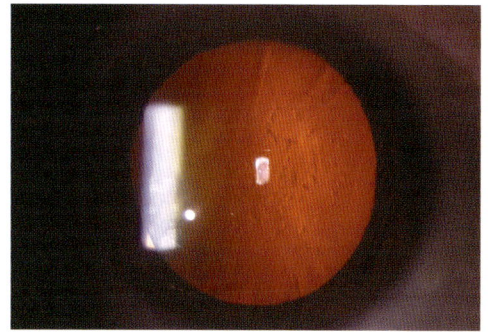

図2 毛様小帯脆弱のサイン
水晶体赤道部に放射状の皺がみられる場合は，毛様小帯脆弱のサインである．

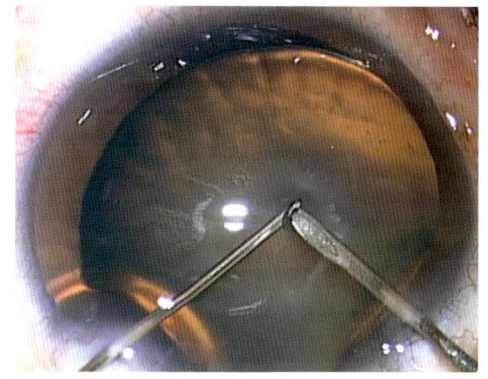

図3 前囊切開時の水晶体の振盪
毛様小帯が脆弱な場合は，前囊切開時に水晶体振盪が起こる．前囊に針が通りにくい場合は，30 G 針とチストトームを用いて穿刺するとよいが，このように振盪が著しい場合は縫着が必要になる．

1. 術前・前囊切開時

　まず，術前に前房が 1.5 mm 未満と極端に浅前房の眼は，毛様小帯の脆弱化による水晶体亜脱臼を疑っておくべきである．とくに，前房深度の左右差が 0.2 mm 以上あれば，浅いほうの眼は，亜脱臼と考えて対処したほうがよい（図1）．つまり，最初から縫着する予定で手術プランを立てる．また，散瞳して，水晶体赤道部に放射状の皺や水晶体コロボーマがみとめられる眼は，要注意のサインである（図2）．さらに，水晶体の偏位や毛様小帯の断裂がみとめられれば，当然縫着の適応である．一般に PAC・PACG 眼では，外傷のように毛様小帯が部分断裂しているということはなく，広範囲に脆弱化しているので，一部でも断裂があれば縫着したほうが確実である．

　前囊切開で水晶体に触れた時点で，水晶体が振盪する場合は，縫着の必要性を考慮する．振盪にも程度があり，まず前囊切開針で前囊が穿刺できないような程度であれば，縫着の絶対的な適応である（図3）．また，切開針で引っ張って，水晶体の赤道部が見えるような程度であれば，毛様小帯は著しく脆弱で，やはり縫着が必要になると考えられる．それより軽い振盪であれば，虹彩レトラクターやカプセルエキスパンダーなどの前囊固定器

IV 眼内レンズ縫着　テクニックと予後　285

具を用いて，通常どおり超音波手術を行ってみて，皮質吸引後に判断すればよい．手術操作により，毛様小帯がさらに脆弱化または断裂すれば，縫着になるので，慎重な操作を行う必要がある．

2. 皮質吸引後

皮質吸引が終わった後に，水晶体嚢の状態を再度よく確認する．粘弾性物質で嚢を膨らませていると，毛様小帯の状態がよくわからないので，粘弾性物質を吸引してみることが重要である．まず，毛様小帯の一部でも断裂がみられる場合は，IOLは縫着したほうがよい．PAC・PACG眼は毛様小帯が全体的に脆弱なので，部分断裂でもIOLは脱臼しやすい．また，前嚢切開が著しく楕円化している場合も，患者や眼の状態に余裕があれば，縫着したほうが長期的には安全である．しかし，条件が悪ければ，カプスラーテンションリングとIOLを嚢内挿入して様子をみることにする．ただし，PAC・PACG眼における毛様小帯の脆弱性は，落屑症候群ほど進行は著しくない．術中・術直後に明らかなIOL振盪がみられなければ，遅発性のIOL脱臼の頻度は高くない．

III. IOL縫着のテクニック

1. Ab interno 法か？ ab externo 法か？

基本的に，縫着の手技はab interno法とab externo法に大別される．現在でも術者によって好みが分かれている．Ab interno法は，毛様溝に通糸するためのさまざまな器具が考案されている．実際に，毛様溝インジェクターなど有効な器具も多い．一方，ab externo法は，毛様溝の位置の個人差を考慮しないので，正確に毛様溝に通糸しているかどうかはわからない．しかし，仮に毛様溝に通糸できても，支持部を毛様溝に誘導するのが容易ではない．結局どちらの方法で行っても，支持部が毛様溝に固定される確率は40％以下で，差がないとされる．

熟練した術者では差があるかもしれないが，一般的な成績に差がないのであれば，簡便で安全な方法のほうが好ましい．筆者は長くab interno法で行ってきたが，針が意図した場所に出るかわかりにくいし，前後方にずれた時は修正が必要で，数回通針を行うことも多かった．その点，ab externo法であれば，一度の通針で済むので，簡便かつ安全である．そこで，標準的な術者であれば，ab externo法，とくに注射針を用いた引き出し法が最も安全かつ簡便と考える．今回は引き出し法のテクニックについて述べる．

2. 縫着用 IOL の選択

現在縫着用IOLとしては，主に6.5〜7.0 mm径のIOLが用いられる．糸の固定のために，ポリメチルメタクリレート（PMMA）でループにアイレットが付いたタイプか，疎水性アクリルでループ先端が太くなったタイプが一般的である（図4）．それらがない場合は，標準のマルチピースIOLの先端を潰して，縫合糸が固定しやすいようにする．PMMAのIOLは硬いので，毛様溝へ誘導しやすく，そのためIOLが傾斜しにくい．しかし，挿入

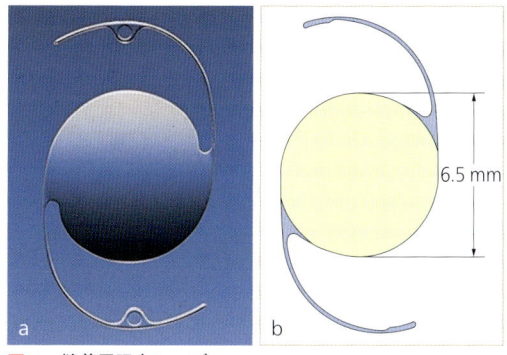

図4 縫着用眼内レンズ
a：PMMA製の7.0 mm径IOLで，ループに縫着糸を固定するアイレットが付いている（CZ70BD）．
b：疎水性アクリルIOLで，ループの先端が太くなっており，膨大部に縫着糸を固定する（YA65BB）．

する創は7 mm程度の幅が必要で，通常は強膜切開が必要になる．アクリルIOLは，縫合糸のループへの結紮が面倒で，毛様溝への誘導も難しいため傾斜しやすい傾向がある．しかし，鑷子で挿入する場合で3.75 mm，インジェクターを用いれば3.0 mm程度から挿入できるので，角膜切開でも挿入可能という利点がある．今後は，小切開から挿入可能なアクリルの縫着用IOLが主流になると思われる．

3. 結膜切開と角膜・強膜創の作成

縫着になると，結膜切開から始めるが，緑内障に至っている眼では，なるべく結膜を温存するよう最低限の切開を行う．上方〜外上方に，最低一度の濾過手術ができる部分は残しておきたい．とくに，前後方向へ縦切開を入れると，同部は瘢痕化しやすいので，縦切開はできるだけ下方に入れるようにする．さらに，強い瘢痕化を避けるために，きれいに縫合するほうがよい．

IOL挿入を行う創は，その後の手術，とくに濾過手術の可能性を考えると，できれば角膜切開が好ましい．しかし，水晶体摘出した創を，そのまま利用するのが普通であり，強膜切開で行っていれば拡大して用いる．ただし，側方切開を行っている場合など，縫着が難しい時は，その創は閉じて新しく創を作りなおす．

縫合糸を埋没するために，強膜の半層切開を行うが，さまざまな方法がある．強膜フラップを作成する方法もあるが，糸先の埋没のためだけなので，なるべく強膜切開は小さくしたい．現在では，強膜に縦あるいは横方向の切開を入れて，その周囲に強膜ポケットを作成する方法が好まれている（図5）．なお，2本の縫合糸を通糸する場所は，やはり180°対側が好ましい．将来のために温存したい部分の強膜は使わずに，対側からずらす方法もあるが，IOLが偏位しやすい．

4. 縫合糸の固定

縫合糸をIOLの支持部に固定するが，術中は混乱しやすいので，簡便な結紮法を練習しておく．縫合針は，弱弯針か直針で，ループ状のプロリン糸がついたタイプが使いやす

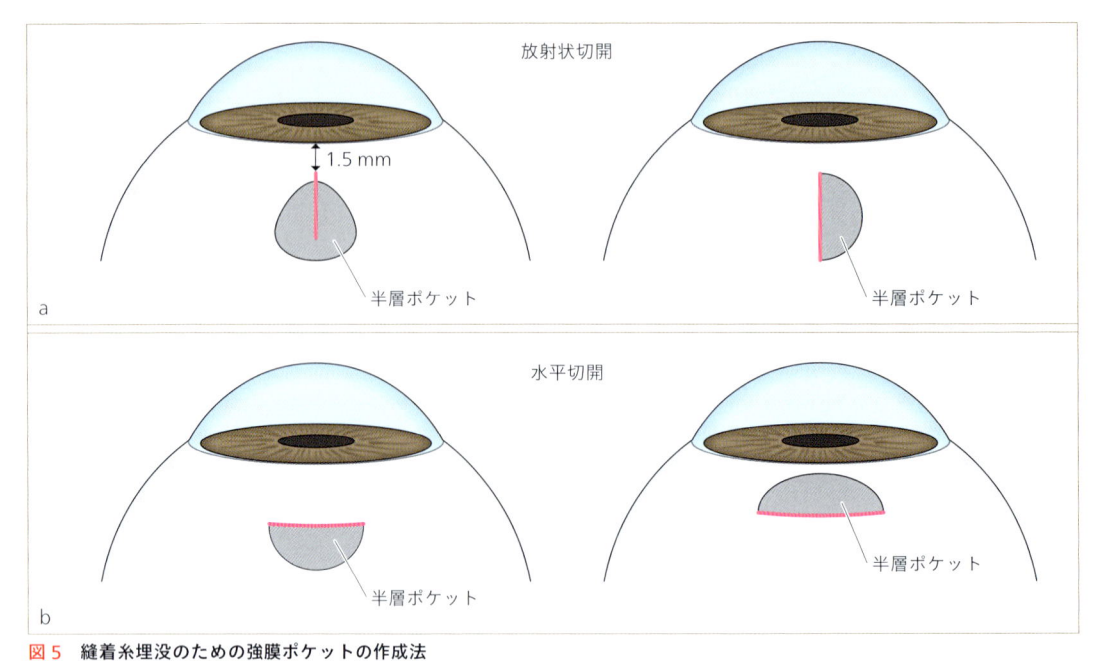

図5 縫着糸埋没のための強膜ポケットの作成法
強膜ポケットの作成法はいろいろある．縦方向の放射状切開からその周囲に強膜半層切開を行ってもよいし(a)，横方向の水平切開からその周囲に強膜半層切開を行ってもよい(b)．

い．ループ状の糸を，支持部にカウヒッチ法で固定する．PMMAのIOLでアイレットがある場合は，針をアイレットに通した後，残したループをくぐらせて締めることで，容易にカウヒッチ法ができる．アイレットがある場合は，1回の結紮でも糸がずれることはない．支持部にアイレットがないタイプは，まず針を糸先端のループをくぐらせて輪を作り，それを支持部に通してカウヒッチ結紮にする(図6)．1回の結紮ではずれるので，2回目の結紮で確実に固定する．なお，プロリン糸はいったん引っ張ると，その後まるまって扱いづらくなるので，絶対にピンと張らないのがコツである．

5. 通針のテクニック

　強膜の通針には，さまざまな方法がある．習熟した方法があれば，得意なやり方で行えばよい．しかし，慣れていない術者には，引き出し法が最も簡便かつ安全と思われる．引き出し法は，角膜輪部より後方の強膜外側より，曲げた注射針を眼内へ穿刺し，創口から入れた縫着針先端を注射針内にはめ込んで，一緒に外に引き出す方法である．位置は，輪部よりおよそ1.5 mm後方で，強膜に垂直に穿刺すると毛様溝に達するとされる(図7)．注射針内に縫着針の先端を入れたら，縫着針を押しながら，同時に引き出すのがコツで，針をきっちりはめ込んでおく必要はない．注射針は，始めは25 Gでもよいが，慣れれば26～27 Gのように細いものほど硝子体の嵌頓が起こりにくい．通針時に起こりやすい合併症として，眼圧が低いと，眼球が虚脱して毛様体から出血が起こる．灌流ポートを置いておけばよいが，置いていなければ通針前に灌流液を注入して，眼圧を上げておく．また，縫着針を創口の強膜に誤通針することがあるので，縫着針を揺らしながら入れて，誤通針を避ける．強膜外に出した糸は，さらに強膜ポケットに固定した後，ループの片方を

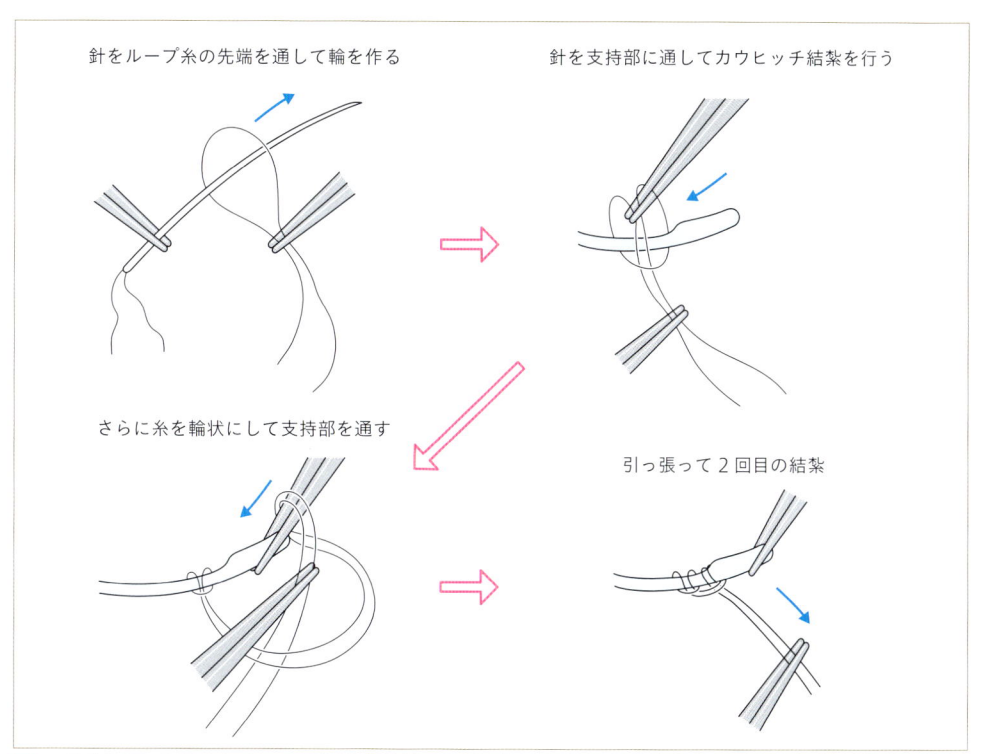

図6 縫着糸のアクリル IOL のループへの結紮法
縫着糸のループ先端に針を通して輪を作り，最初のカウヒッチ結紮を行う．さらに，2回目の結紮を行ってずれないように締める．

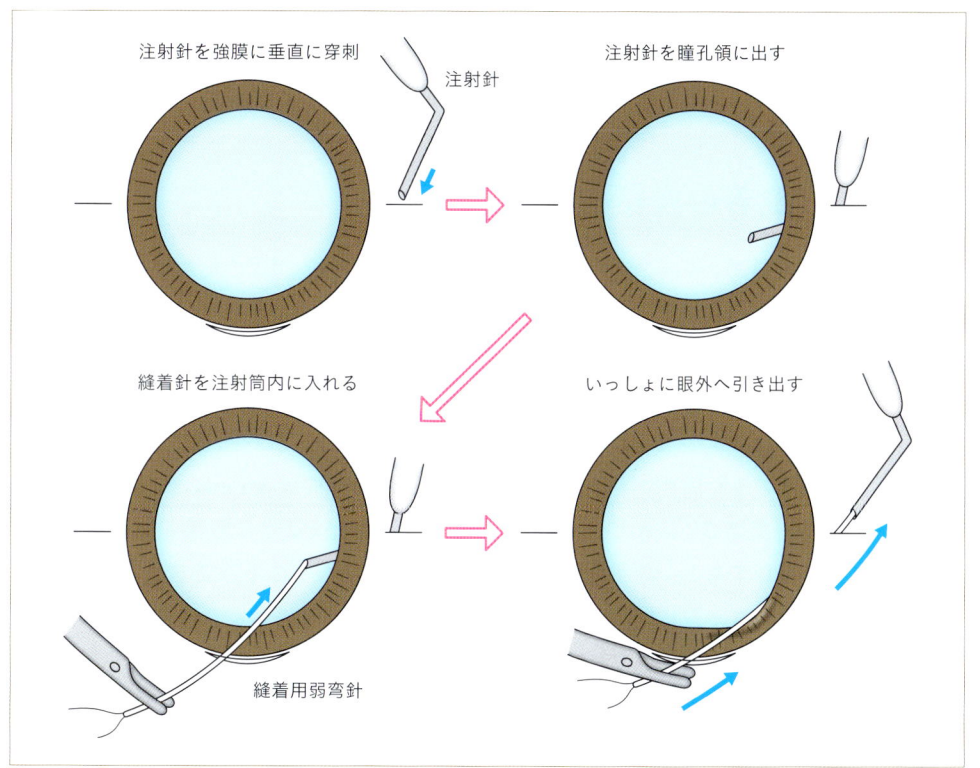

図7 縫着針の引き出し法
曲げた25〜26 G の注射針を，強膜後方およそ1.5 mm の部分から強膜に垂直に眼内へ穿刺し，創からの縫着針を注射筒内に入れて，一緒に眼外へ引き出す．

IV 眼内レンズ縫着 テクニックと予後 289

切って，他方の糸と結紮する．縫着糸の強膜ポケット内への固定法もさまざまであるが，糸の先端が埋没されていればどの方法でも大きな差はない．先端が結膜外へ露出していると，糸を介して感染を起こしたり，違和感の原因となる．

6. 硝子体の処理

縫着の場合，どの程度の硝子体を切除するかは議論のあるところである．直視下ではなくに毛様溝を目指して通針するので，毛様体周囲組織の傷害は避けられない．そこで，硝子体手術に習熟していれば，周辺部の硝子体まで切除して，直視下に周辺網膜を確認しておくほうが安全と思われる．しかし，経験的に，縫着後に網膜剥離を起こしたのは，full vitrectomy を行った場合か，後嚢破損に伴って後房に残存した皮質を吸引した場合がほとんどである．周辺硝子体を切除せずに網膜剥離に至った症例はほとんどない．そこで，筆者は，IOL の縫着は，後房中央と前房内へ脱出した硝子体のみを切除するほうが安全と考えている．確実に処理できないのであれば，最低限の硝子体を切除するほうがリスクは少ない．

7. レンズループの強膜固定

最近，レンズのループを強膜内に埋没する方法も行われている．すでに，ループを強膜内へ誘導するための専用の鑷子も市販されている．強膜内に埋没する利点としては，レンズの偏心や傾斜が少ないことであり，糸による縫着より明らかに良い．術中合併症も，糸による縫着と大きな差はないと報告されている．しかし，PMMA や疎水性アクリルなどの素材のループを，強膜内に放置することによる長期予後はまだわからない．現時点では，まず糸による強膜縫着法を確実に習得しておくことが重要と考える．

IV. IOL 縫着の成績

IOL の縫着術の成績は，PAC・PACG 眼とその他の眼で大きな差はないと思われる．IOL 縫着術の成績を，自験例をもとに述べる．

1. 屈折

縫着では，IOL は毛様溝を目標に固定されるので，嚢内固定に比べると，前方になる．前房深度でみた場合，縫着した場合の前房深度の平均は 3.6 mm で，嚢内固定では 4.3 mm であり，差は 0.7 mm であった．さらに，角膜形状変化の影響も加わり，嚢内固定の A 定数で計算すると，球面度数の平均は 0.7 ジオプター(D)程度近視よりになっていた．

惹起乱視は，主に創口の幅によるが，嚢内固定する場合よりは大きい．縫着による惹起乱視は，創による乱視だけでなく，強膜固定のための縫着糸を締めた影響もあり，全体として不正乱視を惹起している．そこで，縫着糸は強く締めすぎないほうが，術直後の乱視は少ない．ただし，縫着糸はゆるみやすいので，縫着糸による乱視は術後 2～3 か月で軽減していく．

等価球面度数は，球面と乱視の影響があわさっているので，さらに大きくなる．等価球

面度数の平均は−2.15±1.81 D であり，目標からの等価球面度数の誤差の絶対値は 1.85±1.64 D であった．乱視成分が軽減することを考慮しても，縫着後の屈折誤差は大きく，症例によりかなりばらつく．

　今後屈折誤差を小さくするために，まず IOL 固定位置を一定にすることが最重要であり，通針の位置を一定にすることと，IOL の傾斜を少なくする必要がある．また，惹起乱視量とそのばらつきを少なくするために，インジェクターを用いて創を小さくすることが好ましいと思われる．さらに，球面度数でみても 0.5～1.0 D 程度近視化するので，IOL 度数は計算よりも 0.5～1.0 D 程度軽いものを選ぶようにする．

2. 視力

　縫着後 3 か月における裸眼視力の平均は 0.32±0.23 であり，通常の囊内固定に比べると悪い．裸眼視力不良の原因としては，屈折誤差の影響が強いと考えられる．しかし，矯正視力の平均も 0.75±0.32 であった．緑内障などの視力不良例が加わっているものの，矯正視力が 1.0 に達した割合は 29.4％にすぎなかった．矯正視力が不良な原因として，縫着後は高次収差が大きいことが考えられる．縫着後の全眼球 4 mm 径の高次収差は 0.37±0.23 μm であり，通常の囊内固定の 0.15±0.06 μm に比べると，有意に大きかった．とくに，角膜と眼内のコマ様収差が大きく，角膜不正乱視や IOL の偏位による収差が大きいと考えられる．現時点では，縫着後の視力は，囊内固定に比べると明らかに悪い．

3. IOL の偏位

　IOL の縫着では，IOL が偏位しやすいことが知られている．視機能に影響する因子としては，傾斜のほうが大きいとされる．偏心の平均は 0.46±0.51 mm で，傾斜は 5.44±6.16°であった．とくに，傾斜が 10°以上の割合が 11.8％であり，30°を超えるものが 2.9％あった．傾斜が 10°を超えるとコマ様収差が増大して矯正視力を低下させるし，30°を超えるような例は，視機能の点からは再縫着の適応である．

4. 合併症

　縫着の合併症として，最も重篤なものは網膜剝離である．1999～2005 年は 6.4％であったが（Hayashi K, 1999），2004～2009 年には 1.5％に減少した（Hayashi K, 2012）（表1）．減少の理由としては，強膜に通針する技術が向上したことや，硝子体切除をなるべくしなくなったことが考えられる．硝子体出血や囊胞状黄斑浮腫（CME）も，2000 年代初めは 5％程度に起こっていたが，後半は 1.5％に減少した．硝子体出血の減少は，強膜の通針時に眼圧を上げるようにしたことが大きい．CME は，白内障術後のものは，トリアムシノロンの Tenon 囊下注入でおさまることが多い．縫着糸からの常在菌感染によるものもあり，その治療は，まず抗菌薬の硝子体内注入を行ってみて，鎮静しなければ硝子体手術になる．予防としては縫着糸は眼表面に露出しないように，強膜内に確実に埋没することが重要である．また，再縫着を必要とするような著しい IOL 傾斜が 2.9％に起こった．頻回に瞳孔捕獲を起こす例も 2.9％にみられた．周辺虹彩切除で予防できる例もあるが，虹彩が脆弱な眼はそれだけでは予防できない．頻回に起こす場合は，虹彩縫縮術を行うか，ある

表 1 眼内レンズ（IOL）縫着術の合併症

合併症	1999〜2005年* (n=62)	2004〜2009年** (n=68)
網膜剝離	4(6.5%)	1(1.5%)
硝子体出血	1(1.6%)	1(1.5%)
囊胞状黄斑浮腫	1(1.6%)	1(1.5%)
IOL偏位	2(3.2%)	2(2.9%)
眼圧上昇	12(19.4%)	7(10.3%)
瞳孔捕獲	2(3.2%)	2(2.9%)

（＊は Hayashi K, Hayashi H, Nakao F, et al.：Intraocular lens tilt and decentration, anterior chamber depth, and refractive error after trans-scleral fixation surgery. Ophthalmology 106：878-882, 1999 より．＊＊は Hayashi K, Hirata A, Hayashi H：In-the-bag scleral suturing of intraocular lens in eyes with severe zonular dehiscence. Eye 26：88-95, 2012 より）

いは IOL を前方移動させないための抑えの糸を対側へ通す方法がある．さらに，緑内障の発症・進行が 5.9％に起こった．PAC・PACG 眼に限った場合も，緑内障の進行の頻度に大きな差はないと思われる．最初は点眼を増やすが，それでも悪化するようであれば，緑内障手術が必要である．全周に虹彩前癒着を起こしている例では癒着解離術が有効であるが，必ずしも効くわけではない．とくに，落屑症候群に伴うような例では，濾過手術が必要になる場合がある．

　PAC・PACG 眼においては，毛様小帯が脆弱なため，IOL の縫着が必要になる頻度が高い．確実に縫着すれば，囊内固定と同様に急性発作は予防できるし，その後の緑内障の進行も軽減できる．しかし，合併症の頻度は少なくないので，慎重に適応を見極めることが重要である．

参考文献

1) Manabe S, Oh H, Amino K, et al.：Ultrasound biomicroscopic analysis of posterior chamber intraocular lenses with transscleral sulcus suture. Ophthalmology 107：2172-2178, 2000
2) Hayashi K, Hayashi H, Nakao F, et al.：Intraocular lens tilt and decentration, anterior chamber depth, and refractive error after trans-scleral fixation surgery. Ophthalmology 106：878-882, 1999
3) Hayashi K, Hirata A, Hayashi H：Possible predisposing factors for in-the-bag and out-of-the-bag intraocular lens dislocation and outcomes of intraocular exchange surgery. Ophthalmology 114：969-975, 2007
4) Hayashi K, Hirata A, Hayashi H：In-the-bag scleral suturing of intraocular lens in eyes with severe zonular dehiscence. Eye 26：88-95, 2012

〔林　　研〕

和文索引

あ
アイケアワン 104
アスパラK 7
アセタゾラミド 164
アトロピン 156, 168
アブラハムレンズ
　➡ Abrahamレンズを参照
アルゴンレーザー虹彩切開術
　　　　　　　　170, **171**
亜急性原発閉塞隅角症 52
亜急性原発閉塞隅角緑内障 52
悪性緑内障 113, 200
　──, 白内障・緑内障同時手術後
　　　　　　　　　　　280
　── と原発閉塞隅角緑内障 68
　── と毛様体脈絡膜剥離 67
　── の発生機序 70
悪性緑内障因子 230
圧迫隅角鏡検査 125
圧平眼圧測定 101
新家氏隅角癒着解離用スパーテル
　　　　　　　　　　　188
暗室うつむき試験 107, **140**
　── の原理 138
　── の陽性率 144
暗室試験の原理 137

い
遺伝子多型 88
一過性高眼圧, 白内障手術・トラベ
　クロトミー同時手術の合併症
　　　　　　　　　　　278
一過性高眼圧, 白内障手術の合併症
　　　　　　　　　　　238

う
ヴァン・ヘリック法
　➡ van Herick法を参照
うつむき試験 107, 140
　　（➡ 暗室うつむき試験も見よ）
上野式極細隅角癒着解離針 188

え
エピネフリン 2
疫学 21
疫学調査における原発閉塞隅角緑内
　障の診断 23

お
オペガンハイ® 189
悪心, 急性原発閉塞隅角緑内障の症
　状 108
嘔吐, 急性原発閉塞隅角緑内障の症
　状 108

か
カウヒッチ結紮 288
カナロプラスティ 203, **208**
カプセルエキスパンダー
　　　　　246, **261**, 265, 271
家族歴 18
開放隅角眼での隅角鏡検査 119
開放隅角緑内障期 122
外傷後の隅角所見 122
角膜・強膜創の作成, IOL縫着 287
角膜曲率の測定, IOL縫着 284
角膜実質障害, レーザー虹彩切開術
　の合併症 178
角膜上皮障害, レーザー虹彩切開術
　の合併症 177
角膜切開 270
　──, 白内障手術 237
角膜内皮検査 16, 20
角膜内皮減少, IOL縫着 284
角膜内皮障害
　──, 隅角癒着解離術の合併症
　　　　　　　　　　　193
　──, 白内障手術の合併症 243
　──, レーザー虹彩切開術の合併症
　　　　　　　　　　178, 243
角膜浮腫, 急性原発閉塞隅角緑内障
　の症状 108, 109
核分割 249
間接型隅角鏡 125

灌流吸引 255
　──, 毛様小帯断裂 263
眼圧下降, 薬物治療 163
眼圧検査 18
眼圧上昇, レーザー虹彩切開術の合
　併症 176
眼圧測定 100
　── の確度と精度 100
眼圧測定用プリズム 104
眼圧変動 106
眼痛, 急性原発閉塞隅角緑内障の症
　状 108
眼底画像解析 13, 19
眼底検査 13
眼底写真 19
眼内レンズ挿入 237, 250
　──, 毛様小帯断裂 263
眼内レンズ縫着 283

き
器質的隅角閉塞 **42**, 199, 220
　──, 隅角癒着解離術の適応 195
機能的隅角閉塞 34, **42**, 199
　──, 隅角鏡検査 125
偽プラトー虹彩 114
逆説的隅角閉塞 155
急性原発閉塞隅角症
　　　　　4, **34**, **41**, 52, 201
　──, 久米島スタディ 28
　──, レーザー隅角形成術の適応
　　　　　　　　　　　181
　── の診断 162
　── の白内障手術術前処置 235
　── の発症予測と負荷試験 143
　── の薬物療法 161
　── のリスク評価 232
急性原発閉塞隅角緑内障
　　　　4, **34**, 38, **41**, 52, **108**, 201
　──, 久米島スタディ 28
　── の経過 110
　── の診断 162
　── の薬物療法 161

急性緑内障発作　41, **108**
　── の自然解除　110
強膜・結膜温存, IOL 縫着　283
強膜岬　119
強膜ポケット, IOL 縫着　287

く

グレーフェ博士
　➡ von Graefe を参照
グリセロール　165
久米島スタディ　**21**, 23
隅角
　── における不可逆的変化　94
　── の構造　119
　── の評価, 混合型緑内障　81
隅角開放, 薬物治療　164
隅角鏡, 手術用　185
隅角鏡検査　13, 19, **119**
　── 圧迫　125
　── 開放隅角眼での　119
　── 閉塞隅角眼での　123
隅角結節, 隅角鏡検査　120
隅角構造と緑内障性視神経症の有無
　による分類　35
隅角再癒着, 隅角癒着解離術の合併
　症　193
隅角撮影　136
隅角色素沈着, 隅角鏡検査　120
隅角出血, 白内障手術・GSL 同時
　手術の合併症　273
隅角切開術　203
隅角・線維柱帯の房水流出路機能変
　化, 閉塞隅角緑内障　202
隅角体積　77
隅角発達異常, 隅角鏡検査　120
隅角閉塞　35
　── と眼圧上昇の関係　89
　── と房水流出障害の関係
　　　　　　　　　　90, 91
　── における瞳孔ブロック機序の
　　意義　50
　── の解除　201
　── の考え方, 画像検査による
　　　　　　　　　　　　43
　── の考え方, 隅角検査による
　　　　　　　　　　　　42
隅角閉塞機序　230
　── 原発・続発に共通する　65
　── による分類　36
隅角閉塞症のスクリーニング, van
　Herick 法　117

隅角癒着解離術
　　　　　5, 159, **185**, 201, 203
　── 水晶体因子　63
　── 水晶体再建術併用　196
　── と白内障手術の同時手術
　　　　　　　　192, 268, **271**
　── の手術器具　185
　── の手術手技　189
　── の手術適応　195
　── の術中合併症と対策　193
　── の成績　196
　── の予後要因　197
隅角癒着解離術後の再癒着防止,
　レーザー隅角形成術の適応　180
隅角癒着解離針　188
隅角離開, 隅角鏡検査　120, 122

け

ゲノムワイド関連分析　87
血管新生緑内障, 隅角鏡検査　121
結膜切開, IOL 縫着　287
原発開放隅角緑内障と原発閉塞隅
　角緑内障の比較, トラベクレクト
　ミー　219
原発閉塞隅角眼における毛様体脈絡
　膜剝離　68
原発閉塞隅角症　3, 34, **39**, 46
　── 白内障手術の適応　233
　── に対する白内障手術　230
　── の検査と診断　12
　── の病態　200
　── の薬物治療　12
　── の有病率　26
原発閉塞隅角症疑い　3, 34, **39**
　── に対する白内障手術の適応
　　　　　　　　　　　　232
　── の薬物治療　11
　── の有病率　26
原発閉塞隅角緑内障　32, **39**, 46
　── 白内障手術の適応　234
　── での房水流出路の機能変化
　　　　　　　　　　　　201
　── と失明リスク　28
　── とその定義　33
　── における視野障害　147
　── に対する白内障手術　230
　── の管理と目標　4
　── の危険因子　87
　── の基礎研究　89
　── の検査と診断　12
　── の治療　5, 7
　── の発症機序　45

　── の病態　200
　── の分子遺伝学　87
　── の分類　34
　── の分類と隅角鏡検査　123
　── の薬物治療　12
原発閉塞隅角緑内障疑い
　── 久米島スタディ　27
　── の治療　5

こ

コアビトレクトミー　270
　── の併用, 白内障手術　237
ゴールドマン
　➡ Goldmann を参照
虹彩萎縮, 急性緑内障発作後　111
虹彩炎, レーザー虹彩切開術の合併
　症　176
虹彩厚　72
虹彩色素沈着, 急性緑内障発作後
　　　　　　　　　　　110
虹彩震盪　256
虹彩切開孔の閉塞, レーザー虹彩切
　開術の合併症　177
虹彩線維柱帯間の接触
　　　　　　35, 40, **43**, 80
虹彩体積　77
虹彩突起, 隅角鏡検査　119
虹彩の形状, 画像検査　72
虹彩膨隆　72
虹彩毛様体腫瘍・囊胞　113
虹彩離断, 隅角鏡検査　122
虹輪視, 急性原発閉塞隅角緑内障
　　　　　　　　　　　108
高眼圧, 白内障手術の合併症　238
高眼圧原発閉塞隅角症　12
高硝子体圧　251
高張浸透圧薬　2, **164**
混合型緑内障　**78**, 89
　── の診断　80
　── の定義とその問題点　79

さ

サスマンレンズ
　➡ Sussman レンズを参照
サンパオレーシ線
　➡ Sampaolesi 線を参照
サイドポート, 白内障手術　235
サルコイドーシス, 隅角鏡検査
　　　　　　　　　　　120
再癒着, 白内障手術・GSL 同時手
　術の合併症　274
細隙灯顕微鏡検査　**12, 18**, 135

―, 白内障手術術前 256
散瞳試験 107, **139**
　―― の原理 137
散瞳薬 2, **155**
　――, 白内障手術術前 234
残余緑内障 **79**, 89, 199, 200, 269
　―― の診断 80
　―― の薬物療法 166

し

シャインプルークカメラ 128
シュレム管
　➡ Schlemm 管を参照
シュワルベ線
　➡ Schwalbe 線を参照
ジェット噴流説, 水疱性角膜症 157
視野検査 13, 19, **147**
視野障害, 原発閉塞隅角緑内障における 147
視野障害パターン, 原発閉塞隅角緑内障における 148
視野進行の危険因子 149
視力低下, 急性原発閉塞隅角緑内障の症状 108
手術用隅角鏡 185
周辺虹彩切除術 2, 9, **158**
周辺虹彩前癒着 34, 39, 42, **45**, 200
　――, 隅角癒着解離術の適応 195
　―― の程度と術式選択 269
周辺虹彩前癒着再発, 白内障手術・GSL 同時手術の合併症 274
縮瞳薬 2, **155**, 164
小角膜, IOL 縫着 284
小眼球, レーザー隅角形成術の適応 181
小瞼裂 253
小瞳孔に対する処置, 白内障手術 236
消炎, 薬物治療 164
硝子体出血, IOL 縫着の合併症 291
硝子体脱出 255
硝子体の処理, IOL 縫着 290
真性小眼球症 68
深層強膜弁切除術 203
新生血管, 隅角鏡検査 121
人工水晶体眼に対するトラベクレクトミー 211

す

ステロイド点眼薬 164

スペキュラーマイクロスコープ 3, 16
スワン-ヤコブ型隅角鏡
　➡ Swan-Jacob 型隅角鏡を参照
頭痛, 急性原発閉塞隅角緑内障の症状 108
水晶体
　―― の形状, 画像検査 72
　―― の前方偏位 73
水晶体亜脱臼 265
　――, IOL 縫着 285
水晶体因子 10, 37, **61**, 230
　――, 閉塞隅角に対する治療における 62
　――, レーザー隅角形成術の適応 181
　―― の検出 61
　―― の薬物治療 168
水晶体因子解析, 前眼部 OCT による 62
水晶体厚の増加 72
水晶体再建術 158, **230**
　――, 水晶体因子 63
　――, 瞳孔ブロック 54
　――, プラトー虹彩 60
　―― と隅角癒着解離術の同時手術 196
　―― と隅角癒着解離術の同時手術の成績 197
　―― とトラベクレクトミーの同時手術 **213**, 220, 223, 225
　―― の適応 231
水晶体再建術単独手術 220, 222, 225
水晶体振（震）盪 256
　――, IOL 縫着 285
水晶体摘出による角膜内皮障害 243
水晶体嚢外摘出術
　――, 毛様小帯脆弱 250
　―― とトラベクレクトミーの同時手術 **216**, 223
水晶体嚢拡張リング 246, **261**
水晶体嚢内摘出術 **251**, 258
水晶体嚢の固定, 毛様小帯断裂 260
水晶体嚢保持, 毛様小帯脆弱 246
水晶体膨隆度 **62**, 73
水疱性角膜症 3, 157, **242**
　――, IOL 縫着 284
　――, レーザー虹彩切開術の合併症 170, 178

　―― の危険因子 242
　―― の原因 242

せ

生体計測 16
性差 25
穿孔の不成功, レーザー虹彩切開術の合併症 177
浅前房 61
　―― と遺伝子多型 88
　―― の白内障手術 245
線維柱帯 **119**, 202
線維柱帯切開術 203, **204**
　（➡トラベクロトミーも見よ）
　――, 白内障同時手術の考え方 268
線維柱帯切除術 159
　（➡トラベクレクトミーも見よ）
　――, 白内障同時手術の考え方 268
線維柱帯流出路 202
全身症状, 急性原発閉塞隅角緑内障 108
前眼部 OCT 14, 19, **72**, 75, 113, 130
　―― による隅角閉塞 43
　―― による水晶体因子解析 62
前眼部画像解析検査 14, 19
前眼部写真撮影 135
前眼部所見, 急性原発閉塞隅角緑内障 109
前囊下水晶体混濁, 急性緑内障発作後 111
前房隅角の加齢性変化の測定, SPAC 133
前房出血
　――, 隅角癒着解離術の合併症 193
　――, 白内障手術・トラベクロトミー同時手術の合併症 278
　――, レーザー虹彩切開術の合併症 175
前房深度
　――, 急性原発閉塞隅角緑内障 109
　―― と予防的治療 232
　―― の遺伝率 87
　―― の解析, SPAC 132
前房深度撮影 135
前緑内障期 121

和文索引　295

そ

ソープ型隅角鏡
  ➡ Thorpe 型隅角鏡を参照
走査式周辺前房深度計　132
相対的瞳孔ブロック
　　　　7, 37, **110**, 162, 170
　――　の薬物治療　166
続発緑内障　200

た

ダブルフックローテーション　249
多治見スタディ　21
炭酸脱水酵素阻害薬　2, **163**
短眼軸長，IOL 縫着　284

ち

チストトーム，白内障手術　236
チューブシャント手術　227
中心前房深度　61
長期薬物治療　157
超音波（水晶体）乳化吸引術　237
　――，高硝子体圧　252
　――，毛様小帯脆弱　246
　――，毛様小帯断裂　260
　――　とトラベクレクトミーの同時
　　　手術　213, 223
超音波生体顕微鏡　**72**, 113
　　（➡ UBM も見よ）

つ

通針のテクニック，IOL 縫着　288

て

ディスポーザブルチップ，眼圧計
　　　　　　　　　　　　　104
デスメ膜
  ➡ Descemet 膜を参照
滴状角膜　243
点眼薬　163
点滴製剤　164

と

トノジェット　105
トノセーフ　105
トノペン[R]　101
トラベクトーム　207
トラベクレクトミー　200, 203, **210**
　――，人工水晶体眼に対する　211
　――，白内障同時手術の考え方
　　　　　　　　　　　　　268
　――，無水晶体眼に対する　211

　――　と水晶体再建術の同時手術
　　　　　　　213, 220, 223, 225
　――　と水晶体嚢外摘出術の同時手
　　　術　216
　――　と白内障手術の同時手術
　　　　　　　　　　　213, 278
　――　の手術適応　218
　――　の術後管理　216
　――　の治療成績　218
　――　の予後　224
トラベクレクトミー単独手術
　　　　　　　　222, 223, 225
トラベクロトミー　199, 203, **204**
　――，白内障同時手術の考え方
　　　　　　　　　　　　　268
　――　と白内障手術の同時手術
　　　　　　　　　　　　　275
　――　の手術成績，PACG での　205
　――　の適応　204
　――　＋白内障手術　205
ドライビトレクトミー　260
瞳孔ブロック　48, 72, **109**, 161, 230
　――　の診断　49
　――　への対応　53
瞳孔ブロック機序の意義，隅角閉塞
　　における　50

な

内服薬　164
永田氏隅角癒着解離針　188
難治緑内障の予防　96

ね

粘弾性物質　**188**, 190, 252
　――，白内障手術　236

の

嚢胞状黄斑浮腫，IOL 縫着の合併症
　　　　　　　　　　　　　291

は

ハイドロダイセクション　249
　――　と核回転　271
ハイドロデラミネーション　249, 260
ハンフリー視野計
  ➡ Humphrey 視野計を参照
破嚢トラベクレクトミーと水晶体再
　　建術との同時手術　214
白内障，レーザー虹彩切開術の合併
　　症　176
白内障・緑内障同時手術　268
　――　の術後成績　280

白内障手術　3, 11, 200, **230**
　――，原発閉塞隅角症・原発閉塞隅
　　角緑内障に対する　230
　――，浅前房眼の　245
　――　と隅角癒着解離術の同時手術
　　　　　　　　192, 268, **271**
　――　と隅角癒着解離術の同時手術
　　における合併症とその対策　273
　――　とトラベクレクトミーの同時
　　　手術　213, 278
　――　とトラベクロトミーの同時手
　　　術　275
　――　とトラベクロトミーの同時手
　　術における合併症とその対策
　　　　　　　　　　　　　276
　――　の合併症と対策　238
　――　の手術手技　235
　――　の術後管理　237
　――　の術後成績　239
　――　の術前管理　234
　――　の適応　231
　――　の緑内障手術との併用　268
白内障手術後の高眼圧　91
発症速度による分類　38, 41
発症年齢　25
原田病における毛様体脈絡膜剥離
　　　　　　　　　　　　66, 69
反跳式眼圧計　103

ひ

ヒーロン[R]　189
ヒーロンV[R]　236
ビスコカナルストミー　203
ビスコダイセクション　249, 260
ピロカルピン　2, **155**, 164, 167
ピロカルピン点眼，プラトー虹彩
　　　　　　　　　　　　　59
引き出し法，IOL 縫着　286, 288
皮質吸引　249
　――，高硝子体圧　252
　――，水晶体嚢外摘出術　251
非器質的隅角閉塞　34, **42**

ふ

フォスター分類
  ➡ Foster 分類を参照
プラトー虹彩
　　　　37, **55**, 72, 113, 200, 230
　――，チューブシャント手術　227
　――，レーザー隅角形成術　179
　――　の検出法　56
　――　の診断　57

――の対策　59
――の特徴　**55**
――の薬物治療　168
プラトー虹彩機序　34, **55**
プラトー虹彩形態　10, 35, **55**
――の評価，van Herick 法　116
プラトー虹彩症候群　55
プラトー虹彩緑内障　35, **55**
プロスタグランジン関連点眼薬
　　　　　　　　　7, 166, **167**
ぶどう膜強膜流出路　202
ぶどう膜滲出　68
負荷試験　106, **137**
――，急性原発閉塞隅角症の発症予測と　143
――の結果の考え方　145
――の原理　137
――の比較と問題点　141
――の方法と注意点　139
――の有用性　142

へ

閉塞隅角眼
――での隅角鏡検査　123
――の患者背景と危険因子　29
――のスクリーニング，SPAC
　　　　　　　　　　　　132
閉塞隅角
――における白内障手術のポイント　270
――に対する治療における水晶体因子　62
――の解除　85
――の治療　84
――の評価　84
閉塞隅角緑内障期　122

ほ

縫合糸の固定，IOL 縫着　287
縫着用 IOL の選択　286
房水の誤った流出　67
房水流出率検査　94
房水流出路　202
――の機能変化，原発閉塞隅角緑内障での　201
房水流出路再建手術の位置づけ
　　　　　　　　　　　　203
傍 Schlemm 管組織　202

ま

マッケイ-マーグ眼圧計
　➡ Mackay-Marg 眼圧計を参照

マンニトール　165
慢性（原発）閉塞隅角症
　　　　　　　　41, 52, 202
――の薬物療法　166
慢性（原発）閉塞隅角緑内障
　　　34, 38, 41, 52, 202, 218, 220
――の薬物療法　166
――，レーザー隅角形成術の適応
　　　　　　　　　　　　180
慢性毛様体ブロックの薬物治療
　　　　　　　　　　　　168

み

みみみの法則　125
未受診の原発閉塞隅角緑内障　41
脈絡膜観察，次世代 OCT による
　　　　　　　　　　　　74
脈絡膜と隅角閉塞　74
脈絡膜膨張　70, 74

む

無水晶体眼に対するトラベクレクトミー　211
霧視，急性原発閉塞隅角緑内障
　　　　　　　　　　　　108

も

毛様充血，急性原発閉塞隅角緑内障
　　　　　　　　　　　　109
毛様小帯
――の脆弱性が軽い場合　247
――の役割，白内障手術における
　　　　　　　　　　　　255
毛様小帯脆弱　245, 265
――の術前診断　255
――の術前評価　265
――の術中早期発見　257
――の所見，UBM による　266
毛様小帯脆弱例，トラベクレクトミーと水晶体再建術の同時手術
　　　　　　　　　　　　214
毛様小帯断裂　255, 271
――，IOL 縫着　285
――，術中所見　257
――，白内障手術の合併症　239
――が一部の場合　249
毛様小帯断裂症例の超音波乳化吸引術　260
毛様体　113
――の観察，UBM による　113
――の形状，画像検査　73

毛様体 UBM 所見，閉塞隅角に影響する　113
毛様体因子　37, **64**
――の薬物治療　168
毛様体解離
――，隅角鏡検査　122
――，隅角癒着解離術の合併症
　　　　　　　　　　　　193
毛様体帯　119
毛様体突起の前方偏位　73
毛様体ブロック　67
毛様体脈絡膜滲出　68
毛様体脈絡膜剥離　**64**, 73, 75
――，悪性緑内障と　67
――，原発閉塞隅角眼における　68
――，原田病における　66, 69
――の病態　68
網膜剥離，IOL 縫着の合併症　291
森ゴニオスパーテル　188
森ゴニオレンズ　185, 191

や

薬物療法　11, 155, **161**
薬物療法後の手術治療　165
薬物療法後のレーザー治療　165

ゆ

有病率　25

よ

予防的レーザー虹彩切開術　171

ら

落屑症候群　265
――，IOL 縫着　284
落屑緑内障，隅角鏡検査　120

り

流出路再建手術　199
――，新しい　207
緑内障
――による角膜内皮減少　242
――の分類　33
緑内障（急性）発作　34, 41
緑内障診療ガイドライン　7
――の分類　32
緑内障性視神経症　33

れ

レーザー隅角形成術
　　　　　5, 85, 157, **179**, 201, 274
――，プラトー虹彩　59

レーザー隅角形成術（つづき）
　── の合併症　183
　── の禁忌　181
　── の手術手技　182
　── の照射部位　182
　── の適応　179
レーザー虹彩切開術
　　　　　　2, 9, 51, 157, **170**, 200
　──, 瞳孔ブロック　53
　──, 予防的　171

── による角膜内皮障害　243
── の合併症と対策　175
── の手術手技　171
── の成績　174
── の適応　170
レーザー周辺虹彩形成術, プラトー虹彩　59
レーザー線維柱帯形成術の前処置, レーザー隅角形成術の適応　181
レーザー治療後の薬物治療　167

レーザー療法　157, **170**
レンズループの強膜固定, IOL縫着　290
連続円形切囊　236
　──, 高硝子体圧　251
　──, 毛様小帯脆弱　246, 258

ろ

ロトーム早期穿孔, 白内障手術・トラベクロトミー同時手術　276

欧文・数字索引

ギリシャ

β遮断点眼薬　7, **163**

数字

360°スーチャートラベクロトミー変法　203, **205**

A

ab externo 法　286
ab interno 法　286
ABCC5　88
Abraham レンズ　170, 182
acute PAC（APAC）　4, 34, **41**
acute PACG（APACG）　4, **41**
American Academy of Ophthalmology（AAO）　34
anterior chamber depth（ACD）　87
AOD500（angle opening distance at 500 μm）　58, 62
appositional angle closure　34, **42**
aqueous misdirection　67
aqueous misdirection syndrome　38
argon laser peripheral iridoplasty（ALPI）　179
AS-OCT　72, **130**
（→前眼部 OCT も見よ）
Association of International Glaucoma Societies（AIGS）　36
―― 分類　36, 37, **39**

B

bullous keratopathy（BK）　3

C

canal surgery　203
canaloplasty　203, **208**
capsular tension ring（CTR）　246, **261**
capsular tension segment　246
capsule expander（CE）　246, **261**

carbonic anhydrase inhibitor（CAI）　2
CCC　236
――, 高硝子体圧　251
――, 毛様小帯脆弱　246, 258
choroidal detachment　68
choroidal expansion　70, 74
chronic primary angle closure（CPAC）　41
chronic primary angle closure glaucoma（CPACG）　41
ciliochoroidal effusion　68
Cionni ring　246
COL11A1　87
core vitrectomy　270

D

deep sclerectomy　203
deep set eye　253
Descemet 膜皺襞, 急性緑内障発作後　111
Descemet 膜剝離, 白内障手術・トラベクロトミー同時手術の合併症　278
divide and conquer 法　260
double hump sign　56
dry vitrectomy　260
dynamic contour tonometer（DCT）　101

E

European Glaucoma Society（EGS）　34

F

FDT スクリーナー　13, 19
Foster 分類　39

G

genome-wide association study（GWAS）　87

glaucomatous optic neuropathy（GON）　33
GON の評価, 混合型緑内障　80
glaucomflecken　111, 162
gold micro shunt　203
Goldmann 圧平眼圧計　101
Goldmann 型隅角鏡　125
Goldmann 三面鏡　182
goniosynechialysis（GSL）　5, **185**, 203, 268
goniotomy　203, 207

H

Humphrey 視野計（HFA）　13, 19
hydrodelamination　260
hydrodissection　271

I

Imbert-Fick の法則　101
infusion misdirection syndrome（IMS）　**252**, 260
intracapsular cataract extraction（ICCE）　258
IOL 挿入　250
――, 高硝子体圧　252
――, 水晶体囊外摘出術　251
――, 毛様小帯断裂　263
IOL 縫着　251, **283**
―― の合併症　291
―― の成績　290
―― の適応　284
―― のテクニック　286
iridotrabecular contact（ITC）　35, 40, **43**, 80
irrigation and aspiration（I/A）　255
――, 毛様小帯断裂　263
ISGEO 分類　36, **39**
iStent®　203, **207**

299

L

laser gonioplasty（LGP） 5, **179**, 274
laser iridotomy（LI） 2, 9, **170**
lens-induced glaucoma 37
lens vault 62
Liwan study 40

M

Mackay-Marg 眼圧計 101
malignant glaucoma 37
Malyugin capsular tension ring 246
micro invasive glaucoma surgery（MIGS） 203
mixed glaucoma 78
modified capsule expander（M-CE） 262

N

Nd-YAG レーザー虹彩切開術 171, 173

O

occludable angle 11, 24, 35, **42**, **45**, 124
OCT 検査 13
ophthalmic viscosurgical devices（OVDs） 257
OVDs 除去 264

P

Pascal 動的輪郭眼圧計 101
PCMTD1-ST18 88
Pentacam® 128
peripheral anterior synechia（PAS） 34, 39, 42, **45**, 200
peripheral iridectomy（PI） 2, 9
plateau iris 35, **55**
plateau iris configuration 35, **55**
plateau iris glaucoma 35, **55**
plateau iris mechanism 34, **55**
plateau iris syndrome 35, **55**
PLEKHA7 87
Posner-Schlosmann 症候群，隅角鏡検査 120
pre-primetric glaucoma 26
primary angle closure（PAC） 3, 34, **39**
primary angle closure glaucoma（PACG） 2, 32, **39**
primary angle closure glaucoma suspect（PACGS） 27
primary angle closure suspect（PACS） 3, 34, **39**
pseudoplateau iris 114
pupillary block 109

R

residual glaucoma 199, 200

S

Sampaolesi 線 120
scanning peripheral anterior chamber depth analyzer（SPAC） 14, 19, **132**
Scheimpflug カメラ 128
Schlemm 管 202
Schlemm 管外壁切開，白内障手術・トラベクロトミー同時手術 276
Schlemm 管内壁損傷，白内障手術・トラベクロトミー同時手術の合併症 278
Schwalbe 線 119
Shaffer 分類 124
Sussman レンズ 125
Swan-Jacob 型隅角鏡 185, **189**
swept-source OCT（SS-OCT） 75, 131
synechial angle closure 42

T

Thorpe 型隅角鏡 185
TISA500（trabecular-iris space at 500 μm） 58
Trabectome® 203, 207
trabecular meshwork 202
trabeculotomy 203, **204**

U

ultrasound biomicroscopy（UBM） 14, 19, **72**, **113**
── による隅角閉塞 43
── による毛様小帯脆弱の所見 266
── による毛様体の観察 113
undiagnosed PACG 41
uveal effusion 68

V

van Herick（vH）法 7, 18, **115**, 123
── の注意点 115
── の臨床応用 117
viscoadaptive 型 OVDs 258
viscocanalostomy 203, 208
viscodissection 260
von Graefe 2, 9

W

World Glaucoma Association（WGA） 36

Z

Zeiss 型四面鏡 125